中国近视防控蓝皮书

（2018—2022）

中华中医药学会眼科分会◎组织编写

张红伟　亢泽峰◎主编

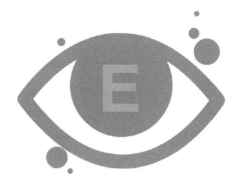

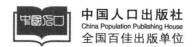

中国人口出版社
China Population Publishing House
全国百佳出版单位

图书在版编目（CIP）数据

中国近视防控蓝皮书：2018—2022 / 张红伟，亢泽峰主编 . -- 北京：中国人口出版社，2023.6

ISBN 978-7-5101-8265-5

Ⅰ . ①中… Ⅱ . ①张…②亢… Ⅲ . ①儿童 - 近视 - 防治 - 研究报告 - 中国 - 2018 - 2022②青少年 - 近视 - 防治 - 研究报告 - 中国 - 2018 - 2022 Ⅳ . ①R778.1

中国国家版本馆 CIP 数据核字（2023）第 073188 号

中国近视防控蓝皮书（2018—2022）

ZHONGGUO JINSHI FANGKONG LANPISHU（2018—2022）

张红伟　亢泽峰　主编

责 任 编 辑	张宏君
责 任 印 制	林　鑫　任伟英
出 版 发 行	中国人口出版社
印　　　刷	北京朝阳印刷厂有限责任公司
开　　　本	710 毫米 × 1000 毫米　1/16
印　　　张	28.5
字　　　数	605 千字
版　　　次	2023 年 6 月第 1 版
印　　　次	2023 年 6 月第 1 次印刷
书　　　号	ISBN 978-7-5101-8265-5
定　　　价	108.00 元

电 子 信 箱	rkcbs@126.com
总编室电话	（010）83519392
发行部电话	（010）83510481
传　　　真	（010）83538190
地　　　址	北京市西城区广安门南街 80 号中加大厦
邮 政 编 码	100054

编 委 会

主　编

张红伟　　亢泽峰

编　委

（按姓氏笔画排序）

王健全	亢泽峰	尹连荣
任芬花	刘新泉	孙宏睿
苏子凯	李书娇	何　伟
宋剑涛	张红伟	张丽霞
张改秀	张明明	张铭连
尚庆丽	罗向霞	赵　平
赵剑南	郝小波	段俊国
侯昕玥	秦裕辉	高卫萍
唐犀麟	陶　利	黄婉荣
曹珂儿	崔志军	梁凤鸣
宿蕾艳	巢国俊	彭　华
谢学军	蓝育青	

序

据不完全统计，我国近视患者人数超过 6 亿，其中小学生近视比例超过 50%。随着手机、电脑等带电子屏幕产品的普及，以及中小学生户外活动不足等因素，使得我国儿童青少年近视率不断攀升，近视低龄化、重度化日益严重，已成为一个关系国家和民族未来的大问题。

目前，近视防控已成为国家战略。习近平总书记也对此作出重要指示："全社会都要行动起来，共同呵护好孩子的眼睛，让他们拥有一个光明的未来。"2018 年 8 月 30 日，教育部、国家卫生健康委等八部门联合印发《综合防控儿童青少年近视实施方案》，明确了家庭、学校、医疗卫生机构、学生、政府相关部门应采取的防控措施。

值得说明的是，中医药在近视防控方面具有独特作用，是近视防控的重要力量。本书主编多年来致力近视防控临床及研究，在该领域积累了丰富的经验，具有较高的学术影响力，尤其是组织中华中医药学会眼科分会众多专家学者及相关眼科从业者参与本书编写，从而保证了图书内容的权威性及实用性。

本书汇集国家部委出台的近视防控政策、地方政府出台的近视防控措施、专家学者提出的近视防控建议，以此来指导近视的综合防控，建立以公共卫生路径为主，并与临床相结合、学校与家庭密切配合的全社会近视防控防治体系。

本书内容完备，实用性强。在此，我祝贺本书的出版发行，并希望该书的出版能为卫生政策制定者、眼科专业相关人员、基层健康保健人员提供切实可行的指导，同时也为广大青少年及家长在近视防控方面给予必要的帮助。

国医大师　李佃贵

2023 年 4 月

前　言

近年来，由于手机、电脑等电子产品的普及，中小学生户外活动时间不足等因素，我国儿童青少年近视率不断攀升。2018 年 8 月，中共中央总书记、国家主席、中央军委主席习近平就此作出重要指示："我国学生近视呈现高发、低龄化趋势，严重影响孩子们的身心健康，这是一个关系国家和民族未来的大问题，必须高度重视，不能任其发展。"

习近平总书记指示有关方面，要结合深化教育改革，拿出有效的综合防治方案，并督促各地区、各有关部门抓好落实。习近平总书记强调，全社会都要行动起来，共同呵护好孩子的眼睛，让他们拥有一个光明的未来。

为贯彻落实习近平总书记重要指示精神，教育部联合国家卫生健康委等八部门研究制定了《综合防控儿童青少年近视实施方案》，并向相关部门和社会广泛征求意见。方案提出了防控儿童青少年近视的阶段性目标，明确了家庭、学校、医疗卫生机构等各方面责任，并决定建立全国儿童青少年近视防控工作评议考核制度。

为指导和帮助各地预防青少年近视工作，在中华中医药学会眼科分会的指导下，编委会成员集中力量编写了这本《中国近视防控蓝皮书（2018—2022）》。

本书分为三篇，上篇为"国家部委近视防控政策篇"，主要介绍了国家部委从 2018 年至 2022 年出台的近视防控政策和重要指示；中篇为

"地方政府近视防控措施篇"，主要介绍了全国各省市、自治区、直辖市对于近视防控所采取的措施和取得的成效；下篇为"专家学者近视防控建议篇"，主要介绍了专家和学者对于近视防控的一些建议。

本书的读者对象为卫生政策制定者、眼科专业相关人员、基层健康保健人员及对个人健康关注的公众。

本书编写过程中，得到了多位同道的支持和关怀，以及国医大师李佃贵为本书作序，在此一并表示衷心的感谢。我们始终持着严谨的态度编写此书，但不可避免书中仍有需改正和纠正之处，敬请读者和各位同道指出，不吝赐教。

编　者

2023 年 4 月

目　录

上篇　国家部委近视防控政策篇

教育部等八部门关于印发《综合防控儿童青少年近视实施方案》的通知 ········ 3

国家卫生健康委办公厅教育部办公厅财政部办公厅关于开展 2018 年儿童

　　青少年近视调查工作的通知 ······································ 9

国家卫生健康委公布《2018 年中国儿童青少年近视调查结果》 ··········· 16

教育部发文公布 2018 年全国儿童青少年近视防控试点县（市、区）和

　　改革试验区遴选结果名单 ·· 16

教育部办公厅关于做好 2018 年全国儿童青少年近视防控试点县（市、区）

　　和改革试验区遴选工作的通知 ···································· 18

教育部办公厅关于遴选全国儿童青少年近视防控专家宣讲团成员的通知 ········ 22

国家卫生健康委办公厅关于印发 2019 年全国学生常见病和健康影响因素

　　监测与干预工作方案的通知 ······································ 23

教育部牵头建立全国综合防控儿童青少年近视工作联席会议机制 ········ 27

教育部办公厅关于公布全国综合防控儿童青少年近视专家宣讲团组成人员

　　名单的通知 ·· 28

教育部、国家卫生健康委与各省区市人民政府和新疆生产建设兵团签订全面

　　加强儿童青少年近视综合防控工作责任书 ························ 33

国家卫生健康委办公厅关于印发儿童青少年近视防控适宜技术指南的通知 ······ 35

教育部：2019 年青少年近视率下降 3.4% ···························· 45

国家卫生健康委发布《中小学生屈光不正筛查规范》 ················· 46

教育部：2020 年全国儿童青少年近视率52.7% ························· 52

国家卫生健康委：2020 年中国儿童青少年总体近视率为 52.7% ············· 52

国家卫生健康委疾控局发布《儿童青少年新冠肺炎疫情期间近视预防指引》 ··· 54

教育部、国家卫生健康委和国家体育总局联合印发《全国综合防控儿童
青少年近视工作评议考核办法（试行）》 ························· 60

国家卫生健康委办公厅关于开展儿童青少年近视防控适宜技术试点工作
的通知 ··· 61

国家卫生健康委组织发布《儿童青少年防控近视系列手册》 ··············· 64

教育部办公厅关于做好 2020 年全国儿童青少年近视防控试点县（市、区）
和改革试验区遴选工作的通知 ······························· 65

国家卫生健康委办公厅关于印发首批全国儿童青少年近视防控适宜技术
试点区县名单（2020—2021 年度）的通知 ······················· 69

国家卫生健康委办公厅关于成立国家儿童青少年视力健康管理专家咨询
委员会的通知 ·· 73

国家卫生健康委牵头制定《儿童青少年学习用品近视防控卫生要求》 ·········· 77

教育部等十五部门联合印发《儿童青少年近视防控光明行动工作方案
（2021—2025 年）》 ·· 79

教育部办公厅关于公布 2020 年全国儿童青少年近视防控试点县（市、区）
和改革试验区遴选结果名单的通知 ··························· 80

教育部介绍《儿童青少年近视防控光明行动工作方案（2021—2025 年）》 ······ 84

国家卫生健康委办公厅教育部办公厅关于开展 2021 年托幼机构、校外
培训机构、学校采光照明"双随机"抽检工作的通知 ··············· 85

教育部办公厅关于印发《学前、小学、中学等不同学段近视防控指引》
的通知 ··· 87

国家卫生健康委办公厅关于开展"启明行动——眼健康，从娃娃做起"主题
宣传活动的通知 ·· 91

国家卫生健康委办公厅关于印发 0～6 岁儿童眼保健核心知识问答的通知 ······· 92

国家卫生健康委组织发布《国家儿童青少年视力健康管理专家咨询委
专家共识：同心同力·促进儿童青少年眼健康》 ················· 99

教育部办公厅关于做好中小学生定期视力监测主要信息报送工作的通知 ········ 101

国家卫生健康委办公厅关于印发0~6岁儿童眼保健及视力检查服务规范

（试行）的通知 ……………………………………………………………… 102

教育部办公厅关于遴选第二届全国儿童青少年近视防控宣讲团成员的通知…… 141

国家卫生健康委办公厅国家中医药管理局办公室关于开展中医适宜技术防控

儿童青少年近视试点工作的通知 ………………………………………… 143

教育部办公厅关于征集全国儿童青少年近视防控试点县（市、区）经验

做法和特色案例的通知 …………………………………………………… 151

国家卫生健康委关于印发"十四五"全国眼健康规划（2021—2025年）的

通知 ………………………………………………………………………… 153

教育部办公厅国家卫生健康委办公厅市场监管总局办公厅关于进一步规范

校园视力检测与近视防控相关服务工作的通知 ……………………… 160

教育部办公厅关于印发《2022年全国综合防控儿童青少年近视重点工作

计划》的通知 …………………………………………………………… 162

教育部办公厅关于遴选2022年全国儿童青少年近视防控基地的通知 ………… 179

中篇　地方政府近视防控措施篇

北京市教育委员会等三部门关于印发《北京市综合防控儿童青少年近视

工作评议考核办法（试行）》的通知 ………………………………… 185

北京市教育委员会等十部门关于印发《北京市儿童青少年近视防控十条

措施》及实施保障工作方案的通知 …………………………………… 188

北京市着力构建"四大体系"切实做好儿童青少年近视防控工作 ………… 193

北京市成立儿童青少年近视防治专家组 ……………………………………… 195

上海市教委等八部门发布《综合防控儿童青少年近视实施方案》 ………… 196

上海市教育委员会关于公布2020年上海市儿童青少年近视防控示范校评选

结果的通知 ……………………………………………………………… 197

关于印发《上海市贯彻落实〈综合防控儿童青少年近视实施方案〉行动
　　方案》的通知 ……………………………………………………… 201

天津市教委等八部门关于印发天津市综合防控儿童青少年近视工作方案
　　的通知………………………………………………………………… 211

天津市青少年近视防控中心成立 ……………………………………… 219

天津市多部门协同、家校社联动积极做好综合防控儿童青少年近视工作 …… 221

重庆市教育委员会等七部门关于印发重庆市综合防控儿童青少年近视实施
　　方案的通知 ………………………………………………………… 223

重庆建立三级近视防控体系为儿童青少年视力健康护航 …………… 230

河北省卫生健康委等六部门关于进一步规范儿童青少年近视矫正工作切实
　　加强监管的通知 …………………………………………………… 232

山西省人民政府办公厅关于做好儿童青少年近视综合防控工作的通知 ……… 235

山西省扎实推进综合防控儿童青少年近视防控工作 ………………… 241

内蒙古自治区成立儿童青少年近视防控专家指导委员会、宣讲团及公布
　　首批儿童青少年近视防控试点学校 ……………………………… 243

山东省教育厅等九部门关于印发《山东省儿童青少年近视综合防控推进
　　计划》的通知 ……………………………………………………… 244

山东省大力推进儿童青少年近视防控工作 …………………………… 247

山东省多措并举、综合防控为儿童青少年视力健康保驾护航 ……… 249

江苏省教育厅等八部门关于做好儿童青少年近视综合防控工作的意见 ……… 250

江苏省中小学生近视防控手册发布　整体近视率下降 6.3% ………… 258

安徽省教育厅等八部门关于印发《安徽省综合防控儿童青少年近视工作
　　实施方案》的通知 ………………………………………………… 260

江西省人民政府副省长孙菊生：把近视防控融入学校卫生与健康教育 ……… 267

江西省扎实做好儿童青少年近视防控工作 …………………………… 268

浙江省教育厅等十一部门关于全面加强儿童青少年近视综合防控工作
　　的意见 ……………………………………………………………… 270

浙江教育厅发布近视防控意见：严控使用 App 布置作业 …………… 276

浙江省卫生健康委办公室等关于进一步规范儿童青少年近视矫正工作加强
　　市场监管的通知 …………………………………………………… 278

福建省儿童青少年近视防控研究中心成立 …………………………… 281

福建省教育厅等八部门关于印发《福建省综合防控儿童青少年近视行动

　　方案》的通知 ………………………………………………………… 282

湖北省教育厅等八部门关于印发《湖北省综合防控儿童青少年近视实施

　　方案》的通知 ………………………………………………………… 290

湖南省教育厅等八部门关于印发《湖南省综合防控儿童青少年近视实施

　　方案》的通知 ………………………………………………………… 298

河南省教育厅等七部门关于印发《河南省综合防控儿童青少年近视行动

　　方案》的通知 ………………………………………………………… 302

广东省儿童青少年预防近视主题宣传活动全省同步启动 …………… 310

广东省教育厅等八部门关于印发《广东省综合防控儿童青少年近视实施

　　方案》的通知 ………………………………………………………… 313

广西壮族自治区教育厅等七部门关于印发《广西壮族自治区综合防控儿童

　　青少年近视实施方案》的通知 ……………………………………… 319

海南省教育厅等八部门关于印发《海南省综合防控儿童青少年近视实施

　　方案》的通知 ………………………………………………………… 325

四川省教育厅：做好近视防控工作"加减乘除"法 ………………… 331

贵州省教育厅等七部门关于印发《贵州省综合防控儿童青少年近视行动

　　方案》的通知 ………………………………………………………… 332

云南省教育厅等八部门关于印发《云南省综合防控儿童青少年近视实施方案》

　　的通知 ………………………………………………………………… 339

陕西省积极推进儿童青少年近视综合防控工作 ……………………… 345

陕西省教育厅等三部门关于进一步加强校园视力检测与近视防控相关服务

　　保障工作的通知 ……………………………………………………… 347

《甘肃省综合防控儿童青少年近视实施方案》公布 ………………… 348

宁夏回族自治区教育厅等八部门关于印发《宁夏回族自治区综合防控儿童

　　青少年近视实施方案》的通知 ……………………………………… 355

新疆兵团制定综合防控儿童青少年近视行动方案 …………………… 362

青海省综合防控儿童青少年近视实施方案 …………………………… 363

黑龙江省大力推进儿童青少年近视防控工作 ………………………… 370

黑龙江省举办 2022 年"全国爱眼日"系列宣传活动 ················· 372

吉林省教育厅等八部门关于印发《吉林省综合防控儿童青少年近视行动

方案》的通知 ················· 374

辽宁省完成"学生健康 蓝盾护航"学生近视防控卫生监督检查专项整治

工作 ················· 387

下篇　专家学者近视防控建议篇

中华中医药学会儿童青少年近视防控行动"十个一"工程启动 ················· 391

亢泽峰：这些中医技术可防控儿童近视 ················· 392

2021 首届近视防控主题研讨会在京举行 ················· 394

首部《中医药防控儿童青少年近视指南》发布 ················· 397

中医药防控儿童青少年近视指南（社区医生与校医版） ················· 398

中医药防控儿童青少年近视指南（学生与家长版） ················· 405

相聚百望山，共话"6·6 爱眼日"——"第二届中西医综合防控儿童

青少年近视百望山论坛暨'6·6 爱眼日'主题活动"在京举办 ················· 412

张红伟发明的用中医药治疗近视专利荣获大奖 ················· 415

全国视力康复保健机构标准课题组在京成立 ················· 416

防止儿童假性近视变真性近视才能从根本上降低学生近视率 ················· 416

中华中医药学会《儿童青少年近视防控中医适宜技术临床实践指南》等

2 项团体标准发布公告 ················· 418

附录　《综合防控儿童青少年近视实施方案》印发三周年大事记

（2018 年 8 月—2021 年 8 月） ················· 423

上 篇

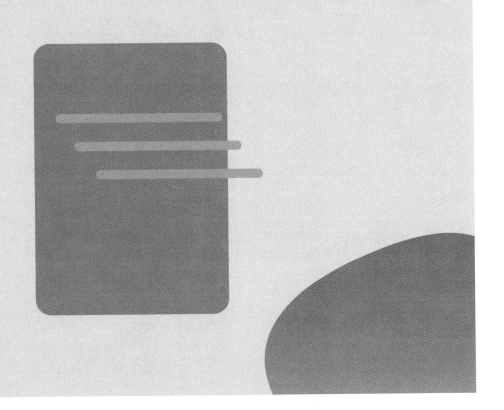

国家部委近视防控政策篇

教育部等八部门关于印发
《综合防控儿童青少年近视实施方案》的通知

教体艺〔2018〕3 号

各省、自治区、直辖市人民政府,新疆生产建设兵团:

　　为贯彻落实习近平总书记关于学生近视问题的重要指示批示精神,切实加强新时代儿童青少年近视防控工作,教育部会同国家卫生健康委员会等八部门制定了《综合防控儿童青少年近视实施方案》,经国务院同意,现予以印发,请遵照执行。

　　　　　　　　　　　　　　教育部　国家卫生健康委员会
　　　　　　　　　　　　　　国家体育总局　财政部
　　　　　　　　人力资源和社会保障部　国家市场监督管理总局
　　　　　　　　　　国家新闻出版署　国家广播电视总局
　　　　　　　　　　　　　　　　2018 年 8 月 30 日

综合防控儿童青少年近视实施方案

　　儿童青少年是祖国的未来和民族的希望。近年来,由于中小学生课内外负担加重,手机、电脑等带电子屏幕产品(以下简称电子产品)的普及,用眼过度、用眼不卫生、缺乏体育锻炼和户外活动等因素,我国儿童青少年近视率居高不下、不断攀升,近视低龄化、重度化日益严重,已成为一个关系国家和民族未来的大问题。防控儿童青少年近视需要政府、学校、医疗卫生机构、家庭、学生等各方面共同努力,需要全社会行动起来,共同呵护好孩子的眼睛。为综合防控儿童青少年近视,经国务院同意,现提出以下实施方案。

一、目标

到 2023 年，力争实现全国儿童青少年总体近视率在 2018 年的基础上每年降低 0.5 个百分点以上，近视高发省份每年降低 1 个百分点以上。

到 2030 年，实现全国儿童青少年新发近视率明显下降，儿童青少年视力健康整体水平显著提升，6 岁儿童近视率控制在 3% 左右，小学生近视率下降到 38% 以下，初中生近视率下降到 60% 以下，高中阶段学生近视率下降到 70% 以下，国家学生体质健康标准达标优秀率达 25% 以上。

二、各相关方面的行动

(一) 家庭

家庭对孩子的成长至关重要。家长应当了解科学用眼护眼知识，以身作则，带动和帮助孩子养成良好用眼习惯，尽可能提供良好的居家视觉环境。0~6 岁是孩子视觉发育的关键期，家长应当尤其重视孩子早期视力保护与健康，及时预防和控制近视的发生与发展。

增加户外活动和锻炼。让孩子到户外阳光下度过更多时间，能够有效预防和控制近视。要营造良好的家庭体育运动氛围，积极引导孩子进行户外活动或体育锻炼，使其在家时每天接触户外自然光的时间达 60 分钟以上。已患近视的孩子应进一步增加户外活动时间，延缓近视发展。鼓励支持孩子参加各种形式的体育活动，督促孩子认真完成寒暑假体育作业，使其掌握 1~2 项体育运动技能，引导孩子养成终身锻炼习惯。

控制电子产品使用。家长陪伴孩子时应尽量减少使用电子产品。有意识地控制孩子特别是学龄前儿童使用电子产品，非学习目的的电子产品使用单次不宜超过 15 分钟，每天累计不宜超过 1 小时，使用电子产品学习 30~40 分钟后，应休息远眺放松 10 分钟，年龄越小，连续使用电子产品的时间应越短。

减轻课外学习负担。配合学校切实减轻孩子负担，不要盲目参加课外培训、跟风报班，应根据孩子兴趣爱好合理选择，避免学校减负、家庭增负。

避免不良用眼行为。引导孩子不在走路时、吃饭时、卧床时、晃动的车厢内、光线暗弱或阳光直射等情况下看书或使用电子产品。监督并随时纠正孩子不良读写姿势，应保持"一尺、一拳、一寸"，即眼睛与书本距离应约为一尺、胸前与课桌距离应约为一拳、握笔的手指与笔尖距离应约为一寸，读写连续用眼时间不宜超过 40 分钟。

保障睡眠和营养。保障孩子睡眠时间，确保小学生每天睡眠 10 个小时、初中生 9 个小时、高中阶段学生 8 个小时。让孩子多吃鱼类、水果、绿色蔬菜等有益于视力健康的营养膳食。

做到早发现早干预。改变"重治轻防"观念，经常关注家庭室内照明状况，注重培养孩子的良好用眼卫生习惯。掌握孩子的眼睛发育和视力健康状况，随时关注孩子视力异常迹象,了解到孩子出现需要坐到教室前排才能看清黑板、看电视时凑近屏幕、抱怨头痛或眼睛疲劳、经常揉眼睛等迹象时,及时带其到眼科医疗机构检查。遵从医嘱进行科学的干预和近视矫治,尽量在眼科医疗机构验光,避免不正确的矫治方法导致近视程度加重。

(二)学校

减轻学生学业负担。严格依据国家课程方案和课程标准组织安排教学活动,严格按照"零起点"正常教学,注重提高课堂教学效益,不得随意增减课时、改变难度、调整进度。强化年级组和学科组对作业数量、时间和内容的统筹管理。小学一、二年级不布置书面家庭作业,三至六年级书面家庭作业完成时间不得超过 60 分钟,初中不得超过 90 分钟,高中阶段也要合理安排作业时间。寄宿制学校要缩短学生晚上学习时间。科学布置作业,提高作业设计质量,促进学生完成好基础性作业,强化实践性作业,减少机械、重复训练,不得使学生作业演变为家长作业。

加强考试管理。全面推进义务教育学校免试就近入学全覆盖。坚决控制义务教育阶段校内统一考试次数,小学一、二年级每学期不得超过 1 次,其他年级每学期不得超过 2 次。严禁以任何形式、方式公布学生考试成绩和排名;严禁以各类竞赛获奖证书、学科竞赛成绩或考级证明等作为招生入学依据;严禁以各种名义组织考试选拔学生。

改善视觉环境。改善教学设施和条件,鼓励采购符合标准的可调节课桌椅和坐姿矫正器,为学生提供符合用眼卫生要求的学习环境,严格按照普通中小学校、中等职业学校建设标准,落实教室、宿舍、图书馆(阅览室)等采光和照明要求,使用利于视力健康的照明设备。加快消除"大班额"现象。学校教室照明卫生标准达标率100%。根据学生座位视角、教室采光照明状况和学生视力变化情况,每月调整学生座位,每学期对学生课桌椅高度进行个性化调整,使其适应学生生长发育变化。

坚持眼保健操等护眼措施。中小学校要严格组织全体学生每天上、下午各做 1 次眼保健操,认真执行眼保健操流程,做眼保健操之前提醒学生注意保持手部清洁卫生。教师要教会学生正确掌握执笔姿势,督促学生读写时坐姿端正,监督并随时纠正学生不良读写姿势,提醒学生遵守"一尺、一拳、一寸"要求。教师发现学生出现看不清黑板、经常揉眼睛等迹象时,要了解其视力情况。

强化户外体育锻炼。强化体育课和课外锻炼,确保中小学生在校时每天 1 小时以上体育活动时间。严格落实国家体育与健康课程标准,确保小学一、二年级每周 4 课时,三至六年级和初中每周 3 课时,高中阶段每周 2 课时。中小学校每天安排 30 分钟大课间体育活动。按照动静结合、视近与视远交替的原则,有序组织和督促学生在课间时到室外活动或远眺,防止学生持续疲劳用眼。全面实施寒暑假学生体育家庭作业制度,督促检查学生完成情况。

加强学校卫生与健康教育。依托健康教育相关课程,向学生讲授保护视力的意义和方法,提高其主动保护视力的意识和能力,积极利用学校闭路电视、广播、宣传栏、家长会、家长学校等形式对学生和家长开展科学用眼护眼健康教育,通过学校和学生辐射教育家长。培训培养健康教育教师,开发和拓展健康教育课程资源。支持鼓励学生成立健康教育社团,开展视力健康同伴教育。

科学合理使用电子产品。指导学生科学规范使用电子产品,养成信息化环境下良好的学习和用眼卫生习惯。严禁学生将个人手机、平板电脑等电子产品带入课堂,带入学校的要进行统一保管。学校教育本着按需的原则合理使用电子产品,教学和布置作业不依赖电子产品,使用电子产品开展教学时长原则上不超过教学总时长的30%,原则上采用纸质作业。

定期开展视力监测。小学要接收医疗卫生机构转来的儿童青少年视力健康电子档案,确保一人一档,并随学籍变化实时转移。在卫生健康部门指导下,严格落实学生健康体检制度和每学期2次视力监测制度,对视力异常的学生进行提醒教育,为其开具个人运动处方和保健处方,及时告知家长带学生到眼科医疗机构检查。做好学生视力不良检出率、新发率等的报告和统计分析,配合医疗卫生机构开展视力筛查。学校和医疗卫生机构要及时把视力监测和筛查结果记入儿童青少年视力健康电子档案。

加强视力健康管理。建立校领导、班主任、校医(保健教师)、家长代表、学生视力保护委员和志愿者等学生代表为一体的视力健康管理队伍,明确和细化职责。将近视防控知识融入课堂教学、校园文化和学生日常行为规范。加强医务室(卫生室、校医院、保健室等)力量,按标准配备校医和必要的药械设备及相关监测检查设备。

倡导科学保育保教。严格落实3~6岁儿童学习与发展指南,重视生活和游戏对3~6岁儿童成长的价值,严禁"小学化"教学。要保证儿童每天2小时以上户外活动,寄宿制幼儿园不得少于3小时,其中体育活动时间不少于1小时,结合地区、季节、学龄阶段特点合理调整。为儿童提供营养均衡、有益于视力健康的膳食,促进视力保护。幼儿园教师开展保教工作时要主动控制使用电视、投影等设备的时间。

(三)医疗卫生机构

建立视力档案。严格落实国家基本公共卫生服务中关于0~6岁儿童眼保健和视力检查工作要求,做到早监测、早发现、早预警、早干预,自2019年起,0~6岁儿童每年眼保健和视力检查覆盖率达90%以上。在检查的基础上,依托现有资源建立、及时更新儿童青少年视力健康电子档案,并随儿童青少年入学实时转移。在学校配合下,认真开展中小学生视力筛查,将眼部健康数据(包括屈光度、眼轴长度、屈光介质参数等)及时更新到视力健康电子档案中,筛查出视力异常或可疑眼病的,要提供个性化、针对性强的防控方案。

规范诊断治疗。县级及以上综合医院普遍开展眼科医疗服务,认真落实《近视防治指南》等诊疗规范,不断提高眼健康服务能力。根据儿童青少年视觉症状,进行科学验光及相关检查,明确诊断,按照诊疗规范进行矫治。叮嘱儿童青少年近视患者应遵从医嘱进行随诊,以便及时调整采用适宜的干预和治疗措施。对于儿童青少年高度近视或病理性近视患者,应充分告知疾病的危害,提醒其采取预防措施避免并发症的发生或降低危害。制定跟踪干预措施,检查和矫治情况及时记入儿童青少年视力健康电子档案。积极开展近视防治相关研究,加强防治近视科研成果与技术的应用。充分发挥中医药在儿童青少年近视防治中的作用,制定实施中西医一体化综合治疗方案,推广应用中医药特色技术和方法。

加强健康教育。儿童青少年近视是公共卫生问题,必须从健康教育入手,以公共卫生服务为抓手,发动儿童青少年和家长自主健康行动。针对人们缺乏近视防治知识、对近视危害健康严重性认识不足的问题,发挥健康管理、公共卫生、眼科、视光学、疾病防控、中医药相关领域专家的指导作用,主动进学校、进社区、进家庭,积极宣传推广预防儿童青少年近视的视力健康科普知识。加强营养健康宣传教育,因地制宜开展营养健康指导和服务。

(四)学生

强化健康意识。每个学生都要强化"每个人是自身健康的第一责任人"意识,主动学习掌握科学用眼护眼等健康知识,并向家长宣传。积极关注自身视力状况,自我感觉视力发生明显变化时,及时告知家长和教师,尽早到眼科医疗机构检查和治疗。

养成健康习惯。遵守近视防控的各项要求,认真规范做眼保健操,保持正确读写姿势,积极参加体育锻炼和户外活动,每周参加中等强度体育活动3次以上,养成良好生活方式,不熬夜、少吃糖、不挑食,自觉减少电子产品使用。

(五)有关部门

教育部:加快修订《学校卫生工作条例》和《中小学健康教育指导纲要》等。成立全国中小学和高校健康教育指导委员会,指导地方教育行政部门和学校科学开展儿童青少年近视防控和视力健康管理等学校卫生与健康教育工作,开展儿童青少年近视综合防控试点工作,强化示范引领。进一步健全学校体育卫生发展制度和体系,不断完善学校体育场地设施,加快体育与健康师资队伍建设,聚焦"教"(教会健康知识和运动技能)、"练"(经常性课余训练和常规性体育作业)、"赛"(广泛开展班级、年级和跨校体育竞赛活动)、"养"(养成健康行为和健康生活方式),深化学校体育、健康教育教学改革,积极推进校园体育项目建设。推动地方教育行政部门加强现有中小学卫生保健机构建设,按照标准和要求强化人员和设备配备。鼓励高校特别是医学院校、高等师范院校开设眼视光、健康管理、健康教育相关专业,培养近视防治、视力健康管理专门人才和健康教育教师,积极开展儿童青少年视力健康管理相关研究。会同有关部门开展全国学校校医等专职卫生技术人员配备情况专项督导检查,着力解决专职卫生技术人员数量及相关设备配备不足问题。会同有关部门坚决治理规范校外培训机构,每年对校外培训机构教室采光照明、课桌椅配备、电子产品等达标情况开展全覆盖专项检查。

国家卫生健康委:培养优秀视力健康专业人才,在有条件的社区设立防控站点。加强基层眼科医师、眼保健医生、儿童保健医生培训,提高视力筛查、常见眼病诊治和急诊处置能力。加强视光师培养,确保每个县(市、区)均有合格的视光专业人员提供规范服务,并根据儿童青少年近视情况,选择科学合理的矫正方法。全面加强全国儿童青少年视力健康及其相关危险因素监测网络、数据收集与信息化建设。会同教育部组建全国儿童青少年近视防治和视力健康专家队伍,充分发挥卫生健康、教育、体育等部门和群团组织、社会组织作用,科学指导儿童青少年近视防治和视力健康管理工作。加快修订《中小学生健康体检管理办法》等文件。2019 年年底前,会同有关部门出台相关强制性标准,严格规范儿童青少年的教材、教辅、考试试卷、作业本、报刊及其他印刷品、出版物等的字体、纸张,以及学习用灯具等,使之有利于保护视力。会同相关部门按照采光和照明国家有关标准要求,对学校、托幼机构和校外培训机构教室(教学场所)以"双随机"(随机抽取卫生监督人员,随机抽取学校、托幼机构和校外培训机构)方式进行抽检、记录并公布。

体育总局:增加适合儿童青少年户外活动和体育锻炼的场地设施,持续推动各类公共体育设施向儿童青少年开放。积极引导支持社会力量开展各类儿童青少年体育活动,有针对性地开展各类冬夏令营、训练营和体育赛事等,吸引儿童青少年广泛参加体育运动,动员各级社会体育指导员为广大儿童青少年参与体育锻炼提供指导。

财政部:合理安排投入,积极支持相关部门开展儿童青少年近视综合防控工作。

人力资源和社会保障部:会同教育部、国家卫生健康委完善中小学和高校校医、保健教师和健康教育教师职称评审政策。

市场监督管理总局:严格监管验光配镜行业,不断加强眼视光产品监管和计量监管,整顿配镜行业秩序,加大对眼镜和眼镜片的生产、流通和销售等执法检查力度,规范眼镜片市场,杜绝不合格眼镜片流入市场。加强广告监管,依法查处虚假违法近视防控产品广告。

国家新闻出版署:实施网络游戏总量调控,控制新增网络游戏上网运营数量,探索符合国情的适龄提示制度,采取措施限制未成年人使用时间。

广播电视总局等部门:充分发挥广播电视、报刊、网络、新媒体等作用,利用公益广告等形式,多层次、多角度宣传推广近视防治知识。

防控儿童青少年近视是一项系统工程,各相关部门都要关心、支持、参与儿童青少年视力保护,在全社会营造政府主导、部门配合、专家指导、学校教育、家庭关注的良好氛围,让每个孩子都有一双明亮的眼睛和光明的未来。

三、加强考核

各省(区、市)人民政府负责本地区儿童青少年近视防控措施的落实,主要负责同志要亲自抓,国务院授权教育部、国家卫生健康委与各省级人民政府签订全面加强儿童青少年近视防控工作责任书,地方各级人民政府逐级签订责任书。将儿童青少年近视防控工作、总体近视率和体质健康状况纳入政府绩效考核,严禁地方各级人民政府片面以学生考试成绩和学校升学率考核教育行政部门和学校。将视力健康纳入素质教育,将儿童青少年身心健康、课业负担等纳入国家义务教育质量监测评估体系,对儿童青少年体质健康水平连续3年下降的地方政府和学校依法依规予以问责。

建立全国儿童青少年近视防控工作评议考核制度,评议考核办法由教育部、国家卫生健康委、体育总局制订,在国家卫生健康委、教育部核实各地2018年儿童青少年近视率的基础上,从2019年起,每年开展各省(区、市)人民政府儿童青少年近视防控工作评议考核,结果向社会公布。

国家卫生健康委办公厅教育部办公厅
财政部办公厅关于开展2018年
儿童青少年近视调查工作的通知

国卫办疾控函〔2018〕932号

各省、自治区、直辖市及新疆生产建设兵团卫生计生委(卫生健康委)、教育厅(教委、教育局)、财政厅(局):

为贯彻落实习近平总书记关于学生近视问题的重要指示精神,切实加强儿童青少年近视防控工作,近日教育部、国家卫生健康委、财政部等八部门印发了《综合防控儿童青少年近视实施方案》。方案要求,在核实各地2018年儿童青少年近视率的基础上,从2019年起每年开展各省(区、市)人民政府儿童青少年近视防控工作评议考核。为掌握各地儿童青少年近视率基数,做好评议考核,经研究决定,组织开展2018年儿童青少年近视调查工作。

一、调查方法

(一)各省(区、市)和新疆生产建设兵团原则上依托中央财政转移支付项目"全国学生常见病和健康影响因素监测",开展本地 2018 年儿童青少年近视调查工作。如本地已有儿童青少年近视相关调查专项,也可依托开展。6 岁儿童近视情况的调查,可结合基本公共卫生服务项目开展。

(二)调查方案由省级卫生健康行政部门会同教育、财政部门研究提出,报省级人民政府和新疆生产建设兵团同意后实施。调查方案应当注意科学性、可行性和抽样代表性,确保调查结果真实、有效。

二、调查范围

(一)市县数量:每省份在 2018 年"全国学生常见病和健康影响因素监测"3 个监测城市基础上,应扩大调查范围,要求至少覆盖 40% 地级市,每个地级市至少覆盖1 个城区和 1 个县。鼓励有条件的省份增加调查城市数量,力争逐步实现全覆盖。

(二)学校数量:每个地级市在"全国学生常见病和健康影响因素监测"调查 12所学校基础上,至少增加 4 所幼儿园,其中城区至少 7 所学校(2 所小学、2 所初中、2所高中、1 所职高)和 2 所幼儿园,县至少 5 所学校(2 所小学、2 所初中、1 所高中)和2 所幼儿园。选择开展调查工作的学校和幼儿园应当能够代表当地整体情况。

(三)学生数量:要求小学、初中、高中全年级覆盖,幼儿园在大班抽取 6 周岁儿童开展调查,要求以整班为单位开展,每个学校每个年级抽取至少 80 名学生开展视力调查。

三、视力筛查技术要求

各地儿童青少年近视率调查工作须按照《儿童青少年近视筛查规范》(见附件)进行。前期已开展了相关工作,如不符合《儿童青少年近视筛查规范》要求的,须重新开展。

四、工作要求

(一)高度重视,认真组织。2018 年儿童青少年近视率将作为各省级人民政府儿童青少年近视防控工作评议考核基线数据,各地要在省(区、市)人民政府统一领导下,高度重视,精心组织,确保如期高质量完成调查工作。卫生健康部门负责协调组织、制定调查方案、专业指导和质量控制等工作;教育部门负责协调入校现场调查、学生组织等工作;财政部门负责协调落实经费保障等工作。

(二)加大政策和资金保障力度。各地在"全国学生常见病和健康影响因素监测"工作基础上,要加大人员和设备保障,确保本次调查工作顺利开展。要结合中央财政公共卫生服务补助资金,加大地方财政资金投入,本次新增地市调查所需工作经费由地方统筹安排。

(三)加强质量控制和考核评估。卫生健康、教育部门要组织或依托有资质的机构开展调查工作,对入校专业机构进行审核,加强对近视筛查人员的专业培训、指导和技术考核,开展全过程质量控制,保证结果的真实性、准确性。加强监督检查,每省份要选取至少5%的学生进行现场复核。国家卫生健康委、教育部将对各省份调查工作进行抽查,一旦发现弄虚作假情况,将予以全国通报。

(四)调查结果审核与报送。各省份儿童青少年近视调查结果经本省(区、市)人民政府和新疆生产建设兵团确认同意后,于2018年12月31日前分别报送国家卫生健康委、教育部。同时,调查具体数据通过"全国学生常见病和健康影响因素监测信息系统"报送中国疾病预防控制中心学校卫生中心。

附件:儿童青少年近视筛查规范

2018年10月25日

附件

儿童青少年近视筛查规范

根据教育部等八部门关于印发《综合防控儿童青少年近视实施方案》的通知,为配合做好儿童青少年近视率调查,特制定本筛查规范。

一、适用范围

适用于对学龄前大班和小学、初中、高中生进行近视筛查。筛查结果不具有临床诊断意义,确诊须到眼科医疗机构进行进一步检查。

二、检查内容

包括远视力检查和屈光检测。

三、术语和定义

1. 近视(myopia)

当眼调节静止时,平行光线进入人眼内成像焦点在视网膜前。

2. 近视筛查(screening of myopia)

应用视力检查、非睫状肌麻痹状态下自动电脑验光等快速、简便的方法,将健康人群中可能患有近视的人同那些没有近视的人区分开来。

3. 球镜度数(diopter of spherical power)

为使近轴的平行光会聚于一个点的镜片度数。

4. 柱镜度数(diopter of cylinder power)

为使近轴的由平行光线会聚的两条相互分离且互相垂直的焦线在视网膜上聚焦成一个像点,含有2个主顶焦度的镜片度数。

5. 等效球镜度数(spherical equivalent refraction,SE)

球镜度数加上1/2柱镜度数。

四、筛查机构和人员

筛查机构应具备有效的医疗机构执业许可证,并具备符合要求的筛查人员。筛查人员应持有眼视光相关的国家执业医师、技师或护士资格证书,并接受相关的业务培训。

五、筛查设备

筛查使用的仪器设备应通过相关部门审批和检测,并定期接受计量检定和校准。视力检查表应符合国家标准(GB 11533 标准对数视力表)的规定。屈光检测建议采用台式自动电脑验光仪,验光仪应符合标准(ISO 10342 眼科仪器—验光仪)的规定。

六、筛查场所

1. 筛查场所应干净、整洁,并保持安静。

2. 筛查场所面积大小及光照强度应满足国家视力表标准(GB 11533)中关于视力表使用的检查距离及照明要求。

3. 筛查场所温度、湿度应符合台式电脑验光仪对工作环境的要求。

七、远视力检查

1. 检查人员和器材准备

(1)检查者穿白大衣或工作服,戴好口罩及帽子,清洗双手。

(2)检查前应准备好视力表、遮眼板和指示杆。指示杆的头端不能太细,并应漆成黑色。

(3)视力表悬挂高度应使视力表5.0行视标与受检者的双眼等高。

(4)视力表应置于被检眼(结点)前方5米(即远视力表标准距离)处;或在被检眼(结点)前方2.6米处立一面垂直的镜子,以确保经反射后的总距离为5米。镜中的视标图像必须无明显变形。

(5)视力表应采用人工照明,如用直接照明法,照度应不低于300lx;如用后照法(视力表灯箱或屏幕显示),则视力表白底的亮度应不低于200cd/m²。

(6)无条件时,可利用自然光照明,光线应充足。

(7)视力表应避免阳光或强光直射。照明力求均匀、恒定、无反光、不眩目。

2. 检查要求

(1)检查视力前向受检者讲解检查视力的目的、意义和方法,以取得合作;并询问是否有学生正在佩戴隐形眼镜(包括软镜和硬镜)或者夜戴角膜塑形镜,如有,应文字注明在记录表上(见附表)。配戴眼镜者(包括隐形眼镜)应摘去眼镜,检查裸眼视力。为在进行近视筛查的同时做好后续眼健康服务,配戴眼镜者(包括隐形眼镜)应加查戴眼镜视力。

（2）检查在室内进行时,受检者从室外进入后应有15分钟以上适应时间,不能立即测试。

（3）检查前不要揉眼,检查时不要眯眼、斜视、偷看、往前伸。检测人员应随时注意监督。

（4）用遮眼板时,要提醒受检者不要压迫眼球,以免影响视力。

（5）不宜在紧张视近工作、剧烈运动或体力劳动后即刻检查视力。

（6）确认为佩戴角膜塑形镜的受检者计入近视样本。

3. 检查方法

（1）远视力检查须两眼分别进行,先右眼后左眼。叮嘱受检者用遮眼板或手掌遮盖一眼,检查者用指示杆从第一行的最大视标(4.0行视标)开始,自上而下。逐行检查,要求受检者在3秒钟内说出或用手势表示该视标的缺口方向,受检者说对的最后一行视标所表示的视力即为受检者该眼的视力。

（2）每行通过的标准是测出被检眼所能辨认的最小行视标(辨认正确的视标数应超过该行视标总数的一半),记下该行视标的视力记录值,即为该眼的视力。

（3）如果受检者在5米处不能识别视力表4.0行视标,则让其逐渐向视力表走近,直至刚能识别4.0行视标为止。记录被检眼与视力表的距离,用4.0加上不同距离相应的校正值,记录为受检者的视力。例如,受检者在4米处刚能识别4.0行视标,4米处校正值为 -0.1 ,则 $4.0-0.1=3.9$,其被检眼视力记录为3.9。不同距离的视力校正值见下表:

远视力表变距校正表

检查距离(略值)	校正值	记录的视力值
5米	0	4.0
4米	-0.1	3.9
3米	-0.2	3.8
2.5米	-0.3	3.7
2米	-0.4	3.6
1.5米	-0.5	3.5
1.2米	-0.6	3.4
1米	-0.7	3.3

（4）若在小于1米处仍无法看清最上一行视标,视力记录为0.0。

八、屈光检测

屈光检测应采用客观检查法,在非睫状肌麻痹条件下,使用台式自动电脑验光仪进行检测。

注意事项:

(1)每日筛查开始前,应采用标准模拟眼进行仪器矫正,并将柱镜值调至负值状态。

(2)每只眼应测量 3 次,取平均值;如其中任意 2 次的球镜度数测量值相差大于等于 0.50D,则应进行额外的测量,再取平均值。平均值应保留两位小数。

(3)戴眼镜者(包括隐形眼镜)摘去眼镜后再进行电脑验光。

(4)对于调节能力特别强、多次检测数值波动大的学生,应当在记录表上注明。

(5)屈光检测应采用实测值,不得用问卷、自报等方式获得。

(6)检测时发现的异常情况需用文字备注说明。

(7)屈光度检查结果打印出来后,将结果粘贴在记录表的"电脑验光单粘贴处",同时将左、右眼的屈光度均值记录到表格中的相应位置。

九、近视筛查标准

裸眼视力 <5.0 且非睫状肌麻痹下电脑验光等效球镜度数 < -0.50D。

十、数据记录与结果告知

筛查人员应对筛查结果进行记录,包括受检者基本信息(姓名、身份证号等)、双眼裸眼视力、双眼球镜度数、柱镜度数、轴位等结果。

筛查后,筛查机构应及时给出结果反馈,对需要进一步转诊复查的对象应发放《复查告知书》;检查结果判断为正常时,也应反馈给学生家长。同时,对所有受检学生及其家长发放包括近视防控在内的眼保健科普知识宣传资料。

附表

儿童青少年近视筛查结果记录表

| 姓名：　　　　　　出生日期：_____年_____月_____日 |
| 身份证号：□□□□□□□□□□□□□□□□□□ |
| 性别：□男 □女　　　　民族：　　　　籍贯： |
| 省(市)：　　　　市(区)：　　　学校所属社区(街道)： |
| 学校：　　　年(班)级 |
| 检查时间：_____年_____月_____日 |

视力检查结果			电脑验光单 粘贴处
眼别	裸眼视力	戴镜视力 请打钩选择(□框架眼镜 □隐形眼镜 □夜戴角膜塑形镜)	
右眼			
左眼			
(请以5分记录法记录)			
自动电脑验光结果			
	球镜	柱镜 (散光)	轴位 (散光方向)
右眼			
左眼			
(球镜、柱镜填写请保留两位小数) 其他需注明的特殊情况：			

注：
1. 戴镜视力指配戴自己现有的眼镜看到的视力水平。
2. "自动电脑验光结果"中，"球镜"为近视或远视度数，负值"－"为近视，正值为远视；"柱镜"为散光度数；轴位为散光的方向，有散光度数才会有散光轴位。
3. 本次电脑验光为非睫状肌麻痹下验光进行近视筛查，结果不具有诊断意义。

国家卫生健康委公布
《2018年中国儿童青少年近视调查结果》

中新网客户端4月29日电(冷昊阳)　29日,国家卫生健康委举办新闻发布会,介绍2018年儿童青少年近视调查结果。据介绍,2018年,全国儿童青少年总体近视率为53.6%,其中6岁儿童为14.5%,小学生为36.0%,初中生为71.6%,高中生为81.0%,近视防控任务非常艰巨。

此外,低年龄段近视问题比较突出,在小学和初中阶段,近视率随着年级的升高快速增长。小学阶段从一年级15.7%增长到六年级的59.0%;初中阶段从初一年级的64.9%增长到初三年级的77.0%。

2019年4月29日

教育部发文公布2018年全国儿童青少年
近视防控试点县(市、区)和
改革试验区遴选结果名单

为深入贯彻落实《教育部等八部门关于印发〈综合防控儿童青少年近视实施方案〉的通知》,根据《教育部办公厅关于做好2018年全国儿童青少年近视防控试点县(市、区)和改革试验区遴选工作的通知》部署,经有关地区自主申报、省级教育行政部门评审、公示和推荐、教育部组织专家进行综合认定和公示等程序,近日,教育部办公厅印发《关于公布2018年全国儿童青少年近视防控试点县(市、区)和改革试验区遴选结果名单的通知》(以下简称《通知》),命名北京市东城区等84个地区为全国儿童青少年近视防控试点县(市、区)、天津市北辰区等29个地区为全国儿童青少年近视防控改革试验区。

为扎实推进儿童青少年近视防控改革试验和试点工作,《通知》对省级、有关改革试验区和试点县(市、区)所在地教育行政部门提出明确要求。一是要加强组织领导,纳入发展规划。把试点县(市、区)和改革试验区建设作为本行政区域儿童青少年近视防控工作的重要载体,把试点县(市、区)和改革试验区建设工作纳入本地教育发展规划和经济社会发展规划。成立政府领导牵头、相关部门共同参与的儿童青少年近视防控工作领导小组,建立完善分工明确、部门协同的工作制度体系和运行机制,定期召开会议研究和统筹推进儿童青少年近视防控工作。二是要夯实工作基础,加快改革发展。试点县(市、区)和改革试验区是儿童青少年近视防控工作的试点和改革试验先锋。要按照《综合防控儿童青少年近视实施方案》和省级儿童青少年近视防控工作方案和部署要求,进一步明确职责,增强荣誉感、使命感和责任感,积极对标试点县(市、区)和改革试验区建设原则、任务和要求,充分发挥示范引领作用,紧密围绕加强组织领导、完善制度体系、保障基础条件、强化人员配备、推进卓有成效、形成有益经验等基本要求,创新体制机制,大胆探索实践,扎实开展工作,形成鲜明特色,为儿童青少年近视防控工作积累更多有益经验。三是要加大经费投入,确保工作推进。要按照《综合防控儿童青少年近视实施方案》要求,积极争取当地财政部门大力支持,切实加大儿童青少年近视防控资金投入力度,积极为中小学校、幼儿园配备近视防控基础设施设备,保障开展近视监测、筛查等工作,确保试点和改革试验工作顺利推进。四是要改善办学条件,建设特色学校。努力改善学校教育教学条件和设施,积极在本行政区域遴选和建设儿童青少年近视防控特色学校并不断形成规模。为中小学生配备符合标准的可调节课桌椅、坐姿矫正器和其他近视防控等相关设施和用具,严格按照普通中小学校、中等职业学校建设标准,落实教室、宿舍、图书馆(阅览室)等采光和照明要求,使用利于视力健康的照明设备,落实学校教室照明卫生标准达标率100%要求,提供符合用眼卫生要求的学习环境。五是要狠抓宣传教育,浓郁环境氛围。积极争取当地宣传、广播电视、新闻出版等部门和媒体的大力支持,将《综合防控儿童青少年近视实施方案》和省级儿童青少年近视防控工作方案的部署和要求宣传到每所学校和广大师生,使其准确知晓国家关于近视防控的相关措施和要求并身体力行,切实提高和增强科学用眼、护眼的意识和能力。六是要强化监督检查,建立退出机制。要求省级教育行政部门加强对试点县(市、区)和改革试验区工作情况的指导、督促。教育部将于2020年组织开展试点县(市、区)和改革试验区工作推进情况专项检查,对于工作推进不力的地区,将取消命名并予以通报,着力建立和完善退出机制。

《通知》还要求试点县(市、区)和改革试验区所在地教育行政部门切实强化示范引领、加大投入力度、整体提升质量、抓出成果成效,结合地方实际,研究制定本地区试点县(市、区)和改革试验区工作方案,经所在地人民政府印发后,报省级教育行政部门备案并由省级教育行政部门汇总报教育部。要求试点县(市、区)和改革试验区及时报送当地儿童青少年近视防控工作进展情况、典型经验做法。

教育部办公厅关于做好 2018 年
全国儿童青少年近视防控试点县（市、区）和
改革试验区遴选工作的通知

教体艺厅函〔2018〕77 号

各省、自治区、直辖市教育厅（教委），新疆生产建设兵团教育局：

为全面贯彻落实党的十九大精神和全国教育大会精神，按照《"健康中国 2030"规划纲要》和《教育部等八部门关于印发〈综合防控儿童青少年近视实施方案〉的通知》要求，加强和改进新时代儿童青少年近视防控工作，推动地方教育行政部门、学校和广大师生切实树立健康第一的教育理念，教育部决定从 2018 年起遴选和建设一批全国儿童青少年近视防控试点县（市、区）和全国儿童青少年近视防控改革试验区〔以下简称试点县（市、区）和改革试验区〕。现将有关事项通知如下：

一、宗旨与目标

遴选和建设试点县（市、区）和改革试验区，总结儿童青少年近视防控的好经验、好做法，在全国树立一批儿童青少年近视防控工作先进典型，推动地方党委和政府积极做好新时代儿童青少年近视防控工作，发挥试点县（市、区）和改革试验区的示范引领作用，全面提升新时代学校卫生与健康教育工作水平，切实维护广大师生健康。

二、遴选原则

（一）突出重点，以点带面。试点县（市、区）和改革试验区的遴选和建设工作要突出带动效应，以点带面，重点解决儿童青少年近视防控工作中存在的主要问题，着眼当前影响学生视力健康的主要因素，有针对性地开展工作，整体提升儿童青少年近视防控工作水平，全面促进学生身心健康。

（二）实事求是，分类指导。各省级教育行政部门从实际出发、量力而行、注重引导、深入调研，鼓励区域内儿童青少年近视防控工作有成效、有经验、有亮点的地区进行申报，实事求是做好试点县（市、区）和改革试验区遴选工作。

（三）注重衔接，形成合力。试点县（市、区）和改革试验区的遴选和建设要与加

强和改进学校卫生与健康教育、增强学生体质健康等工作相衔接,融入各地文明城市、健康城市(县城)等创建工作。

三、遴选范围和申报条件

(一)遴选范围

面向全国开展遴选,各省、区、市将区域内儿童青少年近视防控工作有成效、有经验、有亮点的地区遴选推荐为试点县(市、区)和改革试验区。

(二)申报条件

1. 试点县(市、区):当地党委、政府高度重视儿童青少年近视防控工作,加强区域统筹,纳入重点工作。儿童青少年近视防控工作制度完善、措施有力,有支持保障,有督导评估。根据教育部总结全国各地和学校在儿童青少年近视防控工作中形成的构筑防近工作体系、定期开展视力监测并建立视力档案、强化体育锻炼和户外活动、改善视觉环境、减轻学业负担、控制电子产品使用、加强视力健康教育、促进家长参与、强化考核督导、加强健康教育队伍和机构建设等有效经验和做法,至少在其中六个方面工作卓有成效。

2. 改革试验区:申报主体应为地市级以上城市和地区。当地党委、政府高度重视,对区域内儿童青少年近视防控工作有整体设计、有完善制度、有充足投入、有督导考核,儿童青少年近视防控工作有较好成效。根据教育部总结防控儿童青少年近视的构筑防近工作体系、定期开展视力监测并建立视力档案、强化体育锻炼和户外活动、改善视觉环境、减轻学业负担、控制电子产品使用、加强视力健康教育、促进家长参与、强化考核督导、加强健康教育队伍和机构建设等十条有效经验和做法,至少在其中六个方面形成有益经验。

四、遴选程序

(一)申报。达到《全国儿童青少年近视防控试点县(市、区)和改革试验区基本要求(试行)》(见附件1)的地区,填写申报表,连同支撑材料加盖单位公章,经上级教育行政部门同意后,报送省级教育行政部门。

(二)省级教育行政部门评审与推荐。各省级教育行政部门根据本通知要求和《全国儿童青少年近视防控试点县(市、区)和改革试验区基本要求(试行)》,通过材料评审、实地考察、现场答辩、专家评审等方式进行评审,坚持标准、宁缺毋滥,将评审并经公示无异议后的试点县(市、区)和改革试验区名单报教育部。原则上每省份推荐试点县(市、区)1~2个、改革试验区1个。

(三)认定与公布。教育部汇总、核实各地推荐的全国儿童青少年近视防控试点县(市、区)和改革试验区名单,向社会公示,无异议后予以公布。

五、政策支持

(一)对遴选认定的试点县(市、区)和改革试验区,命名为"全国儿童青少年近视防控试点县(市、区)""全国儿童青少年近视防控改革试验区"。

(二)对命名的"全国儿童青少年近视防控试点县(市、区)""全国儿童青少年近视防控改革试验区"在师资培训、经验交流、宣传推广等方面给予支持。

六、相关要求

(一)各省级教育行政部门要高度重视,统筹协调,认真组织,严格把关,把儿童青少年近视防控工作有特色、有经验、有成效的地区遴选出来。

(二)各省级教育行政部门要加大对试点县(市、区)和改革试验区的支持力度,完善政策措施,加强指导管理,推动经验交流,提高儿童青少年近视防控工作质量。

(三)各地的申报材料和支撑材料要真实可靠。

(四)请各省级教育行政部门于 2018 年 11 月 30 日前将本地推荐的试点县(市、区)和改革试验区相关材料和汇总表(见附件2、附件3)报送至教育部体育卫生与艺术教育司体育与卫生教育处,电子版发送至 liulijing@ moe. edu. cn,联系人:刘立京,电话:010 － 66096150,地址:北京市西城区西单大木仓胡同 35 号,邮编:100816。

附件:

1. 全国儿童青少年近视防控试点县(市、区)和改革试验区基本要求(试行)
2. 全国儿童青少年近视防控试点县(市、区)申报表(略)
3. 全国儿童青少年近视防控改革试验区申报表(略)

2018 年 11 月 7 日

附件1

全国儿童青少年近视防控试点县(市、区)和改革试验区基本要求
(试行)

为深入贯彻落实《教育部等八部门关于印发〈综合防控儿童青少年近视实施方案〉的通知》,深入实施健康中国战略,不断加强和改进新时代儿童青少年近视防控工作,制定本要求。

一、加强组织领导

1. 建立地方党委和政府领导,相关部门共同参与的儿童青少年近视防控工作领导小组,统筹推进区域内儿童青少年近视防控工作,建立分工明确、专人负责的儿童青少年近视防控工作制度体系和运行机制。

2. 把儿童青少年近视防控工作列入本地区工作重要议事日程,制定工作规划,确定工作目标,有专项工作方案,做到有计划、有监督、有总结。

3. 将儿童青少年近视防控工作纳入本地区政府年度考核。

4. 设有儿童青少年近视防控工作专项经费。

5. 积极在本地区部署和开展儿童青少年近视防控特色学校建设且形成一定规模。

二、完善制度建设

1. 有完善的儿童青少年近视防控制度体系。区域内学校严格落实《综合防控儿童青少年近视实施方案》规定的减轻学生学业负担、加强考试管理、改善视觉环境、坚持眼保健操等护眼措施、强化体育锻炼和户外活动、加强学校卫生与健康教育、科学合理使用电子产品、定期开展视力监测、加强视力健康管理和倡导科学保育保教等相关要求。

2. 有完善的视力健康教育与健康管理制度体系。区域内学校把视力健康教育纳入教学计划,建立视力健康教育评价制度,围绕学生健康需求,采用灵活多样的健康教育形式,帮助学生树立健康第一理念,养成健康生活方式。

三、保障基础条件

1. 区域内学校选址、设计符合国家卫生标准。学校教学建筑、环境噪声、室内微小气候、采光、照明等环境卫生以及黑板、课桌椅的配备符合《中小学校设计规范》(GB 50099—2011)等相关要求。

2. 区域内校园环境整洁,卫生状况良好,按照《国家学校体育卫生条件试行基本标准》等相关要求,寄宿制中小学校必须设立卫生室,非寄宿制学校视学校规模设立卫生(保健)室。校医院、卫生(保健)室设置达到标准,配备相应基本药械设备。

四、强化人员配置

1. 按有关规定配齐学校卫生专业技术人员或保健教师且年龄、学历、职称等结构合理,积极支持学校卫生专业技术人员或保健教师参加相关培训,提升职业能力和素养。

2. 重视学校健康教育师资队伍建设,区域内学校有一定数量能开展健康教育的专兼职健康教育教师,把健康教育师资培训列入本地区教师继续教育和教师校本培训计划。

五、推进卓有成效

儿童青少年近视防控工作取得显著成效,形成典型经验和做法,青少年学生近视检出率低于全国和全省总体水平。

六、形成有益经验

根据教育部总结全国各地和学校在儿童青少年近视防控工作形成的构筑防近工

作体系、定期开展视力监测并建立视力档案、强化体育锻炼和户外活动、改善视觉环境、减轻学业负担、控制电子产品使用、加强视力健康教育、促进家长参与、强化考核督导、加强健康教育队伍和机构建设等十条有效经验和做法，至少在其中六个方面工作卓有成效。

教育部办公厅关于遴选全国儿童青少年近视防控专家宣讲团成员的通知

教体艺厅函〔2019〕15 号

各省、自治区、直辖市教育厅（教委），新疆生产建设兵团教育局：

根据《教育部等八部门关于印发〈综合防控儿童青少年近视实施方案〉的通知》（教体艺〔2018〕3 号）部署，经研究，拟组建全国儿童青少年近视防控专家宣讲团，面向全国持续深入开展儿童青少年近视防控宣传教育。现就遴选全国儿童青少年近视防控专家宣讲团成员事宜通知如下。

一、遴选标准

1. 拥护党的领导，全面贯彻党的教育方针，德才兼备，在全国或当地儿童青少年近视防控领域有较高声誉和威望。

2. 有面向广大儿童青少年进行近视防控宣传教育的丰富经验和热情，热心于儿童青少年近视防控宣传教育工作。

3. 具备医学（眼科）专业背景或长期从事学校健康教育工作。

4. 身体健康，有意愿、有精力和时间承担和完成相关宣讲任务。

二、遴选程序

1. 省级推荐。省级教育行政部门根据遴选标准推荐 2 ~ 3 名，可涵盖教育系统、卫生健康系统专家。

2. 审核认定。根据省级教育行政部门推荐结果，我部组织专家进行审核，对符合条件者予以认定和公布。

三、材料报送要求

请各省级教育行政部门报送正式推荐公文，同时填写《全国儿童青少年近视防控专家宣讲团成员推荐表》(附件1)和《全国儿童青少年近视防控专家宣讲团成员推荐人选汇总表》(附件2),于2019年3月11日前将纸质推荐材料1份报教育部体育卫生与艺术教育司,并将电子版推荐材料发至指定邮箱。

联系人:刘芳丽、樊泽民,联系电话:010－66096150、66096849,电子邮箱:fanze-min@ moe. edu. cn。

地址:北京市西单大木仓胡同37号教育部体育卫生与艺术教育司体育与卫生教育处,邮编:100816。

附件:

1. 全国儿童青少年近视防控专家宣讲团成员推荐表(略)
2. 全国儿童青少年近视防控专家宣讲团成员推荐人选汇总表(略)

2019年2月26日

国家卫生健康委办公厅关于印发 2019年全国学生常见病和健康影响因素 监测与干预工作方案的通知

国卫办疾控函〔2019〕301号

各省、自治区、直辖市及新疆生产建设兵团卫生健康委,中国疾控中心:

为认真贯彻落实习近平总书记关于儿童青少年近视防控等工作的重要指示精神,2019年继续实施全国学生常见病和健康影响因素监测与干预项目。请各地落实政府责任,加强部门协作,在国家卫生健康委办公厅、教育部办公厅、财政部办公厅《关于开展2018年儿童青少年近视调查工作的通知》(国卫办疾控函〔2018〕932号)基础上,扩面提质,进一步重点落实儿童青少年近视调查任务,调查数据将作为2019年各省(区、市)近视防控工作评议考核依据;同时,要全面加强学生常见病和健康影响因素监测,组织开展有效的干预措施,切实保障儿童青少年健康。

为落实好相关工作,我委组织制定了《2019年全国学生常见病和健康影响因素监测与干预工作方案》,现印发给你们,请统筹安排国家基本公共卫生服务项目资金,认真组织实施。

2019年3月22日

2019 年全国学生常见病和健康影响因素
监测与干预工作方案

一、目的

推进落实《综合防控儿童青少年近视实施方案》和《"健康中国 2030"规划纲要》对学校卫生相关工作的要求,掌握儿童青少年近视、肥胖等主要常见病情况和影响健康的主要因素。依托全国学生常见病和健康影响因素监测平台,继续开展学生近视等相关监测工作,并进一步采取针对性干预措施,保障和促进儿童青少年健康。

二、学生常见病和健康影响因素监测

(一)常见病监测范围和监测学校选择。覆盖所有地级市,每个地级市至少选择 1 个城区和 1 个县,其中城区 8 所学校(2 所小学、2 所初中、2 所高中、1 所职高、1 所综合性大学),县 5 所学校(2 所小学、2 所初中、1 所高中),近视调查还须在城区和县各增加至少 2 所幼儿园。有条件的地方可增加区县和学校数量,合理布局区域监测网络。

(二)监测内容和方法。

1. 学校卫生工作基本情况调查。学校卫生工作基本情况,包括卫生、教育部门人员配备、经费保障和合作机制,辖区学校基本情况、学生主要健康问题和疾病防控情况等。中小学校开展学校卫生工作情况,包括年度工作计划和经费投入,医务室、保健室和校医配备,学生体检及健康管理工作、常见病及传染病防控、体育运动和食品营养管理以及健康教育等。

2. 学生近视等常见病监测。在幼儿园大班、小学、初中和高中所有年级、大学一至三年级开展健康监测,科学监测学生常见病和生长发育情况,掌握学生近视、龋齿、肥胖、营养不良、脊柱弯曲异常等常见病及青春期发育情况,评估学生群体健康及生长发育水平。以整班为单位开展调查,每所幼儿园至少抽取 80 名 5 岁半至 6 岁半儿童,小学、初中和高中每个年级至少 80 名学生,即每所小学至少抽取 480 名学生,每所初中、高中和大学至少抽取 240 名学生。不足部分由附近同等类型幼儿园和学校补充。

3. 学生近视等健康影响因素监测。每所学校分别在 3 个年级(小学四至六年级,初中、高中和大学一至三年级)至少抽取 240 名学生开展问卷调查,每个年级至少 80 名学生,以整班为单位开展调查。

学生近视相关影响因素专项调查:针对儿童青少年近视高发状况,调查中小学生校内用眼情况,包括教室灯光使用、课桌椅调试频次、眼保健操频次、课间休息习惯等;校外用眼情况,包括完成作业和课外补习的时长等;学生的读写姿势,近距离用眼习惯,视屏行为及时间,户外活动时间以及学生视力检查及矫正情况等,全面了解学生用眼环境和用眼习惯,为进一步提出有效干预措施提供依据。

行为影响因素监测:针对不同年龄段学生常见病发病情况和健康影响因素特点,监测学生因病缺课和休学情况,饮食和体力活动相关行为,欺凌、溺水等伤害相关行为,用耳行为,吸烟、饮酒等物质滥用行为,网络成瘾和心理健康等,综合评估学生身心健康状况。

4. 学校教学生活环境卫生监测。各区县对参加学生常见病监测的学校进行饮水、食堂、厕所、宿舍等环境卫生状况实地调查,了解环境卫生设施的配备情况和各项规章制度的落实情况。每所学校选择 6 间监测班级教室,对教室人均面积、课桌椅、黑板、采光、照明及噪声等方面开展现场测量,评估学校教学环境卫生状况,对未达到国家标准要求的内容提出整改建议。

三、近视和肥胖等学生常见病干预

(一)干预对象和范围。干预范围为开展 2018 年学生常见病及健康影响因素监测的地市,针对监测学生存在的主要健康问题,在学校、家庭和学生中开展近视、肥胖和脊柱弯曲异常等学生常见病干预。

(二)干预内容和方法。成立省级综合防控学生常见病工作领导小组,负责协调管理,面向学生、家长、教师及社会全体人群,开展"灵动儿童、阳光少年健康行动",以全国爱眼日、全国爱耳日、学生营养日等健康主题宣传日为契机,近视、肥胖、脊柱弯曲异常等学生常见病防控为重点,引导学生形成自主自律的健康生活方式。

1. 专家进校园行动。组织学生常见病防控专家组,定期到学校对学生常见病防控工作进行技术指导,开展学生常见病防控知识和技能宣讲,对学校校医、保健老师、健康教育人员、体育教师、后勤和餐饮相关人员进行培训,提高其业务知识技能水平,将学生常见病防治工作落到实处。

2. 学校卫生标准普及行动。编制《学校卫生标准汇编材料》,对教育行政领导,学校校长,学校校医、教师和后勤管理采买人员进行卫生标准的宣贯,将学校卫生标准融入学校卫生管理制度中,指导学校落实相关学校卫生标准。

3. 中小学生健康月活动。每学期开展中小学生健康月活动,把学生常见病防控作为重点,因地制宜地开展形式多样的健康教育活动,使儿童青少年掌握科学用眼、合理作息、足量运动、良好姿势、均衡膳食等知识和技能,培养学生自主自律的健康意识和行为。

4. 学校教学生活环境改善行动。依托全国学生常见病和健康影响因素监测项目,发现学校教学生活环境和学校卫生制度中存在的问题,督促学校改善教学、饮水、食堂、厕所、宿舍等环境卫生状况,落实学校卫生各项制度,改善学校视觉环境,提高课桌椅符合率,降低近视、肥胖和脊柱弯曲异常等学生常见病的发生风险。

5. 健康父母行动。促进家长重视学生常见病防治工作,掌握近视、肥胖、脊柱弯曲异常等常见病的防控知识和技能。引导孩子进行户外活动或体育锻炼,保证足量体力活动时间,养成终身锻炼习惯;减少静坐、视屏和课外补习时间,关注家庭室内照明条件,配备符合孩子身高的桌椅,提醒孩子保持正确坐姿,养成良好用眼习惯;科学安排膳食,保证孩子生长发育需求,控制营养不良和超重肥胖;保障充足睡眠时间;对健康体检过程中发现的问题,应及时带孩子到正规医疗机构诊治,控制和延缓疾病的发生发展。

6. 重点人群关爱行动。建立"学生—家庭—学校—医疗"四位一体的防治模式,实施个性化管理,定期监测随访,做到早发现、早关注、早预防、早治疗,实施有针对性的干预措施,督促其改善不健康的行为生活方式;提供心理卫生服务,消除因近视、肥胖、脊柱弯曲异常而产生的不良心态,增强信心,培养积极向上、乐观开朗的性格;整合医疗资源,医防结合,延缓疾病发展趋势,降低危害。

四、强化保障措施

(一)加强领导,落实责任。儿童青少年健康是重大公共卫生问题,做好学生常见病和健康影响因素监测及干预是保障儿童青少年健康的重要措施,各地要始终把促进儿童青少年健康摆在首要位置。卫生健康行政部门主要负责同志要亲自抓,强化总体设计、组织保障到位、落实措施到位、督促指导到位,确保监测和干预工作顺利实施。

(二)协调配合,保障经费。各级卫生健康部门要加强与教育、财政部门的沟通与协调,进一步完善协作机制。各地要将学生常见病和健康影响因素监测及干预作为公共卫生工作重要内容,统筹安排 2019 年国家基本公共卫生服务项目资金,加大地方财政资金投入,切实保证监测和干预工作所需经费,加强人员和设备保障力度,确保监测和干预工作保质保量完成。各地要将监测发现的主要学生健康问题及建议,及时报告当地政府。

(三)健全机构,提升能力。把学校卫生作为公共卫生服务体系建设的重点,在机构设置、人员配备、政策支持、资金投入等方面提供有力保障,特别是省级疾控中心要强化学校卫生科(所)力量,建立队伍,加强培训,配齐设备,全面提升学校卫生工作能力。同时,疾控部门要充分发挥业务指导作用,加强对学校校医/保健老师等相关人员学生常见病防控知识和技能的培训。

(四)监督考核,督促落实。各地要将学生常见病和健康影响因素监测及干预工作摆上重要议事日程,建立技术指导、检查、考核、评估及追责问责制度,确保监测和干预工作顺利开展,保证落实《综合防控儿童青少年近视实施方案》评议考核要求,全面提升儿童青少年健康水平。

五、质量控制

各地要规范学生常见病监测数据采集、管理、应用,适时进行干预评估,确保监测质量和干预的有效实施。科学选择监测地区,设置监测学校,确定监测对象,使用符合要求的检测仪器和设备,严格按照干预方案开展干预活动。省级部门在接受国家级统一培训后,对地市、区县级监测及干预人员进行培训并考核,加强检查指导。卫生健康部门对入校专业机构进行审核,与教育部门共同组织开展学生常见病监测,加强现场质量控制,并选取5%的学生进行现场复核。有条件地区可采用电子问卷进行现场问卷填写。

六、报送数据,提交报告

各省(区、市)及新疆生产建设兵团疾病预防控制中心负责监测数据的审核及汇总,于当年11月30日前报送中国疾病预防控制中心儿少/学校卫生中心,其中儿童青少年近视调查结果经本省(区、市)人民政府和新疆生产建设兵团确认同意后,报送国家卫生健康委疾控局。各省级卫生健康行政部门组织完成结果分析,于次年3月1日前将监测和干预工作报告报送国家卫生健康委疾控局,监测技术报告报送中国疾病预防控制中心儿少/学校卫生中心。

(注:调查表等相关材料以光盘形式另发)

教育部牵头建立全国综合防控儿童青少年近视工作联席会议机制

根据《教育部等八部门关于印发〈综合防控儿童青少年近视实施方案〉的通知》部署,为构建长效机制,加强对全国综合防控儿童青少年近视工作的领导、规划与管理,经商相关部门,近日,教育部印发《关于建立全国综合防控儿童青少年近视工作联席会议机制的函》,会同中央宣传部、卫生健康委、体育总局、财政部、人力资源和社会保障部、市场监管总局、广电总局、中医药局八部门,建立全国综合防控儿童青少年近视工作联席会议机制。

联席会议依据《全国综合防控儿童青少年近视工作联席会议机制工作职责和议事规则》,领导全国综合防控儿童青少年近视工作,研究决定全国综合防控儿童青少年近视工作的宏观指导、统筹协调、综合管理、重大政策调查研究和督促检查等事项。

联席会议主要职责是贯彻落实国家有关学校卫生与健康教育和综合防控儿童青少年近视的法律法规、方针政策和重要文件精神,审议全国综合防控儿童青少年近视工作的规章制度和管理办法,研究决定重大政策和发展事项,部署工作计划,负责规划和指导,检查督促工作开展情况,负责全国综合防控儿童青少年近视改革试验区和试点县(市、区)工作的指导、检查、督促,负责全国综合防控儿童青少年近视专家宣讲团工作的指导、检查、督促等。

联席会议是全国综合防控儿童青少年近视工作的协调、议事和决策机构,定期召开年度全体会议,遇重大事项不定期召开工作会议。教育部部长陈宝生担任召集人,教育部副部长钟登华、卫生健康委副主任李斌担任副召集人,中央宣传部、教育部、卫生健康委、体育总局、财政部、人力资源和社会保障部、市场监管总局、广电总局、中医药局九部门相关司局负责同志担任成员。各成员单位设立联络员。联席会议办公室设在教育部体育卫生与艺术教育司,负责日常工作。

2019 年 6 月 6 日

教育部办公厅
关于公布全国综合防控儿童青少年近视
专家宣讲团组成人员名单的通知

教体艺厅函〔2019〕43 号

各省、自治区、直辖市教育厅(教委),新疆生产建设兵团教育局,部属各高等学校、部省合建各高等学校:

为深入贯彻落实《教育部等八部门关于印发〈综合防控儿童青少年近视实施方案〉的通知》,根据《教育部办公厅关于遴选全国儿童青少年近视防控专家宣讲团成员的通知》部署,经个人申报、省级教育行政部门评审推荐、教育部组织专家审核和公示等程序,认定瞿佳等 85 人为全国综合防控儿童青少年近视专家宣讲团(以下简称宣讲团)成员。

宣讲团在教育部体育卫生与艺术教育司指导下开展工作。宣讲团日常工作委托教育部近视防控与诊治工程研究中心依托单位温州医科大学牵头组织实施。为扎实做好宣讲团工作,提出以下要求。

一、加强组织领导,宣讲督导结合

教育部将组织宣讲与赴地方开展综合防控儿童青少年近视调研督导相结合,宣讲团成员在宣讲的同时,应当积极主动了解当地特别是教育部命名的全国综合防控儿童青少年近视改革试验区和试点县(市、区)工作推进情况,并及时、简要向教育部体育卫生与艺术教育司报告有关情况。

二、层层抓好宣讲,上下协同推进

在组建全国宣讲团基础上,鼓励建立省级及以下宣讲团,上下联动,共同推进近视防控。各级宣讲团参与当地儿童青少年近视防控的指导、调研、督导,引领本地近视防控树典型、出经验。

三、完善机制建设,提高宣讲水平

研究制定宣讲团章程,建立宣讲团负责人会议制度和全体成员会议制度。通过组织集中研讨和专题培训,更新近视防控宣讲内容,创新宣讲模式。通过政府部门协同,媒体参与,专家进校园、眼健康课堂、妈妈课堂等形式,引领近视防控科学普及和宣传工作,营造全民防控氛围。

四、强化使命担当,严格履行职责

宣讲团成员应当主动加强儿童青少年近视防控知识、技能学习,提升专业水平,学期内平均每月进校园宣讲 1 次、全年累计宣讲不少于 8 次。宣讲团成员应当及时根据宣讲对象的意见建议,调整宣讲内容,改进宣讲方式,确保宣讲效果。严禁利用宣讲团成员身份谋取不正当利益。

根据工作需要,教育部将适时遴选第二批全国综合防控儿童青少年近视专家宣讲团成员。

宣讲团宣讲调研督导工作联系人和联系方式:刘立京、张伟,010－66096150,liulijing@ moe. edu. cn。

附件:

1. 全国综合防控儿童青少年近视专家宣讲团组成人员名单
2. 全国综合防控儿童青少年近视专家宣讲团调研督导反馈表(略)
3. 全国综合防控儿童青少年近视专家宣讲团成员年度宣讲情况汇总表(略)

2019 年 6 月 27 日

附件1

全国综合防控儿童青少年近视
专家宣讲团组成人员名单

团　长：

瞿　佳　教育部近视防控与诊治工程研究中心

副团长（按姓氏笔画排序）：

万丽君　教育部体育卫生与艺术教育司

毕宏生　山东中医药大学附属眼科医院

吕　帆　温州医科大学

许　迅　上海交通大学第一人民医院

杨莉华　湖北省武汉市青少年视力低下防制中心

周行涛　复旦大学附属眼耳鼻喉科医院

魏文斌　首都医科大学附属北京同仁医院

成　员：

李　莉　首都医科大学附属北京儿童医院

程广印　北京市西城区学校卫生保健所

唐　萍　首都医科大学附属北京同仁医院

郭　欣　北京市疾病预防控制中心

刘芳丽　中国教育科学研究院

魏瑞华　天津医科大学眼科医院

李丽华　天津市眼科医院

郝玉华　河北医科大学第二医院

管永清　河北医科大学第四医院

王会英　邢台医学高等专科学校

张立华　山西省眼科医院

冯雪亮　山西省眼科医院

刘寨花　山西大同大学

张秀红　内蒙古自治区综合疾病预防控制中心

阎启昌　中国医科大学眼科医院

林　雪　鞍钢集团总院

刘　洁　辽宁省沈阳市沈河区中小学卫生保健所

杨莹莹　吉林省长春市中小学卫生保健所

韩　晶　吉林省吉林市第二十一中学

刘　平　哈尔滨医科大学附属第一医院

李　宏　佳木斯大学

黄橙赤　哈尔滨医科大学附属第四医院

王一心　上海中医药大学附属岳阳中西医结合医院

邹海东　上海市眼病防治中心

罗春燕　上海市疾病预防控制中心

刘　虎　江苏省人民医院

肖永刚　江苏省泰州市教育局

蒋　沁　南京医科大学眼科医院

陈　浩　教育部近视防控与诊治工程技术中心

徐良德　教育部近视防控与诊治工程研究中心

洪朝阳　浙江医院

倪海龙　浙江大学附属第二医院

刘才远　中国科学技术大学医院

刘贺婷　安徽医科大学第二附属医院

梅立新　皖南医学院弋矶山医院

王剑锋　蚌埠医学院第一附属医院

戴巧云　皖南医学院弋矶山医院

胡建民　福建医科大学附属第二医院

翁景宁　福建医科大学附属协和医院

张俊华　福建医科大学附属协和医院

廖洪斐　南昌大学附属眼科医院

邓　燕　南昌大学第二附属医院

杨　洋　南昌大学第二附属医院

孙　伟　山东省青少年视力低下防治中心

赵　博　河南大学

王　敏　郑州铁路职业技术学院

张明昌　华中科技大学协和医院

王　华　湖南省人民医院

许惠卓　中南大学湘雅医院

林　智　中山大学中山眼科中心

王幼生　广东省视光学会

吴西西　广西中医药大学第一附属医院

陈金卯　广西医科大学第一附属医院

唐　平　海南医学院第一附属医院

韩联仪　海南省人民医院

文道源　海南省妇女儿童医学中心

皮练鸿　重庆医科大学附属儿童医院

陈　琳　重庆医科大学附属儿童医院

杨　吟　四川省医学科学院四川省人民医院

叶　森　贵州省教育厅

朱健华　贵州省贵阳市妇幼保健院

胡　敏　昆明医科大学第四附属医院

陶　丹　昆明医科大学附属儿童医院

常利涛　云南省疾病预防控制中心

尹子光　云南省昆明市中小学卫生保健所

次仁央宗　西藏大学

李　军　陕西省眼科研究所

杜兆江　西安市中心医院

张文芳　兰州大学第二医院

杨　君　甘肃省人民医院

杜婉丽　甘肃省妇幼保健院

付子芳　青海卫生职业技术学院

庄文娟　宁夏回族自治区人民医院宁夏眼科医院

马鸿娟　宁夏回族自治区人民医院宁夏眼科医院

刘兰静　新疆维吾尔自治区乌鲁木齐市中小学卫生保健所

宁　波　新疆维吾尔自治区克拉玛依市独山子人民医院

罗远湘　石河子大学第一附属医院

马秀艳　新疆生产建设兵团医院

秘书长：

樊泽民　教育部体育卫生与艺术教育司

刘立京　教育部体育卫生与艺术教育司

徐良德　教育部近视防控与诊治工程研究中心（兼）

联络员：

张　伟　教育部体育卫生与艺术教育司

陈　婷　教育部体育卫生与艺术教育司

何鲜桂　上海市眼病防治中心

诸葛晶　温州医科大学

教育部、国家卫生健康委与各省区市人民政府和新疆生产建设兵团签订全面加强儿童青少年近视综合防控工作责任书

为贯彻落实习近平总书记关于我国学生近视问题重要指示精神,全面加强新时代综合防控儿童青少年近视工作,按照《教育部等八部门关于印发〈综合防控儿童青少年近视实施方案〉的通知》部署,经国务院授权,教育部、国家卫生健康委与各省区市人民政府和新疆生产建设兵团签订《全面加强儿童青少年近视综合防控工作责任书》。截至9月3日,已全部完成。

责任书明确了教育部为省级人民政府提供政策指导、宣传推动、遴选认定试点地区、协调专家支持、加大人才培养力度、支持科学研究等职责任务。教育部指导省级人民政府研制省级贯彻落实《实施方案》行动方案,通过编发简报、加大媒体宣传等方式,大力宣传各地综合防控儿童青少年近视典型经验做法,支持各地遴选和建设全国儿童青少年近视防控试点县(市、区)和改革试验区,协调专家支持和指导地方开展综合防控儿童青少年近视工作,积极引导高校特别是医学院校开设眼视光、健康管理和健康教育等相关专业,扩大相关专业人才培养规模,支持相关高校积极开展综合防控儿童青少年近视和视力健康管理研究。

责任书明确了国家卫生健康委为省级人民政府提供专业指导、加强机构建设、强化人才培养、制定并组织实施标准、宣传推广视力健康知识等职责任务。国家卫生健康委指导省级人民政府科学核定儿童青少年总体近视率、开展视力筛查及危险因素监测与健康干预,落实0~6岁儿童眼保健和视力检查,建立完善儿童青少年视力健康电子档案,规范眼科医疗服务,为近视筛查和诊治提供规范指南和大纲。加强眼科医疗机构、妇幼保健机构和综合医院眼科建设,开展儿童青少年近视防治科学研究,充分发挥中医药在近视防治中的作用。指导各地加强眼科医师等培训,加强视光师等培养,组建全国儿童青少年近视防治和视力健康专家队伍。推动组织编制视力保护相关国家标准。充分发挥眼科、视光学等领域专家作用,推广视力健康科普知识。

责任书明确提出省级人民政府负责落实本地区儿童青少年近视防控措施,主要负责同志要亲自抓。责任书明确了省级人民政府在加强组织领导、出台省级方案、设

置专项资金、加强机构建设、逐级签订责任书、强化示范引领、改善学校办学条件、配备设施设备、建立电子档案、加强健康教育、强化户外体育锻炼、加强近视防治监管、倡导家庭和学校控制电子产品使用、加强评议考核、切实降低儿童青少年总体近视率等职责任务。

责任书明确提出省级人民政府成立省级综合防控儿童青少年近视工作领导小组或联席会议机制,定期召开会议研究推进综合防控儿童青少年近视工作。省级人民政府于2019年出台本省份贯彻落实《实施方案》行动方案,明确省级综合防控儿童青少年近视专门机构。省级财政专门设立综合防控儿童青少年近视专项资金。将学校卫生与健康教育工作作为公共卫生服务体系建设重点,加强本省级行政区域中小学卫生保健机构建设,强化人员和设备配备。遴选建设省级综合防控儿童青少年近视示范学校或特色学校。

责任书明确提出省级人民政府改善教学设施和条件,配备符合标准的可调节课桌椅和坐姿矫正器,为学生提供符合用眼卫生要求的学习环境,严格按照普通中小学校、中等职业学校建设标准,落实教室、宿舍、图书馆(阅览室)等采光和照明要求,使用利于视力健康的照明设备,学校教室照明卫生标准达标率100%。加快消除"大班额"现象。为中小学、幼儿园配备近视防控基础设施和设备,方便日常开展近视监测、筛查等工作。建立并及时更新儿童青少年视力健康电子档案。

责任书明确提出省级人民政府利用媒体和宣传平台,开展近视防控科普教育,引导家长、家庭和全社会重视近视防控,引导学生养成良好用眼行为和习惯。切实落实中小学、幼儿园减轻过重学业负担,保障体育锻炼和户外活动时间,确保中小学生在校时每天1小时以上体育活动时间。严格落实国家体育与健康课程标准和课时。有序组织和督促学生在课间到室外活动或远眺,防止学生持续疲劳用眼。全面实施学生体育家庭作业制度,督促检查学生完成情况。引导家长陪伴孩子时减少电子产品使用,主动控制孩子特别是学龄前儿童使用电子产品。

责任书明确提出省级人民政府加大近视防治行业监管力度,严厉打击虚假宣传、劣质产品和服务,公布本地区合规合格近视防治单位、企业目录和产品目录。

责任书明确提出省级人民政府建立省级综合防控儿童青少年近视工作评议考核制度,将综合防控儿童青少年近视工作、总体近视率和体质健康状况纳入省级行政区域地方政府绩效考核。将视力健康纳入素质教育,将儿童青少年身心健康、课业负担等纳入义务教育质量监测评估体系。

责任书明确提出省级人民政府从2019年起到2023年,在本省份2018年儿童青少年总体近视率的基础上,力争儿童青少年总体近视率每年下降0.5%以上,近视率高于全国总体平均水平的省份每年下降1%以上。

责任书一式三份,教育部、国家卫生健康委、各省级人民政府各执一份。

2019年9月

国家卫生健康委办公厅关于印发
儿童青少年近视防控适宜技术指南的通知

国卫办疾控函〔2019〕780号

各省、自治区、直辖市及新疆生产建设兵团卫生健康委：

为进一步推动《综合防控儿童青少年近视实施方案》落实,指导各地科学开展儿童青少年近视防控工作,我委组织制定了《儿童青少年近视防控适宜技术指南》。现印发给你们,请参照执行。

2019年10月14日

儿童青少年近视防控适宜技术指南

我国儿童青少年近视呈高发和低龄化趋势,严重影响儿童青少年的身心健康,已成为全社会关注的焦点。为积极贯彻落实习近平总书记对儿童青少年近视问题的重要指示精神,进一步推动落实《综合防控儿童青少年近视实施方案》,指导科学规范开展防控工作,提高防控技术能力,特制定《儿童青少年近视防控适宜技术指南》(以下简称《指南》)。

一、适用范围

《指南》适用于儿童青少年近视防控工作的开展,目标读者为省、市、县各级儿童青少年近视防控技术人员。

二、近视防控基本知识

(一)名词术语

1. 视力:又称视锐度,指眼睛识别物象的能力,分为中心视力与周边视力(即视野),前者系指眼底黄斑区中心凹的视锐度,后者系指黄斑区注视点以外的视力。一般所谓视力均系指中心视力而言。识别远方物象的能力称远视力,识别近处物象的能力称近视力。

2. 裸眼视力:又称未矫正视力,指未经任何光学镜片矫正所测得的视力,包括裸眼远视力和裸眼近视力。

3. 矫正视力:指用光学镜片矫正后所测得的视力。包括远距矫正视力和近距矫正视力。

4. 视力不良:又称视力低下。指根据《标准对数视力表》(GB 11533—2011)检查远视力,6 岁及以上儿童青少年裸眼视力低于 5.0。其中,视力 4.9 为轻度视力不良,4.6≤视力≤4.8 为中度视力不良,视力≤4.5 为重度视力不良。儿童青少年视力不良的原因多见于近视、远视、散光等屈光不正以及其他眼病(如弱视、斜视等)。

5. 近视:指人眼在调节放松状态下,来自 5 米以外的平行光线经眼球屈光系统后聚焦在视网膜之前的病理状态,其表现为远视力下降。

6. 筛查性近视:应用远视力检查、非睫状肌麻痹状态下电脑验光(俗称电脑验光)或串镜检查等快速、简便的方法,将儿童青少年中可能患有近视者筛选出来。当 6 岁及以上儿童青少年裸眼远视力 <5.0 时,通过非睫状肌麻痹下电脑验光,等效球镜(SE) < −0.50D 判定为筛查性近视;无条件配备电脑验光仪的地区,可采用串镜检查,当正片(凸透镜)视力下降、负片(凹透镜)视力提高者,判定为筛查性近视。

7. 睫状肌麻痹验光检查:睫状肌麻痹验光即通常所说的散瞳验光,是国际公认的诊断近视的金标准。建议 12 岁以下,尤其是初次验光,或有远视、斜视、弱视和较大散光的儿童一定要进行睫状肌麻痹验光,确诊近视需要配镜的儿童需要定期复查验光。

(二)近视分类

1. 根据散瞳后验光仪测定的等效球镜(SE)度数判断近视度数,根据 SE 度数可以把近视分为低、中和高三个不同程度。

(1)低度近视:−3.00D≤SE < −0.50D(近视 50~300 度);

(2)中度近视:−6.00D≤SE < −3.00D(近视 300~600 度);

(3)高度近视:SE < −6.00D(近视 600 度及以上)。

2. 根据近视病程进展和病理变化,又可以将近视分为单纯性近视和病理性近视。

(1)单纯性近视:多指眼球在发育期发展的近视,发育停止,近视也趋于稳定,屈

光度数一般在 -6.00D 之内。其中绝大多数患者的眼底无病理变化,用适当光学镜片即可将视力矫正至正常。

(2)病理性近视:多指发育停止后近视仍在发展,并伴发眼底病理性变化的近视类型,亦称为进行性近视,大多数患者的度数在 -6.00D 以上。常见眼底改变有近视弧形斑、漆裂纹、脉络膜新生血管、黄斑脉络膜萎缩、视网膜脱离、后巩膜葡萄肿等。

(三)近视的症状及危害

近视的典型症状是远视力下降。其主要表现包括:

(1)远视力下降,近视初期常有远视力波动;

(2)注视远处物体时不自觉地眯眼、歪头;

(3)部分近视未矫正者可出现视疲劳症状;

(4)近视度数较高者,除远视力差外,常伴有夜间视力差、飞蚊症、漂浮物和闪光感等症状,并可发生不同程度的眼底改变,特别是高度近视者,发生视网膜脱离、撕裂、裂孔、黄斑出血、新生血管和开角型青光眼的危险性增高,严重者导致失明。

三、近视防控适宜技术

(一)筛查视力不良与近视

按照《儿童眼及视力保健技术规范》和《国家基本公共卫生服务规范(第三版)》要求,做好 0~6 岁儿童眼保健和视力检查工作,早期发现影响儿童视觉发育的眼病和高危因素,及时转诊与及早矫治,保护和促进儿童视功能的正常发育。

建立中小学生视力定期筛查制度,开展视力不良检查,内容包括裸眼视力、戴镜视力(如有戴镜)、非睫状肌麻痹下屈光检查,视觉健康影响因素评估,有条件地区鼓励增加眼轴长度、角膜曲率测量,其中远视力筛查应采用《GB 11533—2011 国际对数视力表》。筛查频率每学年不少于一次;电脑验光采用的自动电脑验光仪应符合《ISO 10342—2010 眼科仪器:验光仪》的规定。

做好托幼机构、中小学校儿童青少年视力筛查工作,提供专业技术服务与指导。筛查单位应当在筛查结束 1 个月内,按照筛查技术流程图(见图 1 和图 2)反馈筛查结果,并提出精准预防近视指导或转诊建议。应当特别重视对近视儿童青少年的信息反馈和用眼卫生的指导;对怀疑远视储备不足(裸眼视力正常,屈光状态虽未达到近视标准但偏离相应年龄段生理值范围),有近视高危因素者,应当予以高危预警,重点干预。同时,应当在 1 个月内将检查结果反馈学校,内容包括检查时间、检查人数、分年级分班级的视力不良和筛查性近视率发生情况,并与上学年检查结果进行比较。

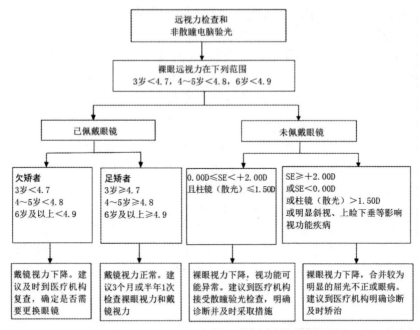

图1　学龄前儿童视力屈光筛查技术流程图

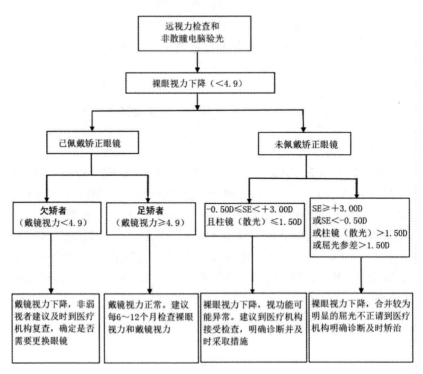

图2　中小学生视力屈光筛查技术流程图

（二）建立视力健康档案

对0~6岁儿童和中小学生进行定期视力检查,参照《儿童青少年近视筛查结果记录表》(见表1),规范记录检查内容,建立儿童青少年视力健康档案。有条件地区可根据情况,增加眼外观、眼位、眼球运动以及屈光发育等内容。

及时分析儿童青少年视力健康状况,早期筛查出近视及其他屈光不正,动态观察儿童青少年不同时期屈光状态发展变化,早期发现近视的倾向或趋势,制定干预措施,努力减少近视,特别是高度近视的发生与发展。小学要接收医疗卫生机构转来的各年度《儿童青少年视力检查记录表》等视力健康档案,确保一人一档,随学籍变化实时转移,并与中小学生视力检查衔接。

表1　儿童青少年近视筛查结果记录表

省(市/自治区):□□　地市(州):□□

县(区):□□　监测点:□(1 城;2 郊)

学校名称(盖章):□□

---

1. 个人基本信息

姓名:_____　年级:_____　□□编码:□□□□

性别:① 男 ② 女　年龄:_____(周岁)　民族:_____

身份证号:□□□□□□□□□□□□□□□□□□

出生日期:□□□□年□□月□□日

检查时间:□□□□年□□月□□日

班主任签名:_____

---

2. 0~3岁儿童眼外观□未见异常□异常

0~3岁儿童其他检查(选填):

光照反射　　□未见异常□异常

瞬目反射　　□未见异常□异常

红球试验　　□未见异常□异常

眼位检查　　□未见异常□异常

眼球运动　　□未见异常□异常

视物行为观察 □未见异常□异常

填表人/医生签名:_____

续表

| 3. 视力检查 | | | 电脑验光单粘贴处 |

3. 视力检查

戴镜类型:□

①框架眼镜 ②隐形眼镜

③角膜塑形镜,佩戴度数(右)_____(左)_____

④不戴镜

远视力检查结果:

眼别	裸眼视力	戴镜视力
右眼		
左眼		

(请以5分记录法记录)填表人/医生签名:_____

自动电脑验光检查结果:

眼别	球镜(S)	柱镜 (散光 C)	轴位 (散光方向 A)
右眼			
左眼			

(球镜、柱镜填写请保留两位小数)

其他需注明的特殊情况:

填表人/医生签名:_____

注:

1. 戴镜视力指佩戴自己现有的眼镜看到的视力水平。

2. "自动电脑验光结果"中,"球镜"为近视或远视度数,负值为近视,正值为远视;"柱镜"为散光度数;"轴位"为散光的方向,有散光度数才会有散光轴位。

3. 本次电脑验光为非睫状肌麻痹下验光进行近视筛查,结果不具有诊断意义。

(三)培养健康用眼行为

个体、家庭和学校应当积极培养"每个人都是自身健康第一责任人"的意识,主动学习掌握眼健康知识和技能;父母和监护人要了解科学用眼、护眼知识,以身作则,强化户外活动和体育锻炼,减轻学生学业负担;培养和督促儿童青少年养成良好的用眼卫生习惯,使其建立爱眼护眼行为。

执行主体	技术措施
个体	·积极关注自身视力异常迹象,例如看不清黑板上的文字、眼睛经常干涩、经常揉眼等症状,及时告知家长和教师视力变化情况。可交替闭上一只眼睛进行自测,以便发现单眼视力不良。 ·认真规范做眼保健操,做操时注意力集中,闭眼,认真、正确地按揉穴位等,以感觉到酸胀为度。 ·保持正确的读写姿势,"一拳一尺一寸";不在走路、吃饭、卧床时、晃动的车厢内、光线暗弱或阳光直射等情况下看书或使用电子产品。 ·读写连续用眼时间不宜超过40分钟,每40分钟左右要休息10分钟,可远眺或做眼保健操等。 ·控制使用电子产品时间。课余时间使用电子产品学习30～40分钟后,应休息远眺放松10分钟。非学习目的使用电子产品每次不超过15分钟。
家庭	·督促孩子保持正确的读写姿势,做到"一拳一尺一寸";不躺卧看书,不在走路、吃饭时等情况下看书或使用电子产品。 ·家长陪伴孩子时尽量减少使用电子产品。 ·家长设定明确规则,有意识地控制孩子,特别是学龄前儿童使用电子产品,积极选择替代性活动,如游戏、运动和户外活动等,减少视屏时间。
学校	·开展近视防控等相关健康教育课程和活动,提升师生相关健康素养。 ·中小学校严格组织全体学生每天上、下午各做1次眼保健操。 ·鼓励课间走出教室,上、下午各安排一个30分钟的大课间。 ·教师要教会并督促学生保持正确读写姿势。 ·指导学生科学规范使用电子产品。 ·幼儿园教师开展保教工作时要主动控制使用电视、投影仪等设备的时间。

（四）建设视觉友好环境

　　家庭、学校、医疗卫生机构、媒体和其他社会团体等各界力量要主动参与建设视觉友好环境。家庭和学校依据国家相关政策和标准要求,减轻学生学业负担,改善采光照明条件,配备适合儿童青少年身高的课桌椅。媒体和社区应当加大相关标准和知识宣传力度,创建支持性社会环境。

执行主体	技术措施
家庭	·配合学校切实减轻孩子课业负担。 ·提供良好的家庭室内照明与采光环境。 ·定期调整书桌椅高度，使其适合孩子身高的变化。 ·不在孩子卧室摆放电视等视屏产品。 ·保障孩子睡眠时间。
学校	·减轻学生学业负担，依据国家课程方案和课程标准组织安排教学活动。 ·按照"零起点"正常教学，注重提高课堂教学效益，不得随意增减课时、改变难度、调整进度。 ·强化年级组和学科组对作业数量、时间和内容的统筹管理。 ·教学和布置作业不依赖电子产品，使用电子产品开展教学时长原则上不超过教学总时长的30%，原则上采用纸质作业。 ·采购符合标准的可调节课桌椅。 ·提供符合用眼卫生要求的教学环境。 ·加快消除"大班额"现象。 ·加强视力健康管理，将近视防控知识融入课堂教学、校园文化和学生日常行为规范。 ·为儿童提供营养均衡、有益于视力健康的膳食，促进视力保护。
医疗卫生机构	·加强医疗机构能力建设，培养儿童眼健康医疗技术人员。 ·根据儿童青少年视力进展情况，提供个性化的近视防控健康宣教和分级转诊。 ·组织专家主动进学校、进社区、进家庭，积极宣传推广预防儿童青少年近视的健康科普知识。
媒体和社会团体	·倡导健康理念，传播科学健康知识。充分发挥广播电视、报刊、网络、新媒体等作用，利用公益广告等形式，多层次、多角度宣传推广近视防治知识。

（五）增加日间户外活动

学校、家庭和社区共同努力减少儿童青少年长时间持续视近工作，采取多种措施，为儿童青少年提供相关条件，督促儿童青少年开展户外活动。

执行 主体	技术措施
个体	·养成健康意识和用眼习惯,采纳健康行为,日间户外活动每天至少2小时。 ·保证睡眠时间,小学生每天睡眠10小时、初中生9小时、高中生8小时。
家庭	·通过家长陪同儿童走路上学,课外和节假日亲子户外活动等方式,积极引导、支持和督促孩子进行日间户外活动。 ·使孩子在家时每天接触户外自然光的时间达60分钟以上。对于已患近视的孩子应进一步增加户外活动时间,延缓近视发展。 ·鼓励支持孩子参加各种形式的体育活动,督促孩子认真完成寒暑假体育作业,掌握1~2项体育运动技能,引导孩子养成终身锻炼习惯。
学校	·强化户外体育锻炼,确保中小学生在校时每天1小时以上体育活动时间。注意强调培养良好用眼习惯。 ·落实国家体育与健康课程标准。确保小学一、二年级每周4课时,三至六年级和初中每周3课时,高中阶段每周2课时。中小学校每天安排30分钟大课间体育活动。 ·幼儿园要保证儿童每天2小时以上户外活动,寄宿制幼儿园不得少于3小时,其中体育活动时间不少于1小时,结合地区、季节、学龄阶段特点合理调整。 ·全面实施寒暑假学生体育家庭作业制度,督促检查学生完成情况。 ·避免幼儿园"小学化"教学,重视生活和游戏对3~6岁儿童成长的价值。

(六)规范视力健康监测与评估

视力健康监测与评估可以及时了解学生群体中视力不良、近视分布特点及变化趋势,确定高危人群及高危因素,为制定及评估近视预防控制措施提供数据依据。

制定本地学生常见病及健康影响因素监测实施方案,组织相关培训,做好现场调查和监测、数据录入、结果分析与上报等工作。儿童青少年近视监测流程图见图3。

逐级撰写当地近视监测和评估报告,并将监测及评估报告及时报告政府并通报教育行政部门,结合当地实际情况,制定或调整近视干预措施和活动,将主要信息通过媒体向社会公布。

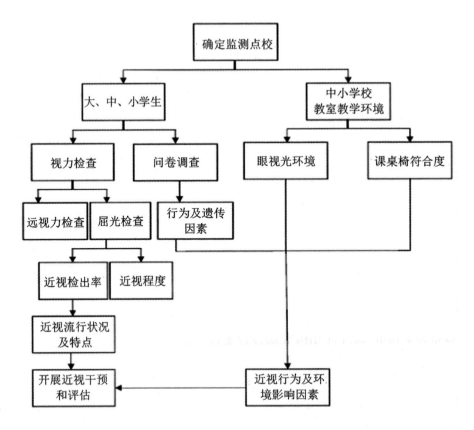

图3　儿童青少年近视监测流程图

（七）科学诊疗与矫治

经过近视筛查以及监测等工作,应对儿童青少年进行分级管理,科学矫治。

1. 对视力正常,但存在近视高危因素的学生,建议其改变高危行为,改善视光环境。

2. 对远视储备不足或者裸眼视力下降者,其视功能可能异常,建议到医疗机构接受医学验光等屈光检查,明确诊断并及时采取措施矫治。

3. 佩戴框架眼镜是矫正屈光不正的首选方法,建议家长到医疗机构遵照医生或验光师的要求给孩子选择合适度数的眼镜,并遵医嘱戴镜。对于戴镜视力正常者,学龄前儿童每3个月或者半年,中小学生每6～12个月到医疗机构检查裸眼视力和戴镜视力,如果戴镜视力下降,则需在医生指导下确定是否需要更换眼镜。

4. 近视儿童青少年,在使用低浓度阿托品或者佩戴角膜塑形镜(OK镜)减缓近视进展时,建议到正规医疗机构,在医生指导下,按照医嘱进行。

教育部:2019年青少年近视率下降3.4%

　　教育部相关负责人3日在北京表示,经过2019年的努力,全国青少年学生总体近视率比2018年下降3.4个百分点,取得显著效果。受疫情影响,2020年青少年的近视率上升2.5个百分点。与2018年相比,目前整体下降0.9个百分点。

　　在教育部3日举行的新闻发布会上,该负责人介绍了青少年视力健康问题有关情况。

　　该负责人表示,近年青少年视力健康的情况说明了各地在落实近视防控工作的各项措施方面确实下足了功夫,想尽了各种办法,各项措施也取得了显著成效。但是受疫情影响,近视率出现了明显的波动,说明做好青少年近视防控工作迫在眉睫。

　　该负责人指出,通过对2019年的评议考核工作,发现各地总体上实现了近视防控的目标。但是还有个别省份没有完成任务,也就是没有下降0.5个以上的百分点,有的地方还出现了上升。

　　该负责人同时表示,青少年近视防控综合措施"一增一减一保障"得到了有效的贯彻。"一增"指增加体育课和课外活动的时间;"一减"是减轻学生不必要的课业负担;"一保障"包括近视防控的条件建设、政策宣传、制度安排等。各地在这三个方面都做了大量行之有效的工作。

　　据悉,接下来教育部将指导各地和学校贯彻落实《综合防控儿童青少年近视实施方案》《儿童青少年近视防控光明行动工作方案(2021—2025年)》,开展减轻学生学业负担,强化户外活动和体育锻炼、科学规范使用电子产品等八个专项行动,持续降低青少年近视率。

来源:中国新闻网

2019年9月3日

国家卫生健康委发布
《中小学生屈光不正筛查规范》

国卫通〔2020〕1号

各省、自治区、直辖市及新疆生产建设兵团卫生健康委：

现发布推荐性卫生行业标准《中小学生屈光不正筛查规范》，编号和名称如下：

WS/T 663—2020 中小学生屈光不正筛查规范

该标准自2020年6月1日起施行。

特此通告。

2020年1月11日

WS/T 663—2020

中小学生屈光不正筛查规范

1. 范围

本标准规定了中小学生屈光不正筛查的基本要求、筛查方法、转诊建议及筛查后的要求。

本标准适用于开展中小学生屈光不正筛查的医院、疾病预防控制中心、社区卫生服务中心、乡镇卫生院、妇幼保健院和中小学卫生保健机构。

2. 规范性引用文件

下列文件对于本文件的应用是必不可少的。凡是注日期的引用文件，仅注日期的版本适用于本文件。

凡是不注日期的引用文件，其最新版本（包括所有的修改单）适用于本文件。

GB/T 11533 标准对数视力表

GB/T 26343 学生健康检查技术规范

ISO 10342 眼科仪器验光仪（Ophthalmic instruments—Eye refractometers）

3. 术语和定义

下列术语和定义适用于本文件。

3.1

屈光不正（refractive error）

当眼调节静止时，平行光线进入人眼内后不能聚焦在视网膜上。

注：屈光不正包括：远视（hypermetropia）、近视（myopia）和散光（astigmatism）。

3.2

屈光不正筛查（screening of refractive error）

应用视力检查、非睫状肌麻痹状态下屈光检测等快速、简便的方法，将人群中可能有屈光不正的人同没有屈光不正的人区分开来。

3.3

球镜度数（diopter of spherical power）

为使近轴的平行光会聚于一个点的镜片度数。

3.4

柱镜度数（diopter of cylinder power）

为使近轴的由平行光线会聚的两条相互分离且互相垂直的焦线在视网膜上聚焦成一个像点，含有 2 个主顶焦度的镜片度数。

3.5

等效球镜度数（spherical equivalent，SE）

球镜度数加上 1/2 柱镜度数。

4. 基本要求

4.1 筛查机构

筛查机构包括医院、疾病预防控制中心、社区卫生服务中心、乡镇卫生院、妇幼保健院和中小学卫生保健机构，具备符合 4.2 要求的筛查人员。

4.2 筛查人员

筛查人员应为持有眼科相关的国家执业医师、技师、护士资格证书的人员。经相关规范化培训的专业技术人员可协助开展工作。

4.3 筛查场所

4.3.1 筛查场所应干净、整洁，并保持安静。

4.3.2 筛查场所面积大小及光照强度应满足 GB/T 11533 中关于视力表使用的检查距离及照明要求。

4.3.3 筛查场所温度、湿度应符合验光仪对工作环境的要求。

4.4 筛查仪器设备

4.4.1 屈光检测宜采用符合 ISO 10342 要求的验光仪，无验光仪的地区可采用串镜。

4.4.2 视力检查表应符合 GB/T 11533 的规定。

4.4.3 筛查使用的仪器设备应通过相关部门审批和检测，并定期接受计量检定和校准。

4.5 筛查时间和频率

每年对同一学校在同一时间段进行筛查，筛查频率不少于每学年一次。有条件的地区可增加筛查频率。

5. 筛查方法和转诊建议

5.1 筛查方法

5.1.1 裸眼远视力检查

5.1.1.1 裸眼远视力采用实测值，检查方法按照 GB/T 11533 和 GB/T 26343 的规定。

5.1.1.2 检查前，询问受检者是否配戴框架眼镜或角膜接触镜（包括硬镜和软镜）。如配戴框架眼镜或角膜接触镜，在《屈光不正筛查结果记录表》上用文字注明后，摘去框架眼镜或角膜接触镜检查裸眼视力。《屈光不正筛查结果记录表》见附录 A。

5.1.1.3 检查时，筛查人员提示受检者不得眯眼、偷看、揉眼、斜视、身体前倾，或接受他人提示。

5.1.1.4 视力检查记录采用 5 分记录法。

5.1.2 戴镜远视力检查

对日常配戴框架眼镜或角膜接触镜（包括硬镜和软镜）的受检者，还应检查戴镜远视力，检查方法按照 5.1.1.1、5.1.1.3、5.1.1.4 的规定。对夜间配戴角膜塑形镜者所查得的视力记为戴镜视力。

5.1.3 屈光检测

5.1.3.1 屈光检测在非睫状肌麻痹状态下使用验光仪进行。每日筛查前，采用标准模拟眼进行仪器校正，并将柱镜值调至负值状态。受检者每只眼测量 3 次，取平均值；如其中任意 2 次的球镜度数测量值相差大于或等于 0.50D，则应增加测量次数，再取平均值。平均值保留两位小数。

对于多次检测波动大的结果，应记录在记录表中。屈光检测采用实测值，不应采用问卷、自报等方式获得。

5.1.3.2 无法使用验光仪进行检测的地区，屈光检测在非睫状肌麻痹状态下可使用串镜进行，串镜的检查方法按照 GB/T 26343 的规定。

5.1.3.3 配戴框架眼镜者摘去眼镜后再进行屈光检测,配戴角膜接触镜的受检者摘除眼镜 30min 以上进行屈光检测。夜间配戴角膜塑形镜者可不进行屈光检测。

5.1.3.4 检测时发现的异常情况应用文字备注说明。

5.1.4 主要眼病的识别

5.1.4.1 当 SE < -0.5D 且裸眼远视力 <5.0 时,判定筛查结果为近视。

5.1.4.2 串镜检测的结果判定按照 GB/T 26343 的规定。

5.1.4.3 筛查过程中,筛查人员应同时积极识别中小学生远视、散光和其他眼部疾病,并及时转诊到具备有效的医疗机构执业许可证的医疗机构复诊。

5.1.5 筛查结果的记录

筛查人员应及时将筛查结果记录于《屈光不正筛查结果记录表》。

5.2 转诊建议

5.2.1 筛查结果不具有诊断意义,应到具备有效的医疗机构执业许可证的医疗机构进一步检查以确诊。

5.2.2 以裸眼远视力、戴镜远视力、非睫状肌麻痹状态下验光进行筛查,筛查后的转诊建议按照附录 B 的规定。

6. 筛查后的要求

6.1 筛查机构应及时将检查结果反馈给受检学生及家长,并按照附录 B 的要求给出转诊建议。

6.2 筛查机构应及时整理、保存相关资料,建立或更新学生视力健康档案,并确保学生信息安全。有条件的地区宜建立电子化视力健康档案。

附录 A
（规范性附录）
屈光不正筛查结果记录表

中小学生《屈光不正筛查结果记录表》见表 A.1。

表 A.1 屈光不正筛查结果记录表

姓名 _____ 出生日期 _____年_____月_____日

身份证号/学籍卡号_____

性别 _____ 年级 _____ 班级 _____

学校所在地 _____省（自治区）_____区（县、市）学校 _____

检查时间_____年_____月_____日

请选择目前学生的戴镜类型(请打钩选择)：

□1.框架眼镜 □2.夜戴角膜塑形镜，度数（右）/（左）_____/_____

□3.其他角膜接触镜，度数（右）/（左）_____/_____

□4.不戴镜 □5.其他

1．远视力检测结果

眼别	裸眼远视力	戴镜远视力
右眼		
左眼		

（请以5分记录法记录） 填表人/医生签名_____

2．验光仪检测结果

眼别	球镜度数	柱镜度数	轴位
右眼			
左眼			

（球镜、柱镜填写请保留两位小数） 填表人/医生签名_____

3．串镜检测结果

眼别	近视	远视	其他
右眼			
左眼			

（请在表内勾选） 填表人/医生签名_____

其他特殊情况：_____

注1：戴镜视力指配戴自己现有眼镜（包括框架眼镜和角膜接触镜）查得的视力水平。

注2：本次屈光检测在非睫状肌麻痹状态下进行，不具有诊断意义。

注3：学生个人信息及检查结果将进行严格保密。

附录 B
（规范性附录）
裸眼远视力、戴镜远视力、非睫状肌麻痹状态下
验光筛查后的转诊建议

以裸眼远视力、戴镜远视力、非睫状肌麻痹状态下验光对中小学生进行屈光不正筛查后的转诊建议流程图见图 B.1。

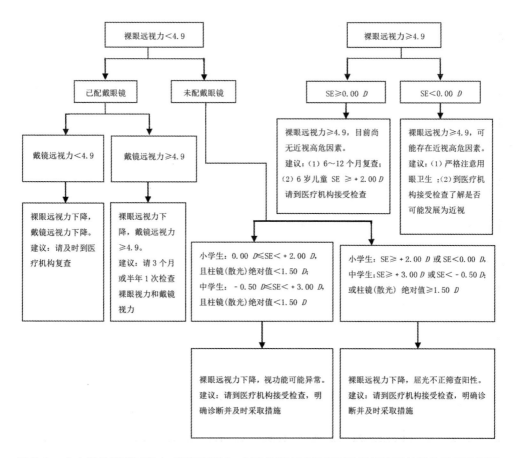

图 B.1　中小学生裸眼远视力、戴镜远视力、非睫状肌麻痹状态下验光筛查后的转诊建议流程图

教育部:2020年全国儿童青少年近视率52.7%

教育部10月26日召开新闻发布会,介绍2018年以来综合防控儿童青少年近视工作情况。北青—北京头条记者从会上了解到,2020年全国儿童青少年总体近视率为52.7%,基本实现了《实施方案》近视率每年下降0.5个百分点的防控目标。

2018年8月,经国务院同意,教育部等八部门印发《综合防控儿童青少年近视实施方案》。经过三年多的不懈努力,我国儿童青少年总体近视率下降,近视防控合力增强,综合防控多措并举,监测干预能力提升,示范作用取得实效,科普宣教范围扩大,监督检查力度加大,近视防控总体见效的基本局面初步展现。2019年全国儿童青少年总体近视率为50.2%,较2018年的53.6%下降了3.4个百分点。受新冠肺炎疫情影响,2020年全国儿童青少年总体近视率为52.7%,较2019年上升了2.5个百分点,但较2018年仍下降0.9个百分点,基本实现了《实施方案》近视率每年下降0.5个百分点的防控目标。

下一步,教育部将联合全国综合防控儿童青少年近视工作联席会议机制成员单位,实施《儿童青少年近视防控光明行动工作方案(2021—2025)》,推动近视防控工作取得新进展、新突破。其中包括针对不同学段儿童青少年、不同类型学校和不同地区防控实际,采取有针对性的近视防控措施;科学精准指导各地发挥政府主导和学校主阵地作用,推动社会参与;科学精准指导各地和学校减轻学生学业负担,减少使用电子产品,减少新发近视率,减缓近视进展,降低高度近视率;强化学生户外活动和体育锻炼,落实视力监测,改善视觉健康环境等。

来源:北京青年报

2021年10月26日

国家卫生健康委:
2020年中国儿童青少年总体近视率为52.7%

中新网7月13日电 国家卫生健康委疾控局副局长再那吾东·玉山13日表示,2020年,我国儿童青少年总体近视率为52.7%;其中6岁儿童为14.3%,小学生为 35.6%，初中生为 71.1%，高中生为 80.5%。2020 年总体近视率较 2019 年（50.2%）上升了 2.5 个百分点。但与 2018 年的 53.6% 相比，仍有所下降，下降了 0.9 个百分点。

13 日，国家卫生健康委就儿童青少年近视防控和暑期学生健康有关情况举行发布会。会上，国家卫生健康委疾控局副局长再那吾东·玉山向大家介绍儿童青少年近视防控工作总体情况。

再那吾东·玉山介绍，2020 年上半年全民居家抗疫减少了户外活动和放松眼睛的时间，对近视防控工作带来了挑战。为全面评估近视率的情况，2020 年 9 月到 12 月全面开展了近视专项调查，覆盖了全国 8604 所学校，共筛查 247.7 万名学生。结果显示：

一是近视防控总体见效的基本局面初步展现。从 2018—2020 年的监测结果分析来看，通过多部门的合力推进，儿童青少年近视防控工作取得了一定成效。2020 年，我国儿童青少年总体近视率为 52.7%；其中 6 岁儿童为 14.3%，小学生为 35.6%，初中生为 71.1%，高中生为 80.5%。2020 年总体近视率较 2019 年（50.2%）上升了 2.5 个百分点。但与 2018 年的 53.6% 相比，仍有所下降，下降了 0.9 个百分点。

二是学生近视早发现象得到一定缓解。2020 年全国幼儿园大班 6 岁儿童近视率与 2019 年相比持平，与 2018 年相比下降了 0.2 个百分点。2020 年小学低年级学生近视率（20.7%）较 2019 年虽增长 1.4 个百分点，但与 2018 年相比仍下降了 1.6 个百分点。但近视低龄化问题仍然突出。2020 年各地 6 岁儿童近视率均超过 9%，最高可达 19.1%。小学阶段近视率攀升速度较快，从小学一年级的 12.9% 快速上升至六年级的 59.6%。平均每升高一个年级，近视率增加 9.3 个百分点。显示幼儿园和小学是我国近视防控重点年龄阶段。

三是低度近视发展为中高度近视放缓。高度近视容易引发多种严重并发症，如白内障、视网膜脱离和青光眼等，是重点防治的致盲性眼病。在近视学生中，2020 年中、高度近视比例与 2019 年相比持平，但较 2018 年下降 0.6 个百分点。其中初高中学生的高度近视较 2018 年均下降 0.5 个百分点，说明高度近视防控取得了一定成效。但仍需要进一步加大工作力度，防控高度近视的发展。2020 年监测显示近视学生中，近 10% 近视学生为高度近视，而且占比随年级升高而增长，在幼儿园 6 岁儿童中有 1.5% 为高度近视，高中阶段达到了 17.6%，高度近视的危害仍不容忽视。

此外，再那吾东·玉山在发布会上也指出，当前，疫情尚未结束，丝毫不能掉以轻心、麻痹大意，要进一步采取针对性的举措推动各项措施落实到位。

一是狠抓四方责任落实。督促地方紧盯责任目标，确保各项任务落实落细。

二是全面加强监测与评估，争取实现所有的县（区）监测全覆盖。

三是关口前移。以低年龄段儿童为重点，确保 0~6 岁儿童每年眼保健和视力检查覆盖率达 90% 以上。

四是加强学校卫生监督检查。抽检教室采光照明等达标情况，督促相关部门和学校落实整改。

五是总结推广近视防控适宜技术试点的先进经验,推广中医药特色技术和方法在近视防控中的运用。

六是持续不断地宣教,增强家长和孩子"健康第一责任人"意识,培养孩子良好的健康意识和用眼行为。

"暑期即将来临,倡议各位家长和孩子们做好居家旅行的疫情防控,养成良好行为习惯,培养健康的生活方式,坚持适当体育锻炼,减少近距离用眼和视屏时间,增加阳光下的户外活动,积极预防近视与肥胖,防止意外伤害,让孩子们度过一个健康、安全的假期。"再那吾东·玉山如是说。

来源:中国新闻网

2021 年 7 月 13 日

国家卫生健康委疾控局发布
《儿童青少年新冠肺炎疫情期间近视预防指引》

新冠肺炎疫情期间,儿童青少年电子产品使用增多、户外活动减少,增加了近视发生和进展的风险。为指导疫情期间儿童青少年近视预防,国家卫生健康委疾控局组织安徽医科大学卫生管理学院、北京市疾控中心、上海市眼病防治中心、北京大学人民医院眼视光中心制定并印发了《儿童青少年新冠肺炎疫情期间近视预防指引》,并根据常态化疫情防控形势和复学复课情况,及时进行更新调整。

一、线上学习期间近视预防

(一)电子产品使用时间要求

线上学习期间,应限制线上学习的电子产品使用时间。

1. 线上学习时间,小学生每天不超过 2.5 小时,每次不超过 20 分钟;中学生每天不超过 4 小时,每次不超过 30 分钟。

2. 减少线上学习外的视屏时间,除教育部门安排的线上教育时间外,其他用途的视屏时间每天累计不超过 1 小时。

(二)电子产品选择和摆放要求

线上学习期间,要特别注意用眼卫生,做到合理选择和使用电子产品,确保科学用眼。

1. 电子产品的选择

(1)尽可能选择大屏幕电子产品,优先次序为投影仪、电视、台式电脑、笔记本电脑、平板电脑、手机。

(2)应选择屏幕分辨率高、清晰度适合的电子产品。

(3)使用电子产品时,调节亮度至眼睛感觉舒适,不要过亮或过暗。

2. 电子产品的摆放

(1)电子产品摆放位置应避开窗户和灯光的直射,屏幕侧对窗户,防止屏幕反光刺激眼睛。

(2)使用投影仪时,观看距离应在 3 米以上;使用电视时,观看距离应在屏幕对角线距离的 4 倍以上;使用电脑时,观看距离应在 50 厘米(约一臂长)以上。

(3)电子产品(如电脑)摆放时,应保证其屏幕上端与眼水平视线平齐。

(三)读写姿势

线上学习期间,儿童青少年应及时调整假期学习安排,做到以下读写要求。

1. 观看屏幕听课时,可保持肩部放松,上背部扩展,上臂与前臂成 90 度角,腕放松,规则地呼吸。

2. 观看视屏写作业时,读写姿势要保持"一尺、一拳、一寸":眼睛距离书本约一尺(约 30 厘米),身体距离书桌约一拳,握笔手指距离笔尖约一寸。

3. 不躺在床上或沙发上视屏学习。

(四)眼放松

线上学习期间,增加活动性休息时间不仅可以放松睫状肌、减缓眼疲劳,还可以减缓大脑的疲劳、提高学习效率、缓解紧张情绪。

1. 连续视屏学习时间超过 20~30 分钟,至少活动性休息 10 分钟。

2. 视屏学习过程中,有意识地稍用力闭眼、睁眼,上下左右转动眼球,放松眼睛。

3. 线上学习之余伸展腰臂,可在室内走动、做体操、下蹲运动、仰卧起坐等;清洁双手后做眼保健操;立于窗前、阳台或门前,向远处(6 米以上)眺望。

4. 居家隔离期间可通过阳台、窗边或自家庭院"目"浴阳光,接触自然光线。

(五)采光与照明要求

疫情期间,家庭是儿童青少年生活和学习的主要场所,家庭采光和照明状况对儿童青少年的用眼卫生至关重要。

1. 将书桌摆放在窗户旁,使书桌长轴与窗户垂直,白天看书写字时自然光线应该从写字手的对侧射入。

2. 若白天看书写字时光线不足,可在书桌上摆放台灯辅助照明,放置位置为写字手的对侧前方。

3. 晚上看书写字时,要同时使用书桌台灯和房间顶灯,并正确放置台灯。

4. 家庭照明光源应采用三基色光源照明设备,台灯色温不宜超过4000K。

5. 家庭照明不宜使用裸灯,即不能直接使用灯管或灯泡,而应使用有灯罩保护的灯管或灯泡,保护眼睛不受眩光影响。

6. 避免书桌上放置玻璃板或其他容易产生眩光的物品。

(六)家庭书桌椅调整

为确保儿童青少年在家能够保持正确的读写姿势,减少学习疲劳,家长应为孩子提供适宜的书桌椅。

1. 对于有可调式书桌椅的家庭,根据"坐于椅子/凳子上大腿与小腿垂直、背挺直时上臂下垂其手肘在桌面以下3~4厘米"的原则,调节桌椅高度。

2. 对于没有可调式书桌椅的家庭,根据上述原则加以调整。若桌子过高,则尽可能使用高一点的椅子,并在脚下垫一脚垫,使脚能平放在脚垫上,大腿与小腿垂直。桌子或椅子过矮时,将桌子或椅子垫高。

(七)合理安排每日生活

疫情期间家庭应营造良好的氛围,家长帮助孩子保持学习规律和生活节律,保证孩子作息规律、睡眠充足、体力活动适量。

1. 每天保证充足的睡眠时间,小学生应达到10小时,初中生9小时,高中生8小时。

2. 居家学习时,应避免形成晚睡晚起等不良习惯,以减少对生物钟的干扰。

3. 家长应督促孩子保持学习规律和生活节律,多开展互动性趣味游戏,增进亲子交流。

4. 儿童青少年每日协助家长做适量的家务劳动,例如打扫卫生、整理房间、洗碗、做饭等。

5. 家长可安排孩子在小区内进行户外活动,开展跳绳、拍球、打羽毛球、健身操等活动。

(八)注意手卫生和眼健康

保持手卫生习惯是保证眼健康的重要因素,勤洗双手可防范病毒细菌感染,有效预防眼部感染性疾病。

1. 饭前便后、外出回家后要洗手,采用"7步洗手法"并保证20秒以上的时间。

2. 不用手揉眼睛。

3. 如果眼睛出现干涩、异物感、有烧灼感、痒感、畏光、眼红、眼痛等症状时,应停止视屏行为。如症状不能缓解,必要时去医院就诊。

4. 发现儿童歪头视物、频繁眯眼和挤眼等与近视相关症状时,应适时休息和运动,必要时去医院就诊。

二、复学后近视预防

复学后,继续培养和保持良好的用眼习惯,随着课堂教学逐步正常化,学校应减少电子产品使用,恢复眼保健操制度,提供良好的采光照明条件,及时调整课桌椅,增加自然光条件下户外活动。

（一）养成好的用眼行为

良好的用眼行为可减缓用眼疲劳、减少眼睛过度调节,复学后继续保持良好的用眼行为。

1. 读写姿势保持"一尺、一拳、一寸"。

2. 读写时间 30～40 分钟后要活动性休息 10 分钟,远眺。

3. 不在走路时、直射阳光下和动荡的车厢内看书与看手机。

（二）减少电子产品的使用

长时间使用电子产品会造成眼部不适,并增加近视风险。复学后儿童青少年应及时减少电子产品使用时间。

1. 使用电子产品教学不超过教学总时长的 30%,原则上采用纸质作业。

2. 非学习目的使用电子产品,单次不宜超过 15 分钟,每天累计不宜超过 1 小时。

3. 年龄越小的儿童使用电子产品的时间应越少。6 岁以下的学龄前儿童应尽量避免暴露于手机、电脑等视屏环境,家长应起表率作用。

（三）眼保健操

长期、规范地开展眼保健操对预防近视有积极意义,复学后学校应恢复上、下午课间眼保健操制度。

1. 做眼保健操前彻底清洁双手。

2. 可选用不接触眼部的"眼放松操""爱眼操"。

（四）教室采光照明

学校应提供良好的采光照明条件,确保学生读写时光线充足。

1. 普通教室课桌面的平均照度不小于 300lx,且不大于 750lx,照度均匀度不小于 0.7。

2. 普通教室的黑板应设局部照明灯具,其平均照度不小于 500lx,且不大于 1000lx,照度均匀度不小于 0.8。

（五）学校课桌椅调整

课桌椅应和儿童青少年身高匹配,按照《学校课桌椅功能尺寸及技术要求》(GB/T 3976—2014)标准调整教室课桌椅。

（六）增加自然光条件下户外活动

户外活动是最简单、有效的预防近视的方式,充分接触阳光可以有效地预防近视发生和发展。

1. 疫情期间学校体育课和 30 分钟大课间应在户外进行,错时、错峰,增加学生体育活动时的距离。

2. 每天保证 2 小时以上的户外活动时间,倡导近视儿童青少年每天户外活动 3 小时以上。

3. 复学后提倡儿童青少年通过步行上下学、课间走出教室、下午放学后先进行户外活动后完成家庭作业等方式,增加户外阳光接触时间。

三、疫情期间学生视力监测和屈光筛查

复学后开展视力监测和屈光筛查,遵循《中小学生视力筛查规范》(WS/T 663—2020),应做好各项防疫措施,防止交叉感染。学校应在卫生健康部门的指导下进行学生视力监测和屈光筛查,完善视力健康档案,及时发现学生视力不良和近视。

(一)开展视力监测和屈光筛查

1. 及时登记视力监测结果,完善视力健康档案。

2. 统计学校各年级学生视力不良和筛查性近视率,并与上年度同期比较。

3. 向家长反馈学生视力健康信息并指导家长开展近视防控工作。

(二)检查场地的要求

应尽可能在露天操场或大体育场馆等场所进行,保持空气流通。

(三)检查人员的要求

检查人员应熟悉感染防控用品的规范使用和相关要求,佩戴一次性工作帽、一次性医用外科口罩、一次性手套,穿着工作服,严格注意手卫生。

(四)检查设备的要求

1. 视力检查时所用遮眼板应"一人一消",或采用一次性纸质遮眼板、"一人一个"。

2. 屈光检查时应做好屈光检查仪设备表面消毒,与人体接触的部分要确保"一人一消"。

3. 确保检查设备之间的安全距离在 1.5 米以上。

(五)被检学生的要求

1. 被检学生检查过程应戴好一次性口罩,不用手接触眼睛及周围,检查结束后(交完检查单)应按"七步洗手法"洗净双手。

2. 合理安排学生的检查时间,分批次、分时段进行,确保被检查人员 1.5 米以上安全距离,尽可能减少学生等待检查时重叠交汇的时间。

四、疫情期间验光配镜卫生防护

（一）视力矫正

疫情期间，近视的儿童青少年，如视力低下影响到学习或生活，则需要进行视力矫正。

1. 框架眼镜是儿童青少年最安全的视力矫正方法，应当按照配镜处方来验配眼镜。

2. 不提倡配戴隐形眼镜。因控制近视需要配戴角膜塑形镜等特殊类型的隐形眼镜，必须严格遵从医嘱。

3. 摘戴隐形眼镜之前必须保证手部清洁，严格按照"7 步洗手法"洗净双手。

（二）验光配镜

疫情期间，儿童青少年的常规视力复查、验光配镜等，建议暂缓就诊。如因视力下降影响学习确需验光配镜，应到专业的医院眼科或眼视光中心就诊。

1. 提前了解医院就诊信息，按医院要求进行预约，以便分时段错峰就诊，避免交叉感染。

2. 在预约就诊过程中，做好个人防护，服从医护人员的管理。在人员密集或未到就诊时间时，建议预留联系方式，在室外或人员较少的地方等待电话通知就诊，避免人员聚集。

3. 医疗机构在候诊区域及屈光检查室的适当位置张贴新冠肺炎防护指南及个人防护标准和消毒流程。

4. 就诊过程中，儿童青少年和陪诊家长均应佩戴口罩，配合测量体温，如实告知医生做好疫情相关信息登记，配合医生使用非接触眼科器械完成检查。

5. 医疗机构应合理安排就诊检查时间，保证检查室"一室一医一患"及候诊区域处于通风环境下，尽可能减少患者之间在候诊区重叠交汇的时间。

6. 医护人员应熟练掌握屈光检查前准备工作，做好检查设备表面消毒，与人体接触的部分均消毒，确保"一人一消"，防止交叉感染。

7. 在屈光检查过程中，减少不必要的言语沟通，与医护人员近距离面对面交流时，尽量保持在 1.5 米以上。

8. 就诊结束后，及时离开就诊区域，对与检查设备等有接触的部位充分擦拭消毒。

2020 年 4 月 1 日

教育部、国家卫生健康委和国家体育总局联合印发《全国综合防控儿童青少年近视工作评议考核办法（试行）》

　　为贯彻落实习近平总书记关于我国学生近视问题重要指示精神，根据经国务院同意、教育部等八部门联合印发的《综合防控儿童青少年近视实施方案》，近日，教育部、国家卫生健康委、国家体育总局联合印发通知，面向各省（区、市）人民政府以及新疆生产建设兵团开展儿童青少年近视工作评议考核，并明确了评议考核原则、内容、步骤、要求和结果运用。

　　通知指出，评议考核的基本原则是全面考核、突出重点，实事求是、客观公正，目标导向、力求实效。既考核近视防控整体推进情况，又重点考核加强组织领导、明确专门机构、细化政策、落实人员配备、强化学校体育和健康教育、改善办学条件、合理安排投入、降低近视率等重点事项。根据重点事项分条目列出评议考核要点，并按权重赋以分值，形成评议考核量化分值表。

　　通知明确了十三个评议考核重点。重点评议考核省级人民政府对综合防控儿童青少年近视工作的组织领导、重视程度和部署推进等情况，近视防控工作主体责任落实等情况，合理安排投入、支持保障本地区工作等情况，强化近视防控专业保障机制建设等情况，支持全国近视防控试点县（市、区）和改革试验区建设等情况，优化办学条件、改善学校用眼环境、消除中小学校"大班额"等情况，加强中小学医务室、卫生室、保健室建设和区域中小学校卫生保健机构建设，配备校医等卫生专业技术人员等情况，落实教育部等九部门印发的《中小学生减负措施》、减轻学业负担、指导学生参加实践锻炼，增加、保障户外活动，保障体育与健康课程教学等情况，推进近视防控家校联动和规范电子产品使用等情况，加强综合防控儿童青少年近视专家宣讲团建设、加强近视防控科普宣传、落实学校健康教育相关要求等情况，开展近视普查抽查、保障近视率核定、儿童青少年视力健康电子档案建设等情况，出台省级近视防控监管政策、加大近视行业监管力度等情况，完成《综合防控儿童青少年近视实施方案》规定的近视防控目标、出台考核办法、开展近视防控评议考核等情况。

　　通知指出，在各省（区、市）人民政府以及新疆生产建设兵团严格自查自评基础上，教育部会同国家卫生健康委、国家体育总局组织评议考核工作，评议考核结果向各省（区、市）人民政府以及新疆生产建设兵团通报。

2020 年 8 月 5 日

国家卫生健康委办公厅
关于开展儿童青少年近视防控
适宜技术试点工作的通知

国卫办疾控函〔2020〕784 号

各省、自治区、直辖市及新疆生产建设兵团卫生健康委：

　　为深入贯彻落实习近平总书记关于学生近视问题的重要指示精神，推动落实《综合防控儿童青少年近视实施方案》，根据《2020 年儿童青少年近视防控工作要点》（国卫办疾控函〔2020〕431 号），决定在全国组织开展儿童青少年近视防控适宜技术试点工作。我们组织制定了《儿童青少年近视防控适宜技术试点工作方案》，现印发给你们，请在做好疫情防控工作的前提下，认真组织实施。

　　联系人：疾控局环境健康处　　宋士勋、冀永才
　　电话：010 – 68791765、68791798
　　传真：010 – 68791767

2020 年 9 月 18 日

儿童青少年近视防控适宜技术试点工作方案

　　为贯彻落实习近平总书记关于我国学生近视问题的重要指示精神，通过试点工作推广儿童青少年近视防控关键适宜技术，持续推进综合防控儿童青少年近视，制定本方案。

　　一、申报条件

　　（一）各省、自治区、直辖市和新疆生产建设兵团以区县为单位进行推荐，原则上推荐不超过 10 个区县。

（二）试点地区应当具备多部门综合管理工作机制和开展全国学生常见病及影响因素监测和干预项目的工作基础,近视率低于全省平均水平。

（三）试点地区党委政府高度重视,在经费支持、政策优惠、机制创新等方面给予保障。

二、工作目标

到 2020 年年底,试点地区建立健全政府主导、部门配合、专家指导、学校教育和家庭关注的儿童青少年近视综合防控工作机制和社会氛围,具体工作指标如下:

1. 近三年来,试点地区儿童青少年近视率呈下降趋势,近视率在全省平均水平以下。

2. 建立政府主导、部门分工合作、家庭学校社会齐参与的近视综合防控机制,形成个体、家庭、学校和社会关注科学用眼和护眼氛围,培养和督促儿童青少年养成良好用眼卫生习惯。

3. 建立和完善儿童青少年视力筛查和转诊制度,定期开展儿童和中小学生视力筛查工作,建立儿童青少年视力健康电子档案。

4. 加强近视等学生常见病及健康影响因素监测工作,掌握当地学生近视流行状况及其动态变化趋势。

5. 规范儿童青少年屈光不正的诊断和矫治,建立和完善转诊制度,加强分级管理。

6. 改善视觉环境,为学生提供良好的教学和家庭视觉环境。

7. 因地制宜开展近视等学生常见病综合干预措施,评估干预措施效果,推广有效近视防控干预措施和方法。

三、主要任务

（一）建立近视综合防控长效机制

1. 加强政府主导作用。将儿童青少年近视防控工作、总体近视率和体质健康状况纳入政府绩效考核,签订全面加强儿童青少年近视防控工作责任书。

2. 建立和加强部门间分工合作工作机制。定期开展部门联席会议,建立符合当地儿童青少年近视综合防控工作计划,推广儿童青少年近视防控关键技术,摸索出符合当地特点的近视防控措施和方法。

3. 建立儿童青少年近视定期筛查制度。在卫生健康部门指导下,严格落实学生健康体检制度和每学期 2 次视力监测制度;在此基础上,建立儿童青少年视力健康电子档案;加强学校视力健康管理,建立学校视力健康管理工作网络。根据不同年龄眼视光发育特点及严重程度进行分级管理,提供个性化、针对性强的防控方案。

4. 加强儿童青少年近视监测工作。按照全国近视等学生常见病及影响因素监测方案,科学确定监测点校和样本人群,加强现场检测和质量控制,及时评估当地儿童青少年视力流行状况及其动态变化。

5. 科学规范儿童青少年视力诊断和矫治工作。根据儿童青少年视力状况,进行科学验光及相关检查,明确诊断,按照诊疗规范进行矫治,建立分级转诊制度,降低新发近视发生,延缓近视进展。

6. 加强健康教育。充分动员社会各方面力量,开展符合儿童青少年年龄特点、具有地方特色的健康教育活动,开发生动活泼的近视防控知识技能宣传片、动漫等,将近视防控工作纳入学校健康教育体系中,利用广播电视、专家宣讲、报纸、App、微信等方式,在学校、家庭和社区开展视力健康宣传教育活动,推广儿童青少年近视防控知识和关键适宜技术,形成个体、家庭、学校和社会关注科学用眼和护眼氛围。

7. 改善学生视觉环境。加强学校教学生活环境监督检测,改善学校教学设施和条件,为学生提供符合用眼卫生要求的采光照明环境和课桌椅,每学期对学生课桌椅高度进行个性化调整;会同有关部门,对课外培训机构教室采光照明、课桌椅配备、电子产品等达标情况开展全覆盖专项检查。

(二)加强人才队伍建设

1. 组建当地儿童青少年近视防治和视力健康专家队伍,充分发挥教育、卫生健康、体育等部门和社会组织作用,开展卫生标准宣贯、专家进校园等活动,科学指导儿童青少年近视防治和视力健康管理工作。

2. 学校要按照《学校卫生工作条例》等要求配备足够数量的卫生技术人员,加强验光师的培养,确保有合格的视光专业人员提供规范服务。

3. 有专门学校卫生工作人员,负责当地近视等学生常见病及影响因素监测和干预工作的组织实施,数据上报和分析等工作。

四、组织实施

(一)各地根据区县综合防控儿童青少年近视工作实际情况,于2020年10月15日前向我委进行书面推荐,推荐材料包括试点区县名单、区县近视防控基本情况、工作计划和安排等。

(二)国家卫生健康委疾控局组织专家对各地推荐的区县进行遴选,确定试点区县名单。

(三)各地按照最终确定的试点名单组织开展试点工作,中国疾控中心及全国近视防控专家将提供技术指导和专业支持。

(四)2020年年底前,国家卫生健康委疾控局组织开展试点工作效果评估,评估结果作为当地政府近视防控工作评议考核的重要依据和省级疾病预防控制工作综合评价的加分内容。

来源:国家卫生健康委

国家卫生健康委组织发布
《儿童青少年防控近视系列手册》

我国不同年龄段的儿童青少年该如何有针对性地预防近视？如何尽早发现孩子是否近视？今天，国家卫生健康委疾控局发布了《儿童青少年防控近视系列手册》，其中分别针对学龄前幼儿、小学生、初中生和高中生量身定制了不同版本的个性化"防控近视手册"，将深奥的眼科知识用浅显易懂的语言，图文并茂地呈现出来。

近年来，我国儿童青少年近视问题呈现高发、低龄化趋势。新冠肺炎疫情发生以来，儿童青少年居家学习生活，户外活动减少、电子产品使用增多、近距离用眼负荷增加等诸多原因，导致儿童青少年近视发生和发展的风险增加，又给儿童青少年用眼健康和近视防控工作带来了新的挑战。为此，国家卫生健康委疾控局委托首都医科大学附属北京同仁医院两位教授编著了《儿童青少年防控近视系列手册》，包括幼儿园篇、小学生篇、初中生篇和高中生篇，从不同学龄阶段学生特点等情况出发，有针对性地将眼科专业知识转换成科普知识和技能加以传播，呵护好孩子们的眼睛。

我国儿童青少年近视呈现出发病年龄小的趋势，有调查发现幼儿园就已经有孩子发生近视，而小学更是近视的高发期。因而有必要将近视防控"关口"前移到幼儿园和学龄前期。以幼儿园篇为例，内容涵盖"如何尽早发现孩子的眼睛是否近视？""一旦确诊为真性近视，还能恢复吗？"等家长们最为关心的话题。同时还提醒家长，应该重视孩子在幼儿园时的视力保护，积极带孩子到户外活动，尽量减少孩子使用电子产品的时间。幼儿园应该尽可能减少阅读相关的教育活动，定期检查孩子的视力、屈光度等。对于早期发现远视储备不足或已近视的孩子，家长和幼儿园应该及时采取针对性的近视防控措施。

小学生篇不仅解答"近视度数低可以不戴眼镜""近视也能用偏方治疗""散瞳验光对眼睛有危害"等问题，还详细教会家长如何看懂电脑验光单和配镜处方单，以便更好地了解孩子的眼睛状况。手册还提出，小学期间是近视的高发阶段，家长应当每隔6～12个月带孩子到正规医疗机构进行视力检查，同时建议进行散瞳验光和眼轴长度的测量，以全面了解孩子的眼睛情况，做到心中有数，及早预防近视。如果孩子诉说视力下降，应当尽快带孩子到医院就诊。

初中生篇除了介绍用眼健康和近视相关知识外，强调"自己的健康自己负责"，鼓励学生们自觉保护好眼睛,避免近视发生,以及延缓近视进展。比如,学会自己关注视力状况,可以交替遮盖眼睛自查视力。如果发现单眼或双眼视力有明显变化,应及时告知家长和教师,尽早到眼科医院检查。当戴眼镜不能看清楚远处时也需及时告知家长,及时到医院就诊。平时要积极参加体育锻炼和户外活动,应该确保每天2小时以上的户外活动时间。同时,合理使用电子产品,自觉减少非学习目的使用。

高中生篇的内容则开始涉及"角膜激光近视手术后,近视是不是被治愈了?""近视眼手术的时机"等话题。其中提醒广大高中生,因为未成年人随着年龄的增长,近视度数还会出现不同程度的增高。如果此时做近视手术,虽然手术完全矫正了近视,但是由于近视度数未定型,术后眼轴的进一步延长,视力可能会再次发生下降。因此,孩子要符合"在18周岁以上且近两年近视度数稳定",才可以考虑做近视手术。

来源:北京日报客户端

2020 年 10 月 27 日

教育部办公厅
关于做好 2020 年全国儿童青少年近视防控
试点县(市、区)和改革试验区遴选工作的通知

教体艺厅函〔2020〕37 号

各省、自治区、直辖市教育厅(教委),新疆生产建设兵团教育局:

为认真贯彻落实习近平总书记等中央领导同志关于儿童青少年近视问题的重要指示批示精神,深入落实《综合防控儿童青少年近视实施方案》,加强和改进新时代儿童青少年近视防控工作,推动地方教育行政部门、学校和广大师生牢固树立健康第一的教育理念,在 2019 年认定一批全国儿童青少年近视防控试点县(市、区)、全国儿童青少年近视防控改革试验区基础上,继续遴选和建设一批全国儿童青少年近视防控试点县(市、区)、全国儿童青少年近视防控改革试验区〔以下简称试点县(市、区)和改革试验区〕,现将有关事项通知如下:

一、宗旨与目标

遴选和建设试点县(市、区)和改革试验区,总结儿童青少年近视防控的好经验、

好做法,在全国树立一批儿童青少年近视防控工作先进典型,推动地方党委和政府积极做好新时代儿童青少年近视防控工作,发挥试点县(市、区)和改革试验区示范引领作用,全面提升新时代学校卫生与健康教育工作水平。

二、遴选原则

(一)突出重点,以点带面。试点县(市、区)和改革试验区的遴选和建设工作要突出带动效应,以点带面,重点解决儿童青少年近视防控工作中存在的主要问题,着眼当前影响学生视力健康的主要因素,有针对性地开展工作,整体提升儿童青少年近视防控工作水平,全面促进学生身心健康。

(二)实事求是,分类指导。各省级教育行政部门从实际出发、量力而行、注重引导、深入调研,鼓励区域内儿童青少年近视防控工作有成效、有经验、有亮点的地区进行申报,实事求是做好遴选工作。

(三)注重衔接,形成合力。试点县(市、区)和改革试验区的遴选和建设要与加强和改进学校卫生与健康教育、增强学生体质健康等工作相衔接,融入各地文明城市、健康城市(县城)、文明校园等创建工作。

三、遴选范围和申报条件

(一)遴选范围

面向全国开展遴选,各省、区、市将区域内儿童青少年近视防控工作有成效、有经验、有亮点的地区遴选推荐为试点县(市、区)和改革试验区。

(二)申报条件

1. 试点县(市、区):当地党委、政府高度重视儿童青少年近视防控工作,加强区域统筹,纳入重点工作。儿童青少年近视防控工作制度完善、措施有力,有支持保障,有督导评估。根据教育部总结地方和学校在儿童青少年近视防控工作中形成的构建工作体系、定期开展视力监测并建立视力档案、强化体育锻炼和户外活动、改善视觉环境、减轻学业负担、控制电子产品使用、加强视力健康教育、促进家长参与、强化考核督导、加强健康教育队伍和机构建设等十条有效经验和做法,至少在其中六个方面工作卓有成效。

2. 改革试验区:申报主体应为地市级以上地区。当地党委和政府高度重视,对区域内儿童青少年近视防控工作有整体设计、有完善制度、有充足投入、有督导考核,儿童青少年近视防控工作有较好成效。根据教育部总结地方和学校在儿童青少年近视防控工作中形成的构建工作体系、定期开展视力监测并建立视力档案、强化体育锻炼和户外活动、改善视觉环境、减轻学业负担、控制电子产品使用、加强视力健康教育、促进家长参与、强化考核督导、加强健康教育队伍和机构建设等十条有效经验和做法,至少在其中六个方面形成有益经验。

四、遴选程序

（一）申报。达到《全国儿童青少年近视防控试点县（市、区）和改革试验区基本要求（试行）》（见附件1）的地区，填写申报表（见附件2、附件3），连同支撑材料加盖单位公章，经上级教育行政部门同意后，报送省级教育行政部门。

（二）省级教育行政部门评审与推荐。各省级教育行政部门根据本通知要求和《全国儿童青少年近视防控试点县（市、区）和改革试验区基本要求（试行）》，通过材料评审、实地考察、现场答辩、专家评审等方式进行评审，坚持标准、宁缺毋滥，将评审并经公示无异议后的试点县（市、区）和改革试验区名单报教育部。原则上每省份推荐试点县（市、区）1～2个、改革试验区1个。

（三）认定与公布。教育部汇总、核实各地推荐的全国儿童青少年近视防控试点县（市、区）和改革试验区名单，向社会公示，无异议后予以公布。

五、政策支持

（一）对遴选认定的试点县（市、区）和改革试验区，命名为"全国儿童青少年近视防控试点县（市、区）""全国儿童青少年近视防控改革试验区"。

（二）对命名的"全国儿童青少年近视防控试点县（市、区）""全国儿童青少年近视防控改革试验区"在师资培训、经验交流、宣传推广等方面给予支持。

六、相关要求

（一）各省级教育行政部门要高度重视，认真组织，严格把关，把儿童青少年近视防控工作有特色、有经验、有成效的地区遴选出来。

（二）各省级教育行政部门要加大对试点县（市、区）和改革试验区的支持力度，完善政策措施，加强指导管理，认真总结本地区2019年认定的全国儿童青少年近视防控试点县（市、区）和改革试验区建设有益经验，加大经验交流，提高儿童青少年近视防控工作质量。

（三）请各省级教育行政部门于2020年11月30日前将本地区推荐的全国儿童青少年近视防控试点县（市、区）和改革试验区相关申报材料和汇总表（见附件4），以及本地区2019年认定的全国儿童青少年近视防控试点县（市、区）和改革试验区总结材料（注明联系人及联系方式）一并报送至全国综合防控儿童青少年近视联席会议机制办公室（教育部体育卫生与艺术教育司），电子版发送至 liulijing@moe.edu.cn，联系人：王云，电话：010－66096231，地址：北京市西城区西单大木仓胡同35号，邮编：100816。

（四）各地的申报材料、总结材料要真实可靠，不超过3000字。

附件：

1. 全国儿童青少年近视防控试点县（市、区）和改革试验区基本要求（试行）

2. 全国儿童青少年近视防控试点县（市、区）申报表（略）

3. 全国儿童青少年近视防控改革试验区申报表（略）

4. 全国儿童青少年近视防控试点县（市、区）和改革试验区申报汇总表（略）

2020 年 11 月 4 日

附件 1

全国儿童青少年近视防控试点县（市、区）和改革试验区基本要求（试行）

为深入贯彻落实《教育部等八部门关于印发〈综合防控儿童青少年近视实施方案〉的通知》，深入实施健康中国战略，不断加强和改进新时代儿童青少年近视防控工作，制定本要求。

一、加强组织领导

1. 建立地方党委和政府领导、相关部门共同参与的儿童青少年近视防控工作领导小组，统筹推进区域内儿童青少年近视防控工作，建立分工明确、专人负责的儿童青少年近视防控工作制度体系和运行机制。

2. 把儿童青少年近视防控工作列入本地区工作重要议事日程，制定工作规划，确定工作目标，有专项工作方案，做到有计划、有监督、有总结。

3. 将儿童青少年近视防控工作纳入本地区政府年度考核。

4. 设有儿童青少年近视防控工作专项经费。

5. 积极在本地区部署和开展儿童青少年近视防控示范学校建设且形成一定规模。

二、完善制度建设

1. 有完善的儿童青少年近视防控制度体系。区域内学校严格落实《综合防控儿童青少年近视实施方案》规定的减轻学生学业负担、加强考试管理、改善视觉环境、坚持眼保健操等护眼措施、强化体育锻炼和户外活动、加强学校卫生与健康教育、科学合理使用电子产品、定期开展视力监测、加强视力健康管理和倡导科学保育保教等相关要求。

2. 有完善的视力健康教育与健康管理制度体系。区域内学校把视力健康教育纳入教学计划，建立视力健康教育评价制度，围绕学生健康需求，采用灵活多样的健康教育形式，帮助学生树立健康第一理念，养成健康生活方式。

三、保障基础条件

1. 区域内学校选址、设计符合国家卫生标准。学校教学建筑、环境噪声、室内微小气候、采光、照明等环境卫生以及黑板、课桌椅的配备符合《中小学校设计规范》（GB 50099—2011）等相关要求。

2. 区域内校园环境整洁，卫生状况良好。按照《国家学校体育卫生条件试行基本标准》等相关要求，寄宿制中小学校必须设立卫生室，非寄宿制学校视学校规模设立卫生（保健）室。校医院、卫生（保健）室设置达到标准，配备相应基本药械设备。

四、强化人员配置

1. 积极通过多种渠道加大校医配备力度，校医配备率在40%以上。按有关规定配备学校卫生专业技术人员或保健教师且年龄、学历、职称等结构合理，积极支持学校卫生专业技术人员或保健教师参加相关培训，提升职业能力和素养。

2. 重视学校健康教育师资队伍建设，区域内学校有一定数量能开展健康教育的专兼职健康教育教师，把健康教育师资培训列入本地区教师继续教育和教师培训计划。

五、推进卓有成效

儿童青少年近视防控工作取得显著成效，形成典型经验和做法，学生近视检出率低于全国和全省总体水平。

国家卫生健康委办公厅
关于印发首批全国儿童青少年近视防控适宜技术试点区县名单（2020—2021年度）的通知

国卫办疾控函〔2020〕922号

各省、自治区、直辖市及新疆生产建设兵团卫生健康委，中国疾控中心：

为贯彻落实习近平总书记关于儿童青少年近视问题的重要指示批示精神，深入推进《综合防控儿童青少年近视实施方案》，我委组织在全国开展儿童青少年近视防控适宜技术试点工作。各地高度重视，按照要求积极进行申报推荐，经审核，确定182个区县为首批全国儿童青少年近视防控适宜技术试点区县（2020—2021年度），名单附后（见附件1）。请按照我委印发的《儿童青少年近视防控适宜技术指南》和

《儿童青少年近视防控适宜技术试点工作方案》指导实施。

试点期间,将组织专业指导机构分区分片开展现场专业技术指导和效果评估(见附件2),及时总结地方先进经验和成效,在全国树立典型、加大宣传、应用推广。

附件:

1. 首批全国儿童青少年近视防控适宜技术试点区县名单(2020—2021 年度)

2. 全国儿童青少年近视防控适宜技术试点对口专业指导机构名单

2020 年 11 月 11 日

附件1

首批全国儿童青少年近视防控适宜技术
试点区县名单(2020—2021 年度)

（共 182 个区县）

北京市(5 个)

海淀区、房山区、昌平区、顺义区、平谷区

天津市(2 个)

北辰区、津南区

河北省(13 个)

石家庄市桥西区、承德市宽城县、张家口市赤城县、秦皇岛市昌黎县、唐山市滦州市、廊坊市香河县、保定市望都县、沧州市泊头市、衡水市桃城区、邢台市襄都区、邯郸市肥乡区、定州市、辛集市

山西省(5 个)

太原市晋源区、长治市沁源县、晋中市榆次区、吕梁市孝义市、临汾市尧都区

内蒙古自治区(2 个)

呼和浩特市赛罕区、呼和浩特市武川县

辽宁省(10 个)

沈阳市和平区、大连市西岗区、鞍山市铁东区、抚顺市望花区、丹东市振兴区、锦州市黑山县、营口市大石桥市、阜新市彰武县、朝阳市建平县、盘锦市双台子区

吉林省(6 个)

公主岭市、通化市通化县、长春市双阳区、双辽市、白城市大安市、辽源市东辽县

黑龙江省(10个)

哈尔滨市南岗区、哈尔滨市巴彦县、鸡西市鸡冠区、鸡西市鸡东县、齐齐哈尔市铁锋区、齐齐哈尔市富裕县、佳木斯市前进区、佳木斯市同江市、大庆市萨尔图区、大庆市杜尔伯特蒙古自治县

上海市(9个)

徐汇区、静安区、长宁区、杨浦区、闵行区、浦东新区、嘉定区、金山区、青浦区

江苏省(10个)

南京市江宁区、无锡市江阴市、徐州市沛县、苏州市常熟市、连云港市海州区、淮安市淮安区、盐城市东台市、扬州市仪征市、镇江市扬中市、宿迁市沭阳县

浙江省(2个)

温州市瓯海区、湖州市长兴县

安徽省(6个)

合肥市长丰县、滁州市来安县、宣城市宁国市、马鞍山市雨山区、淮北市相山区、六安市金安区

福建省(2个)

南平市建瓯市、龙岩市新罗区

江西省(1个)

赣州市于都县

山东省(10个)

济南市历下区、青岛市城阳区、淄博市张店区、枣庄市滕州市、东营市利津县、潍坊市临朐县、潍坊市高密市、济宁市任城区、泰安市岱岳区、聊城市东昌府区

河南省(10个)

信阳市息县、商丘市宁陵县、郑州市中牟县、周口市郸城县、许昌市魏都区、漯河市临颍县、漯河市舞阳县、平顶山市汝州市、商丘市梁园区、焦作市解放区

湖北省(3个)

黄石市下陆区、咸宁市咸安区、咸宁市赤壁市

湖南省(5个)

岳阳市岳阳县、岳阳市汨罗市、郴州市桂阳县、永州市祁阳县、娄底市双峰县

广东省(6个)

广州市增城区、深圳市福田区、佛山市高明区、江门市新会区、惠州市博罗县、揭阳市普宁市

广西壮族自治区（10个）

南宁市青秀区、南宁市上林县、桂林市阳朔县、柳州市柳江区、北海市海城区、贵港市平南县、百色市右江区、来宾市武宣县、钦州市灵山县、梧州市长洲区

海南省（2个）

保亭黎族苗族自治县、琼中黎族苗族自治县

重庆市（2个）

合川区、奉节县

四川省（5个）

成都市金牛区、成都市青羊区、成都市成华区、自贡市贡井区、雅安市荥经县

贵州省（11个）

贵阳市云岩区、贵阳市乌当区、遵义市红花岗区、六盘水市盘州市、六盘水市钟山区、安顺市经济开发区、毕节市七星关区、铜仁市万山区、黔东南州丹寨县、黔南州独山县、黔西南州兴义市

云南省（6个）

大理州祥云县、玉溪市红塔区、普洱市墨江县、红河州弥勒市、昆明市呈贡区、昆明市富民县

陕西省（8个）

西安市新城区、宝鸡市眉县、宝鸡市太白县、咸阳市秦都区、渭南市华州区、渭南市合阳县、商洛市商州区、榆林市榆阳区

甘肃省（8个）

兰州市永登县、陇南市武都区、陇南市成县、平凉市华亭市、庆阳市镇原县、金昌市永昌县、临夏州临夏市、酒泉市敦煌市

青海省（3个）

海东市乐都区、海北州门源县、黄南州泽库县

宁夏回族自治区（3个）

银川市贺兰县、银川市灵武市、中卫市中宁县

新疆维吾尔自治区（4个）

阿勒泰地区阿勒泰市、阿勒泰地区吉木乃县、阿克苏地区阿克苏市、阿克苏地区温宿县

新疆生产建设兵团（3个）

第一师1团、第四师66团、第十三师红星一场

附件2

全国儿童青少年近视防控适宜技术试点对口专业指导机构名单

省（区、市）	对口专业指导机构
北京市、天津市、河北省	北京同仁医院
内蒙古自治区、山西省、山东省	北京大学人民医院
辽宁省、吉林省、黑龙江省	山东中医药大学附属眼科医院
安徽省、海南省、江西省	中山大学中山眼科中心
广东省、上海市、浙江省、江苏省	中国疾控中心、北京市疾控中心
河南省、湖北省、湖南省	安徽医科大学
福建省、广西壮族自治区、宁夏回族自治区	上海市眼病防治中心
重庆市、四川省、贵州省	天津市眼科医院
陕西省、甘肃省、云南省	中华预防医学会 公共卫生眼科学分会
青海省、新疆维吾尔自治区、新疆生产建设兵团	广西中医药大学第一附属医院

国家卫生健康委办公厅
关于成立国家儿童青少年视力健康管理
专家咨询委员会的通知

国卫办疾控函〔2021〕122号

各省、自治区、直辖市及新疆生产建设兵团卫生健康委，中国疾病预防控制中心，各有关单位：

为提高近视防控等儿童青少年视力健康工作管理决策水平，促进儿童青少年视力健康事业科学发展，我委决定成立国家儿童青少年视力健康管理专家咨询委员会

（以下简称专家咨询委员会）。主要职责是为儿童青少年视力健康管理工作提供咨询和专业指导，探索、发现和推荐视力健康适宜技术和典型经验，开展近视防控科普宣传等。首届专家咨询委员会由来自近视防治、公共卫生、婴幼儿健康、中医中药和宣传教育等领域专家组成，设立主任委员1名、副主任委员5名，委员36名，任期3年。现将专家咨询委员会委员名单（见附件1）和专家咨询委员会章程（见附件2）印发给你们，请结合实际组织实施。

附件：

1. 首届国家儿童青少年视力健康管理专家咨询委员会委员名单
2. 国家儿童青少年视力健康管理专家咨询委员会章程

2021年3月8日

附件1

首届国家儿童青少年视力健康管理
专家咨询委员会委员名单

主任委员：

王宁利	中华预防医学会公共卫生眼科学分会	主任医师

副主任委员：

赵明威	北京大学人民医院	主任医师
许　迅	上海交通大学附属第一人民医院	主任医师
卢　江	中国疾病预防控制中心	主任医师
陶芳标	安徽医科大学	教授
姚　克	浙江大学医学院附属第二医院	主任医师

委　员：

金子兵	北京同仁眼科研究所	研究员
刘奕志	中山大学中山眼科中心	教授
毕宏生	山东中医药大学附属眼科医院	主任医师
姚玉峰	浙江大学医学院附属邵逸夫医院	主任医师
潘臣炜	苏州大学公共卫生学院	教授
李　岩	北京大学人民医院	主任技师

王　凯	北京大学人民医院	主任医师
李长宁	中国健康教育中心	研究员
金　曦	中国疾病预防控制中心	研究员
丁库克	中国疾病预防控制中心	研究员
马　军	中国疾病预防控制中心学校卫生中心	教授
洪　晶	北京大学第三医院	主任医师
陈有信	北京协和医院	主任医师
亢泽峰	中国中医科学院眼科医院	主任医师
曾晓芃	北京市疾病预防控制中心	主任技师
郭　欣	北京市疾病预防控制中心	主任医师
李　莉	首都医科大学附属北京儿童医院	主任医师
孙兴怀	复旦大学附属眼耳鼻喉科医院	主任医师
邹海东	上海市眼病防治中心	主任医师
何鲜桂	上海市眼病防治中心	副主任医师
王　雁	天津市眼科医院	主任医师
李筱荣	天津医科大学眼科医院	主任医师
钱学翰	天津医科大学眼科医院	主任医师
梁小玲	中山大学中山眼科中心	教授
罗春燕	上海市疾病预防控制中心	主任医师
邱　波	广东省中医院	主任医师
吴　明	辽宁省疾病预防控制中心	主任医师
冯向明	江苏省卫生监督所	副主任医师
苏冠方	吉林大学第二医院	教授
吴西西	广西中医药大学第一附属医院	主任医师
孙　斌	山西省眼科医院	主任医师
张明昌	武汉协和医院	主任医师
孙志毅	山东中医药大学附属眼科医院	主任护师
朱益华	福建医科大学附属第一医院	主任医师
周　瑾	广州市妇女儿童医疗中心	副主任医师
穆塔里甫	新疆医科大学第一附属医院	主任医师

附件 2

国家儿童青少年视力健康管理
专家咨询委员会章程

第一章　总则

第一条　为提高儿童青少年近视防控等视力健康工作管理决策水平,促进全国儿童青少年视力健康事业科学发展,国家卫生健康委成立国家儿童青少年视力健康管理专家咨询委员会。

第二章　组织机构

第二条　专家咨询委员会由 42 名来自不同领域的视力健康管理相关专家组成,专业领域包括:近视防治、婴幼儿健康、公共卫生、中医中药和健康教育等。

第三条　专家咨询委员会设主任委员 1 名,副主任委员 5 名。

第四条　专家咨询委员会是国家卫生健康委成立的决策咨询组织,主要职责是:

(一)为儿童青少年视力健康相关法律法规、方针政策、技术标准和重要措施制定等提供建议和咨询。

(二)发挥技术优势,为业务开展、科学研究和人才队伍培训等提供专业指导。

(三)承担全国视力健康管理工作,开展科学性和规范性的监督检查、科学评估。

(四)积极发现全国视力健康管理工作的优秀做法、典型经验和先进技术。

(五)广泛开展儿童青少年视力健康相关内容的科普宣教。

第五条　秘书处设在国家卫生健康委疾控局环境健康处,主要职责是为专家咨询委员会日常工作提供政策支持和后勤保障。

第三章　委员选任

第六条　专家咨询委员会委员应当符合下列基本条件:

(一)拥护党的路线、方针、政策,具有强烈的社会责任感和敬业奉献精神。

(二)从事儿童青少年视力健康管理相关工作,在本领域内具有较高专业素养和学术造诣。

(三)掌握和了解儿童青少年视力健康相关政策和信息。

（四）原则上不超过 65 周岁（院士除外），身体健康。

第七条　专家咨询委员会委员由国家卫生健康委聘任,每届任期 3 年,根据工作需要,可以续聘。如有特殊原因无法完成一届任期,可向秘书处提出书面申请。

第八条　连续两次不参加专家咨询委员会会议,视为自动放弃委员资格。

第九条　由于健康原因、未如实声明利益冲突、违反委员会章程或由于工作变动不适宜继续担任的,由国家卫生健康委终止聘任。

第四章　委员的权利和义务

第十条　专家咨询委员会委员享有的权利:

（一）就国家儿童青少年视力健康管理相关工作向国家卫生健康委提出意见和建议。

（二）遵照有关规定,获取相关资料和文件的权利。

（三）可自愿退出专家咨询委员会。

第十一条　专家咨询委员会委员承担的义务:

（一）遵守有关法律法规和专家咨询委员会章程。

（二）如实申明可能存在的利益冲突,主动回避可能与自身利益相关的咨询建议工作。

（三）在决策咨询事项过程中,应当独立、客观、公正地发表意见,不受任何其他因素影响。

（四）除接受国家卫生健康委委托工作外,不得以专家咨询委员会委员身份参加无关工作。

（五）遵守保密要求和宣传纪律,在决策咨询事项正式公布前,不得擅自披露审议咨询内容。

第十二条　本章程自发布之日起施行。

国家卫生健康委牵头制定
《儿童青少年学习用品近视防控卫生要求》

近日,《儿童青少年学习用品近视防控卫生要求》国家强制性标准正式发布,标准号:GB 40070—2021,正式实施在 2022 年 3 月 1 日。产业过渡期为 1 年。主要涉及文体用品行业学生文具及纸品本册类生产企业。

一、标准出台背景

为贯彻落实习近平总书记关于学生近视问题的重要指示批示精神，切实加强新时代儿童青少年近视防控工作，2018 年 8 月 30 日，教育部、国家卫生健康委员会、国家体育总局、财政部、人力资源和社会保障部、国家市场监督管理总局、国家新闻出版署、国家广播电视总局等八部门联合印发了《综合防控儿童青少年近视实施方案》，对防控儿童青少年近视提出了综合措施。该方案指出："2019 年，会同有关部门出台相关强制性标准，严格规范儿童青少年的教材、教辅、考试试卷、作业本、报刊及其他印刷品、出版物等的字体、纸张，以及学习用灯具等，使之有利于保护视力。"《综合防控儿童青少年近视实施方案》还指出："学生作业，原则上以纸质作业为主。"

该标准对与近视防控相关的教材、教辅材料、试卷、课业簿册（作业本）、学习用杂志、报纸及其他印刷品、出版物等儿童青少年学习用品卫生要求及检测方法进行了规定。

二、范围和主要技术内容

（一）本标准的范围：本标准是全文强制性国家标准，规定了教科书、教辅材料、试卷、课业簿册、学习用杂志、报纸及其他印刷品、出版物等儿童青少年学习用品与视力保护有关的卫生要求及检测方法。适用于生产、制作、使用儿童青少年学习用品的企业、中小学校和中等职业技术学校。

（二）主要技术内容涉及作业本（课业簿册）的主要技术指标，包括：（1）作业本芯纸张质量要求：包括纸张定量、平滑度、D65 亮度和 D65 荧光亮度；（2）字体、字号及行空要求；（3）格线规格和尺寸要求等指标。

三、国内外简要情况说明

关于儿童青少年教材教辅等印刷品的纸张要求，共检索到中国大陆以外地区的中国台湾地区笔记簿标准（CNS 11343）、英国学生作业本和类似用纸标准（BS 4448—1988）、日本笔记本和练习本标准（JISS5504—1995）、法国纸与纸板课业簿册纸张特性标准（NF Q11－012—1980)4 个相关度较高的标准。

专家组对这些标准中涉及的簿册用纸特性、规格、格线大小、印刷与装订以及封面图案和颜色等的指标信息进行了提炼和归纳，并对其中的交叉内容进行了对比研究。但由于使用的语言和历史文化背景有所不同，发现这些标准的结构、条目及部分内容可以参考借鉴，但不可照搬。欧美、澳大利亚等发达国家对教室照度值管理均较中国严格。

该标准属于国家强制性标准，发布实施后将对保护儿童视力健康，促进我国学习用品印刷行业的规范化发展发挥重要作用。

该标准自发布后大约有 1 年过渡期，至 2022 年 3 月 1 日正式施行。过渡期内，一些设备、工艺、技术和管理条件具备的企业可以先行按照该标准的要求组织生产销售,上述条件尚不具备的企业需要有计划地完善条件,达到标准。

2022年3月1日以后,所有在该标准范围要求内的学生用品的品质不得有低于该标准所规定的任何一项技术参数要求,否则国家将强制停止企业的生产和销售,情节严重者将追究生产、销售者的法律责任。

来源:国家标准全文公开系统网站、中国文教体育用品协会微信号

2021年3月

教育部等十五部门联合印发《儿童青少年近视防控光明行动工作方案(2021—2025年)》

中国教育报—中国教育新闻网北京5月11日讯(记者 高毅哲)　记者从今天举行的教育部新闻通气会上获悉,近日,教育部等十五部门联合印发《儿童青少年近视防控光明行动工作方案(2021—2025年)》(以下简称《光明行动》),提出将针对不同学段儿童青少年、不同类型学校和不同地区防控的实际情况,采取有针对性的近视防控措施,减少新发近视率,减缓近视进展,降低重度近视率。

《光明行动》提出,将凝聚政府、学校、医疗卫生机构、学生、家庭、社会等多方合力,多措并举,分工负责,一致行动,共同推进儿童青少年近视防控。《光明行动》要求,调动医疗行业、高校、科研院所、企业等方面积极性,深入开展近视防控科研攻关,加快近视影响因素和干预、矫正、教育等研究,及时完善近视防控策略、技术标准和干预措施。

教育部有关负责人介绍,《光明行动》的制定总结,还融合了2020年"抗疫"积累的近视防控有效经验和做法。

来源:中国教育新闻网

2021年4月30日

教育部办公厅关于公布2020年全国儿童青少年近视防控试点县(市、区)和改革试验区遴选结果名单的通知

教体艺厅函〔2021〕20号

各省、自治区、直辖市教育厅(教委),新疆生产建设兵团教育局:

为贯彻落实习近平总书记关于儿童青少年近视防控系列重要指示批示精神,深入落实《综合防控儿童青少年近视实施方案》,加强和改进新时代儿童青少年近视防控工作,根据《教育部办公厅关于做好2020年全国儿童青少年近视防控试点县(市、区)和改革试验区遴选工作的通知》(教体艺厅函〔2020〕37号),经省级教育部门推荐、复核、教育部确认和公示,我部认定并命名北京市西城区等58个地区为2020年全国儿童青少年近视防控试点县(市、区),天津市河北区等16个地区为2020年全国儿童青少年近视防控改革试验区。现公布遴选结果名单,并就有关事项通知如下。

一、加强组织领导,强化机制保障。省级和有关市(区)、县(市、区)教育部门要加强组织领导,积极对标试点县(市、区)和改革试验区建设原则、任务和要求,明确建设工作责任分工,制定工作规划,探索创新体制机制,建立完善目标分工明确、多部门协同推进的儿童青少年近视防控工作制度体系和运行机制,定期研究、统筹推进儿童青少年近视防控工作。积极在本行政区域内遴选和建设儿童青少年近视防控特色学校,充分发挥示范引领作用。

二、夯实基础条件,保障人员配备。省级和有关市(区)、县(市、区)教育部门要努力改善学校教育教学设施和环境,完善学校体育、健康教育场地设施,加强学校医务室、卫生室、保健室建设,配备近视防控设备,落实教室、宿舍、图书馆(阅览室)等场所采光和照明卫生标准要求,使用利于视力健康的照明设备,配备符合标准的可调节课桌椅、坐姿矫正器等近视防控相关设施和用具,提供符合用眼卫生要求的学习环境。鼓励中小学配备"健康副校长",配足配齐校医等专职卫生专业技术人员及专兼职保健教师,加强体育与健康课程师资队伍建设。

三、抓好五项管理,推进综合改革。省级和有关市(区)、县(市、区)教育部门要

严格落实中小学生手机、作业、睡眠、读物、体质等管理要求,确保手机有限带入校园、禁止带入课堂,教学和布置作业不依赖电子产品,使用电子产品开展教学时长原则上不超过教学总时长的30%。保障学生充足睡眠时间,小学生每天睡眠时间应达到10小时,初中生应达到9小时,高中生应达到8小时,加强学生睡眠监测督导。规范课外读物进校园管理。加强学生体质与健康监测和管理,促进学生健康成长。

四、增强体育锻炼,落实减负措施。省级和有关市(区)、县(市、区)教育部门要开齐开足上好体育与健康教育课,落实学生每天1小时校内体育活动,有序组织和督促学生在课间到室外活动,引导学生每天放学后进行1~2小时户外活动,规范开展眼保健操。落实中小学生减负措施,切实减轻中小学生课业负担。学校严格控制书面作业,强化对作业数量、时间和内容的统筹管理。从严监管面向中小学生的各类竞赛活动,严格控制义务教育阶段校内统一考试次数。持续推进校外培训机构专项整治,切实减轻孩子课外学业负担。

五、加大健康宣教,营造良好氛围。省级和有关市(区)、县(市、区)教育行政部门要积极争取当地宣传、广播电视、新闻出版和媒体的大力支持,充分发挥广播电视、报刊、网络、新媒体等作用,组建本地区近视防控专家宣讲团,面向社会持续深入开展儿童青少年近视防控宣传教育活动。学校要将近视防控知识纳入学校健康教育,提高学生近视防控意识和能力,积极利用学校广播、宣传栏、家长会、家长学校等形式,对学生和家长开展科学用眼护眼健康教育,凝聚教师、学生、家庭、学校和社会力量,营造良好氛围。

六、发挥监督作用,用好评议考核。省级教育部门要加强对试点县(市、区)和改革试验区的指导、督促,建立本地区儿童青少年近视防控工作评议考核制度,每年开展评议考核。协同卫生健康部门对学校、托幼机构、校外培训机构教室(教学场所)的采光和照明以“双随机”方式进行抽检、记录并公布。协同市场监管部门严格监管验光配镜行业,不断加强眼视光产品监管和计量监管,加强广告监管,依法查处虚假违法近视防控产品广告,杜绝广告和商业宣传活动进校园。

有关市(区)、县(市、区)教育部门要按照《综合防控儿童青少年近视实施方案》,结合地方实际,研究制定本地区试点县(市、区)和改革试验区工作方案,报省级教育部门备案。请各省级教育部门汇总本地区试点县(市、区)和改革试验区工作方案,并于2021年6月30日前报我部,工作方案电子版一并发送至指定邮箱。请试点县(市、区)和改革试验区及时将儿童青少年近视防控工作进展情况、典型经验做法和有关意见建议报我部。

联系人及电话:樊泽民、赵浩琦,010 – 66096231(兼传真)。

电子邮箱:tfwssj2@ moe. edu. cn。

地址:北京市西城区西单大木仓胡同37号教育部体育卫生与艺术教育司体育与卫生教育处。

附件：

1. 2020 年全国儿童青少年近视防控试点县(市、区)名单
2. 2020 年全国儿童青少年近视防控改革试验区名单
3. 2020 年全国儿童青少年视力健康管理先行示范区名单

2021 年 4 月 29 日

附件 1

2020 年全国儿童青少年近视防控试点县(市、区)名单

北京市西城区、怀柔区

天津市和平区

河北省保定市涿州市、邯郸市丛台区

山西省太原市小店区、晋中市左权县、长治市上党区

内蒙古自治区包头市青山区、鄂尔多斯市东胜区

辽宁省铁岭市昌图县、大连市西岗区

吉林省长春新区、白城市通榆县

黑龙江省伊春市嘉荫县、牡丹江市绥芬河市

上海市长宁区

江苏省南通市通州区、无锡市江阴市

浙江省杭州市拱墅区、杭州市西湖区、台州市玉环市

安徽省蚌埠市禹会区

福建省福州市鼓楼区、厦门市海沧区、宁德市柘荣县

江西省九江市共青城市、景德镇市珠山区

山东省临沂市罗庄区

河南省安阳市北关区、郑州市新密市

湖北省孝感市汉川市、荆州市监利市

湖南省永州市冷水滩区、衡阳市蒸湘区

广东省深圳市南山区、肇庆市端州区

广西壮族自治区柳州市城中区、贵港市港北区

四川省成都市武侯区、成都市锦江区、达州市通川区

贵州省毕节市黔西县、毕节市金沙县

云南省大理白族自治州永平县、红河哈尼族彝族自治州蒙自市

陕西省榆林市榆阳区、汉中市留坝县、安康市平利县

甘肃省兰州市安宁区、庆阳市庆城县

青海省海东市乐都区、海南州贵德县

宁夏回族自治区石嘴山市平罗县、吴忠市利通区

新疆维吾尔自治区乌鲁木齐市达坂城区、伊犁哈萨克自治州奎屯市

新疆生产建设兵团第一师阿拉尔市

附件 2

2020 年全国儿童青少年近视防控改革试验区名单

天津市河北区

吉林省梅河口市

黑龙江省黑河市

浙江省绍兴市

安徽省滁州市

山东省济南市

河南省濮阳市

湖北省宜昌市

湖南省娄底市

广东省汕头市

重庆市巴南区

贵州省毕节市

云南省红河哈尼族彝族自治州

陕西省宝鸡市

宁夏回族自治区银川市

新疆生产建设兵团第二师铁门关市

附件 3

2020 年全国儿童青少年视力健康管理先行示范区名单

浙江省温州市

教育部介绍《儿童青少年近视防控光明行动工作方案(2021—2025年)》

为积极应对新冠肺炎疫情影响,毫不松懈、务实真抓、务求实效推进儿童青少年近视防控工作,近日,教育部等十五部门联合印发《儿童青少年近视防控光明行动工作方案(2021—2025年)》(以下简称《光明行动》)。

《光明行动》明确了近视防控光明行动工作目标。加强儿童青少年近视防控,促进儿童青少年视力健康是中央关心、群众关切、社会关注的"光明工程"。通过合力开展儿童青少年近视防控光明行动,努力克服新冠肺炎疫情影响,健全完善儿童青少年近视防控体系,力争到2025年每年持续降低儿童青少年近视率,有效提升儿童青少年视力健康水平,如期实现《实施方案》2030年各项目标任务。

《光明行动》包括八个专项行动。一是引导学生自觉爱眼护眼。教育每个学生强化"每个人是自身健康的第一责任人"意识。主动学习掌握科学用眼护眼等健康知识,养成健康习惯,并向家长宣传。二是减轻学生学业负担。引导家庭配合学校切实减轻孩子学业负担,不盲目参加课外培训、跟风报班,根据孩子兴趣爱好合理选择。三是强化户外活动和体育锻炼。着力保障学生每天校内、校外各1个小时体育活动时间。鼓励基础教育阶段学校每天开设1节体育课。建立完善全国儿童青少年体育活动体系,指导各地采用多种形式和途径开展儿童青少年健身科普工作,吸引更多儿童青少年到户外参加体育活动。四是科学规范使用电子产品。指导各地落实《关于加强中小学生手机管理工作的通知》,确保手机有限带入校园、禁止带入课堂。家长加强对孩子使用手机的督促管理,引导孩子科学理性对待并合理使用手机,形成家校协同育人合力。五是落实视力健康监测。建立儿童青少年视力健康监测数据库,每年开展全国儿童青少年视力动态监测,努力实现县(市、区)儿童青少年近视监测全覆盖。六是改善学生视觉环境。指导各地改善教学设施和条件,落实教室、宿舍、图书馆(阅览室)等采光和照明要求,鼓励采购符合标准的可调节课桌椅、坐姿矫正器,为学生提供符合用眼卫生要求的学习环境。七是提升专业指导和矫正质量。发挥医院专业优势,不断提高眼健康服务能力。制定跟踪干预措施,检查和矫正情况及时记入儿童青少年视力健康电子档案。发挥高校、科研院所科研作用,开展近视防控科研攻关,加强防治近视科研成果与技术的应用。八是加强视力健康教育。发布不同学段近视防控指引,教育引导儿童青少年形成科学用眼行为习惯。以开发义务教育阶段健康教育视频课程为基础,建立全国儿童青少年视力健康教育资源库。支持鼓励学生成立在学校内部活动的健康教育社团,开展视力健康同伴教育。

《光明行动》进一步健全了近视防控保障机制。一是加强部门协同推进。充分发挥综合防控儿童青少年近视工作联席会议机制作用,统筹推进联席会议机制成员单位和各省份年度重点任务,分工负责,切实推动光明行动工作方案落地落实。二是开展评议考核督查。每年面向各省级人民政府开展全国儿童青少年近视防控评议考核工作,将儿童青少年近视防控工作、总体近视率和体质健康状况纳入政府绩效考核,不断提升视力健康知识知晓率、学生用眼行为改进率、视觉环境条件达标率、学生体质健康标准达标测试优秀率。三是营造良好社会氛围。充分发挥近视防控改革试验区和试点县(市、区)典型示范引领作用,依托"师生健康 中国健康"主题健康教育活动、"全国爱眼日"等活动,加强科学引导和典型报道,在全社会营造政府主导、部门协同、专家指导、学校教育、家庭配合的良好氛围,让每个孩子都有一双明亮的眼睛和光明的未来。

2021 年 5 月 11 日

国家卫生健康委办公厅教育部办公厅
关于开展 2021 年托幼机构、校外培训机构、
学校采光照明"双随机"抽检工作的通知

国卫办监督函〔2021〕270 号

各省、自治区、直辖市及新疆生产建设兵团卫生健康委、教育厅(教委、教育局),中国疾控中心、监督中心:

为贯彻落实教育部、国家卫生健康委等八部门印发的《综合防控儿童青少年近视实施方案》提出"对托幼机构、校外培训机构、学校的采光和照明以'双随机'方式进行抽检、记录并公布"的要求,做好 2021 年"双随机"抽检工作,现就有关事项通知如下:

一、抽检内容和范围

(一)托幼机构和校外培训机构

1. 抽检内容。按照《托儿所、幼儿园建筑设计规范》(JGJ 39—2016)第 5.1.1、

6.3.4 条规定,对托幼机构儿童活动室的直接天然采光、采光系数、窗地面积比、照度平均值等项目符合情况进行抽检。参照《中小学校教室采光和照明卫生标准》（GB 7793—2010）和《中小学校设计规范》（GB 50099—2011）关于教室的采光要求和照明要求,对校外培训机构教室（教学场所）采光方向、采光系数、窗地面积比、防眩光措施、室内表面反射比、装设人工照明、课桌面照度、黑板照度等项目符合情况进行抽检。

2. 抽检范围。以县（区）为单位,按辖区内持有办园许可证的托幼机构总数不低于 5%、持有办学许可证的校外培训机构总数不低于 5% 的比例进行抽检,且最低抽检数量均不得少于 5 所,不足 5 所的全部进行抽检。按照《关于开展 2019 年托幼机构、校外培训机构、学校采光照明"双随机"抽检工作的通知》（国卫办监督函〔2019〕314 号）已完成抽检且所抽检项目符合要求的,本年度不再纳入抽检范围。

（二）学校

学校教室的采光和照明抽检按照《国家卫生健康委办公厅关于印发 2021 年国家随机监督抽查计划的通知》（国卫办监督函〔2021〕152 号）中公共卫生国家随机监督抽查计划执行。

二、工作要求

（一）各地要高度重视,加强组织领导,按照当地人民政府落实儿童青少年近视防控措施整体部署,继续认真做好学校、托幼机构、校外培训机构教室（教学场所）采光和照明的"双随机"抽检、记录及公布工作。

（二）各地卫生健康行政部门和教育部门要在明确部门分工的基础上继续形成工作合力。卫生健康行政部门要以"双随机"方式抽取抽检人员和受检托幼机构、校外培训机构,开展检测并记录结果;教育部门要提供辖区托幼机构和校外培训机构底数,并为卫生健康行政部门进入现场抽检提供必要支持。

（三）各地卫生健康行政部门要强化措施确保抽检工作质量,抽检结果应当及时向同级教育部门通报。教育部门要督促辖区不达标学校、托幼机构、校外培训机构改进教室（教学场所）采光照明条件。卫生健康行政部门和教育部门要共同对抽检结果进行分析研判,做好辖区抽检信息公布工作。

（四）省级卫生健康行政部门要认真汇总和审核抽检结果,将抽检结果汇总表（见附件）及工作总结,加盖公章后于 2021 年 10 月 31 日前报送国家卫生健康委监督局,同时发送电子版至邮箱 ggwsjdc@ nhc. gov. cn。

附件:教室（教学场所）采光和照明抽检结果汇总表

2021 年 5 月 11 日

附件

教室(教学场所)采光和照明抽检结果汇总表

省(区、市)

机构类别	辖区单位总数(个)	抽检单位数(个)	抽检项目符合要求单位数(个)									
			直接天然采光	采光系数	窗地面积比	照度平均值	采光方向	防眩光措施	室内表面反射比	装设人工照明	课桌面照度	黑板照度
托幼机构							—	—	—	—	—	—
校外培训机构			—			—						

注:采光测量方法按 GB/T 5699 执行,照明测量方法按 GB/T 5700 执行。

填表人: 联系电话: 审核人: 公章

教育部办公厅关于印发《学前、小学、中学等不同学段近视防控指引》的通知

教体艺厅函〔2021〕24 号

各省、自治区、直辖市教育厅(教委),新疆生产建设兵团教育局:

为贯彻落实习近平总书记关于儿童青少年近视防控工作系列重要指示批示精神,深化宣传教育,进一步明确不同学段儿童青少年近视防控要点,着力提高儿童青少年用眼行为改进率和近视防控知识知晓率,教育部研制了《学前、小学、中学等不同学段近视防控指引》,现予以印发,请遵照执行。

附件:学前、小学、中学等不同学段近视防控指引

2021 年 5 月 21 日

附件

学前、小学、中学等不同学段近视防控指引

一、学前阶段(0~6岁)

关键词:呵护引导,快乐成长

幼儿刚出生时是远视眼状态。0~6岁阶段,孩子视觉系统处于从"远视眼"向"正视眼"快速发展的关键阶段,呵护孩子视力健康应以让他们快乐成长为目标科学引导。

1. 户外活动很重要,沐浴阳光防近视

0~6岁是早期近视防控的关键期。户外活动能有效预防和控制近视。幼儿园老师和家长应鼓励并带领孩子多参加以玩乐为主的户外活动或简单的体育运动,保证每日户外活动时间两小时以上。注意在户外活动中预防晒伤和其他意外伤害的发生。

2. 电子视屏要严控,过早使用眼损伤

在幼儿眼睛发育的关键期,过多接触电子屏幕会造成不可逆眼部损伤。建议0~3岁幼儿禁用手机、电脑等视屏类电子产品,3~6岁幼儿也应尽量避免接触和使用。托幼机构尽量避免使用电子屏教学。

3. 远离幼儿小学化,注重体验乐成长

学龄前幼儿不宜读写,避免过早施加学习压力。要主动远离幼儿园小学化倾向,让幼儿快乐成长,充分使用各种感官探索和体验。近距离注视场景下,距离应保持50厘米以上。对于学习钢琴等乐器的孩子,琴谱字体要尽量大,保证练习时环境光照亮度,每次连续练习时间不超过20分钟。

4. 睡眠确保10小时,膳食营养要多样

幼儿的营养水平和睡眠质量与成年后身体素质息息相关,应注意保持规律、健康的生活方式。每天应保证充足睡眠时间10小时以上。注意膳食营养均衡,多吃水果蔬菜,少吃甜食和油炸食品。

5. 密切关注眼健康,从小就要来建档

家长要时刻关注孩子的眼健康,在新生儿健康体检时就要主动进行视力筛查。及时为幼儿建立屈光发育档案,3岁后每3~6个月定期监测视力和屈光发育情况,发现异常应及时就诊。重视入园眼健康检查。家长在家可教会孩子通过视力表进行视力检测,做到早监测、早发现、早预警、早干预。

二、小学阶段(6~12岁)

关键词:习惯养成,积极预防

　　小学低年级阶段,孩子需要适应环境和角色的转变,近视防控应以养成良好习惯为主,要定期密切关注视力与屈光发育情况,预防近视发生。小学高年级阶段,要注意用眼卫生,把近视防控与素质教育结合,科学防控近视发生发展。

　　1. 户外活动要保障,体育爱好宜广泛

　　学校和家长应共同营造良好的体育运动氛围,创造条件让孩子多参加户外活动,鼓励课间休息时间和体育课到室外活动。家长应多带孩子到户外活动,每日户外活动时间累计应达到两小时以上。低年级小学生应注重锻炼习惯的养成,把体育运动作为兴趣爱好。高年级小学生可适当增加有氧体育运动。注意在户外活动中预防晒伤和其他意外伤害的发生。

　　2. 正确姿势不能忘,用眼环境要敞亮

　　学习时,阅读和书写的环境非常重要。环境的采光照明要科学,学习场所要保证充足的光照亮度。光线不足时,应通过台灯辅助进行双光源照明,台灯应摆放在写字手的对侧前方,避免眩光。桌椅高度要与孩子的身高和坐高匹配并及时调整。小学低年级阶段是培养阅读和书写姿势的关键时期,注意标准读写姿势与习惯,做到书本离眼睛一尺、胸口离桌一拳、握笔手指离笔尖一寸。学校和家长应严格姿势训练,及时纠正错误姿势。教导孩子不要躺在床上或沙发上看书,不要在摇晃的车厢内看书。

　　3. 视屏时间不要长,课外不要增负担

　　小学生应严格控制视屏类电子产品使用时长。学校应谨慎开展线上课程学习,尽量不布置线上作业。家长应配合学校切实减轻孩子作业负担,减少校外培训尤其是线上校外培训,切勿忽视孩子兴趣和视力健康盲目报班。

　　4. 阅读材料要优选,纸质读物不反光

　　阅读材料的图画和字体不宜过小,选择亚光纸质读物。小学低年级段的阅读材料应以大字体图文为主,小学高年级段的阅读材料字体不宜过小。

　　5. 读写间隔多休息,劳逸结合眼舒适

　　小学生应控制持续阅读和书写的时间。低年级段小学生每次连续读写不超过20 分钟,高年级段小学生每次连续读写不超过 30 分钟。休息时应走出教室进行户外活动或远眺。

　　6. 均衡膳食有营养,规律作息更健康

　　家长要督促孩子保持规律、健康的生活方式。每天保证充足睡眠时间 10 小时。注意营养均衡,强调食物多样性,多吃水果蔬菜,少吃甜食和油炸食品。

　　7. 积极定期查视力,及时干预降风险

　　小学生每年应进行 2～4 次视力检查。学校和家长应重视定期开展视力检查,及时查阅检查结果。学校若发现视力出现异常现象的学生,应及时提醒家长带孩子前往正规的医疗机构进一步检查确认。

8. 近视不可乱投医,正规机构去就诊

学生近视后,不可病急乱投医,不要迷信近视可治愈等虚假广告,应到正规的医疗机构就诊,并遵从医嘱进行科学干预和矫正。

三、中学阶段(12~18岁)

关键词:主动参与,科学防控

中学阶段,孩子进入青春期,有了独立自主意识,近视防控需要孩子主动参与和多方支持。初中阶段仍应以防为主,加强体育锻炼,防止近视发生与发展。高中阶段身体发育逐渐接近成年,学业压力增加,应在学习与生活上实现平衡,坚持防控近视,已经近视的要避免发展成为高度近视。已发展成为高度近视的学生要重视防控并发症。

1. 主动学好眼知识,科学把握眼健康

树立"每个人是自身健康的第一责任人"意识,主动学习掌握科学用眼护眼等健康知识,并向家长宣传。积极关注自身视力状况,自我感觉视力发生明显变化时,及时告知家长和教师,尽早到眼科医疗机构检查和治疗,做到早发现、早干预、早治疗。

2. 劳逸结合很关键,三个"20"多提倡

中学生学业压力递增,应注意劳逸结合,保持心情舒畅。在校期间,应把握好课间休息时间和体育课活动时间,多远眺或到户外活动。课余和周末尽量多参加户外活动,积极参加体育运动,及时调解压力。牢记"20—20—20"原则,近距离用眼20分钟,要注意看20英尺(6米)外的远处物体20秒钟放松眼睛。

3. 采光照明莫大意,学习环境严把关

阅读书写时环境很重要,要保证充足的光照亮度。光线不足时,可通过台灯辅助照明,台灯要摆放在写字手的对侧前方。为保证正确的读写姿势,要选择高度合适的课桌椅。

4. 阅读书写有讲究,连续时间勿过长

中学生应控制持续阅读和书写的时间,每次连续读写尽量不超过40分钟。平常阅读时尽量选择字体大小合适的纸质读物,字体不宜过小,材质尽量不要有反光。

5. 电子产品控时长,视屏距离要保持

自觉控制视屏类电子产品使用时长,减少非学习目的的视屏类电子产品使用。使用视屏类电子产品时,尽量选择大尺寸的屏幕,保持50厘米以上的注视距离。

6. 饮食营养要均衡,充足睡眠需保障

中学生应养成规律、健康的生活方式。每天保证8~9小时睡眠时间。注意营养均衡,强调食物多样性,多吃水果蔬菜,少吃甜食和油炸食品。

7. 近视普查应重视,高度近视要防范

应重视学校开展的近视普查,及时查阅检查结果。发现视力异常或上课发现看黑板不清楚应尽早告知家长,及时前往医院进一步检查确认。初中生每年应进行2~4

次视力筛查。高中生近视发生率明显增加,近视戴镜矫正后应定期复查,尽量每半年复查一次,控制近视发展,避免成为高度近视。

8. 矫正方法要科学,虚假广告莫相信

目前暂未出现证实有效的近视治疗药物或保健产品,一旦近视,应到正规的医疗机构就诊,进行科学矫正。不可病急乱投医,迷信近视可治愈等虚假广告。

国家卫生健康委办公厅
关于开展"启明行动——眼健康,从娃娃做起"
主题宣传活动的通知

国卫办妇幼函〔2021〕295 号

各省、自治区、直辖市及新疆生产建设兵团卫生健康委:

为在全社会形成重视儿童眼健康的良好氛围,持续推进 0 ~ 6 岁儿童眼保健和视力检查工作落实,扎实开展"我为群众办实事"实践活动,我委决定在全国开展"启明行动——眼健康,从娃娃做起"主题宣传活动。现就相关要求通知如下。

一、活动主题

本次启明行动活动主题为"眼健康,从娃娃做起"。强调 0 ~ 6 岁是儿童眼睛和视觉功能发育的关键时期,倡导和推动家庭及全社会重视这一时期儿童眼健康问题,科学防治儿童眼病和视力不良,给孩子一个更加光明的未来。

二、活动内容

(一)开展社会宣传和健康教育。充分利用网络、广播电视、报纸杂志、海报墙报、培训讲座等多种形式,广泛开展宣传倡导,向社会公众传播儿童眼保健重要意义,普及科学知识。创新健康教育方式和载体,开发制作群众喜闻乐见的健康教育科普作品,利用互联网媒体扩大传播效果,提高健康教育的针对性、精准性和实效性,营造关心支持儿童眼健康良好社会氛围。

(二)加强儿童眼健康咨询指导。医疗机构要以儿童家长和养育人为重点,结合 0 ~ 6 岁儿童健康管理、眼保健和眼科临床服务,开展个性化咨询指导。要针对儿童常见眼病和近视防控等重点问题,通过面对面咨询指导,引导儿童家长树立防控意识,改变不良生活方式,养成爱眼护眼健康行为习惯。积极配合卫生健康行政部门开展儿童眼保健义诊咨询活动,推动咨询指导服务进社区、进家庭。

(三)推进儿童眼保健和视力检查服务。各地要结合实际组建专家组,针对基层医疗卫生机构开展0~6岁儿童眼保健和视力检查专业技术培训,强化业务指导,开展质量控制,不断提升服务能力,提高0~6岁儿童眼保健和视力检查服务的可及性,不断推动工作落实。

三、工作要求

各级卫生健康行政部门要高度重视,加强组织领导,结合"六一"儿童节、爱眼日等重要时间节点,统筹安排好全年"启明行动——眼健康,从娃娃做起"主题宣传活动,有序推进各项任务。各地在开展活动中的有效经验做法及意见建议等可反馈我委妇幼司。

联系人:妇幼司　侯冬青、马力

电话:010 – 62030671、62030604

邮箱:fysetwsc@ nhc. gov. cn

2021 年 5 月 28 日

国家卫生健康委办公厅关于印发
0～6 岁儿童眼保健核心知识问答的通知

国卫办妇幼函〔2021〕296 号

各省、自治区、直辖市及新疆生产建设兵团卫生健康委:

为贯彻落实《健康中国行动(2019—2030 年)》和教育部、国家卫生健康委等八部门《综合防控儿童青少年近视实施方案》,倡导和推动家庭及全社会重视0～6 岁儿童眼健康,科学防治儿童眼病和视力不良,给孩子一个更加光明的未来,我委组织编写了《0～6 岁儿童眼保健核心知识问答》。现印发给你们,供参考使用。

2021 年 5 月 28 日

附件

0~6岁儿童眼保健核心知识问答

0~6岁是儿童眼睛和视觉功能发育的关键时期,6岁前的视觉发育情况决定了儿童一生的视觉质量。在眼球和视觉发育的过程中,常会遇到内在或外来的干扰,影响正常发育,甚至造成不可挽回的视力损害。因此,一定要呵护好儿童的眼睛,做到儿童眼病早发现、早诊断、早干预、早治疗,让每一位儿童都拥有一个光明的未来。

一、宝宝出生后,眼睛和视觉功能是如何发育的

宝宝出生后,眼睛和视觉功能是逐步发育成熟的,0~6岁是儿童眼球结构和视觉功能发育的关键时期。

新生儿出生时的视力只有光感,出生后视力才逐步发育。一般来讲,1岁儿童视力可达0.2,2岁视力可达0.4以上,3岁视力可达0.5以上,4岁视力可达0.6以上,5岁及以上视力可达0.8以上。另外,立体视是分辨物体远近、凹凸的能力,儿童的立体视也是逐步发育的,5~6岁基本发育成熟。

宝宝刚出生时眼球较小,眼轴较短,此时双眼处于生理性远视状态。随着生长发育,眼球逐渐增长,眼轴逐渐变长,生理性远视逐渐减少趋向正视。正视后,如果眼球继续增长,眼轴过长,就会发展为近视了。

二、家长如何识别儿童常见眼病和视力异常

家长在日常生活中要注意观察和识别儿童眼部疾病的危险信号,出现以下情况应当及时就医。

(一)眼红、持续流泪、分泌物多,可疑为结膜炎或新生儿泪囊炎。

(二)若发现宝宝瞳孔区发白应当引起高度警示,提示可疑先天性白内障、视网膜母细胞瘤等眼底疾病,一定要尽早去眼科检查。

(三)不能追视、视物距离过近、眯眼、频繁揉眼、畏光或双眼大小明显不一致,提示可疑视力异常或眼病。

(四)眼位偏斜、总是歪头视物,提示可疑斜视。眼球震颤,即双眼球不自主地有节律地转动,提示可疑视力较差,应及早就诊。

三、儿童为什么要定期做眼睛检查

对于6岁以内的儿童,许多影响视觉发育的眼病发病隐匿,仅靠家长观察难以发现。一是因为这些眼病从外观上看没有异常的表现;二是因为儿童年龄小不会表达眼睛的问题,或单眼视力异常另一只眼正常,不易觉察;三是因为这些眼病大多从小就有,宝宝一直没有看清晰的体验,所以不知道自己看到的世界是不清晰的,也就不会有看不清的表现。只有通过眼部外观检查或特殊的眼科设备检查,用客观的方式才能发现儿童眼部异常。

儿童视力从出生开始逐步发育,不同年龄段的儿童需要关注的眼病不同,每个年龄段都有各自的眼保健重点。从宝宝一出生就应该开始做定期的筛查。

早产儿、低体重儿易发生可致盲的早产儿视网膜病变,应及时做眼底筛查,早发现、早治疗。婴儿期应筛查先天性白内障、先天性青光眼,严重的白内障对视力发育影响很大,应及早治疗,否则视力难以恢复。到了幼儿期和学龄前期,应重点关注斜视、弱视和屈光不正三种儿童常见眼病。这些眼病对儿童的视觉发育影响也较大,需要早发现早治疗。

四、0~6岁儿童的常见眼病有哪些

(一)早产儿视网膜病变。早产儿中,视网膜病变的发病率为10%~20%,出生体重越低、出生孕周越小其发病率越高。必须通过筛查才能及时发现。只有及时干预才有可能获得较好的治疗效果。若发现较晚、错过了最佳治疗窗口期可致盲。对于出生体重<2000g的低体重儿和出生胎龄<32周的早产儿,应在出生后4~6周或矫正胎龄32周(出生时的孕周+出生后的周数)做首次眼底筛查,根据视网膜病变情况确定治疗方案和复查时间。符合筛查标准的早产儿应到有筛查能力的医疗机构检查。

(二)先天性白内障。发病率约为4‰,在婴儿中的发病率为0.2‰~0.5‰,约占新生儿致盲性眼病的30%。白内障是指眼部晶状体混浊。有的晶状体混浊部位比较靠前,或者整个晶状体都混浊,家长就会发现瞳孔区发白;如果混浊部位在晶状体后部,瞳孔区就不会出现发白,这种混浊就需要用专业的红光反射来筛查。单眼的严重白内障最好在宝宝2~3月龄前治疗,若治疗不及时视力很难恢复。

(三)先天性上睑下垂。患病率约1.8‰。先天性上睑下垂主要表现为出生后出现单眼或双眼上眼睑不能上抬或上抬不足,上眼睑部分或完全遮盖瞳孔。先天性上睑下垂的孩子,一般睁眼比较晚,在出生后几天或者几周都不能睁大眼睛。中重度上睑下垂一般都需要手术治疗。病变程度决定手术时间,一般3岁之后手术为宜。严重的单侧上睑下垂或者双侧,如果遮盖瞳孔,为避免弱视,应尽早就医。

(四)屈光不正。屈光不正是指外界远处的光线经过眼屈光系统的屈折后,不能在视网膜上聚焦形成清晰物像。屈光不正包括远视、近视、散光和屈光参差。远视是指远处的光线聚焦形成的影像位于视网膜后;近视则是远处的光线聚焦形成的影像位于视网膜前;散光是指光线不能聚焦在同一个焦点上;屈光参差是指双眼的屈光度数相差太大,比如双眼的远视度数相差150度或散光度数相差100度,度数较高的眼就容易形成弱视。屈光不正是儿童最常见的眼病,家长一般对近视比较重视,但是对于6岁以内的儿童来说高度远视、散光和屈光参差也同样应该重视,因为后三种眼病很容易形成弱视,需要及时矫治。儿童屈光不正通过视力检查和屈光筛查容易发现,但确诊需要进行散瞳验光。儿童屈光不正常用的矫正方法是配戴眼镜,儿童配镜需要医学验光,综合屈光度、有无斜视及眼部其他健康状况最后确定眼镜度数。

(五)弱视。弱视是由于视觉发育期内单眼斜视、严重远视、近视和散光、双眼屈光度数相差太大或先天性白内障、上睑下垂等引起的视力发育障碍,导致单眼或双眼最佳戴镜视力低于相应年龄的视力;或双眼视力相差两行以上,视力较低眼为弱视。弱视患病率为 1%～5%。根据普查结果确定 3～5 岁儿童视力的正常值下限为 0.5,6 岁及以上儿童视力正常值下限为 0.7。弱视大部分可以治愈,年龄越小、发现越早,治疗效果越好,6 岁之后较难治疗,因此弱视应早发现、早诊断、早治疗。如果是单眼斜视引起的弱视比较容易发现,但是远视、散光或者屈光参差等引起的弱视因为无特殊的异常表现常常被忽视,需要通过定期的视力检查、屈光筛查和眼位检查才能发现。

(六)斜视。斜视是指一眼注视目标时,另一眼视轴偏离目标。斜视是与视觉发育、眼部解剖、双眼视觉功能和眼球运动功能密切相关的一组疾病。斜视除了影响美观外,还会导致弱视及立体视不同程度地丧失,影响成人后职业的选择。斜视患病率约 3%。斜视分为内斜视、外斜视和垂直斜视,其中出生后 6 个月内先天性内斜视患病率为 1%～2%,人群中先天性内斜视患病率约为 0.1%,内斜视对儿童的视觉功能影响大,需要及早治疗。斜视的治疗方法有配戴眼镜和手术治疗等,具体治疗方法要根据斜视类型而定,早期治疗斜视可以在矫正眼位、恢复外观的基础上,促进视力发育和双眼视觉功能的建立。

五、预防近视需要从宝宝就开始吗

近视预防应该从小开始。家长要有从小就给宝宝一个健康的视觉环境的意识,帮助宝宝养成良好用眼习惯的理念。新生儿视力发育需要良好的环境亮度,白天要保证室内光线明亮,夜间睡眠时应关灯。保证充足睡眠和营养。要多带儿童到户外玩耍,到医院建立眼健康档案,监测视力发育和远视储备量的变化,及时发现近视征兆并进行干预或矫正。

新生儿的眼球较小,眼轴较短,此时双眼处于远视状态,这是生理性远视,称为"远视储备量"。随着儿童生长发育,眼球逐渐长大,眼轴逐渐变长,远视度数逐渐降低而趋于正视。正视后若眼球继续增长,则出现近视。远视储备量不足指裸眼视力正常、散瞳验光后屈光状态虽未达到近视标准但远视度数低于相应年龄段生理值范围。3 岁前生理屈光度为 +3.00D,4～5 岁生理屈光度为 +1.50D～+2.00D,6～7 岁生理屈光度为 +1.00D～+1.50D。如 4～5 岁的儿童生理屈光度为 150～200 度远视,则有 150～200 度的远视储备量,如果此年龄段儿童的生理屈光度只有 50 度远视,意味着其远视储备量消耗过多,有可能较早出现近视。近视不光对学习、生活、工作带来影响,高度近视还可引起眼底视网膜病变,严重的可导致视网膜脱离而致盲。

因此,家长要为儿童提供良好的用眼环境,帮助儿童养成良好的用眼习惯,尽可能延缓近视的发生和进展。

六、早期预防近视的主要措施有哪些

(一)增加户外活动时间。户外活动接触阳光,能促进眼内多巴胺释放,从而抑制眼轴变长,预防和控制近视过早发生。所以儿童应坚持户外运动。3~6岁儿童每日户外活动时间应在2小时以上,尽可能"目"浴阳光。

(二)减少持续近距离用眼时间。要减少读书、画画、写字等近距离的用眼时间,避免不良的读写习惯。不在走路时、吃饭时、卧床时、晃动的车厢内、光线暗弱或阳光直射等情况下看书、写字,每次持续近距离用眼时间不宜过长,二十分钟左右要停下来休息一下眼睛,可以远眺5~10分钟。建议低龄儿童尽量以家长读绘本为主进行阅读,避免儿童近距离用眼时间过长。

(三)限制视屏类电子产品使用。长时间近距离使用视屏类电子产品易消耗儿童远视储备量,影响视力发育。建议婴幼儿禁用手机、电脑等视屏类电子产品,3~6岁尽量避免接触和使用手机、电脑等视屏类电子产品。

(四)其他措施。要选择有足够亮度、频谱宽而且没有频闪和炫光的台灯,使用时也要打开房间其他灯,保证充足亮度。保证均衡膳食、确保每天睡眠时间不少于10小时。

七、日常生活中,需要如何预防儿童眼睛意外伤害和传染性眼病

儿童生性爱动,要注意预防眼外伤,避免让幼儿玩铅笔等尖锐物,更不能手持尖锐物品奔跑打闹。避免接触强酸、强碱等洗涤剂。若有化学试剂不慎进入眼睛要立即就地用清水彻底冲洗,冲洗后送医院就诊。刮风天带儿童外出,要注意眼部遮挡以免进入异物。发生异物进入眼睛时,要避免揉眼,可让孩子轻轻闭上眼睛,异物会刺激眼泪增多而随眼泪流出,若不能自行流出或症状不缓解,要及时就医。

要保持儿童眼部清洁卫生,教育和帮助儿童经常洗手,不揉眼睛。不带患有传染性眼病的幼儿到人群聚集场所活动。

八、定期的儿童眼保健及视力检查到哪里做呢

0~6岁儿童眼保健及视力检查服务作为儿童健康管理的重要内容,主要由乡镇卫生院、社区卫生服务中心等基层医疗卫生机构承担,共13次检查。其中,新生儿期2次,分别在新生儿家庭访视和满月健康管理时;婴儿期4次,分别在3、6、8、12月龄时;1至3岁幼儿期4次,分别在18、24、30、36月龄时;学龄前期3次,分别在4、5、6岁时。家长应当定期带孩子到附近社区卫生服务中心或乡镇卫生院,接受儿童健康管理时,同时接受眼保健及视力检查服务。

我国有完善的三级妇幼保健网络,各地的妇幼保健机构会对基层医疗卫生机构进行眼保健工作的指导、开展专项检查、接受基层转诊。各地的综合医院或专科医院也会提供技术支持,接受需要更专业的眼科检查和治疗的儿童。大家一起来努力,保障儿童的眼健康。

九、家长关于儿童眼健康的常见误区

误区一:宝宝的眼睛看上去很明亮,肯定没问题。

0~6岁儿童中,许多影响视力的眼病从眼睛表面看是正常的,但是实际可能存在致盲性眼病。比如位置比较靠后的先天性白内障、早产儿视网膜病变、先天性青光眼和其他先天性眼底病,可能致盲,但眼外观看都没有异常;弱视、高度远视、散光和屈光参差等,眼外观正常,但可能需要治疗。

误区二:小宝宝"对眼儿"没关系,长大就好了。

人们常说的"对眼儿",医学上叫"内斜视",婴幼儿的内斜视有真假之分。假性内斜视是由于宝宝鼻骨未发育完全,鼻梁宽且扁平,只是外观看起来像内斜视。这种假"对眼儿"随着年龄的增长,外观会逐渐改善,"对眼儿"自然消失。

有的"对眼儿"是真的内斜视。内斜视是儿童常见眼病,会影响宝宝的视力发育,还会影响立体视的发育,限制长大后职业的选择,需要尽早治疗。

家长一旦发现宝宝有"对眼儿",应及时带宝宝找专业的眼科医生检查,明确是否是真性内斜视,不要盲目等待其自然好转,而耽误孩子的治疗。

误区三:孩子视力差就是近视了。

引起儿童视力异常的原因很多,近视只是其中一种。6岁内的儿童近视较少,而远视和散光引起的视力异常更常见。另外其他的眼病,如弱视、眼底疾病等也会影响视力。

所以,如果发现孩子视力差,应该做进一步详细检查,确定了影响视力的原因,才能给予针对性的治疗和用眼指导。比如近视了,要限制近距离用眼时间,远视引起的弱视则需要多用眼促进恢复。

误区四:孩子视力不好不用担心,长大就好了。

若检查发现孩子视力异常,家长一定要重视。6岁以前是儿童视觉发育的关键时期,如果在这段时间内孩子存在斜视、远视、近视和散光、先天性白内障和重度上睑下垂等眼部异常,都可以表现为视力差,可能会影响孩子的视觉发育,从而引起弱视,导致长大后即使戴眼镜视力也不能恢复正常。所以孩子视力不好应及时矫治,积极促进视力发育,以免形成弱视。

误区五:散瞳药对孩子的眼睛有伤害。

医生发现孩子视力不好,就会建议散瞳验光检查。由于儿童眼睛的调节力特别强,不散瞳进行验光检查,经常会让正常的眼睛也表现为近视,或高度远视的眼睛表现为远视度数减低,影响验光的准确性及治疗效果。

　　散瞳药物可以放松调节力，准确检查近视、远视和散光的度数，确定是否需要配镜矫正，所以儿童散瞳验光是非常必要的。

　　正确使用散瞳药物对眼睛和身体都是无害的。散瞳后短时出现的看近不清、畏光，随着药物的代谢会自然恢复，家长不必担心，不应拒绝散瞳散光检查，错过孩子的最佳矫正时期，耽误、影响孩子的正常视觉发育。

　　误区六：孩子不要戴眼镜，戴上就摘不下来了。

　　孩子如果有近视、远视、散光等问题，经医生确诊后可能需要戴眼镜矫治。眼镜的作用是帮助儿童解决眼部聚焦的缺陷，使儿童看得清晰，促进视觉发育，缓解近视进展，眼镜对孩子的眼睛而言就是光学矫正。

　　眼镜能不能摘下来要根据孩子的眼病种类和程度而定，中度的远视随着年龄增长而减轻，有可能摘下眼镜；散光和近视一般不能摘镜，要等到 18 岁左右视力发育稳定时，通过激光手术可以摘镜。

　　孩子有严重的屈光不正，特别是合并斜视弱视时，如果家长不愿意接受孩子戴眼镜矫治，则会延误治疗，严重者会影响孩子的视觉发育。

　　误区七：近视眼镜越戴度数越高。

　　儿童近视后度数往往是每年增加，家长常认为是戴眼镜引起的。其实这是由儿童近视本身的病变发展特征决定的。儿童近视多发病于 10 岁左右，且有低龄化趋势，一般到 18 岁左右停止进展，儿童近视发病年龄越小，成年后近视度数越高。

　　近视进展与年龄及用眼习惯有关，科学配戴眼镜可以减缓近视进展速度。孩子近视了，影响到了学习和生活，就要到医疗机构散瞳验光，准确配镜。

　　误区八：近视都是用眼不当造成的。

　　近视分为单纯性近视和病理性近视。单纯性近视度数常低于 600 度，是遗传或用眼习惯等因素共同影响的结果。

　　病理性近视度数常超过 600 度，伴有眼底视网膜病变，主要为遗传因素所致。遗传因素无法改变，父母如果患有近视，应特别关注宝宝的视力发育，坚持带宝宝定期做眼部检查，以便早发现早治疗。要帮助孩子养成良好的用眼习惯，少看电子视屏类产品，同时也要减少长时间的读书、写字等近距离用眼，多到户外活动，尽可能减缓近视进展。

　　误区九：儿童配镜到眼镜店验下光就行了。

　　儿童配镜前必须进行散瞳验光，6 岁以下儿童第一次配镜必须使用 1% 的阿托品散瞳，散瞳验光应当在专业的医疗机构进行。

　　儿童的视力不良除了近视，还有远视、散光，有合并弱视的可能，其他眼病也可能会影响视力。因此，带孩子到专业医疗机构通过眼科医生的检查和专业的医学验光后给出正确的配镜处方，才可以配镜。

国家卫生健康委组织发布《国家儿童青少年视力健康管理专家咨询委专家共识：同心同力·促进儿童青少年眼健康》

导语　6月6日"全国爱眼日"即将来临，今年的主题是"关注普遍的眼健康"，为进一步聚焦儿童青少年近视防控，引导全社会共同参与，国家疾病预防控制局组织形成专家共识，即：《国家儿童青少年视力健康管理专家咨询委专家共识：同心同力·促进儿童青少年眼健康》，让我们共同行动起来，共同呵护好儿童青少年的眼睛。

国家儿童青少年视力健康管理专家咨询委专家共识：同心同力·促进儿童青少年眼健康

小眼睛关乎大健康。今年6月6日为第26个"全国爱眼日"。本次爱眼日活动的主题为"关注普遍的眼健康"，旨在促进包括儿童青少年眼健康在内的全生命周期眼健康。

"爱眼护眼始于心，科学用眼践于行。"为加强全民爱眼意识，提高健康素质，特别是增进儿童青少年眼健康素养，推进近视综合防控，为全生命周期视力健康奠定良好基础，在此发起如下倡议。

共识一　保护视力，从小做起。儿童青少年是视觉发育关键阶段。应从3岁起注意检查视力屈光状态，建立屈光发育档案，及时发现屈光不正、弱视、斜视等影响视觉发育的眼病，做到早发现、早干预。近视出现越早、进展越快，发展成为高度近视的可能性越大，而高度近视并发症是低视力和致盲的重要因素。全社会都要关注儿童青少年的眼健康，树立近视难可逆但可防、可控的信念。

共识二　增加日间户外活动，"目"浴阳光天天120分钟。研究表明：沐浴在大自然阳光下是预防近视最有效的办法。倡导儿童青少年多在户外活动，尽可能多在阳光下"沐浴",通过走路上下学,增加课间、午间、放学后的户外活动,在周末和寒暑假多安排户外时间,都是保护视力的好方法。中小学生每天户外活动时间不少于 2 小时,学龄前儿童每天户外活动时间不少于 3 小时。从预防近视的角度看,户外活动要求日间到户外,而不要强调活动的内容、方式与强度。社区设置儿童青少年户外活动的场所,提供开展活动的相关设施,鼓励儿童青少年抽出更多时间在社区参加户外活动强身健体。

共识三　建立视觉友好环境,学校家庭同步行动。改善学校教室和家庭采光照明条件,配备与儿童青少年身高相适宜的课桌椅。读写作业台灯应通过国家强制性产品认证,使用可调节色温的读写台灯,夜晚宜将色温调至 4000K 以下。同时还要求:儿童青少年夜间读写,应同时使用房间顶灯和台灯,台灯宜放置在写字手对侧前方;观看电视的距离不小于屏幕对角线 4 倍;观看电脑、手机的距离分别不小于50cm、33cm;避免儿童青少年接触不必要的电子屏幕环境。

共识四　培养健康用眼行为,近距离用眼坚持"4010"法则。读写时保持"一尺、一拳和一寸"。对于中小学生,近距离持续用眼 30～40 分钟之后,应休息 10 分钟(4010 法则);使用电子产品时,每次不超过 15 分钟、每天不超过 1 小时。对于学龄前儿童,近距离持续用眼 15～20 分钟之后,应休息 10 分钟("2010"法则);尽量不接触电子产品。通过远眺、做眼保健操等方式缓解眼疲劳。每日睡眠时间,小学生不少于 10 小时、初中生不少于 9 小时、高中生不少于 8 小时,避免晚睡晚起和作息不规律行为。

共识五　"大手"牵"小手","小手"拉"大手"。家长要以身作则,通过大手牵小手,让孩子养成健康的好习惯。家长不要成为"手机控""电视控""电脑控",减少孩子的视屏行为,与孩子多做互动性游戏,不额外增加孩子学业负担,让孩子多到户外活动,接触大自然与阳光。

通过"小手拉大手"提高家长的眼健康素养。各部门要为儿童青少年提供科学规范、形式多样、喜闻乐见的爱眼护眼科普产品,教育工作者要加强科学用眼知识的普及,将近视防控知识融入课堂教学、班会活动之中,提高儿童青少年眼健康素养,再通过孩子去影响家长的眼健康行为,让家长也要关注自己的视力健康。

共识六　推进医防融合,实施综合干预。定期进行视力监测,建立动态视力屈光发育档案,开展分级防治。对于筛检出可疑屈光异常者,应及时到专业医疗机构进行复查与确诊。在确诊近视后,不听谣、不信谣,遵从医嘱进行科学控制,采用科学措施延缓近视发展,避免成为高度近视。建立政府主导、多部门联动、全社会共同参与机制,从点到面推广儿童青少年近视防控适宜技术,实施近视综合干预。

儿童青少年是国家和民族的未来。让我们重视与行动起来,共同呵护好他们的眼睛,共筑中国光明的未来!

2021 年 6 月 1 日

教育部办公厅关于做好中小学生
定期视力监测主要信息报送工作的通知

教体艺厅函〔2021〕26 号

各省、自治区、直辖市教育厅（教委），新疆生产建设兵团教育局：

为认真贯彻习近平总书记关于儿童青少年近视防控系列重要指示批示精神，落实《综合防控儿童青少年近视实施方案》（教体艺〔2018〕3 号）要求的"严格落实学生健康体检制度和每学期 2 次视力监测制度"，现就做好中小学生定期视力监测主要信息报送工作有关事项通知如下。

一、加强组织领导。学校定期开展学生视力监测是防控儿童青少年近视的有效手段。各地教育部门要充分认识学校开展视力监测的重要意义，稳妥有序组织指导、协调落实本地中小学校和幼儿园每学期按规定开展中小学生和在园幼儿视力监测工作。

二、防控端口前移。各地教育部门要通过印发通知、召开会议、实地调研等方式，指导本地学校推进视力监测工作落实。学校和家长要及时查阅监测结果，学校对视力异常的中小学生和幼儿及时进行提醒教育，及时告知家长带孩子到眼科医疗机构进一步检查确认，控制近视发生发展，已经近视的学生避免成为高度近视，做到早监测、早发现、早预警、早干预。

三、规范数据报送。各地教育部门要指导本地学校建立信息报告制度，学校要指定专人负责中小学生视力监测相关信息数据报送工作，依托全国学生体质健康上报系统，每年春季和秋季学期分别报送一次中小学生视力监测结果，春季学期单独报送，秋季学期与中小学生体质健康数据一并报送。视力监测结果填报数据主要包括中小学生左眼裸眼视力、左眼屈光度、右眼裸眼视力、右眼屈光度。中小学生视力监测结果数据报送工作从 2021 年秋季学期实行，今后每学年春季、秋季学期都应分别报送。

四、强化条件保障。各地教育部门要加强中小学生和幼儿定期视力监测服务保障工作，做到对本地学生和幼儿视力情况"底数清、情况明、信息通"。加强学校和幼儿园校医院、医务室(卫生室、保健室等)力量,按标准配备校医,配备视力监测检查设备,保障开展中小学生和幼儿视力监测工作,保证视力监测数据的真实性、严谨性、科学性。

(联系人及电话:教育部体育卫生与艺术教育司 樊泽民 黄象好 010 - 66096231;技术支持:教育部信息中心 靳增超 010 - 66090906)

2021 年 6 月 3 日

国家卫生健康委办公厅关于印发
0 ~ 6 岁儿童眼保健及视力检查服务
规范(试行)的通知

国卫办妇幼发〔2021〕11 号

各省、自治区、直辖市及新疆生产建设兵团卫生健康委:

为进一步规范 0 ~ 6 岁儿童眼保健及视力检查服务,早期发现儿童常见眼病、视力不良及远视储备量不足,及时转诊干预,控制和减少儿童可控性眼病及视力不良的发展,预防近视发生,根据《综合防控儿童青少年近视实施方案》《国家基本公共卫生服务规范(第三版)》,我们组织制定了《0 ~ 6 岁儿童眼保健及视力检查服务规范(试行)》(可从国家卫生健康委官方网站下载)。现印发给你们,请参照执行。

2021 年 6 月 17 日

0 ~ 6 岁儿童眼保健及视力检查服务规范(试行)

为贯彻落实教育部、国家卫生健康委等八部门《综合防控儿童青少年近视实施方案》,进一步规范和加强 0 ~ 6 岁儿童眼保健和视力检查服务,促进儿童眼健康,结合《国家基本公共卫生服务规范(第三版)》(国卫基层发〔2017〕13 号),进一步细化儿童眼保健及视力检查服务内容,制定本规范。

一、服务对象

辖区内常住的 0~6 岁儿童。

二、服务时间及频次

根据不同年龄段正常儿童眼及视觉发育特点,结合 0~6 岁儿童健康管理服务时间和频次,为 0~6 岁儿童提供 13 次眼保健和视力检查服务。其中,新生儿期 2 次,分别在新生儿家庭访视和满月健康管理时;婴儿期 4 次,分别在 3、6、8、12 月龄时;1 至 3 岁幼儿期 4 次,分别在 18、24、30、36 月龄时;学龄前期 3 次,分别在 4、5、6 岁时。

三、服务内容

儿童眼保健和视力检查主要目的是早期发现儿童常见眼病、视力不良及远视储备量不足,及时转诊干预,控制和减少儿童可控性眼病及视力不良的发展,预防近视发生。

0~6 岁儿童眼保健及视力检查服务主要由具备相应服务能力的乡镇卫生院、社区卫生服务中心等基层医疗卫生机构或县级妇幼保健机构及其他具备条件的县级医疗机构提供,内容包括健康教育、眼病筛查及视力评估、健康指导、转诊服务和登记儿童眼健康档案信息等。

县级妇幼保健机构或其他具备条件的县级医疗机构接收转诊儿童,开展专项检查、视力复筛和复查、眼病诊疗、转诊服务和登记儿童眼健康档案信息等。

0~6 岁儿童眼保健及视力检查服务内容示意图和 0~6 岁儿童眼保健及视力检查服务项目见附件 1 和附件 2。

（一）健康教育

面向社会公众和儿童家长普及儿童眼保健科学知识,提高视力不良防控意识,提升科学知识知晓率,引导家庭积极主动接受儿童眼保健和视力检查服务。

（二）眼病筛查及视力评估

1. 新生儿期（新生儿家庭访视和满月健康管理）

新生儿常规眼保健服务和早产儿视网膜病变筛查服务由助产机构负责。在此基础上,基层医疗卫生机构开展以下服务。

（1）检查眼外观。观察眼睑有无缺损和上睑下垂,眼部有无脓性分泌物、持续流泪,双眼球大小是否对称,角膜是否透明、双侧对称,瞳孔是否居中、形圆、双侧对称,瞳孔区是否发白,巩膜是否黄染。

（2）筛查眼病高危因素。重点询问和观察新生儿是否存在下列眼病主要高危因素:①出生体重 <2000g 的低出生体重儿或出生孕周 <32 周的早产儿;②曾在新生儿重症监护病房住院超过 7 天并有连续高浓度吸氧史;③有遗传性眼病家族史,或家庭

存在眼病相关综合征,包括近视家族史、先天性白内障、先天性青光眼、先天性小眼球、眼球震颤、视网膜母细胞瘤等;④母亲孕期有巨细胞病毒、风疹病毒、疱疹病毒、梅毒或弓形体等引起的宫内感染;⑤颅面部畸形,大面积颜面血管瘤,或哭闹时眼球外凸;⑥眼部持续流泪,有大量分泌物。

(3)光照反应检查(满月健康管理时)。评估新生儿有无光感。检查者将手电灯快速移至婴儿眼前照亮瞳孔区,重复多次,双眼分别进行。婴儿出现反射性闭目动作为正常,表明婴儿眼睛有光感。

(4)转诊指征。①眼睑缺损、上睑下垂,眼部有脓性分泌物、持续流泪,双眼球大小不一致,角膜混浊、双侧不等大,瞳孔不居中、不圆、双侧不等大,瞳孔区发白,巩膜黄染等;②出生体重 <2000g 的低出生体重儿或出生孕周 <32 周的早产儿,出生后 4～6 周或矫正胎龄 32 周时,未按要求进行眼底检查;存在其他眼病高危因素,未做过眼科专科检查;③光照反应检查异常。

2. 婴儿期(3、6、8、12 月龄)

(1)检查眼外观。观察双眼球大小是否对称,结膜有无充血,眼部有无分泌物或持续溢泪,角膜是否透明、双侧对称,瞳孔是否居中、形圆、双侧对称,瞳孔区是否发白,6 月龄及以后观察有无眼球震颤。

(2)瞬目反射(3 月龄时)。评估婴儿的近距离视力能力。受检者取顺光方向,检查者以手或大物体在受检者眼前快速移动,不接触到受检者。婴儿立刻出现反射性防御性的眨眼动作为正常。

(3)红球试验(3 月龄时)。评估婴儿眼睛追随及注视能力。在婴儿眼前 20～33cm 处,用直径 5cm 左右的红色小球缓慢移动,重复 2～3 次。婴儿表现出短暂寻找或追随注视红球为正常。

(4)视物行为观察。通过观察和询问家长,了解儿童日常视物时是否存在异常行为表现,如 3 月龄时不与家人对视、对外界反应差,6 月龄时视物明显歪头或距离近,畏光、眯眼或经常揉眼等。

(5)红光反射检查、眼位检查、单眼遮盖厌恶试验(6 月龄时)。

6 月龄时,基层医疗卫生机构告知家长带婴儿至县级妇幼保健机构或其他具备条件的县级医疗机构接受红光反射检查、眼位检查、单眼遮盖厌恶试验等专项检查,并予转诊。

8 月龄时,基层医疗卫生机构问询家长,婴儿是否已于 6 月龄接受红光反射检查、眼位检查、单眼遮盖厌恶试验等专项检查。对于尚未接受检查者,再次告知家长尽快带婴儿至县级妇幼保健机构或其他具备条件的县级医疗机构接受上述检查。

鼓励有条件的乡镇卫生院、社区卫生服务中心,于 6 月龄时为婴儿提供红光反射检查、眼位检查、单眼遮盖厌恶试验。

红光反射检查:评估瞳孔区视轴上是否存在混浊或占位性病变。采用直接检眼镜,在半暗室内,检查距离约50cm,检眼镜屈光度调至0,照射光斑调至大光斑。在婴儿清醒状态,将光斑同时照射双眼,观察双眼瞳孔区的红色反光。正常应为双眼对称一致的明亮红色反光。若双眼反光亮度不一致、红光反射消失、暗淡或出现黑斑为异常。

眼位检查:筛查婴儿是否存在斜视。将手电灯放至儿童眼睛正前方33cm处,吸引儿童注视光源,检查双眼角膜反光点是否在瞳孔中央。用遮眼板分别遮盖儿童的左、右眼,观察眼球有无水平或上下的移动。正常儿童双眼注视光源时,瞳孔中心各有一反光点,分别遮盖左、右眼时没有明显的眼球移动。

单眼遮盖厌恶试验:评估儿童双眼视力是否存在较大差距。用遮眼板分别遮挡儿童双眼,观察儿童行为反应是否一致。双眼视力对称的儿童,分别遮挡双眼时的反应等同;若一眼对遮挡明显抗拒而另一眼不抗拒,提示双眼视力差距较大。

(6)转诊指征。①眼外观检查异常,包括婴儿双眼球大小不一致、结膜充血、眼部有分泌物、持续溢泪、角膜混浊或双侧不对称、瞳孔不居中或不圆或双侧不对称、瞳孔区发白、眼球震颤;②瞬目反射检查结果异常;③红球试验检查结果异常;④视物行为异常;⑤红光反射检查结果异常;⑥眼位检查偏斜;⑦单眼遮盖厌恶试验异常。

3. 幼儿期(18、24、30、36月龄)

(1)检查眼外观。方法同婴儿期。增加眼睑有无红肿或肿物,眼睑有无内、外翻,是否倒睫。

(2)视物行为观察。方法同婴儿期。询问家长时增加以下内容,了解儿童日常视物时避让障碍物是否迟缓,暗处行走是否困难,有无视物明显歪头或视物过近,有无畏光、眯眼或经常揉眼等行为表现。

(3)眼位检查、单眼遮盖厌恶试验、屈光筛查(24、36月龄时)。

24、36月龄时,基层医疗卫生机构分别告知家长应带幼儿至县级妇幼保健机构或其他具备条件的县级医疗机构接受眼位检查、单眼遮盖厌恶试验、屈光筛查等专项检查,并予转诊。

基层医疗卫生机构在后续服务时间询家长,幼儿是否已于24、36月龄接受眼位检查、单眼遮盖厌恶试验、屈光筛查等专项检查。对于尚未接受检查者,再次告知家长尽快带幼儿至县级妇幼保健机构或其他具备条件的县级医疗机构接受上述检查。

鼓励有条件的乡镇卫生院、社区卫生服务中心,于24、36月龄时分别为幼儿提供眼位检查、单眼遮盖厌恶试验和屈光筛查。

眼位检查:方法同婴儿期。

单眼遮盖厌恶试验:方法同婴儿期。

屈光筛查:采用屈光筛查仪,开展眼球屈光度筛查,了解幼儿眼球屈光状态,监测远视储备量,早期发现远视、近视、散光、屈光参差、远视储备量不足和弱视等危险因素。若屈光筛查结果异常,但低于高度屈光不正及屈光参差转诊指征,应半年后再次复查。

（4）转诊指征。①眼外观检查异常，眼睑有红肿或肿物，眼睑内翻或外翻、倒睫等，其他症状同婴儿期；②视物行为异常；③眼位检查偏斜；④单眼遮盖厌恶试验异常；⑤屈光筛查结果异常。

1）下列屈光不正及屈光参差，可能导致弱视，见以下标准：

24 月龄。屈光不正：散光 >2.00D，远视 > +4.50D，近视 < -3.50D；屈光参差：双眼球镜度（远视、近视）差值 >1.50D 或双眼柱镜度（散光）差值 >1.00D。

36 月龄。屈光不正：散光 >2.00D，远视 > +4.00D，近视 < -3.00D；屈光参差：双眼球镜度（远视、近视）差值 >1.50D 或双眼柱镜度（散光）差值 >1.00D。

2）24、36 月龄时屈光筛查结果数值超出仪器检查正常值范围，但低于上述标准，且半年后复查结果仍异常。

3）可疑远视储备量不足：等效球镜度数 < +0.00D（等效球镜度数 = 球镜度数 + 1/2 柱镜度数）。

4）若儿童配合良好，同一天反复三次屈光检查，不能检测出数值且排除设备问题，提示为可疑屈光不正或器质性眼病。

4. 学龄前儿童(4、5、6 岁)

（1）检查眼外观。方法同幼儿期。

（2）视物行为观察。方法同幼儿期。

（3）视力检查。采用国际标准视力表或标准对数视力表检查儿童视力。检查时，检测距离 5 米，视力表照度为 500Lux，视力表 1.0 行高度为受检者眼睛高度。遮挡一眼，勿压眼球，按照先右后左顺序，单眼检查。自上而下辨认视标，直到不能辨认的一行时止，其上一行即可记录为儿童的视力。以儿童单眼裸眼视力值作为判断视力是否异常的标准。4 岁儿童裸眼视力一般可达 4.8(0.6)以上，5 岁及以上儿童裸眼视力一般可达 4.9(0.8)以上。

（4）眼位检查、屈光筛查。4、5、6 岁时，基层医疗卫生机构告知家长每年应带儿童至县级妇幼保健机构或其他具备条件的县级医疗机构接受眼位检查、屈光筛查等专项检查，并予转诊。

基层医疗卫生机构在后续服务时问询家长，儿童是否已于 4、5、6 岁时接受过眼位检查、屈光筛查等专项检查。对于尚未接受检查者，再次告知家长尽快带儿童至县级妇幼保健机构或其他具备条件的县级医疗机构接受上述检查。

鼓励有条件的乡镇卫生院、社区卫生服务中心，于 4、5、6 岁时为儿童提供眼位检查和屈光筛查。

眼位检查、屈光筛查，方法同幼儿期。

（5）转诊指征：①眼外观检查异常；②视物行为异常；③ 4 岁儿童裸眼视力 ≤4.8 (0.6)、5 岁及以上儿童裸眼视力 ≤4.9(0.8)，或双眼视力相差两行及以上（标准对数视力表），或双眼视力相差 0.2 及以上（国际标准视力表）；④眼位检查偏斜；⑤屈光筛查结果异常。

1)下列屈光不正及屈光参差,可能导致弱视,见以下标准:

4岁。屈光不正:散光>2.00D,远视>+4.00D,近视<-3.00D;屈光参差:双眼球镜度(远视、近视)差值>1.50D或双眼柱镜度(散光)差值>1.00D。

5、6岁。屈光不正:散光>1.50D,远视>+3.50D,近视<-1.50D;屈光参差:双眼球镜度(远视、近视)差值>1.50D或双眼柱镜度(散光)差值>1.00D。

2)4、5、6岁屈光筛查结果数值超出仪器检查正常值范围,但低于上述标准,且半年后复查结果仍异常。

3)可疑远视储备量不足:等效球镜度数<+0.00D(等效球镜度数=球镜度数+1/2柱镜度数)。

4)若儿童配合良好,同一天反复三次屈光检查,不能检测出数值且排除设备问题,提示为可疑屈光不正或器质性眼病。

5. 检查结果异常提示

眼病筛查和视力评估结果异常,提示儿童可能存在眼病或引起严重眼病的风险,可能存在远视储备量不足。

(1)眼外观检查异常。若眼睑有缺损,提示可疑为眼睑畸形;上睑下垂,提示可疑为动眼神经或提上睑肌先天发育异常或外伤导致;眼部有脓性分泌物、持续流泪,提示可疑为结膜炎、泪囊炎;角膜混浊,提示可疑为先天性青光眼、角膜水肿、角膜疾病等,可致视力下降甚至失明等;双眼球大小不一致,角膜双侧不对称,瞳孔不居中、不圆、双侧不等大,提示可疑为先天眼部结构畸形;瞳孔区发白,提示可疑为先天性白内障、视网膜母细胞瘤等;巩膜黄染提示可疑为黄疸;眼球震颤提示可疑为视力异常;眼睑有红肿或肿物,提示可能存在眼睑炎症、霰粒肿或麦粒肿;倒睫提示可能存在眼睑内翻。

(2)存在眼病高危因素。提示存在发生严重眼部疾病的风险。

(3)光照反应异常。对光照无反应,提示可疑为视力异常或失明。

(4)瞬目反射检查异常。婴儿不会出现反射性防御性的眨眼动作,提示可疑为近距离视力异常。

(5)红球试验异常。婴儿不能追随及注视红球,提示可疑为视力异常。

(6)视物行为异常。提示可能视力或眼位异常。

(7)红光反射检查异常。若双眼反光亮度不一致、红光反射消失、暗淡或出现黑斑,提示可疑为先天性白内障、白瞳症等。

(8)眼位检查异常。提示可能存在斜视,有可能导致弱视。

(9)单眼遮盖厌恶试验异常。提示可能存在屈光参差、弱视等。

(10)屈光筛查异常。①若可疑远视、近视、散光和屈光参差,可能导致弱视,需要通过进一步检查确定是否配戴眼镜矫正。②若等效球镜度数<+0.00D,提示远

视储备量不足,有发生近视的可能性,需进一步检查并改变不良用眼行为。

(11)视力检查异常。4 岁儿童裸眼视力≤4.8(0.6)、5 岁及以上儿童裸眼视力≤4.9(0.8),或双眼视力相差两行及以上(标准对数视力表),或双眼视力相差0.2及以上(国际标准视力表)者为视力低常。提示可能存在屈光不正、斜视、弱视、白内障、青光眼及其他眼病。

根据检查结果,填写《0~6 岁儿童眼保健及视力检查记录表》(附件 3 表 1 至表 5),逐步形成儿童眼健康档案。综合分析未见异常的,告知家长后续定期带儿童接受眼保健和视力检查;发现异常的,指导家长及时带儿童转诊。

(三)健康指导

每次完成眼病筛查和视力评估后,应结合检查结果及时向家长普及儿童眼保健知识,开展健康指导。0~6 岁儿童眼保健及视力检查健康指导要点详见附件4。

(四)转诊服务

1. 乡镇卫生院、社区卫生服务中心将尚未接受红光反射、眼位检查、单眼遮盖厌恶试验和屈光筛查的儿童,以及检查结果异常的儿童转诊至县级妇幼保健机构或其他具备条件的县级医疗机构,填写转诊建议(附件 3 表 2 至表 5)及转诊单(见附件5),指导家长及时转诊。转诊单一式两联,一联由乡镇卫生院(社区卫生服务中心)留存,另一联由儿童家长交至县级妇幼保健机构或其他具备条件的县级医疗机构。

2. 县级妇幼保健机构或其他具备条件的县级医疗机构开展以下接诊服务。

(1)对尚未在乡镇卫生院(社区卫生服务中心)接受红光反射、眼位检查、单眼遮盖厌恶试验和屈光筛查等专项检查的儿童,依据婴儿期、幼儿期、学龄前期等不同年龄段要求,提供相应检查服务。

6 月龄时,提供红光反射、眼位检查、单眼遮盖厌恶试验等专项检查,记录检查结果,填写《0~6 岁儿童眼保健及视力检查记录表》(附件 3 表 3)。

24、36 月龄时,提供眼位检查、单眼遮盖厌恶试验和屈光筛查等根据专项检查,记录检查结果,填写《0~6 岁儿童眼保健及视力检查记录表》(附件 3 表 4)。

4、5、6 岁时,提供眼位检查和屈光筛查等专项检查,记录检查结果,填写《0~6 岁儿童眼保健及视力检查记录表》(附件 3 表 5)。

(2)对乡镇卫生院(社区卫生服务中心)转诊的检查结果异常的儿童进行复查。对于复查结果异常的儿童,以及在本机构接受红光反射、眼位检查、单眼遮盖厌恶试验和屈光筛查等专项检查结果异常的儿童,结合实际,至少开展以下儿童常见眼病诊断、治疗、干预服务。必要时应根据病情及时转诊至上级具备条件的医疗机构进行综合评估和诊治。

①对于眼外观检查异常的患儿,需进一步复查。

对确诊为结膜炎、泪囊炎、眼睑炎症、霰粒肿及麦粒肿等的患儿,应及时控制,防止炎症扩散,促进炎症消退。

对眼部有大量脓性分泌物的情况,考虑可能为化脓性结膜炎,需尽快确诊,及时有效治疗。

对眼外观其他异常,如可疑为先天性青光眼、角膜水肿、角膜疾病、眼部结构畸形、黄疸及严重倒睫等,应及时转诊至上级医疗机构进行诊治。

②对于存在眼部疾病高危因素的新生儿,再次排查可能发生严重眼部疾病的风险,有条件的机构应进一步检查。对于出生体重<2000克的低出生体重儿或出生孕周<32周的早产儿,应当在出生后4~6周或矫正胎龄32周,告知家长及时转诊到具备条件的医疗机构进行眼底病变筛查,排除早产儿视网膜病变。有条件的县级妇幼保健机构可以开展眼底筛查服务,对已经确诊为早产儿视网膜病的患儿,应告知家长转诊到具备相应治疗能力的医疗机构及时干预和治疗,并定期随访复查,观察视网膜发育情况至视网膜发育成熟。

③对于瞳孔区发白、光照反应、瞬目反射和红球试验异常及视物行为异常的儿童,进行红光反射检查,检查瞳孔区视轴上的混浊和眼底病变情况。若双眼反光亮度不一致、红光反射消失、暗淡或出现黑斑,提示可疑为先天性白内障、白瞳症等,应及时转诊至上级医疗机构进行诊治。有条件的县级妇幼保健机构,可以开展裂隙灯及眼底检查,进一步确诊。

④对于眼位检查异常儿童,提示可疑为斜视,应进行专业验光、眼底检查等明确斜视类型,结合斜视类型确定治疗方案。需要手术治疗的斜视类型应将患儿及时转诊至上级医疗机构进行专业眼科诊治。早期治疗斜视可以在矫正眼位、恢复外观的基础上,促进视力发育和双眼视觉功能的建立。

⑤对于单眼遮盖厌恶试验异常的儿童,可能由于双眼视力不一样导致,提示可疑为屈光参差、弱视或其他眼病,需要进一步诊疗或及时转诊。

⑥对于视力检查和屈光筛查异常的儿童,进行以下检查。

a. 视力检查:对4~6岁儿童采用国际标准视力表或标准对数视力表再次进行视力检查,并结合实际开展专业眼科检查。

b. 屈光筛查:对所有儿童再次开展屈光筛查,监测远视储备量情况,排查远视、近视、散光及屈光参差。

c. 散瞳验光:对复查后仍可疑屈光不正或视力低常的儿童,根据实际情况进行睫状肌麻痹验光,得出准确屈光度。确定是否远视储备量不足,是否存在远视、近视、散光及屈光参差。再根据视力、眼位和年龄等因素,综合判断是否需要配戴眼镜矫正。

对于远视储备量不足儿童,告知家长存在发生近视的可能性,应定期接受检查,改变不良用眼习惯和行为。

对于经散瞳验光、结合眼科检查确诊为弱视的患儿,消除屈光不正、屈光参差、斜视、先天性白内障、重度上睑下垂等危险因素,并根据儿童年龄、视力、依从性等情况,通过遮盖和压抑优势眼及视觉训练来促使弱视眼视力提升。弱视治疗过程中应定期随诊,根据检查结果及依从性评估,及时调整治疗方案。

(3)县级妇幼保健机构或具备相应条件的县级医疗机构填写回执单(见附件6),记录本机构开展的红光反射、眼位检查、单眼遮盖厌恶试验、屈光筛查等专项检查结果,以及复查、诊断结果或进一步转诊信息,将其反馈至乡镇卫生院(社区卫生服务中心)。由乡镇卫生院(社区卫生服务中心)归入儿童眼健康档案。

3. 其他具备条件的县级以上医疗机构接收转诊儿童,进一步开展眼病及视力异常的诊断、治疗和干预服务。及时将诊治结果反馈至县级妇幼保健机构,并由县级妇幼保健机构将结果反馈至乡镇卫生院(社区卫生服务中心),最终由乡镇卫生院(社区卫生服务中心)归入儿童眼健康档案。

(五)建立儿童眼健康档案

乡镇卫生院(社区卫生服务中心)、县级妇幼保健机构或具备相应条件的县级医疗机构以及县级以上医疗机构,开展眼病筛查及视力评估、健康指导、转诊和接诊服务时,应记录相应内容,建立机构间筛查、复查、诊断等信息双向交换机制,及时完善儿童眼健康档案,做到一人一档。各地应大力推进信息化建设,逐步建立儿童眼健康电子档案,联通基层医疗卫生机构、县级妇幼保健机构和诊疗机构,做到信息及时更新、互联共享,并随儿童青少年入学实时转移。

四、服务机构和人员技术要求

(一)各地要加大力度推进基层医疗卫生机构儿童眼保健及视力检查能力建设,为乡镇卫生院(社区卫生服务中心)配备开展儿童眼保健及视力检查服务所需的基本设备(见附件7)。充实儿童眼保健及视力检查的人员。从事眼保健及视力检查的人员应为接受过专业技术培训并合格的医务人员。

(二)县级妇幼保健机构或具备相应条件的县级医疗机构应配备开展儿童眼保健和视力检查、复查、相应诊疗服务工作所需的基本设备(见附件7),至少具备1间儿童眼保健诊室和1间检查室。至少有一名经儿童眼保健及视力检查技术培训并合格的执业医师或眼保健专职医务人员。

基层医疗卫生机构、县级妇幼保健机构或具备相应条件的县级医疗机构应根据辖区内常住0~6岁儿童总人数,积极创造条件,配备数量足够、符合要求的从事儿童眼保健服务的人员。

鼓励有条件的乡镇卫生院(社区卫生服务中心)和妇幼保健机构结合实际扩展相关服务项目,增加必要设备和专业人员。

五、服务职能

(一)乡镇卫生院、社区卫生服务中心

1. 开展健康教育,普及儿童眼保健及视力不良防控知识,增强近视防控意识,宣传儿童眼病要早筛、早诊、早治。宣传动员家长定期带儿童接受眼保健及视力检查服务。

2. 结合儿童健康管理服务,同步开展0~6岁儿童眼保健及视力检查服务,登记完善儿童眼健康档案信息。

3. 对检查结果异常和远视储备量不足的儿童进行针对性健康指导、及时转诊,并跟踪随访。

4. 掌握辖区内0~6岁儿童眼健康基本情况,及时将0~6岁儿童眼保健及视力检查人数、6岁儿童视力检查人数、6岁儿童视力不良检出人数、7岁以下(0~6岁)儿童人数等数据上报至县级妇幼保健机构。对眼保健及视力检查结果异常的儿童进行登记汇总(见附件8)。

(二)县级妇幼保健机构

1. 开展健康教育,普及儿童眼保健及视力不良防控知识,增强近视防控意识,宣传儿童眼病要早筛、早诊、早治。

2. 为乡镇卫生院、社区卫生服务中心转诊的儿童提供专项检查和复查。具备条件的县级妇幼保健机构承担相应的诊疗服务职责。鼓励和支持具备条件的县级妇幼保健机构开展斜视(非手术类)、弱视矫治服务。完善儿童眼健康档案。

3. 协助卫生健康行政部门建立区域儿童眼保健服务网络和转诊机制,推进儿童眼健康档案信息化建设,提升儿童眼健康服务能力和管理水平。

4. 针对乡镇卫生院、社区卫生服务中心提供专业人力支持,开展人员培训、技术指导和质量评估。

5. 承担辖区内0~6岁儿童眼保健及视力检查服务数据管理工作,按照妇幼卫生统计调查制度要求逐级上报,确保数据真实准确,加强数据分析利用。

(三)省级和地市级妇幼保健机构

结合妇幼保健机构功能定位,加强自身眼保健科能力建设,协助卫生健康行政部门重点承担服务网络和信息系统建设、人员培训、业务指导、技术推广、质量控制、健康宣教和数据管理等工作。

(四)其他具备条件的县级以上医疗机构

1. 开展健康教育,普及儿童眼保健及视力不良防控知识,增强近视防控意识,宣传儿童眼病要早筛、早诊、早治。

2. 提供儿童眼病诊断、治疗、干预等服务。

3. 将患病儿童诊治结果反馈至县级妇幼保健机构,并由县级妇幼保健机构将结果反馈至乡镇卫生院、社区卫生服务中心。

4. 会同辖区妇幼保健机构针对基层开展人员培训和技术指导。

六、工作要求

各级卫生健康行政部门要高度重视儿童眼保健及视力检查服务,加强组织领导,强化安排部署和工作指导,不断提高服务可及性及覆盖率。要完善工作机制,定期开展质量检查,保证服务质量。加强儿童眼保健及视力检查人员培训,确保由接受过眼保健及视力检查相关技术培训并合格的医务人员从事相关工作。各级卫生健康行政部门要加强区域信息平台建设和信息互联共享,尽快实现0~6岁儿童眼健康档案电子化、信息化。

七、工作指标

(一)0~6岁儿童眼保健和视力检查覆盖率:统计期限内辖区0~6岁儿童眼保健和视力检查人数/统计期限内辖区0~6岁儿童数×100%。

其中,"0~6岁儿童眼保健和视力检查人数"指0~6岁儿童当年接受1次及1次以上眼保健和视力检查的人数。

(二)0~6岁儿童眼保健和视力检查异常率:统计期限内辖区0~6岁儿童眼病筛查及视力评估异常人数/统计期限内辖区0~6岁儿童数×100%。

(三)0~6岁儿童眼保健和视力检查异常转诊率:统计期限内辖区0~6岁儿童眼病筛查及视力评估异常转诊人次数/统计期限内辖区0~6岁儿童眼病筛查及视力评估异常人次数×100%。

(四)6岁儿童视力不良检出率:统计期限内辖区6岁儿童视力不良检出人数/统计期限内辖区6岁儿童视力检查人数×100%。

6岁儿童视力不良判断标准:6岁儿童裸眼视力≤4.9(0.8),或双眼视力相差两行及以上(标准对数视力表),或双眼视力相差0.2及以上(国际标准视力表)。

(五)儿童眼健康档案建档率=统计期限内辖区0~6岁儿童建立眼健康档案人数/统计期限内辖区0~6岁儿童数×100%。

八、名词解释

(一)视力:即视觉分辨力,是眼睛所能够分辨的外界两个物点间最小距离的能力。视力是随着屈光系统和视网膜发育逐渐发育成熟的,0~6岁是儿童视力发育的关键期,新生儿出生仅有光感,1岁视力一般可达0.2,2岁视力一般可达0.4以上,3岁视力一般可达0.5以上,4岁视力一般可达0.6以上,5岁及以上视力一般可达0.8以上。

(二)裸眼视力:又称未矫正视力,指未经任何光学镜片矫正所测得的视力,包括裸眼远视力和裸眼近视力。

(三)正视化过程:儿童眼球和视力是逐步发育成熟的,新生儿出生时,眼睛发育未成熟,处于远视状态,随着生长发育,眼球逐渐增长,眼远视屈光度数逐渐趋向正视,称为"正视化过程"。3岁前生理屈光度为+3.00D,4~5岁生理屈光度为

+1.50D ~ +2.00D,6 ~ 7 岁生理屈光度为 +1.00D ~ +1.50D。

（四）远视储备量：新生儿的眼球较小，眼轴较短，此时双眼处于远视状态，这是生理性远视，称为"远视储备量"。随着儿童生长发育，眼球逐渐长大，眼轴逐渐变长，远视度数逐渐降低而趋于正视。远视储备量不足指裸眼视力正常，散瞳验光后屈光状态虽未达到近视标准但远视度数低于相应年龄段生理值范围。如 4 ~ 5 岁的儿童生理屈光度为 150 ~ 200 度远视，则有 150 ~ 200 度的远视储备量，如果此年龄段儿童的生理屈光度只有 50 度远视，意味着其远视储备量消耗过多，有可能较早出现近视。

（五）屈光度：人眼对光线的曲折能力，就是眼睛的屈光度，一般用"D"表示。

（六）屈光不正：当眼处于非调节状态（静息状态）时，外界的平行光线经眼的屈光系统后，不能在视网膜黄斑中心凹聚焦，因此无法产生清晰的成像，称为屈光不正，包括近视、远视、散光和屈光参差等。

（七）斜视：是指一眼注视时，另一眼视轴偏离的异常眼位。斜视是与视觉发育、解剖发育、双眼视觉功能和眼球运动功能密切相关的一组疾病。斜视患病率约为 3%，其中出生后 6 个月内先天性内斜视患病率为 1% ~ 2%，人群中先天性内斜视患病率约为 0.1%。斜视除了影响美观外，还会导致弱视及双眼单视功能不同程度的丧失。早期治疗斜视可以在矫正眼位、恢复外观的基础上，促进视力发育和双眼视觉功能的建立。

（八）弱视：视觉发育期内由于单眼斜视、屈光参差、高度屈光不正以及形觉剥夺等异常视觉经验引起的单眼或双眼最佳矫正视力低于相应年龄正常儿童，且眼部检查无器质性病变，称为弱视。分为屈光不正性弱视、屈光参差性弱视、斜视性弱视、形觉剥夺性弱视等。根据普查结果确定年龄在 3 ~ 5 岁儿童视力的正常值下限为 0.5，6 岁及以上儿童视力正常值下限为 0.7。弱视患病率较高，为 1% ~ 5%，弱视治疗成功率随着患儿年龄增加而下降，6 岁之后较难矫正，应早诊断早治疗。

附件1：

0~6岁儿童眼保健及视力检查服务内容示意图

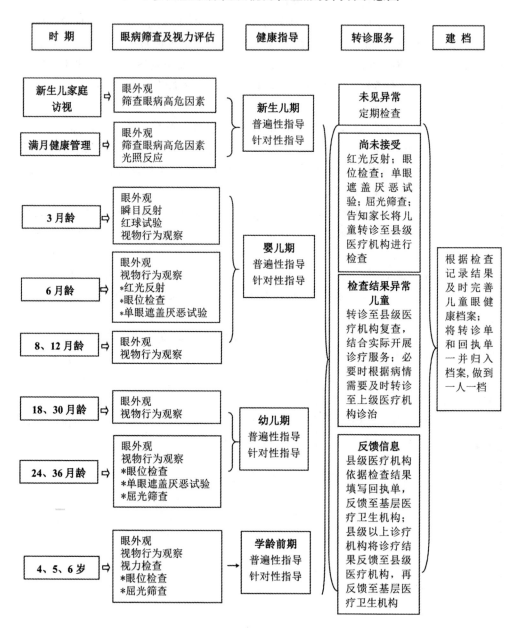

注：标注"＊"的服务项目主要由县级妇幼保健机构或具备条件的县级医疗机构提供，鼓励有条件的乡镇卫生院、社区卫生服务中心开展这些服务项目。

附件2

0~6岁儿童眼保健及视力检查服务项目

检查时期	服务项目	目的
新生儿期（新生儿家庭访视和满月健康管理）	1. 检查眼外观：观察眼睑有无缺损和上睑下垂，眼部有无脓性分泌物、持续流泪，双眼球大小是否对称，角膜是否透明、双侧对称，瞳孔是否居中、形圆、双侧对称，瞳孔区是否发白，巩膜是否黄染	若眼睑有缺损，提示为可疑眼部先天畸形；上睑下垂，提示可疑动眼神经或提上睑肌先天发育异常或外伤导致；眼部有脓性分泌物、持续流泪，提示可疑为结膜炎、泪囊炎；角膜混浊，提示可疑为先天性青光眼、角膜水肿、角膜疾病等，可致视力下降甚至失明等；双眼球大小不一致，角膜双侧不对称，瞳孔不居中、不圆、双侧不等大，提示可疑为先天眼部结构畸形；瞳孔区发白，提示可疑为先天性白内障、视网膜母细胞瘤等；巩膜黄染提示可疑黄疸
	2. 筛查眼病高危因素	若存在眼病高危因素，提示存在发生严重眼部疾病的风险
	3. 光照反应检查（满月健康管理时）	若对光照无反应，提示可疑视力异常或失明
婴儿期（3、6、8、12月龄）	1. 检查眼外观：观察双眼球大小是否对称，结膜有无充血，眼部有无分泌物或持续溢泪，角膜是否透明、双侧对称，瞳孔是否居中、形圆、双侧对称，瞳孔区是否发白，6月龄及以后观察有无眼球震颤	结膜充血或有分泌物、持续溢泪，排查结膜炎或泪囊炎；眼球震颤提示可疑视力异常；其他同新生儿期
	2. 瞬目反射（3月龄时）	评估婴儿的近距离视力能力。若存在异常，提示可疑近距离视力异常
	3. 红球试验（3月龄时）	评估婴儿眼睛追随及注视能力。若存在异常，提示可疑视力异常
	4. 视物行为观察	评估婴儿有无视物行为异常。若存在异常，提示可能视力或眼位异常
	*5. 红光反射检查（6月龄时）	评估瞳孔区视轴上是否存在混浊或占位性病变。若存在异常，提示可疑为先天性白内障、白瞳症等
	*6. 眼位检查（6月龄时）	筛查婴儿是否存在斜视
	*7. 单眼遮盖厌恶试验（6月龄时）	评估婴儿双眼视力是否存在较大差距，是否存在屈光参差、弱视等

检查时期	服务项目	目的
幼儿期（18、24、30、36月龄）	1. 检查眼外观：增加观察眼睑有无红肿或肿物，眼睑有无内、外翻，是否倒睫。其他同婴儿期	眼睑有红肿或肿物，排查眼睑炎症或霰粒肿或麦粒肿，倒睫提示可能存在眼睑内翻。其他同婴儿期
	2. 视物行为观察：询问家长时增加以下内容，了解儿童日常视物时避让障碍物是否迟缓、暗处行走是否困难，有无视物明显歪头或视物过近，有无畏光、眯眼或经常揉眼等行为表现	评估幼儿有无视物行为异常。若存在异常，提示可能视力或眼位异常
	*3. 眼位检查(24、36月龄)	筛查幼儿是否存在斜视
	*4. 单眼遮盖厌恶试验(24、36月龄)	评估幼儿双眼视力是否存在较大差距，是否存在屈光参差、弱视等
	*5. 屈光筛查(24、36月龄)	排查屈光不正、远视储备量不足和弱视等危险因素
学龄前儿童(4、5、6岁)	1. 检查眼外观：同幼儿期	同幼儿期
	2. 视物行为观察：同幼儿期	评估儿童有无视物行为异常。若存在异常，提示可能视力或眼位异常
	3. 视力检查	排查视力异常
	*4. 眼位检查：同幼儿期	筛查儿童是否存在斜视
	*5. 屈光筛查：同幼儿期	排查屈光不正、远视储备量不足和弱视等危险因素

注：标注"＊"主要由县级妇幼保健机构或具备条件的县级医疗机构提供，鼓励有条件的乡镇卫生院、社区卫生服务中心开展这些服务项目。

附件3

儿童眼健康档案

编号：□□□□□□□□□□□□□□□□□□

基层医疗卫生机构： 省 市(州) 县(市、区) 乡(镇)
县级医疗机构： 省 市(州) 县(市、区)

0～6岁儿童眼保健及视力检查记录表

（供各地参考使用）

表1 基本信息

儿童姓名 ＿＿＿＿＿＿＿＿	编号□□□□□□□□□□□□□□□□□

性别 □1男 2女 3未说明的性别　　　　　　　出生日期 □□□□年□□月□□日

身份证号码 □□□□□□□□□□□□□□□□□□

家庭住址 省 市(州) 县(市、区) 乡(镇、街道) 村(居委会)

父亲姓名 ＿＿＿＿＿＿＿＿联系电话＿＿＿＿＿＿＿出生日期 □□□□年□□月□□日

文化程度 □1研究生 2大学本科 3大学专科和专科学校 4中等专业学校 5技工学校

　　　　 6高中 7初中 8小学 9文盲或半文盲 10不详

职　　业 □0国家机关、党群组织、企业、事业单位负责人 1专业技术人员 2办事人员和

　　　　 有关人员 3商业、服务业人员 4农、林、牧、渔、水利业生产人员 5生产、运输

　　　　 设备操作人员及有关人员 6军人 7不便分类的其他从业人员 8无职业

母亲姓名 ＿＿＿＿＿＿＿＿联系电话＿＿＿＿＿＿＿出生日期 □□□□年□□月□□日

文化程度 □1研究生 2大学本科 3大学专科和专科学校 4中等专业学校 5技工学校

　　　　 6高中 7初中 8小学 9文盲或半文盲 10不详

职　　业 □0国家机关、党群组织、企业、事业单位负责人 1专业技术人员 2办事人员和

　　　　 有关人员 3商业、服务业人员 4农、林、牧、渔、水利业生产人员 5生产、运输

　　　　 设备操作人员及有关人员 6军人 7不便分类的其他从业人员 8无职业

填表要求

一、基本要求

1. 档案填写一律用钢笔或圆珠笔,不得用铅笔或红色笔书写。字迹要清楚,书写要工整。数字或代码一律用阿拉伯数字书写。数字和编码不要填出格外,如果数字填错,用双横线将整笔数码画去,并在原数码上方工整填写正确的数字。切勿在原数码上涂改。

2. 在 0~6 岁儿童眼保健及视力检查记录表中,凡有备选答案的项目,应在该项目栏的"□"内填写与相应答案选项编号对应的数字;对于选择备选答案中"其他"或者是"异常"选项者,应在该选项留出的空白处用文字填写相应内容,并在项目栏的"□"内填写与"其他"或者是"异常"选项编号对应的数字,如为多项选择,则按照编号对应数字由小到大的顺序填写。对各类表单中没有备选答案的项目用文字或数据在相应的横线上或方框内填写。

二、健康档案编码

统一为 0~6 岁儿童眼健康档案进行编码,采用 17 位编码制,以国家统一的行政区划编码为基础,村(居)委会为单位,编制居民健康档案唯一编码。同时将建档儿童的身份证号作为统一的身份识别码,为在信息平台下实现资源共享奠定基础。

第一段为 6 位数字,表示县及县以上的行政区划,统一使用《中华人民共和国行政区划代码》(GB 2260);

第二段为 3 位数字,表示乡镇(街道)级行政区划,按照国家标准《县以下行政区划代码编码规则》(GB/T 10114—2003)编制;

第三段为 3 位数字,表示村(居)民委员会等,具体划分为:001 – 099 表示居委会,101 – 199 表示村委会,901 – 999 表示其他组织;

第四段为 5 位数字,表示儿童个人序号,由建档机构根据建档顺序编制。

三、其他

1. 本表用于儿童首次建立健康档案时填写。如果儿童的个人信息有所变动,可在原条目处修改,并注明修改时间。

2. 儿童姓名:填写新生儿姓名。如没有取名则填写母亲名字 + 之男或之女。

3. 性别:按照国际分为男、女及未说明的性别。

4. 出生日期:根据居民身份证的出生日期,按照年(4 位)、月(2 位)、日(2 位)顺序填写,如 20200101。

5. 身份证号码:如新生儿无身份证号码,可暂时空缺,待户口登记后再补填。

6. 联系电话:填写可联系到父母的手机或常用电话。

表2　0~6岁儿童眼保健及视力检查记录表(新生儿期)

儿童姓名:_____性别:__出生日期:____年__月__日 编号□□□□□□□□□□□□□□□□

	项目		新生儿家庭访视	满月健康管理
眼病筛查及视力评估		总体情况	□0 未见异常　1 异常 如"异常"按顺序填写以下项目	□0 未见异常　1 异常 如"异常"按顺序填写以下项目
	眼外观	1 眼睑	1 眼睑有缺损 2 上睑下垂　3 其他 _____ 右眼 □/□/□　　左眼 □/□/□	1 眼睑有缺损 2 上睑下垂　3 其他 _____ 右眼 □/□/□　　左眼 □/□/□
		2 结膜	1 眼部有脓性分泌物 2 持续流泪　3 其他 _____ 右眼 □/□/□　　左眼 □/□/□	1 眼部有脓性分泌物 2 持续流泪　3 其他 _____ 右眼 □/□/□　　左眼 □/□/□
		3 眼球	1 双眼球大小不一致 2 其他 ___ 右眼 □/□　　左眼 □/□	1 双眼球大小不一致 2 其他 ___ 右眼 □/□　　左眼 □/□
		4 角膜	1混浊 2 双侧不对称 3 其他 ___ 右眼 □/□/□　　左眼 □/□/□	1混浊 2 双侧不对称 3 其他 ___ 右眼 □/□/□　　左眼 □/□/□
		5 瞳孔	1 瞳孔不居中 2 瞳孔不圆　3 瞳孔双侧不对称 4 瞳孔区发白　5 其他 _____ 右眼 □/□/□/□ 左眼 □/□/□/□	1 瞳孔不居中 2 瞳孔不圆　3 瞳孔双侧不对称 4 瞳孔区发白　5 其他 _____ 右眼 □/□/□/□ 左眼 □/□/□/□
		6 巩膜	1巩膜黄染　2 其他 _____ 右眼 □/□　　左眼 □/□	1巩膜黄染　2 其他 _____ 右眼 □/□　　左眼 □/□
	主要眼病高危因素	1 出生时早产或低出生体重	1 出生体重<2000g 的低出生体重儿 2 出生孕周<32周的早产儿 3 其他 □/□/□	1 出生体重<2000g 的低出生体重儿 2 出生孕周<32周的早产儿 3 其他 □/□/□
		2 曾入住新生儿重症监护病房	1 曾在重症监护病房住院超过7天并有 连续高浓度吸氧史 2 其他　□/□	1 曾在重症监护病房住院超过7天并有 连续高浓度吸氧史 2 其他　□/□
		3 遗传性眼病家族史	1 有遗传性眼病家族史,具体病名_____ 2 家庭存在眼病相关的综合征,具体病名_____ 3 其他_____ □/□/□	1 有遗传性眼病家族史,具体病名_____ 2 家庭存在眼病相关的综合征,具体病名_____ 3 其他_____ □/□/□

续表

项目			新生儿家庭访视	满月健康管理
眼病筛查及视力评估	主要眼病高危因素	4 母亲孕期宫内感染	1 巨细胞病毒感染 2 风疹病毒感染 3 疱疹病毒感染 4 梅毒感染　5 弓形体感染 6 其他_____□/□/□/□/□/□	1 巨细胞病毒感染 2 风疹病毒感染 3 疱疹病毒感染 4 梅毒感染　5 弓形体感染 6 其他_____□/□/□/□/□/□
		5 颅面及颜面畸形	1 颅面部畸形 2 大面积颜面血管瘤 3 哭闹时眼球外凸4 其他_____ □/□/□/□	1 颅面部畸形 2 大面积颜面血管瘤 3 哭闹时眼球外凸4 其他_____ □/□/□/□
		6 眼部情况	1 眼部持续流泪 2 眼部有大量分泌物3 其他_____ □/□/□	1 眼部持续流泪 2 眼部有大量分泌物3 其他_____ □/□/□
	其他检查	光照反应	/	1 异常 右眼 □　左眼 □
转诊建议			0 无　　1 有　　　□ 转诊原因： 1 眼外观检查异常 2 存在眼病高危因素 3 其他 _____ 　　　　　□/□/□ 机构：_____	0 无　　1 有　　　□ 转诊原因： 1 眼外观检查异常 2 存在眼病高危因素 3 光照反应异常 4 其他 _____ 　　　　　□/□/□ 机构：_____
健康指导			普遍性指导 1 新生儿视力发育需要良好的环境亮度,白天要保证室内光线明亮,夜间睡眠时应关灯。 2 日常养育照护注意保持眼部清洁卫生。 3 保证新生儿充足睡眠和营养。 4 从出生就要有近视防控意识。 5 定期带新生儿做眼保健。 6 告知家长注意观察新生儿眼病有无异常,若发现异常及时就医。	普遍性指导 1 新生儿视力发育需要良好的环境亮度,白天要保证室内光线明亮,夜间睡眠时应关灯。 2 日常养育照护注意保持眼部清洁卫生。 3 保证新生儿充足睡眠和营养。 4 从出生就要有近视防控意识。 5 定期带新生儿做眼保健。 6 告知家长注意观察新生儿眼病有无异常,若发现异常及时就医。

续表

项目	新生儿家庭访视	满月健康管理
健康指导	针对性指导 1 出生体重＜2000g 的低出生体重儿和出生孕周＜32周的早产儿未按要求进行眼底检查者,告知家长应在出生后4～6周或矫正胎龄32周,由眼科医师进行首次眼底病变筛查。 2 其他眼病相关危险因素,告知家长新生儿应尽早接受进一步眼科检查。 3 其他指导 ＿＿＿＿＿＿＿＿	针对性指导 1 出生体重＜2000g 的低出生体重儿和出生孕周＜32周的早产儿未按要求进行眼底检查者,告知家长应在出生后4～6周或矫正胎龄32周,由眼科医师进行首次眼底病变筛查。 2 其他眼病相关危险因素,告知家长新生儿应尽早接受进一步眼科检查。 3 其他指导 ＿＿＿＿＿＿＿＿
检查日期	年　　月　　日	年　　月　　日
医生签名		
医疗机构名称		

表3　0～6岁儿童眼保健及视力检查记录表
婴儿期(1岁以内)

儿童姓名:＿＿＿＿＿性别:＿＿出生日期:＿＿＿年＿月＿日 编号□□□□□□□□□□□□□□□□□□

	项目		3月龄	6月龄	8月龄	12月龄
眼病筛查及视力评估	总体情况		□0 未见异常 　1 异常 如"异常"按顺序填写以下项目	□0 未见异常 　1 异常 如"异常"按顺序填写以下项目	□0 未见异常 　1 异常 如"异常"按顺序填写以下项目	□0 未见异常 　1 异常 如"异常"按顺序填写以下项目
	眼外观	1 眼球	1 双眼球大小不一致 2 其他 右眼 □/□ 左眼 □/□	1 双眼球大小不一致 2 眼球震颤 3其他 右眼 □/□/□ 左眼 □/□/□	1双眼球大小不一致 2 眼球震颤 3其他 右眼 □/□/□ 左眼 □/□/□	1 双眼球大小不一致 2 眼球震颤 3 其他 右眼 □/□/□ 左眼 □/□/□

项目			3月龄	6月龄	8月龄	12月龄
眼病筛查及视力评估	眼外观	2 结膜	1 结膜充血 2 眼部有分泌物 3 持续溢泪 4 其他 右眼 □/□/□/□ 左眼 □/□/□/□	1 结膜充血 2 眼部有分泌物 3 持续溢泪 4 其他 右眼 □/□/□/□ 左眼 □/□/□/□	1 结膜充血 2 眼部有分泌物 3 持续溢泪 4 其他 右眼 □/□/□/□ 左眼 □/□/□/□	1 结膜充血 2 眼部有分泌物 3 持续溢泪 4 其他 右眼 □/□/□/□ 左眼 □/□/□/□
		3 角膜	1 角膜混浊 2 角膜双侧不对称 3 其他 右眼 □/□/□ 左眼 □/□/□	1 角膜混浊 2 角膜双侧不对称 3 其他 右眼 □/□/□ 左眼 □/□/□	1 角膜混浊 2 角膜双侧不对称 3 其他 右眼 □/□/□ 左眼 □/□/□	1 角膜混浊 2 角膜双侧不对称 3 其他 右眼 □/□/□ 左眼 □/□/□
		4 瞳孔	1 瞳孔不居中 2 瞳孔不圆 3 瞳孔双侧不对称 4 瞳孔区发白 5 其他 右眼 □/□/□/□/□ 左眼 □/□/□/□/□	1 瞳孔不居中 2 瞳孔不圆 3 瞳孔双侧不对称 4 瞳孔区发白 5 其他 右眼 □/□/□/□/□ 左眼 □/□/□/□/□	1 瞳孔不居中 2 瞳孔不圆 3 瞳孔双侧不对称 4 瞳孔区发白 5 其他 右眼 □/□/□/□/□ 左眼 □/□/□/□/□	1 瞳孔不居中 2 瞳孔不圆 3 瞳孔双侧不对称 4 瞳孔区发白 5 其他 右眼 □/□/□/□/□ 左眼 □/□/□/□/□
	其他检查	1 瞬目反射	1 异常　□	/	/	/
		2 红球试验	1 异常　□	/	/	/
		3 视物行为观察	1 异常　□	1 异常　　□	1 异常　　□	1 异常　　□
		*4 红光反射	/	1 异常 右眼 □ 左眼 □	/	/
		*5 眼位检查	/	1 眼位偏斜 2 其他 __□/□	/	/
		*6 单眼遮盖厌恶试验	/	1 异常 右眼 □ 左眼 □	/	/

项目	3月龄	6月龄	8月龄	12月龄
转诊建议	0 无 1 有 □ 转诊原因： 1 眼外观检查异常 2 瞬目反射异常 3 红球试验异常 4 视物行为异常 5 其他 □/□/□/□/□ 机构：_____	0 无 1 有 □ 转诊原因： 1 眼外观检查异常 2 视物行为异常 3 红光反射异常 4 眼位检查异常 5 单眼遮盖厌恶试验异常 6 接受专项检查 7 其他 □/□/□/□/□/□/□ 机构：_____	0 无 1 有 □ 转诊原因： 1 眼外观检查异常 2 视物行为异常 3 其他 □/□/□ 机构：_____	0 无 1 有 □ 转诊原因： 1 眼外观检查异常 2 视物行为异常 3 其他 □/□/□ 机构：_____
健康指导	普遍性指导 1 婴儿视力发育需要良好的环境亮度,白天要保证室内光线明亮,夜间睡眠时应关灯。 2 日常养育照护中注意保持婴儿眼部清洁卫生。 3 保持婴儿充足睡眠和营养。 4 婴儿应避免强光直射,建议婴儿禁用手机、电脑等视屏类电子产品。 5 告知远视储备量的知识。 6 指导家长树立婴儿近视防控意识。 7 告知家长注意观察婴儿眼病有无异常,若发现异常及时就医。	普遍性指导 1 婴儿视力发育需要良好的环境亮度,白天要保证室内光线明亮,夜间睡眠时应关灯。 2 日常养育照护中注意保持婴儿眼部清洁卫生。 3 保持婴儿充足睡眠和营养。 4 婴儿应避免强光直射,建议婴儿禁用手机、电脑等视屏类电子产品。 5 告知远视储备量的知识。 6 指导家长树立婴儿近视防控意识。 7 告知家长注意观察婴儿眼病有无异常,若发现异常及时就医。	普遍性指导 1 婴儿视力发育需要良好的环境亮度,白天要保证室内光线明亮,夜间睡眠时应关灯。 2 日常养育照护中注意保持婴儿眼部清洁卫生。 3 保持婴儿充足睡眠和营养。 4 婴儿应避免强光直射,建议婴儿禁用手机、电脑等视屏类电子产品。 5 告知远视储备量的知识。 6 指导家长树立婴儿近视防控意识。 7 告知家长注意观察婴儿眼病有无异常,若发现异常及时就医。	普遍性指导 1 婴儿视力发育需要良好的环境亮度,白天要保证室内光线明亮,夜间睡眠时应关灯。 2 日常养育照护中注意保持婴儿眼部清洁卫生。 3 保持婴儿充足睡眠和营养。 4 婴儿应避免强光直射,建议婴儿禁用手机、电脑等视屏类电子产品。 5 告知远视储备量的知识。 6 指导家长树立婴儿近视防控意识。 7 告知家长注意观察婴儿眼病有无异常,若发现异常及时就医。

续表

项目	3月龄	6月龄	8月龄	12月龄
健康指导	针对性指导 1 若儿童存在眼病相关危险因素,告知家长到眼科检查。 2 其他指导____	针对性指导 1 若儿童存在眼病相关危险因素,告知家长到眼科检查。 2 告知家长带婴儿到县级妇幼保健机构或具备条件的县级医疗机构做红光反射、眼位检查、单眼遮盖厌恶试验。 3 其他指导____	针对性指导 1 若儿童存在眼病相关危险因素,告知家长到眼科检查。 2 其他指导____	针对性指导 1 若儿童存在眼病相关危险因素,告知家长到眼科检查。 2 其他指导____
检查日期	年 月 日	年 月 日	年 月 日	年 月 日
医生签名				
医疗机构名称				

注:标记"＊"的服务项目主要由县级妇幼保健机构或具备条件的县级医疗机构开展,鼓励有条件的乡镇卫生院、社区卫生服务中心开展这些服务项目。

表4 0~6岁儿童眼保健及视力检查记录表 幼儿期(1~3岁)

儿童姓名:_____ 性别:__ 出生日期:___年__月__日 编号□□□□□□□□□□□□□□□□

	项目		18月龄	24月龄	30月龄	36月龄
眼病筛查及视力评估	总体情况		□0 未见异常 1 异常 如"异常"按顺序填写以下项目	□0 未见异常 1 异常 如"异常"按顺序填写以下项目	□0 未见异常 1 异常 如"异常"按顺序填写以下项目	□0 未见异常 1 异常 如"异常"按顺序填写以下项目
	眼外观	1 眼睑	1 眼睑红肿 2 眼睑有肿物 3 眼睑内、外翻 4 倒睫 5 其他 右眼 □/□/□/□/□ 左眼 □/□/□/□/□	1 眼睑红肿 2 眼睑有肿物 3 眼睑内、外翻 4 倒睫 5 其他 右眼 □/□/□/□/□ 左眼 □/□/□/□/□	1 眼睑红肿 2 眼睑有肿物 3 眼睑内、外翻 4 倒睫 5 其他 右眼 □/□/□/□/□ 左眼 □/□/□/□/□	1 眼睑红肿 2 眼睑有肿物 3 眼睑内、外翻 4 倒睫 5 其他 右眼 □/□/□/□/□ 左眼 □/□/□/□/□

续表

项目			3月龄	6月龄	8月龄	12月龄
眼病筛查及视力评估	眼外观	2 眼球	1 双眼球大小不一致 2 眼球震颤 3 其他 右眼 □/□/□ 左眼 □/□/□	1 双眼球大小不一致 2 眼球震颤 3 其他 右眼 □/□/□ 左眼 □/□/□	1 双眼球大小不一致 2 眼球震颤 3 其他 右眼 □/□/□ 左眼 □/□/□	1 双眼球大小不一致 2 眼球震颤 3 其他 右眼 □/□/□ 左眼 □/□/□
		3 结膜	1 结膜充血 2 眼部有分泌物 3 持续溢泪 4 其他 右眼 □/□/□/□ 左眼 □/□/□/□	1 结膜充血 2 眼部有分泌物 3 持续溢泪 4 其他 右眼 □/□/□/□ 左眼 □/□/□/□	1 结膜充血 2 眼部有分泌物 3 持续溢泪 4 其他 右眼 □/□/□/□ 左眼 □/□/□/□	1 结膜充血 2 眼部有分泌物 3 持续溢泪 4 其他 右眼 □/□/□/□ 左眼 □/□/□/□
		4 角膜	1 角膜混浊 2 角膜双侧不对称 3 其他 右眼 □/□/□ 左眼 □/□/□	1 角膜混浊 2 角膜双侧不对称 3 其他 右眼 □/□/□ 左眼 □/□/□	1 角膜混浊 2 角膜双侧不对称 3 其他 右眼 □/□/□ 左眼 □/□/□	1 角膜混浊 2 角膜双侧不对称 3 其他 右眼 □/□/□ 左眼 □/□/□
		5 瞳孔	1 瞳孔不居中 2 瞳孔不圆 3 瞳孔双侧不对称 4 瞳孔区发白 5 其他 右眼 □/□/□/□/□ 左眼 □/□/□/□/□	1 瞳孔不居中 2 瞳孔不圆 3 瞳孔双侧不对称 4 瞳孔区发白 5 其他 右眼 □/□/□/□/□ 左眼 □/□/□/□/□	1 瞳孔不居中 2 瞳孔不圆 3 瞳孔双侧不对称 4 瞳孔区发白 5 其他 右眼 □/□/□/□/□ 左眼 □/□/□/□/□	1 瞳孔不居中 2 瞳孔不圆 3 瞳孔双侧不对称 4 瞳孔区发白 5 其他 右眼 □/□/□/□/□ 左眼 □/□/□/□/□
	其他检查	1 视物行为观察	1 异常 □	1 异常 □	1 异常 □	1 异常 □
		*2 眼位检查	/	1 眼位偏斜 2 其他＿ □/□	/	1 眼位偏斜 2 其他＿ □/□
		*3 单眼遮盖厌恶试验	/	1 异常 右眼 □ 左眼 □	/	1 异常 右眼 □ 左眼 □

项目			3月龄	6月龄	8月龄	12月龄
眼病筛查及视力评估	其他检查	*4 屈光筛查	/	右眼 S C A 左眼 S C A (非散瞳验光结果仅供参考) 1 可疑屈光不正 2 其他 右眼□/□ 左眼□/□	/	右眼 S C A 左眼 S C A (非散瞳验光结果仅供参考) 1 可疑屈光不正 2 其他 右眼□/□ 左眼□/□
转诊建议			0 无 1 有 □ 转诊原因: 1 眼外观检查异常 2 视物行为异常 3 其他 □/□/□ 机构:＿＿＿	0 无 1 有 □ 转诊原因: 1 眼外观检查异常 2 视物行为异常 3 眼位检查异常 4 单眼遮盖厌恶试验异常 5 屈光筛查异常 6 接受专项检查 7 其他 □/□/□/□/ □/□/□ 机构:＿＿＿	0 无 1 有 □ 转诊原因: 1 眼外观检查异常 2 视物行为异常 3 其他 □/□/□ 机构:＿＿＿	0 无 1 有 □ 转诊原因: 1 眼外观检查异常 2 视物行为异常 3 眼位检查异常 4 单眼遮盖厌恶试验异常 5 屈光筛查异常 6 接受专项检查 7 其他 □/□/□/□/ □/□/□ 机构:＿＿＿
健康指导			普遍性指导 1 指导家长注意观察幼儿有无歪头视物、视物距离过近等行为。 2 保证充足睡眠和营养。 3 告知家长至少每半年带幼儿接受一次眼保健和视力检查。 4 家长给幼儿阅读绘本,减少近距离用眼时间。	普遍性指导 1 指导家长注意观察幼儿有无歪头视物、视物距离过近等行为。 2 保证充足睡眠和营养。 3 告知家长至少每半年带幼儿接受一次眼保健和视力检查。 4 家长给幼儿阅读绘本,减少近距离用眼时间。	普遍性指导 1 指导家长注意观察幼儿有无歪头视物、视物距离过近等行为。 2 保证充足睡眠和营养。 3 告知家长至少每半年带幼儿接受一次眼保健和视力检查。 4 家长给幼儿阅读绘本,减少近距离用眼时间。	普遍性指导 1 指导家长注意观察幼儿有无歪头视物、视物距离过近等行为。 2 保证充足睡眠和营养。 3 告知家长至少每半年带幼儿接受一次眼保健和视力检查。 4 家长给幼儿阅读绘本,减少近距离用眼时间。

续表

项目	3月龄	6月龄	8月龄	12月龄
健康指导	5 建议幼儿禁用手机、电脑等视屏类电子产品。 6 户外活动不少于2小时/天。 7 避免幼儿玩尖锐物、接触强酸强碱等洗涤剂。 8 教育、帮助幼儿经常洗手,不揉眼睛,不带患传染性眼病幼儿到人群聚集场所活动。 9 告知家长注意观察幼儿眼病有无异常,若发现异常及时就医。 针对性指导 1 儿童远视储备量不足,需进一步排查发生近视风险,并改变不良用眼行为,定期检查。 2 若儿童存在斜视、弱视等眼病及危险因素,告知家长到眼科检查。 3 其他指导____	5 建议幼儿禁用手机、电脑等视屏类电子产品。 6 户外活动不少于2小时/天。 7 避免幼儿玩尖锐物、接触强酸强碱等洗涤剂。 8 教育、帮助幼儿经常洗手,不揉眼睛,不带患传染性眼病幼儿到人群聚集场所活动。 9 告知家长注意观察幼儿眼病有无异常,若发现异常及时就医。 针对性指导 1 儿童远视储备量不足,需进一步排查发生近视风险,并改变不良用眼行为,定期检查。 2 若儿童存在斜视、弱视等眼病及危险因素,告知家长到眼科检查。 3 告知家长带婴儿到县级妇幼保健机构或具备条件的县级医疗机构做红光反射检查、眼位检查、单眼遮盖厌恶试验。 4 其他指导____	5 建议幼儿禁用手机、电脑等视屏类电子产品。 6 户外活动不少于2小时/天。 7 避免幼儿玩尖锐物、接触强酸强碱等洗涤剂。 8 教育、帮助幼儿经常洗手,不揉眼睛,不带患传染性眼病幼儿到人群聚集场所活动。 9 告知家长注意观察幼儿眼病有无异常,若发现异常及时就医。 针对性指导 1 儿童远视储备量不足,需进一步排查发生近视风险,并改变不良用眼行为,定期检查。 2 若儿童存在斜视、弱视等眼病及危险因素,告知家长到眼科检查。 3 告知家长带婴儿到县级妇幼保健机构或具备条件的县级医疗机构做红光反射检查、眼位检查、单眼遮盖厌恶试验。 4 其他指导____	5 建议幼儿禁用手机、电脑等视屏类电子产品。 6 户外活动不少于2小时/天。 7 避免幼儿玩尖锐物、接触强酸强碱等洗涤剂。 8 教育、帮助幼儿经常洗手,不揉眼睛,不带患传染性眼病幼儿到人群聚集场所活动。 9 告知家长注意观察幼儿眼病有无异常,若发现异常及时就医。 针对性指导 1 儿童远视储备量不足,需进一步排查发生近视风险,并改变不良用眼行为,定期检查。 2 若儿童存在斜视、弱视等眼病及危险因素,告知家长到眼科检查。 3 告知家长带婴儿到县级妇幼保健机构或具备条件的县级医疗机构做红光反射检查、眼位检查、单眼遮盖厌恶试验。 4 其他指导____

续表

项目	3月龄	6月龄	8月龄	12月龄
检查日期	年 月 日	年 月 日	年 月 日	年 月 日
医生签名				
医疗机构名称				

注:标记"＊"的服务项目主要由县级妇幼保健机构或具备条件的县级医疗机构开展,鼓励有条件的乡镇卫生院、社区卫生服务中心开展这些服务项目。"S"为球镜数值;"C"为柱镜数值;"A"为散光轴位度数。

表5 0～6岁儿童眼保健及视力检查记录表 学龄前期(4～6岁)

儿童姓名:_____性别:__出生日期:___年__月__日 编号□□□□□□□□□□□□□□□□□□

项目			4岁	5岁	6岁
眼病筛查及视力评估		总体情况	□0 未见异常 1 异常 如"异常"按顺序填写以下项目	□0 未见异常 1 异常 如"异常"按顺序填写以下项目	□0 未见异常 1 异常 如"异常"按顺序填写以下项目
	眼外观	1 眼睑	1 眼睑红肿 2 眼睑有肿物 3 眼睑内、外翻 4 倒睫 5 其他 右眼 □/□/□/□ 左眼 □/□/□/□	1 眼睑红肿 2 眼睑有肿物 3 眼睑内、外翻 4 倒睫 5 其他 右眼 □/□/□/□ 左眼 □/□/□/□	1 眼睑红肿 2 眼睑有肿物 3 眼睑内、外翻 4 倒睫 5 其他 右眼 □/□/□/□ 左眼 □/□/□/□
		2 眼球	1 双眼球大小不一致 2 眼球震颤 3 其他 右眼 □/□/□ 左眼 □/□/□	1 双眼球大小不一致 2 眼球震颤 3 其他 右眼 □/□/□ 左眼 □/□/□	1 双眼球大小不一致 2 眼球震颤 3 其他 右眼 □/□/□ 左眼 □/□/□
		3 结膜	1 结膜充血 2 眼部分泌物 3 持续溢泪 4 其他 右眼 □/□/□/□ 左眼 □/□/□/□	1 结膜充血 2 眼部有分泌物 3 持续溢泪 4 其他 右眼 □/□/□/□ 左眼 □/□/□/□	1 结膜充血 2 眼部有分泌物 3 持续溢泪 4 其他 右眼 □/□/□/□ 左眼 □/□/□/□

续表

	项目	4岁	5岁	6岁
眼病筛查及视力评估	眼外观 4 角膜	1 角膜混浊 2 角膜双侧不对称 3 其他 右眼 □/□/□ 左眼 □/□/□	1 角膜混浊 2 角膜双侧不对称 3 其他 右眼 □/□/□ 左眼 □/□/□	1 角膜混浊 2 角膜双侧不对称 3 其他 右眼 □/□/□ 左眼 □/□/□
	5 瞳孔	1 瞳孔不居中 2 瞳孔不圆 3 瞳孔双侧不对称 4 瞳孔区发白 5 其他 右眼 □/□/□/□ 左眼 □/□/□/□	1 瞳孔不居中 2 瞳孔不圆 3 瞳孔双侧不对称 4 瞳孔区发白 5 其他 右眼 □/□/□/□ 左眼 □/□/□/□	1 瞳孔不居中 2 瞳孔不圆 3 瞳孔双侧不对称 4 瞳孔区发白 5 其他 右眼 □/□/□/□ 左眼 □/□/□/□
	其他检查 1 视物行为观察	1 异常　　　□	1 异常　　　□	1 异常　　　□
	2 视力检查	右眼＿＿ 左眼＿＿ 1 视力低常 2 其他 右眼 □/□ 左眼 □/□	右眼＿＿ 左眼＿＿ 1 视力低常 2 其他 右眼 □/□ 左眼 □/□	右眼＿＿ 左眼＿＿ 1 视力低常 2 其他 右眼 □/□ 左眼 □/□
	*3 眼位检查	1 眼位偏斜 2 其他 ＿＿ □/□	1 眼位偏斜 2 其他 ＿＿ □/□	1 眼位偏斜 2 其他 ＿＿ □/□
	*4 屈光筛查	右眼 S C A ＿＿ 左眼 S C A ＿＿ （非散瞳验光结果仅供参考） 1 可疑屈光不正 2 其他 右眼□/□ 左眼□/□	右眼 S C A ＿＿ 左眼 S C A ＿＿ （非散瞳验光结果仅供参考） 1 可疑屈光不正 2 其他 右眼□/□ 左眼□/□	右眼 S C A ＿＿ 左眼 S C A ＿＿ （非散瞳验光结果仅供参考） 1 可疑屈光不正 2 其他 右眼□/□ 左眼□/□

续表

项目	4岁	5岁	6岁
转诊建议	0 无　1 有　□ 转诊原因： 1 眼外观检查异常 2 视物行为异常 3 视力检查异常 4 眼位检查异常 5 屈光筛查异常 6 接受专项检查 7 其他 □/□/□/□/□/ □/□ 机构：_____	0 无　1 有　□ 转诊原因： 1 眼外观检查异常 2 视物行为异常 3 视力检查异常 4 眼位检查异常 5 屈光筛查异常 6 接受专项检查 7 其他 □/□/□/□/□/ □/□ 机构：_____	0 无　1 有　□ 转诊原因： 1 眼外观检查异常 2 视物行为异常 3 视力检查异常 4 眼位检查异常 5 屈光筛查异常 6 接受专项检查 7 其他 □/□/□/□/□/ □/□ 机构：_____
健康指导	普遍性指导 1 告知家长至少每年带儿童进行一次眼保健和视力检查。 2 培养良好用眼习惯,科学护眼和防控近视。 3 避免接触和使用视屏类电子产品。 4 减少近距离用眼时间。 5 增加户外活动,每天2小时以上在室外活动"目"浴阳光。 6 读写和握笔姿势正确。 7 保证儿童充足睡眠和营养。 8 告知家长注意观察儿童视物有无异常,一旦发现异常,要到正规医疗机构进行医学验光,并遵医嘱正确矫正。	普遍性指导 1 告知家长至少每年带儿童进行一次眼保健和视力检查。 2 培养良好用眼习惯,科学护眼和防控近视。 3 避免接触和使用视屏类电子产品。 4 减少近距离用眼时间。 5 增加户外活动,每天2小时以上在室外活动"目"浴阳光。 6 读写和握笔姿势正确。 7 保证儿童充足睡眠和营养。 8 告知家长注意观察儿童视物有无异常,一旦发现异常,要到正规医疗机构进行医学验光,并遵医嘱正确矫正。	普遍性指导 1 告知家长至少每年带儿童进行一次眼保健和视力检查。 2 培养良好用眼习惯,科学护眼和防控近视。 3 避免接触和使用视屏类电子产品。 4 减少近距离用眼时间。 5 增加户外活动,每天2小时以上在室外活动"目"浴阳光。 6 读写和握笔姿势正确。 7 保证儿童充足睡眠和营养。 8 告知家长注意观察儿童视物有无异常,一旦发现异常,要到正规医疗机构进行医学验光,并遵医嘱正确矫正。

项目	4岁	5岁	6岁
健康指导	针对性指导 1 儿童远视储备量不足。需进一步检查并改变不良用眼行为,定期检查。 2 若儿童存在斜视、弱视等眼病及危险因素,告知家长到眼科检查。 3 科学护眼和防控近视。 4 告知家长带婴儿到县级妇幼保健机构或具备条件的县级医疗机构做眼位检查、屈光筛查。 5 其他指导_____	针对性指导 1 儿童远视储备量不足。需进一步检查并改变不良用眼行为,定期检查。 2 若儿童存在斜视、弱视等眼病及危险因素,告知家长到眼科检查。 3 科学护眼和防控近视。 4 告知家长带婴儿到县级妇幼保健机构或具备条件的县级医疗机构做眼位检查、屈光筛查。 5 其他指导_____	针对性指导 1 儿童远视储备量不足。需进一步检查并改变不良用眼行为,定期检查。 2 若儿童存在斜视、弱视等眼病及危险因素,告知家长到眼科检查。 3 科学护眼和防控近视。 4 告知家长带婴儿到县级妇幼保健机构或具备条件的县级医疗机构做眼位检查、屈光筛查。 5 其他指导_____
检查日期	年 月 日	年 月 日	年 月 日
医生签名			
医疗机构名称			

注:标记" * "的服务项目主要由县级妇幼保健机构或具备条件的县级医疗机构开展,鼓励有条件的乡镇卫生院、社区卫生服务中心开展这些服务项目。"S"为球镜数值;"C"为柱镜数值;"A"为散光轴位度数。

附件4

0~6岁儿童眼保健及视力检查健康指导要点

乡镇卫生院、社区卫生服务中心完成眼病筛查和视力评估后,应结合检查结果及时向家长普及儿童眼保健知识,开展健康指导。

1. 新生儿期(新生儿家庭访视和满月健康管理)

(1)普遍性指导要点

新生儿能感受光亮及明暗变化,对光照有反应。新生儿视力发育需要良好的环境亮度,白天要保证室内光线明亮,夜间睡眠时应关灯。日常养育照护中注意保持眼部清洁卫生。保证充足睡眠和营养。儿童眼球和视力是逐步发育成熟的,新生儿出生时,眼睛发育未成熟,处于远视状态,随着生长发育,眼球逐渐增长,眼屈光度数逐渐趋向于正视,这就是"正视化过程"。0~6岁儿童视力是逐渐发育过程,新生儿出生仅有光感,1岁视力一般可达0.2,2岁视力一般可达0.4以上,3岁视力一般可达0.5以上,4岁视力一般可达0.6以上,5岁及以上视力一般可达0.8以上。6岁之前是儿童视觉发育的关键时期,若此期间视力未正常发育,长大后将难以弥补,从出生就要有近视防控意识。儿童斜视、弱视、先天性白内障等常见眼病会严重影响儿童视觉发育,一般发病隐匿,家长不易发现,需定期检查,早筛早诊早治。告知家长注意观察眼部有无异常,若发现异常及时转诊。

(2)针对性指导要点

出生体重<2000g的低出生体重儿或出生孕周<32周的早产儿,应当在生后4~6周或矫正胎龄32周,由眼科医师进行首次眼底病变筛查。并应遵照专业眼科医生指导意见,按时接受眼底复查。若存在其他眼病高危因素,未做过眼科专科检查,告知家长尽早检查。

如果眼部分泌物增多,提示可疑为结膜炎或泪囊炎或泪道阻塞。可能由于泪道发育不完全导致,应转诊治疗。若有大量脓性分泌物要警惕化脓性结膜炎,易致盲,告知家长要尽早转诊。

如果瞳孔区发白,可疑为先天性白内障和视网膜母细胞瘤等。孕期风疹病毒感染可导致新生儿先天性白内障。我国先天性白内障发病率约为4‰,在婴儿中发病率为0.2‰~0.5‰,约占新生儿致盲性眼病的30%,筛查发现异常一定要及早诊断。明显影响视力的白内障须尽早手术,手术越早,获得良好视力的机会越大。

2. 婴儿期(3、6、8、12月龄)

(1)普遍性指导要点

指导家长观察婴儿视觉发育情况,注意有无异常的视觉行为。视力发育需要良好的环境亮度,白天要保证室内光线明亮,夜间睡眠时应关灯。日常养育照护中注意保持眼部清洁卫生。保证充足睡眠和营养。婴儿应避免强光直射,建议婴儿禁用手机、电脑等视屏类电子产品。告知远视储备量:婴儿正常的屈光状态为轻度远视,这是生理性远视,为"远视储备量"。远视储备量不足可能会发展为近视。指导家长树立近视防控意识。告知家长注意观察眼部有无异常,若发现异常及时转诊。

(2)针对性指导要点

若眼部有分泌物、持续溢泪提示可疑为结膜炎或泪囊炎,应及时到眼科检查。

若瞳孔区发白,提示可疑为先天性白内障和视网膜母细胞瘤等,一定要及早诊治。

若眼位检查异常,提示可疑为斜视,儿童斜视会影响视力和立体视觉的发育,应进行视功能评估及排查,及早诊治。

3. 幼儿期(18、24、30、36 月龄)

(1)普遍性指导要点

应指导家长注意观察幼儿有无歪头视物、视物距离过近等异常行为。保证充足的睡眠和营养。告知家长至少每半年带幼儿接受一次眼保健和视力检查,筛查异常者应遵医嘱进一步检查确诊,及时矫治,以免错过最佳治疗时期。建议低龄儿童尽量以家长读绘本为主进行阅读,减少近距离用眼时长。建议幼儿禁用手机、电脑等视屏类电子产品。户外活动每天不少于 2 小时。避免让幼儿玩尖锐物,避免接触强酸、强碱等洗涤剂。教育和督促幼儿经常洗手,不揉眼睛,不带患传染性眼病幼儿到人群聚集场所活动。告知家长注意观察眼部有无异常,若发现异常及时转诊。

(2)针对性指导要点

若儿童远视储备量不足,需进一步检查排除发生近视的风险,并改变不良用眼行为,定期检查。

若眼位检查异常,提示可疑为斜视,儿童斜视除了影响美观外,还会影响视力和立体视觉的发育,导致弱视及双眼单视功能不同程度的丧失,应进行视功能评估及排查,及早诊治。早期治疗斜视可以在矫正眼位、恢复外观的基础上,促进视力发育和双眼视觉功能的建立。

若瞳孔检查、眼位检查和屈光筛查异常,提示可疑为先天性白内障、斜视、远视、散光、屈光参差等。上述病症可能容易造成视力发育停滞,从而引起弱视。目前,弱视患病率为 1% ~5%,主要表现为视力差、戴镜矫正不能立刻提高视力。大部分弱视有治愈机会,应及早发现并治疗,年龄越小效果越好,6 岁以前治疗效果更佳。一旦错过儿童视觉发育的可塑期,则会造成终生的视觉缺陷。

4. 学龄前期(4~6 岁)

(1)普遍性指导要点

学龄前儿童正常的屈光状态为轻度远视,远视可以中和发育过程中眼轴增长所致的近视,称为"远视储备量"。因此,家长在判断孩子视力是否正常时,一定要考虑孩子的年龄因素,不同发育时期有不同标准。告知家长至少每年带儿童进行一次眼保健和视力检查,重点关注儿童弱视、斜视和屈光不正的筛查和治疗。4 岁儿童裸眼视力一般可达 0.6 以上、5 岁及以上一般可达 0.8 以上,若儿童视力不能达标,或双眼视力相差两行及以上(标准对数视力表),或双眼视力相差 0.2 及以上(国际标准视力表),主要是由于远视、散光、屈光参差、斜视或发育停滞等所致,需进一步检查确诊,并培养儿童良好的用眼习惯,科学护眼和防控近视。

①尽量避免接触和使用视屏类电子产品,每次 20 分钟,每天累计不超过 1 小时。

②减少近距离用眼时间,做到保护视力三个"20"法则:20 分钟近距离用眼后远眺 20 英尺(约 6 米)外的景物 20 秒。

③增加户外活动时间,每天2小时以上在室外活动"目"浴阳光。户外活动接触阳光,能增加眼内多巴胺释放,从而抑制眼轴变长。

④读写和握笔姿势做到三个"一"(眼离书本一尺、胸部离桌一拳、手指尖离笔尖一寸)。

⑤均衡营养,不挑食不偏食,多吃水果蔬菜和富含维生素食物,少吃甜食和零食。

⑥养成良好的睡眠习惯,保证每天充足睡眠时间。

⑦一旦发现儿童看远处物体模糊、眯眼、频繁揉眼等异常,要到正规医疗机构进行医学验光,并遵医嘱正确矫正。如果该戴眼镜而不戴,反而会加重近视度数的增长。

帮助儿童保留足够的远视储备量,"对抗"未来可能发生的近视。告知家长注意观察眼部有无异常,若发现异常及时转诊。

（2）针对性指导要点

若瞳孔检查、眼位检查和屈光筛查等提示可疑为弱视,应告知家长尽早诊治,年龄越小治疗效果越好,6岁以前治疗效果最佳,一旦错过最佳时期可能会造成终生的视觉缺陷。

若眼位检查异常,提示可疑为斜视。儿童斜视除了影响美观外,还会影响视力和立体视觉的发育,导致弱视及双眼单视功能不同程度的丧失,应进行视功能评估及排查,及早诊治。早期治疗斜视可以在矫正眼位、恢复外观的基础上,促进视力发育和双眼视觉功能的建立。

若视力检查及屈光筛查异常,提示可疑为视力低常、远视储备量不足或近视,要告知家长进一步检查明确诊断干预,并培养儿童良好的用眼习惯,科学护眼和防控近视。确诊近视后应尽可能延缓近视进展,避免发展为高度近视而出现视网膜脱落等致盲性并发症。成年后的激光近视手术不能减少近视并发症。

附件5

0～6岁儿童眼保健及视力检查转诊单

0～6岁儿童眼保健及视力检查转诊单
（第一联：乡镇卫生院或社区卫生服务中心留存）

编　　号：□□□□□□□□□□□□□□□□□□

儿童姓名：＿＿＿＿＿＿　性别：＿＿＿＿＿　出生日期：＿＿＿年＿月＿日

身份证号：□□□□□□□□□□□□□□□□□□

家长姓名：＿＿＿＿＿＿联系电话：＿＿＿＿＿＿

　　儿童存在以下情况，建议转诊到＿＿＿＿＿＿＿＿＿＿医疗机构＿＿＿＿＿科室进一步接受专项检查或复查、诊治。

□　**1** 在我单位未做专项检查，建议在你机构接受下列检查：

项目	6月龄	24月龄	36月龄	4岁	5岁	6岁
红光反射	□	/	/	/	/	/
眼位检查	□	□	□	□	□	□
单眼遮盖厌恶试验	□	□	□	/	/	/
屈光筛查	/	□	□	□	□	□

□　**2** 在我单位初筛结果异常，建议在你机构进一步复查、诊治

　　　　□眼外观检查异常：＿＿＿＿＿＿＿＿＿＿＿＿＿＿＿＿＿

　　　　□存在眼病高危因素：＿＿＿＿＿＿＿＿＿＿＿＿＿＿＿

　　　　□光照反应异常　　　　　　□红光反射异常

　　　　□瞬目反射异常　　　　　　□眼位检查异常

　　　　□红球试验异常　　　　　　□单眼遮盖厌恶试验异常

　　　　□视物行为异常　　　　　　□屈光筛查异常

　　　　□视力检查异常　　　　　　□其他：＿＿＿＿＿＿＿＿

　　　　　　　　　申请机构：＿＿＿＿＿＿＿＿＿＿＿

　　　　　　　　　申请医师：＿＿＿＿＿＿＿＿＿＿＿

　　　　　　　　　申请日期：＿＿＿＿年＿＿月＿＿日

0～6岁儿童眼保健及视力检查转诊单
(第二联:由家长携带至县级接诊单位)

编　　号:☐☐☐☐☐☐☐☐☐☐☐☐☐☐☐☐☐☐

儿童姓名:_____ 性别:_____ 出生日期:____年__月__日

身份证号:☐☐☐☐☐☐☐☐☐☐☐☐☐☐☐☐☐☐

家长姓名:_____ 联系电话:_____

　　儿童存在以下情况,建议转诊到_____医疗机构_____科室进一步接受专项检查或复查、诊治。

☐ **1** 在我单位未做专项检查,建议在你机构接受下列检查:

项目	6月龄	24月龄	36月龄	4岁	5岁	6岁
红光反射	☐	/	/	/	/	/
眼位检查	☐	☐	☐	☐	☐	☐
单眼遮盖厌恶试验	☐	☐	☐	/	/	/
屈光筛查	/	☐	☐	☐	☐	☐

☐ **2** 在我单位初筛结果异常,建议在你机构进一步复查、诊治

☐眼外观检查异常:_____

☐存在眼病高危因素:_____

☐光照反应异常　　　　　　☐红光反射异常

☐瞬目反射异常　　　　　　☐眼位检查异常

☐红球试验异常　　　　　　☐单眼遮盖厌恶试验异常

☐视物行为异常　　　　　　☐屈光筛查异常

☐视力检查异常　　　　　　☐其他:_____

申请机构:_____

申请医师:_____

申请日期:_____年___月___日

附件6

0～6岁儿童眼保健及视力检查回执单

编　　　号：□□□□□□□□□□□□□□□□□□

儿童姓名：　　　　性别：　　出生日期：　　年　　月　　日

身份证号：□□□□□□□□□□□□□□□□□□

家长姓名：　　　　　　联系电话：

1. 儿童在本机构接受专项检查情况：

项目	6月龄	24月龄	36月龄	4岁	5岁	6岁
红光反射	□未查 □已查 0未见异常 1 异常 右眼 □ 左眼 □	/	/	/	/	/
眼位检查	□未查 □已查 1未见异常 2眼位偏斜 3其他___ □/□	□未查 □已查 1未见异常 2眼位偏斜 3其他___ □/□	□未查 □已查 1未见异常 2眼位偏斜 3其他___ □/□	□未查 □已查 1未见异常 2眼位偏斜 3其他___ □/□	□未查 □已查 1未见异常 2眼位偏斜 3其他___ □/□	□未查 □已查 1未见异常 2眼位偏斜 3其他___ □/□
单眼遮盖厌恶试验	□未查 □已查 0未见异常 1异常 右眼 □ 左眼 □	□未查 □已查 0未见异常 1异常 右眼 □ 左眼 □	□未查 □已查 0未见异常 1异常 右眼 □ 左眼 □	/	/	/
屈光筛查	/	□未查 □已查 右眼 S C A___ 左眼 S C A___ （非散瞳验光结果仅供参考） 0未见异常 1 可疑屈光不正 2其他___ 右眼 □/□ 左眼 □/□	□未查 □已查 右眼 S C A___ 左眼 S C A___ （非散瞳验光结果仅供参考） 0未见异常 1 可疑屈光不正 2其他___ 右眼 □/□ 左眼 □/□	□未查 □已查 右眼 S C A___ 左眼 S C A___ （非散瞳验光结果仅供参考） 0未见异常 1 可疑屈光不正 2其他___ 右眼 □/□ 左眼 □/□	□未查 □已查 右眼 S C A___ 左眼 S C A___ （非散瞳验光结果仅供参考） 0未见异常 1 可疑屈光不正 2其他___ 右眼 □/□ 左眼 □/□	□未查 □已查 右眼 S C A___ 左眼 S C A___ （非散瞳验光结果仅供参考） 0未见异常 1 可疑屈光不正 2其他___ 右眼 □/□ 左眼 □/□

注："S"为球镜数值；"C"为柱镜数值；"A"为散光轴位度数。

2. 儿童初筛检查结果异常及专项检查结果异常,在本机构复查或诊断结果:

_____

_____

_____

3. 进一步转诊建议:□无　□有,转诊机构名称_____

医疗机构:_____

医师签名:_____

日　　期:_____年__月__日

附件7

0~6岁儿童眼保健及视力检查基本设备

机构	检查设备名称	用途
乡镇卫生院(社区卫生服务中心)	1. 手电筒/聚光手电灯	光照反应
	2. 红球(直径5cm左右)	红球试验
	*3. 眼位板(遮眼板)	眼位检查及视力检查用于遮盖眼睛
	4. 标准对数视力表(灯光箱)或国际标准视力表	视力检查
	*5. 屈光筛查仪(视力筛查仪)	筛查儿童近视、远视、散光及屈光参差
	*6. 直接检眼镜	眼底红光反射检查,筛查先天性白内障、白瞳症等
	*7. 条栅视力卡	适用0~3岁儿童视力检查
	*8. 点状视力表	适用1.5~3岁儿童视力检查
	9. 其他设备:电脑等	辅助开展相关工作
县级妇幼保健机构(其他具备条件的县级医疗机构)	1. 手电筒/聚光手电灯	光照反应
	2. 红球(直径5cm左右)	红球试验
	3. 眼位板(遮眼板)	眼位检查及视力检查遮眼用
	4. 标准对数视力表(灯光箱)或国际标准视力表	视力检查
	5. 屈光筛查仪(视力筛查仪)	筛查儿童近视、远视、散光及屈光参差
	6. 直接检眼镜	眼底红光反射检查,筛查先天性白内障、白瞳症等
	7. 视网膜检影镜	儿童验光
	8. 镜片箱	儿童验光及配镜试戴
	9. 试镜架	辅助开展验光及配镜工作
	*10. 裂隙灯显微镜	放大眼球前节进行检查
	11. 电脑自动验光仪	检查近视、远视和散光

续表

机构	检查设备名称	用途
县级妇幼保健机构（其他具备条件的县级医疗机构）	12. 弱视矫治及训练系列设备（同视机、CAM 机红光闪烁仪等） *13. 视动性眼震仪 14. 条栅视力卡 15. 点状视力表 16. 其他设备：电脑等	弱视儿童的视功能训练 视力检查 适用0～3岁儿童视力检查 适用1.5～3岁儿童视力检查 辅助开展相关工作

注：标注"＊"的设备，推荐乡镇卫生院（社区卫生服务中心）、县级妇幼保健机构或其他具备条件的县级医疗机构配置。

附件8

0～6岁儿童眼保健及视力检查结果异常登记表

_____省_____市（州）_____县（市、区）_____乡（镇）_____机构

序号	编号	登记日期	儿童姓名	性别	出生日期	家长姓名	家庭住址	联系电话	结果记录	转诊
1									1 眼外观异常_____ 2 存在眼病高危因素_____ 3 光照反应异常 4 瞬目反射异常 5 红球试验异常 6 视物行为异常 7 红光反射异常 8 眼位检查异常 9 单眼遮盖厌恶试验异常 10 屈光筛查异常 11 其他异常_____	0 无 1 有
2									1 眼外观异常_____ 2 存在眼病高危因素_____ 3 光照反应异常 4 瞬目反射异常 5 红球试验异常 6 视物行为异常 7 红光反射异常 8 眼位检查异常 9 单眼遮盖厌恶试验异常 10 屈光筛查异常 11 其他异常_____	0 无 1 有

续表

序号	编号	登记日期	儿童姓名	性别	出生日期	家长姓名	家庭住址	联系电话	结果记录	转诊
3									1 眼外观异常＿＿＿＿＿＿＿＿＿ 2 存在眼病高危因素＿＿＿＿＿＿ 3 光照反应异常 4 瞬目反射异常 5 红球试验异常 6 视物行为异常 7 红光反射异常 8 眼位检查异常 9 单眼遮盖厌恶试验异常 10 屈光筛查异常 11 其他异常＿＿＿＿＿＿＿＿＿	0 无 1 有
4									1 眼外观异常＿＿＿＿＿＿＿＿＿ 2 存在眼病高危因素＿＿＿＿＿＿ 3 光照反应异常 4 瞬目反射异常 5 红球试验异常 6 视物行为异常 7 红光反射异常 8 眼位检查异常 9 单眼遮盖厌恶试验异常 10 屈光筛查异常 11 其他异常＿＿＿＿＿＿＿＿＿	0 无 1 有

填表说明：

1. 该表用于记录 0～6 岁儿童眼保健和视力检查结果异常的儿童，由乡镇卫生院（社区卫生服务中心）填写。

2. 若"眼外观异常""存在眼病高危因素"或有"其他异常"，请在下画线"＿＿＿＿＿＿"上具体说明。

教育部办公厅关于遴选第二届全国儿童青少年近视防控宣讲团成员的通知

教体艺厅函〔2021〕40 号

各省、自治区、直辖市教育厅(教委),新疆生产建设兵团教育局:

为进一步落实《综合防控儿童青少年近视实施方案》《儿童青少年近视防控光明行动工作方案(2021—2025 年)》,深入有效推进新冠肺炎疫情常态化防控形势下儿童青少年近视防控工作,经研究,教育部决定组建第二届全国儿童青少年近视防控宣讲团,不断扩大宣讲范围,提高宣讲成效。现就遴选第二届全国儿童青少年近视防控宣讲团成员事宜通知如下。

一、遴选标准

(一)基本条件

1. 拥护党的领导,全面贯彻党的教育方针,德才兼备,在全国或当地儿童青少年近视防控领域有较高声誉和威望。

2. 有面向广大儿童青少年进行近视防控宣传教育的丰富经验和热情,热心儿童青少年近视防控宣传教育工作。

3. 身体健康,有意愿、有精力、有能力、有时间承担和完成相关近视防控宣讲任务。

(二)不同类别宣讲团成员的具体要求

1. 专家宣讲团成员要具备医学(眼科)专业背景,有较高的学术地位、业界影响力,具有高级职称。

2. 教育行政部门负责人宣讲团成员可从省、市、县三级教育行政部门中遴选和推荐,应在教育行政部门担任相关领导职务,负责近视防控工作一年以上,在近视防控工作中有创新举措,取得突出成效。

3. 校(园)长宣讲团成员从各级近视防控试点学校(幼儿园)中优先推选,应具备先进的近视防控工作理念,能有效落实近视防控相关政策和措施,积极为学生创设良好的视觉健康环境。

4. 家长宣讲团成员应掌握科学的眼健康知识和科普技能，具有较强宣讲能力，能以身作则引导孩子养成良好用眼习惯，积极参与家校协同。

二、遴选程序

1. 省级推荐。省级教育行政部门根据基本条件和不同类别宣讲团成员具体要求，推荐不同类别宣讲团成员各 2~3 名。

2. 审核认定。根据省级教育行政部门推荐结果，我部组织专家进行审核，对符合条件者予以认定和公布。

三、职责要求

1. 宣讲团成员应当主动加强儿童青少年近视防控知识、技能学习，提升专业水平。学期内平均每月进校园面向学生宣讲 1 次，全年累计宣讲不少于 8 次。

2. 宣讲团成员应当及时根据宣讲对象的意见建议，调整宣讲内容，改进宣讲方式，确保宣讲效果。严禁利用宣讲团成员身份谋取不正当利益。

3. 宣讲团成员应当积极主动了解当地儿童青少年近视防控工作推进情况，及时总结各地各校推进近视防控科学普及和宣传工作典型经验做法，每年年底前将近视防控宣讲工作总结报教育部体育卫生与艺术教育司。

四、材料报送要求

请各省级教育行政部门报送正式推荐函，同时填写《全国儿童青少年近视防控宣讲团成员推荐表》（附件1）和《全国儿童青少年近视防控宣讲团成员推荐人选汇总表》（附件2），于 2021 年 8 月 31 日前将纸质推荐材料 1 份报教育部体育卫生与艺术教育司，并将电子版推荐材料发至指定邮箱。

联系人：樊泽民、黄象好，联系电话：010－66096231，电子邮箱：tfwssj2@ moe. edu. cn。

地址：北京市西单大木仓胡同 37 号 教育部体育卫生与艺术教育司体育与卫生教育处，邮编：100816。

附件：

1. 全国儿童青少年近视防控宣讲团成员推荐表（略）

2. 全国儿童青少年近视防控宣讲团成员推荐人选汇总表（略）

2021 年 8 月 20 日

国家卫生健康委办公厅国家中医药管理局办公室关于开展中医适宜技术防控儿童青少年近视试点工作的通知

国中医药办医政函〔2021〕304 号

各省、自治区、直辖市卫生健康委、中医药管理局，新疆生产建设兵团卫生健康委：

为深入贯彻落实习近平总书记关于学生近视问题的系列重要指示批示精神，推动落实《儿童青少年近视防控光明行动工作方案（2021—2025 年）》，国家中医药管理局、国家卫生健康委将联合开展中医适宜技术防控儿童青少年近视试点工作，推广耳穴压丸等中医适宜技术防控儿童青少年近视，改善和提高儿童青少年近视水平。现将有关事项通知如下：

一、总体要求

（一）指导思想

全面贯彻党的十九届五中全会关于"全面推进健康中国建设"要求，进一步落实《中共中央国务院关于促进中医药传承创新发展的意见》，充分发挥中医药在儿童青少年近视防控中的优势和作用，中西医协同持续推进儿童青少年近视防控工作。

（二）工作目标

到 2022 年，在试点地区的医疗卫生机构和学校推广使用耳穴压丸等中医适宜技术，通过中医药干预和健康教育等多种途径，对儿童青少年近视进行早防早控，减少视疲劳和调节障碍的出现，减缓假性近视向低度近视进展、低度近视向中高度近视进展，促进儿童青少年视力健康整体水平显著提升。

二、试点范围及干预对象

各省、自治区、直辖市和新疆生产建设兵团结合辖区内开展儿童青少年近视防控工作的情况，从国家卫生健康委第一、二批全国儿童青少年近视防控适宜技术试点县（市、区），或已经开展耳穴压丸县（市、区）中确定 1~2 个县（市、区）开展试点工作。

试点干预对象为筛查后确诊为假性近视或轻、中度近视,或怀疑远视储备不足,有近视高危因素的6~12岁儿童青少年。

三、试点任务

试点县(市、区)要认真组织实施,按照统一部署安排、统一管理规范、统一操作标准的要求,推进试点工作。

(一)推广适宜技术

在试点县(市、区)小学校医务室、中医类医院以及基层医疗卫生机构,根据实际需要和具体情况,运用耳穴压丸等中医适宜技术进行干预。推荐使用中华中医药学会发布的《中医适宜技术耳穴压丸防控儿童青少年近视操作指南(试点试用)》(见附件),每个试点县(市、区)每年干预不少于900人。

(二)开展健康教育

利用广播电视、专家宣讲、报纸和新媒体平台等,在学校、家庭和社区普及中医药近视防控知识和中医适宜技术,积极开展中医药防控近视的健康教育活动,引导儿童青少年养成健康的用眼行为和习惯。

(三)建立信息数据库

试点县(市、区)对筛查的儿童青少年近视人群进行等级风险评级和分级管理,建立干预人群视力健康档案,确保一人一档。及时分析儿童青少年视力健康状况,制定干预措施、监测干预效果,规范管理相关数据,建设高质量的中医适宜技术防控儿童青少年近视的试点信息数据库,提高试点评估工作的科学性和有效性。

四、工作安排

(一)试点地区申报(2021年12月31日前)

各省、自治区、直辖市和新疆生产建设兵团完成试点县(市、区)的书面推荐并报送国家中医药管理局医政司,推荐材料包括试点县(市、区)名单、试点县(市、区)近视防控基本情况及已开展耳穴压丸等中医适宜技术情况、工作计划等。

(二)制定实施方案(2022年1月1日至2022年1月31日)

国家中医药管理局办公室印发通知确定试点县(市、区)名单。试点县(市、区)要制定本地区中医适宜技术防控儿童青少年近视试点工作具体实施方案、细化任务措施、明确时间节点,制定试点工作考核评估办法。县(市、区)试点方案经省级中医药主管部门审核后,报送国家中医药管理局医政司备案。

(三)组织开展试点(2022年2月1日至2023年1月31日)

试点县(市、区)要按照试点方案积极开展试点工作,加强专业培训,确保完成试点任务。鼓励试点县(市、区)结合本地优势资源和地域实际,探索多种中医适宜技术防控儿童青少年近视的模式。试点县（市、区）要对本地区试点工作进行质量控制、数据分析，对试点情况、主要做法、突出亮点、存在的问题及建议等进行适时总结。

（四）开展试点评估（2023年2月1日至2023年2月28日）

委托中华中医药学会眼科分会制定评估方案，并对试点工作进行阶段性评估，对试点工作成效突出的试点县（市、区）或单位给予通报表扬。加强跟踪随访，指导儿童青少年近视防控工作。

五、保障措施

（一）政府主导。试点工作要积极争取党委、政府的高度重视，要将中医适宜技术防控儿童青少年近视试点工作纳入综合防控儿童青少年近视工作和考核中统筹推进。鼓励有条件的试点地区将此项工作纳入地方基本公共卫生服务项目内容统筹推进落实。

（二）部门联动。试点地区要构建部门联动机制，由中医药主管部门牵头，会同卫生健康、疾控、教育、宣传等部门共同做好中医适宜技术防控儿童青少年近视试点工作，保障疫情防控常态化中各项试点工作的有序开展。要指定有工作基础的高水平中医医院具体负责试点工作。

（三）宣传推动。试点地区要充分利用并发挥网络、微博、微信、短视频等新媒体优势加强宣传，将中医适宜技术防控儿童青少年近视试点工作安排提前向社会公告，扩大试点的覆盖面和影响力。

请各省（区、市）有关部门在做好疫情防控工作的前提下，认真组织实施。

附件：中医适宜技术耳穴压丸防控儿童青少年近视操作指南（试点试用）

2021年11月26日

附件

中医适宜技术耳穴压丸防控
儿童青少年近视操作指南（试点试用）

近视是全球重大公共卫生问题，在我国呈低龄、高发、进展快的特征，已成为影响国民健康素质的重大问题。为积极深入贯彻习近平总书记关于学生近视问题系列重要指示批示精神，进一步落实《关于开展中医适宜技术防控儿童青少年近视试点工作的通知》，指导科学规范地开展防控工作，提高防控技术能力，中华中医药学会特制定《中医适宜技术耳穴压丸防控儿童青少年近视操作指南（试点试用）》（以下简称

《操作指南》）。

一、适用范围

《操作指南》主要适用于中医适宜技术（耳穴压丸）防控 6～12 岁儿童青少年近视工作的开展，有意愿的县（市、区）可以扩大儿童青少年的年龄。《操作指南》使用人员为小学校医，中医医院以及基层医疗卫生机构的中医类别、临床类别医师（经规范培训合格的"西学中"人员）、护理专业人员。

二、近视历史沿革

近视是指在调节放松状态下，来自 5m 以外的平行光线经眼球屈光系统后聚焦在视网膜之前的病理状态。中医属"能近怯远症""近觑""目不能远视"的范畴。早在隋朝巢元方编撰的《诸病源候论》中，就已有"目不能远视"的记载，谓之"目不能远视，视物则茫茫漠漠也"。至明代，著名眼科医家傅仁宇在所著《审视瑶函》中，将此症命名为"能近怯远症"，并有"久视伤睛成近觑"的记载。到清代，眼科名家黄庭镜在所著《目经大成》中明确了"近视"的概念。

三、病因病机

中医认为近视的发生，主要是先天禀赋不足和后天发育不良、劳瞻竭视。《审视瑶函》记载："禀受生成近觑之病"，也就是现代医学所说的遗传因素。《千金要方·七窍病》有"夜读细书、月下看书、抄写多年、雕镂细作"的记载，涵盖了在光线不好的地方看书，长时间近距离的用眼，也就是现代医学所说的环境因素和行为因素，所谓"进士尽是近视"更是强调了用眼过度与近视发生的关系。此外还有"过食肥甘厚味""作息不调"等行为因素也会导致近视的发生，这与现代所说甜食会导致近视的研究也是相符合的。总的来说，就是先天因素和环境、行为因素共同导致了近视的发生、进展。

病机方面认为，目窍之所以能视，离不开五脏六腑之精、气、血的渗灌，因此近视多责之于心、肝、脾、肾四脏。"心阳不足""脾气虚弱""肝血不足"及"肾精亏虚"等导致气血无力推动，目络空虚，血行不畅，目失濡养则神光拘敛，不能发越而出现能近怯远是其主要病机。

四、耳穴压丸作用机制

《灵枢·素问》曰"耳者宗脉之所聚也"，意为耳与五脏六腑、全身组织器官的生理功能和病理变化有直接或间接的联系，具有调节经络及脏腑气血的功能，在各学科的疾病治疗与预防中都取得了显著疗效。

现代研究认为，耳穴以全息生物论和神经—体液的调节作用为理论基础。全息生物论将耳看作一个全息胚，耳穴是分布于耳廓上的腧穴，是全身各脏腑、器官生命信息的反应点，通过按压、针刺等方式刺激这些点，使得神经冲动上、下行传导，可以直接或间接地起到调节作用，提高视力。此外，耳廓皮下分布着丰富的神经、血管和淋巴管,刺激耳穴可调节神经功能,改善全身微循环,增强机体免疫功能。现代医学研究证实,耳穴压丸能够放松痉挛疲劳的睫状肌和眼外肌,缓解视疲劳。耳穴压丸在预防近视发生、控制度数进展、改善调节功能、延缓眼轴增长等方面疗效较为确切。

五、筛查建档

(一)诊断标准及纳排标准

近视诊断标准:

1. 近视力正常,裸眼远视力低于1.0,但能用负球镜矫正。

2. 儿童青少年裸眼视力在短期内下降,休息后视力又有提高,使用睫状肌麻痹剂近视屈光度数消失,呈现正视力或远视状态,为假性近视。

3. $-3.00D \leqslant SE < -0.50D$ 为轻度近视。

4. $-6.00D \leqslant SE < -3.00D$ 为中度近视。

5. $SE < -6.00D$ 为高度近视。

干预人群:筛查后确诊为近视前期或轻、中度近视的6~12岁儿童青少年;裸眼视力正常,屈光状态虽未达到近视标准,但偏离相应年龄段生理值范围,怀疑远视储备不足有近视高危因素的6~12岁儿童青少年。

纳入标准:

1. 等效球镜度数:$SE \geqslant -6.00D$。

2. 年龄:6~12岁。

3. 双眼柱镜度均≤1.50D。

4. 双眼无影响视力的其他器质性病变。

排除标准:

1. 影响视力的其他眼部疾病。

2. 严重的全身疾病。

3. 父母有一方或双方,单眼或双眼有病理性近视者。

4. 明确对胶布及王不留行籽过敏。

5. 其他因素导致不能配合检查及干预措施的。

(二)视觉筛查

对6~12岁儿童青少年进行定期视力筛查,早期筛查发现近视及其他屈光不正等眼病,每年至少2次。筛查基本内容包括裸眼视力、非睫状肌麻痹下屈光状态及睫状肌麻痹下屈光状态,眼轴、角膜曲率。视力筛查应采用《GB 11533—2011标准对数视力表》,采用5分法记录,睫状肌麻痹剂尽量选用1%环喷托酯滴眼液。

(三)动态更新档案

依据《儿童青少年近视普查工作流程专家共识(2019)》相关内容建立个人眼健

康档案,采集视觉健康数据,规范记录检查内容(见附表),如已建立档案,可在基层医疗卫生机构的视力健康电子档案基础上动态更新内容。

(四)实时监测

分析儿童青少年视力健康状况,视力健康档案要确保一人一档,随学籍变化实时转移,动态观察儿童青少年不同时期屈光变化,对怀疑远视储备不足(裸眼视力正常,屈光状态虽未达到近视标准,但偏离相应年龄段生理值范围)者应尽早制定干预措施,控制近视形成及进展。

六、操作规范

1. 材料:王不留行籽。

2. 取穴:(单耳操作)。

主穴:肝、脾、心、肾穴。

配穴:眼、目1、目2、神门穴,以上穴位任选1～2穴。

3. 操作规范:施术者操作前应严格洗手消毒并对受试区域消毒(75%酒精或1%～2%碘伏);选择患者舒适、便于医者操作的治疗体位;将王不留行籽贴于小块胶布(0.5cm×0.5cm)中央,然后对准相应耳穴贴紧并稍加压力,使其耳朵感到酸麻胀或发热。

4. 疗程:每周贴1次(贴5天后取下,休息2天后换一耳再次贴上)。贴后每天早、中、睡前自行按压3次,每次10～20下,使之产生酸、麻、痛、热的感觉。贴4周休1周为一疗程,试点期内持续干预。

5. 注意事项:①胶布不能潮湿,不能污染,尽量避水,如因出汗等压丸掉落,应及时更换耳穴压丸;②儿童皮肤娇嫩,按压力度适中,不宜过重。"心"穴敏感,贴前应提前告知;③如贴压"神门"穴出现不适症状,可更换以下任一穴位:目1、目2、眼穴。

6. 不良反应及处理:①如在耳穴压丸使用过程对胶带或使用材料过敏,请马上停止操作,去除过敏材料并给予抗过敏等对应治疗;②因操作不当导致局部感染:一旦出现与本技术操作相关的局部感染,应视感染情况给予相应治疗。如症状轻微、可忍受,不影响正常学习及生活,无须处理;如疼痛明显,出现轻微炎症反应,对日常生活及学习有一定的影响,应暂停治疗,注意休息,以减少疼痛及炎症扩散,勿挤压患部,适当应用消炎止痛等药物,症状消失后可继续进行治疗;如感染较重,出现局部溃脓或全身不适症状,应立即终止治疗并给予排脓、消炎、止痛等对症及支持治疗。

七、疗效评价指标

(一)最佳裸眼远视力(logMAR视力):又称未矫正视力,指未经任何光学镜片矫正所测得的视力。

(二)等效球镜:睫状肌麻痹前后,显然验光。

（三）眼轴及角膜曲率：建议应用 IOL Master 检测。

八、养眼护眼科普

各医疗单位医务人员、校医、学校教职工都应对用眼健康内容全面掌握并对儿童青少年、家长等进行积极宣教，培养儿童青少年养成良好用眼习惯，健康宣教内容应贯穿近视防控全过程。

（一）基础知识指导。近视防控的重要性，以及眼部结构、视力发育特点、危险因素等。

（二）眼保健操指导。坚持每天 2 次眼保健操，操作要按照八字方针"准确、足时、足量、持久"，即要穴位准确、手法正确、力度适当、坚持按摩。

（三）读写姿势指导。读书写字坚持三个"一"，不在走路、吃饭、卧床、晃动的车厢内、光线暗弱或阳光直射等情况下看书、写字、使用电子产品。

（四）用眼行为指导。避免用眼过劳，连续近距离用眼时间尽量控制在 40 分钟以内，中间休息 10 分钟，远眺放松眼睛；严格控制使用电子产品的时间在 30 分钟以内。

（五）视觉环境指导。读写应在采光良好、照明充足的环境中进行。

（六）生活习惯指导。提供膳食安排营养建议，合理搭配，均衡饮食，少食肥甘厚腻之品，如油炸类、蛋糕等，多食益精明目之品；起居有常，规律作息，保证充足睡眠，小学生每天不少于 10 小时。

（七）户外运动指导。督促儿童青少年开展户外活动，保证每天日间户外活动至少 2 小时，接触自然光时间不少于 1 小时。

附表: 检查表

教育 ID 号:□□□□□□					
学校:	年级:	班级:	出生日期:	年 月	日
身高: cm		体重: kg			

姓名	性别		年龄		验光单粘贴:
联系电话		身份证号			
联系地址					

既往史:	家族史:	是否早产:	过敏史:

矫正方式	□框架眼镜(类型:)□隐形眼镜 □夜戴角膜塑形镜 □中医疗法(类型:)□其他 _____

眼 别	OD		OS	
裸眼视力 (5分记录法)				
矫正视力				
角膜曲率(D)	K1	K2	K1	K2
眼轴(mm)				

	球镜	柱镜	轴位	球镜	柱镜	轴位
屈光检查						
散瞳检查						
前房深度						
其他情况						

注:1. 戴镜视力指配戴自己现有的眼镜看到的视力水平;2. "球镜"为近视或远视度数,负值"－"为近视,正值为远视;"柱镜"为散光度数;"轴位"为散光的方向,有散光度数才会有散光轴位;3. 检查若不散瞳,结果不具有诊断意义;4. 同一人散瞳前后验光需由同一验光师操作。

教育部办公厅关于征集
全国儿童青少年近视防控试点县（市、区）
经验做法和特色案例的通知

教体艺厅函〔2021〕54 号

各省、自治区、直辖市教育厅（教委），新疆生产建设兵团教育局：

为深入贯彻习近平总书记关于儿童青少年近视防控系列重要指示批示精神，深入落实《教育部等五部门关于全面加强和改进新时代学校卫生与健康教育工作的意见》《综合防控儿童青少年近视实施方案》《儿童青少年近视防控光明行动工作方案（2021—2025 年）》，加强和改进新时代儿童青少年近视防控工作，推动地方教育行政部门、学校和广大师生牢固树立健康第一的教育理念，我部于 2018 年、2020 年分两批认定并命名 142 个全国儿童青少年近视防控试点县（市、区）。

各试点县（市、区）围绕儿童青少年近视防控工作大胆探索、先行先试，形成了一批可复制可推广的改革举措和经验做法。为发挥试点县（市、区）的典型引领作用，决定面向 142 个全国儿童青少年近视防控试点县（市、区）征集经验做法和特色案例。现将有关事项通知如下。

一、征集内容

（一）全国儿童青少年近视防控试点县（市、区）综合防控儿童青少年近视的典型经验做法综述，2000 字左右。

（二）全国儿童青少年近视防控试点县（市、区）内儿童青少年近视防控学校特色案例，每个试点县（市、区）上报 2 所学校，每所学校材料 1500 字左右。

（三）全国儿童青少年近视防控试点县（市、区）综合防控儿童青少年近视的典型经验做法推广清单汇总表（见附件 1），每个试点县（市、区）填报 3 项以内，每项 300 字以内。

（四）全国儿童青少年近视防控试点县（市、区）内儿童青少年近视防控学校特色案例推广清单汇总表（见附件 2），每所学校填报 3 项以内，每项 300 字以内。

推荐的典型经验和做法可从构建工作体系、机制体制改革、视力建档监测、强化体育锻炼和户外活动、改善视觉环境、减轻学业负担、控制电子产品使用、加强视力健康教育、提高学生视力健康素养（知识知晓率、技能掌握率、行为习惯改善率）、促进家长参与、强化督导考核、加强健康教育队伍和机构建设、营造良好社会氛围等方面进行考虑。

二、征集要求

（一）成效明显，亮点突出。所推荐的典型经验和做法要对防控儿童青少年近视有较好成效，具有较强的创新性、实效性和可推广性。

（二）主题鲜明，数据翔实。突出改革创新经验或典型做法应用的某一个或几个方面，避免面面俱到、泛而不精，要有翔实的数据支撑，不得虚构和夸大。

（三）语言精练，确保质量。要求文字精练，要点突出，确保质量，宁缺毋滥。

三、报送要求

（一）各省级教育行政部门要高度重视，认真总结本地区教育部认定的全国儿童青少年近视防控试点县（市、区）典型经验和做法。

（二）请各省级教育行政部门汇总上报全国儿童青少年近视防控试点县（市、区）经验做法综述和学校特色案例，填写全国儿童青少年近视防控试点县（市、区）经验做法推广清单汇总表、学校特色案例推广清单汇总表，并于2021年12月24日前加盖公章后邮寄至全国综合防控儿童青少年近视联席会议机制办公室（教育部体育卫生与艺术教育司），电子版同步发送电子邮箱。

邮寄地址：北京市西城区西单大木仓胡同37号教育部体育卫生与艺术教育司体育与卫生教育处，邮编：100816。

电子邮箱：jsfk@ moe. edu. cn。

联系人及电话：郑巍，010 – 66096231（兼传真）。

附件：

1. 全国儿童青少年近视防控试点县（市、区）经验做法推广清单汇总表（略）

2. 全国儿童青少年近视防控试点县（市、区）学校特色案例推广清单汇总表（略）

2021 年 12 月 3 日

国家卫生健康委关于印发
"十四五"全国眼健康规划(2021—2025 年)的
通知

国卫医发〔2022〕1 号

各省、自治区、直辖市及新疆生产建设兵团卫生健康委:

为切实做好"十四五"期间我国眼健康工作,进一步提高人民群众眼健康水平,持续推进我国眼健康事业高质量发展,结合当前工作现状,我委制定了《"十四五"全国眼健康规划(2021—2025 年)》(可从国家卫生健康委网站下载)。现印发给你们,请各地认真贯彻执行。

2022 年 1 月 4 日

"十四五"全国眼健康规划
(2021—2025 年)

眼健康是国民健康的重要组成部分,涉及全年龄段人群全生命期。包括盲在内的视觉损伤严重影响人民群众身心健康和生活质量,加重家庭和社会负担,是涉及民生福祉的公共卫生问题和社会问题。为持续推进"十四五"期间我国眼健康事业高质量发展,进一步提高人民群众眼健康水平,特制定本规划。

一、规划背景

党中央、国务院高度重视眼健康工作。自 20 世纪 80 年代,国家层面连续出台防盲治盲和眼健康有关规划、政策,强化顶层设计,明确任务目标,提出具体措施,持续完善眼健康管理体系、技术指导体系和医疗服务体系。聚焦沙眼、白内障、儿童青少年近视等眼病防治和低视力康复,着力提升人民群众眼健康水平。

"十三五"时期，各地将儿童青少年近视防控纳入政府绩效考核，形成"政府主导、部门配合、专家指导、学校教育、家庭关注"的良好氛围，眼科医疗卫生事业快速发展。眼科服务能力持续提升，白内障复明手术在县域普遍开展。眼科医务人员队伍不断完善，眼科医师数量增加至4.7万名。医务人员积极参与眼健康科普宣教。人民群众爱眼护眼意识明显提升。"十三五"末，我国盲的年龄标化患病率已低于全球平均水平。世界卫生组织正式认证，我国消除了致盲性沙眼这一公共卫生问题。我国百万人口白内障手术率（简称CSR）超过3000，较"十二五"末翻一番。

但是，我国仍是世界上盲和视觉损伤患者较多的国家之一。我国主要致盲性眼病由传染性眼病转变为以白内障、近视性视网膜病变、青光眼、角膜病、糖尿病视网膜病变等为主的眼病。随着经济社会发展及人口老龄化进程加剧，人民群众对眼健康有了更高需求。我国眼科优质医疗资源总量相对不足、分布不均衡的问题依然存在，基层眼健康服务能力仍需加强，眼健康工作任务依然艰巨。

二、指导思想和基本原则

（一）指导思想。以习近平新时代中国特色社会主义思想为指导，全面贯彻党的十九大和十九届历次全会精神，以人民健康为中心，以推动高质量发展为主题，以满足人民群众多层次多样化的眼健康需求为出发点和落脚点，落实健康中国战略部署，进一步构建优质高效的眼健康服务体系，努力为人民群众提供覆盖全生命期的眼健康服务。

（二）基本原则。

1. 坚持统筹规划，资源整合。坚持眼健康工作服务于人民健康。坚持政府主导、多部门协作、全社会参与的眼病防治工作模式。根据人民群众眼病就医需求、眼病疾病谱、人口分布情况，科学制定区域眼健康规划，明确工作目标和任务分工，因地制宜、分类指导，统筹区域内医疗资源，保证具体工作措施取得实效。

2. 坚持提质增效，高质量发展。坚持新发展理念，以提高眼健康服务质量和水平作为核心任务，推动眼健康管理体系、技术指导体系和医疗服务体系高质量发展，加快优质医疗资源扩容和区域均衡布局，持续改善眼健康服务的公平性和可及性。

3. 坚持预防为主、防治结合。重视眼病前期因素干预，注重医防协同、急慢分治，推动眼健康事业发展从以治病为中心向以人民健康为中心转变。加强眼健康科普宣传教育，强化每个人是自己眼健康第一责任人，推动形成人人参与、人人尽责、人人共享氛围。

4. 聚焦重点人群、重点眼病。关注儿童青少年、老年人两个重点人群，聚焦近视等屈光不正、白内障、眼底病、青光眼、角膜盲等重点眼病，推广眼病防治适宜技术与诊疗模式，提高重点人群眼健康水平。

三、主要目标

"十四五"时期，着力加强眼科医疗服务体系建设、能力建设、人才队伍建设，持续完善眼科医疗质量控制体系,推动眼科优质医疗资源扩容并下延。有效推进儿童青少年近视防控和科学矫治工作,进一步提升白内障复明能力,逐步提高基层医疗卫生机构对糖尿病视网膜病变等眼底疾病的筛查能力,推动角膜捐献事业有序发展。

到 2025 年,力争实现以下目标:

1. 0～6 岁儿童每年眼保健和视力检查覆盖率达到 90% 以上,儿童青少年眼健康整体水平不断提升。

2. 有效屈光不正矫正覆盖率(简称 eREC,见附件)不断提高,高度近视导致的视觉损伤人数逐步减少。

3. 全国 CSR 达到 3500 以上,有效白内障手术覆盖率(简称 eCSC,见附件)不断提高。

四、推动眼科医疗服务体系高质量发展

(一)加强眼科医疗服务体系建设。

1. 加强综合医院眼科和眼科专科医院建设。根据患者就医需求和医疗资源布局等,将眼科医疗服务体系建设纳入"十四五"区域医疗机构设置规划等统筹建设,推动眼科相关优质医疗资源扩容并下延。逐步建立完善国家—区域—省—市—县五级眼科医疗服务体系,优化医疗资源布局。强化二级以上综合医院眼科设置与建设,补齐眼科及其支撑学科短板。每个地级市至少 1 家二级以上综合医院独立设置眼科。鼓励有条件的县级综合医院独立设置眼科并提供门诊服务。

2. 建设眼科医学高地。按照国家医学中心和国家区域医疗中心建设规划要求,统筹建设眼科专业国家医学中心和国家区域医疗中心,打造国家和区域眼科医学高地。发挥各中心的技术引领和辐射带动作用,提升眼科整体服务能力,逐步缩小区域间、城乡间眼科医疗服务能力差异,减少患者跨区域就医。

3. 构建眼科医疗服务网络。构建适合我国国情的眼健康服务网络,提供全面、公平、可及的眼健康服务。鼓励实力强的眼科专科医院和综合医院眼科牵头建设专科联盟,整合专科医疗资源,带动提升眼科整体服务能力。推动城市医疗集团和县域医共体建设,充分吸纳眼科医疗资源参与,建立眼科医疗资源与区域内其他医疗资源分工协作机制,完善城市和县域两个眼健康工作网络。加强远程医疗协作网建设,利用信息化手段推动眼科优质医疗资源向基层延伸。

(二)加强眼科医疗服务能力建设。

1. 提升眼科医疗服务能力。按照《"十四五"国家临床专科能力建设规划》,从国家、省、市(县)级层面支持眼科临床重点专科建设,完善相关眼科亚专科体系,进一步提升眼科临床专科服务能力。同时,重点关注儿童、老年患者,重点提升近视科学矫治、白内障复明手术、常见眼病筛查等能力。加强病理等支撑学科建设,提升眼病理诊断能力。

2. 提升眼科医疗服务效率。构建"急慢分开"模式。完善眼科日间手术相关工作制度和工作流程，在做好白内障、屈光不正等患者日间手术基础上，逐步扩大病种范围，持续提升日间手术占择期手术的比例。力争"十四五"末，三级眼科专科医院日间手术占择期手术的比例达到60%。加强眼科与康复机构、基层医疗机构协作，完善双向诊转机制，将术后康复期以及诊断明确、病情稳定的慢性眼病患者转向基层随诊。推动眼科门诊、日间手术服务实施预约诊疗制度，利用信息化技术不断优化医疗服务模式和流程，进一步提升医疗服务效率，有效改善患者就医体验。

3. 加强基层服务能力建设。按照社区医院基本标准，鼓励有条件的社区医院逐步提供眼科医疗服务。依托城市医疗集团、县域医共体，引导眼病防治适宜医疗技术向基层延伸，推动有效视力筛查、眼底筛查技术等在基层应用，落实眼病防治措施。完善双向转诊和上下联动机制，为眼病患者提供合理诊疗和上转服务。

4. 强化落实防治结合要求。加强医疗机构与疾病预防控制机构、妇幼保健机构、康复机构协作，开展跨机构、跨学科合作，建立眼科疾病医疗、预防、康复相结合工作机制，为患者提供筛查—诊断—治疗—随访连续型诊疗服务。加强儿童青少年近视防控、0～6岁儿童眼保健和低视力康复工作，推动完善医防融合模式。促进中医眼科与现代眼科新技术、新方法有机结合，发挥中医眼科在眼病防治中的独特作用。

（三）加强眼科专业人才队伍建设。

1. 优化眼科专业技术人员队伍。强化眼科医务人员培养与培训，形成稳定、合理的眼科专业人才梯队。"十四五"末，力争眼科医师总数超过5万名，每十万人口拥有眼科医师数超过3.6名。加强眼科学科带头人、骨干医师的引进与培养，重点培育高层次复合型眼科医学人才，形成一批高水平领军人才和创新团队，推动眼科医师队伍高质量发展。

2. 加强眼科住院医师规范化培训。以培养临床诊疗能力为核心，深入推进住院医师规范化培训，使临床医师具有的良好职业道德、扎实的医学理论知识和临床技能，规范化开展眼科疾病诊疗工作。进一步完善眼科医师规范化培训与职称晋升的衔接机制。

3. 加强继续医学教育培训。充分发挥国家级、省级防盲技术指导组、眼科专业学协会技术优势，对眼病防治管理人员和专业技术人员开展培训。组建高质量师资队伍，通过线上线下等开展不同形式的继续教育，提升眼科医师临床技术能力与水平。

（四）加强眼科医疗质量管理。

1. 规范临床诊疗行为。强化眼科医师依法执业意识，严格落实医疗质量安全核心制度，保障医疗质量与安全。进一步完善眼科相关诊疗规范、临床路径与诊疗指南等技术文件，加强眼科药物、临床诊疗技术应用等管理，规范眼科医师临床诊疗行为。

2. 加强眼科医疗质量管理与控制体系建设。以各级质控中心建设为核心,完善眼科专业医疗质量控制组织体系。以眼科重点病种和关键技术为主线,完善眼科疾病质量控制指标体系。以提升眼科医疗质量水平和技术能力为目标,强化质控指标应用,加强医疗质量安全数据收集、分析和反馈,开展质量改进工作。

五、加强重点人群重点眼病防治

(一)提升近视防控和矫治水平。

1. 推进儿童青少年近视防控。全面落实《综合防控儿童青少年近视实施方案》《儿童青少年近视防控适宜技术指南》等要求。制定修订近视防控相关标准,形成儿童青少年视力健康标准体系。强化 0～6 岁儿童眼保健和视力检查服务。推进儿童青少年近视及危险因素监测与干预,通过全国学生常见病和健康影响因素监测系统开展近视专项监测,力争"十四五"期间实现全国县(区)近视监测 100% 全覆盖,动态掌握全国儿童青少年近视率及危险因素变化情况。逐步扩大中小学生视力筛查人群,加强视力监测网络建设,针对性开展专家进校园行动、中小学生健康月活动等干预措施。

2. 推动近视科学矫治。指导医疗机构落实《近视防治指南》等要求,科学开展验光等检查,强化高度近视患者早期预警和干预,提升近视早期诊断、早期控制能力,减少因高度近视而导致的视觉损伤。指导医疗机构规范开展近视矫治服务,制定完善角膜塑形镜等临床应用规范,加强近视相关手术操作监管,持续提升 eREC。

(二)提升白内障复明水平。推动落实乡村振兴战略,扎实推进"千县工程",深化三级医院对口帮扶县医院,持续开展光明工程、光明行等活动,推动白内障复明手术技术下沉,提升县医院白内障复明手术能力。"十四五"末,达到县级医院综合服务能力推荐标准的县医院中,90% 以上开展白内障复明手术,全国 CSR 达到 3500 以上("十三五"末 CSR 未达到 3000 的省份力争每年增长 5%)。指导医疗机构规范开展白内障复明手术,推动小切口白内障囊外摘除术或超声乳化白内障摘除术临床应用,强化手术质量管理,建立健全术后随访制度,提高 eCSC。

(三)提高眼底病、青光眼等眼病的早诊早治能力。推动青光眼,以及糖尿病视网膜病变、近视性视网膜病变、黄斑变性、视网膜血管阻塞、高血压眼底病变等眼底病的早发现、早诊断、早治疗,制定重点疾病诊疗规范,完善慢性眼病患者管理模式,降低疾病负担和致盲率。持续推进眼科相关医联体建设,推动眼底照相筛查技术逐步覆盖基层医疗卫生机构,探索建立"基层检查、上级诊断"服务模式,提升眼底病、青光眼等眼病诊治能力。落实糖尿病视网膜病变等眼科疾病分级诊疗服务技术方案,推动落实"千县工程",建设县级综合医院慢病管理中心,稳步推进家庭医生签约服务工作,构建眼病慢病管理体系。

(四)提高角膜盲救治能力。依托现有医疗资源,合理规划、规范建设眼库。落实《眼库管理规范》《眼库操作技术指南》要求,规范供体角膜获取、处理、保存和使用,保证供体角膜可溯源。强化角膜移植技术临床应用管理,实施角膜移植全流程质量控制。建立符合中国国情的角膜捐献模式,加大宣传力度,鼓励社会参与,倡导角膜捐献,扩大角膜供体来源。重视人才队伍建设和相关技术培训,提高角膜移植水平,实现角膜移植技术全国所有省份100%全覆盖。

(五)提升其他眼病的防治水平。监测沙眼患病情况,巩固消除致盲性沙眼成果。加强新生儿眼病,特别是早产儿视网膜病变筛查与治疗,规范早产儿救治,降低早产儿视网膜病变发病率和致盲率。进一步提升斜弱视、眼表疾病、眼眶病、眼外伤等眼病治疗水平。加强遗传性眼病诊疗服务。

六、搭建眼健康服务支撑平台

(一)强化0~6岁儿童眼健康服务平台建设。结合国家基本公共卫生服务,实施0~6岁儿童眼保健和视力检查,确保检查覆盖率达到90%以上。落实《0~6岁儿童眼保健及视力检查服务规范(试行)》,发挥基层医疗卫生机构、妇幼保健机构和综合医院眼科的联动作用,构建上下分工、各有侧重、密切合作的儿童眼保健服务网络,早期筛查儿童常见眼病并矫治视力不良。推进儿童青少年视力健康电子档案建立工作,及时更新屈光发育健康数据,并随儿童青少年入学实时转移。

(二)强化低视力诊疗康复平台建设。持续提升三级综合医院眼科和眼科专科医院低视力门诊设置率。鼓励有条件的三级综合医院眼科和眼科专科医院开展视功能评估、康复需求评估、制订并实施康复计划等低视力康复工作。完善眼科医疗机构与低视力康复机构转诊机制,畅通双向转诊通道。强化低视力康复人才队伍建设,加强低视力康复技术规范化培训,提升眼科医务人员低视力康复能力。

(三)强化眼健康信息化平台建设。积极推动"互联网＋"医疗服务模式在眼科领域的应用,利用互联网诊疗、远程医疗等信息化技术,提升眼科医疗服务可及性。推进大数据、人工智能、5G等新兴技术与眼科服务深度融合,开展人工智能在眼病预防、诊断和随访等应用,提升眼病早期筛查能力。建立眼科病例数据库,加强眼科病例数据收集、统计分析,为临床科学研究提供数据支撑。

(四)强化眼健康科普宣传平台建设。建立完善公益性眼健康科普知识库和科普宣传平台。发挥眼科专业人员技术优势,利用新型主流媒体加强眼健康宣教,增强公众眼病防治意识,营造良好社会氛围。以"关注普遍的眼健康"为主线,以全国爱眼日、世界视觉日等时间节点为重点,加强眼健康科普宣传。指导眼科医疗机构在寒暑假等儿童青少年就诊高峰期,组织开展眼科疾病义诊、科普教育等公益活动。

(五)强化眼健康科学研究平台建设。坚持技术创新的发展思路,加强临床诊疗技术创新及应用研究,推动研究成果转移转化与推广应用。发挥国家眼科临床研究中心及其协同研究网络的作用,开展临床、公共卫生、卫生经济等协同研究。加强对重点眼病开展流行病学研究,监测我国主要致盲性眼病的患病率、发病率、疾病谱变化情况,掌握我国眼病及其社会经济负担情况。

七、组织实施

（一）加强组织领导。各级卫生健康行政部门要高度重视眼健康和防盲治盲工作，强化落实责任，将其作为健康中国建设的重点工作统筹推进。加强与残联、教育、民政、财政等部门沟通协调，形成政策合力。重视各级防盲技术指导组建设与评估，保障工作取得实效。

（二）落实目标责任。各省级卫生健康行政部门要依据本规划，结合本地区实际，在2022年3月底前制定区域工作规划，形成时间表和路线图，明确分工，落实责任。有条件的地方可开展眼健康专项工作，以点带面，推动眼健康工作发展。

（三）加强监测评估。各省级卫生健康行政部门要制定本地区"十四五"时期眼健康事业发展监测评估方案，做好规划实施情况动态监测和评估工作。定期监测评估工作进展，及时发现问题并研究解决。国家卫生健康委将适时对各省级卫生健康行政部门贯彻落实规划情况进行评估并予以通报。

（四）强化宣传引导。各级卫生健康行政部门要重视眼健康相关宣传工作，加强人员政策培训。要充分发挥媒体作用，提高社会认可度和支持度，为落实各项政策措施营造良好社会氛围。

附件：指标释义

附件

指标释义

一、有效屈光不正矫正覆盖率（eREC）

定义：接受过屈光不正矫正（如框架眼镜、隐形眼镜或屈光手术）并获得高质量效果的人数占需要屈光不正矫正的人数的比例。考虑到近视力损害对生活质量和生产力的影响，在eREC的全球监测中，远视力有效屈光不正矫正覆盖率和近视力有效屈光不正矫正覆盖率均需纳入。

远视力有效屈光不正矫正覆盖率的推荐计算方法：$[(a+b)/(a+b+c+d)] \times 100$。$a$为因远视力损害而戴框架眼镜或隐形眼镜，视力较好眼的UCVA < 6/12且PVA ≥ 6/12（满足眼健康服务需要）；b为有屈光手术史且视力较好眼的UCVA ≥ 6/12（满足眼健康服务需要）；c为因远视力损害而戴框架眼镜或隐形眼镜或者有屈光手术史，视力较好眼的UCVA < 6/12且PVA < 6/12，但可以通过小孔镜或者屈光矫正改善至≥6/12（未完全满足眼健康服务需要）；d为未进行视力矫正，视力较好眼的UCVA < 6/12，并且可以通过小孔镜或者屈光矫正改善至≥6/12（未满足眼健康服务需要）。

近视力有效屈光不正矫正覆盖率的推荐计算方法：$[a/(a+b+c)] \times 100$。a为因近视力损害而戴框架眼镜，视力较好眼40 cm处的UCVA < N6，且视力较好眼的

PVA≥N6（满足眼健康服务需要）；b 为因近视力损害而戴框架眼镜，至少一只眼的远距离 BCVA≥6/12，且视力较好眼的 PVA＜N6（未完全满足眼健康服务需要）；c 为有未矫正的近视力损害，至少一只眼的远距离 BCVA≥6/12，且视力较好眼的 UCVA＜N6（未满足眼健康服务需要）。

备注：UCVA 为未矫正视力，戴眼镜者（框架眼镜或隐形眼镜）测量其裸眼视力。PVA 为日常生活视力，戴眼镜者（框架眼镜或隐形眼镜）测量其戴镜视力。BCVA 为通过小孔镜或验光测量获得的最佳矫正视力。在计算近视力 eREC 时，为了排除其他原因导致的近视力损害，只纳入远距离 BCVA≥6/12 的个体。

二、有效白内障手术覆盖率（eCSC）

定义：50 岁及以上人群中接受过白内障手术且术后远距离视力良好的人数占需要白内障手术的人数的比例。

推荐计算方法：$[(a+b)/(c+d+e)]×100$。a 为单侧白内障手术，术眼 PVA≥6/12，对侧眼 BCVA＜6/12，且对侧眼视力损害或盲的主要原因是白内障；b 为双侧白内障手术，至少一只眼睛术后 PVA≥6/12；c 为单侧白内障手术（不管术眼视力如何），对侧眼 BCVA＜6/12，且对侧眼视力损害或盲的主要原因是白内障；d 为双侧白内障手术（不管术眼视力如何）；e 为 BCVA＜6/12，且双眼视力损害或盲的主要原因是白内障。

备注：以上测量均为远距离视力。PVA 为日常生活视力，戴眼镜者（框架眼镜或隐形眼镜）测量其戴镜视力。BCVA 为通过小孔镜或验光测量获得的最佳矫正视力。

教育部办公厅国家卫生健康委办公厅市场监管总局办公厅关于进一步规范校园视力检测与近视防控相关服务工作的通知

教体艺厅函〔2022〕4 号

各省、自治区、直辖市教育厅（教委）、卫生健康委、市场监管局（厅、委），新疆生产建设兵团教育局、卫生健康委、市场监管局：

为落实教育部、国家卫生健康委、市场监管总局等八部门联合印发的《综合防控儿童青少年近视实施方案》和教育部、国家卫生健康委、市场监管总局等十五部门联合印发的《综合防控儿童青少年近视光明行动工作方案（2021—2025 年）》部署要求，各地在定期开展学生视力监测、完善学生视力健康档案、强化视力管理和近视干预等方面取得积极进展。但仍有不具备资质的机构入校开展视力检测或检查、违规违法提供无资质近视防控产品和服务，干扰儿童青少年近视防控工作，损害学生视力健康，严重侵害了学生利益。为进一步规范校园视力检测和近视防控相关服务工作，切实维护儿童青少年健康和权益，现就有关要求通知如下。

一、严禁无资质机构入校开展视力检测

各地卫生健康部门组织开展学生近视等常见病监测、各地教育行政部门组织开展学生体质健康监测时，要对相关检测机构严格把关，坚决杜绝无资质的机构入校开展视力检测。学校组织开展学生视力监测、检测等工作，应报当地教育主管部门批准后开展。

二、严厉打击虚假违法营销宣传行为

在目前医疗技术条件下，近视不能治愈。各地教育行政部门要会同卫生健康、市场监管部门进一步加大近视防控健康知识宣传力度。各地市场监管部门要依法从严查处使用"康复""恢复""降低度数""近视治愈""近视克星""度数修复"等误导性表述对儿童青少年近视防控产品进行营销宣传的行为，严厉打击在中小学校、幼儿园内发布或者变相发布商业广告的行为。

三、严控近视防控产品和服务质量

禁止向校园提供未获得相关资质的近视防控产品和相关服务，坚决避免造成学生视力健康"二次伤害"。采用质量认证手段推动近视防控工作，积极开展教室照明和读写台灯等健康照明产品、桌椅人体工效学产品、眼视光产品、学习用品、验光配镜服务等认证工作，提升近视防控相关产品质量和视觉健康服务水平。健全政府、行业、社会等多层次的认证采信机制，广泛宣传获得认证的眼视光产品和服务，为持续优化近视防控工作提供保障。

四、严格视力监测数据安全管理

监测组织部门、学校和检测机构要加强数据安全管理和个人信息保护，加强数据采集、存储、传输、处理、应用等全周期安全防护。不得私自对外泄露学生个人和视力等信息，不得与第三方共享用于商业用途，情节严重的依法依规追究相关人员责任。

五、严格视力检测与相关服务督导检查

各地教育行政部门、卫生健康部门和市场监管部门履行职责、协同配合，对检测人员资质、工作流程和方法、质量控制以及近视防控产品和服务提供情况等开展专项检查和督导，严肃处理弄虚作假、敷衍塞责的机构，情节严重者依法追究有关责任人责任。

2022 年 2 月 10 日

教育部办公厅关于印发
《2022 年全国综合防控儿童青少年近视
重点工作计划》的通知

教体艺厅函〔2022〕14 号

中央宣传部、科技部、民政部、财政部、人力资源和社会保障部、卫生健康委、市场监管总局、广电总局、体育总局、医保局、中科院、中医药局、共青团中央、全国妇联办公厅（室），部内有关司局：

为贯彻落实习近平总书记关于儿童青少年近视防控系列重要指示批示精神，落实《综合防控儿童青少年近视实施方案》《儿童青少年近视防控光明行动工作方案（2021—2025 年）》，进一步加强组织领导，明确部门职责，系统谋划和扎实推进新时代儿童青少年近视防控工作，坚持切实增强合力、部门分工协作的原则，一件一件抓落实，一年接着一年干，确保实现《综合防控儿童青少年近视实施方案》明确的定期开展视力监测、完成年度评议考核、近视率核定等儿童青少年近视防控工作主要任务，在征求并采纳相关部门意见的基础上，我部制定了《2022 年全国综合防控儿童青少年近视重点工作计划》，现印发给你们，请在工作中贯彻执行。

附件:2022 年全国综合防控儿童青少年近视重点工作计划

2022 年 3 月 30 日

附件

2022年全国综合防控儿童青少年近视重点工作计划

一、全国综合防控儿童青少年近视工作联席会议机制成员单位部分

序号	重点任务	责任部门	完成期限
1	印发《关于进一步规范校园视力检测与近视防控相关服务工作的通知》,维护儿童青少年健康和权益	教育部、卫生健康委、市场监管总局	2022年2月
2	印发《教育部办公厅关于加强全国综合防控儿童青少年近视宣讲工作的通知》,公布第二届综合防控儿童青少年近视宣讲团成员名单	教育部	2022年2月
3	印发通知开展第4个、第5个近视防控宣传教育月活动,加强学校健康教育,进一步营造近视防控宣传教育氛围	教育部	2022年2月、8月
4	贯彻落实《教育部办公厅关于做好中小学生定期视力监测主要信息报送工作的通知》,印发通知部署做好2022年春季、秋季学期中小学生视力监测主要信息报送工作。指导地方教育行政部门督促和确保落实学生健康体检制度和每学期视力监测制度,及时把视力监测结果记入儿童青少年视力健康电子档案,并按规定上报全国学生体质健康系统	教育部	2022年2月、9月
5	部署开展2021年度各省级人民政府儿童青少年近视防控工作评议考核。发布2022年度儿童青少年近视评议考核工作方案	教育部、卫生健康委、国家疾控局、体育总局、市场监管总局	2022年4月
6	举办全国儿童青少年近视防控改革试点县(市、区)建设专题研讨活动,交流研讨经验做法,持续加强部署推进	教育部	2022年4月
7	举办第二届综合防控儿童青少年近视宣讲团集体备课,持续推进宣讲工作	教育部	2022年4月
8	核定各省(区、市)和新疆生产建设兵团2021年儿童青少年近视率	卫生健康委、国家疾控局	2022年4月
9	汇总发布全国儿童青少年近视防控改革试验区(示范区)、试点县(市、区)经验做法和特色案例,向全国推广	教育部	2022年4月

续表

序号	重点任务	责任部门	完成期限
10	遴选建设第三批全国综合防控儿童青少年近视改革试验区和试点县（市、区）	教育部	2022年4月
11	遴选建设30个儿童青少年近视防控基地	教育部	2022年4月
12	向国务院报告2020年度近视防控评议考核结果，向各省级人民政府反馈2020年度近视防控评议考核结果	教育部、卫生健康委、国家疾控局、体育总局、市场监管总局	2022年4—5月
13	举办十期综合防控儿童青少年近视专题研讨班	教育部	2022年4—6月
14	召开全国综合防控儿童青少年近视工作联席会议机制第四次会议，推动联席会议机制各成员单位高度重视中小学生视力保护工作，切实发挥联席会议机制职能，针对影响视力的重点因素，分工负责，有针对性开展工作	联席会议各成员单位	2022年5月
15	出版《中国综合防控儿童青少年近视报告（2018—2021年）》	教育部	2022年5月
16	印发《关于开展2022年"全国爱眼日"活动的通知》，深化近视防控宣传教育	卫生健康委、教育部	2022年5月
17	印发《关于开展2022年教育系统"全国爱眼日"活动的通知》，举办主题推进活动	教育部	2022年5—6月
18	举办新闻发布会，介绍《综合防控儿童青少年近视实施方案》《儿童青少年近视光明行动工作方案（2021—2025年）》实施进展与成效	教育部、卫生健康委、国家疾控局、体育总局、市场监管总局等	2022年9月
19	指导省级教育行政部门落实《教育部等五部门关于全面加强和改进新时代学校卫生与健康教育工作的意见》，出台省级文件，把儿童青少年近视防控作为重要内容进行部署	教育部	2022年12月
20	指导地方教育行政部门督促和确保落实"双减"政策，继续督促各地落实课后服务、作业管理和考试管理的要求，加强大数据监测，防止中小学生过重课业负担反弹	教育部	2022年12月

序号	重点任务	责任部门	完成期限
21	贯彻落实《教育部办公厅关于做好中小学生手机管理工作的通知》，指导地方教育行政部门督促和确保各级各类学校引导学生科学规范使用电子产品，养成信息化环境下良好的学习和用眼卫生习惯。严禁学生将个人手机、平板电脑等电子产品带入课堂，带入学校的要进行统一保管。学校教育本着按需的原则合理使用电子产品，教学和布置作业不依赖电子产品，使用电子产品开展教学时长原则上不超过教学总时长的30%，原则上采用纸质作业	教育部	2022年12月
22	贯彻落实《教育部办公厅关于进一步加强中小学生睡眠管理工作的通知》，指导地方教育行政部门合理安排学校作息时间，规范学生作业时间，引导学生做好睡眠管理，加强科学监测和督导检查，保证小学生每天睡眠时间达到10小时，初中生达到9小时，高中生达到8小时	教育部	2022年12月
23	贯彻落实《教育部关于印发〈中小学生课外读物进校园管理办法〉的通知》，指导地方教育行政部门规范课外读物进校园管理，防止问题读物进入校园和幼儿园，充分发挥课外读物育人功能	教育部	2022年12月
24	贯彻落实《教育部办公厅关于加强义务教育学校作业管理的通知》，指导地方教育行政部门督促和确保各级各类学校严格依据国家课程方案和课程标准组织安排教学活动，严格按照"零起点"正常教学，小学一、二年级不布置书面家庭作业，三至六年级书面家庭作业完成时间不得超过60分钟，初中不得超过90分钟，高中阶段也要合理安排作业时间	教育部	2022年12月
25	贯彻落实《教育部办公厅关于加强义务教育学校考试管理的通知》，指导地方教育行政部门督促和确保准确把握考试功能，大幅压减考试次数，规范考试命题管理，合理运用考试结果，完善学习过程评价，加强学业质量监测，完善管理监督机制，规范学校教育教学行为。坚决控制义务教育阶段校内统一考试次数，小学一、二年级不进行纸笔考试，义务教育其他年级由学校每学期组织一次期末考试，初中年级从不同学科的实际出发，可适当安排一次期中考试，切实降低学生考试压力	教育部	2022年12月

续表

序号	重点任务	责任部门	完成期限
26	贯彻落实《教育部办公厅关于进一步加强中小学生体质健康管理工作的通知》，指导地方教育行政部门和学校开齐开足上好体育与健康课，推进体育教学改革，做好体质健康监测，完善体质管理体系，健全督导检查机制	教育部	2022年12月
27	指导地方教育行政部门督促和确保改善教学设施和条件，鼓励采购符合标准的可调节课桌椅和坐姿矫正器，为学生提供符合用眼卫生要求的学习环境，严格按照普通中小学校、中等职业学校建设标准，落实教室、宿舍、图书馆（阅览室）等采光和照明要求，使用利于视力健康的照明设备。加快消除"大班额"现象，学校教室照明卫生标准达标率100%	教育部	2022年12月
28	指导地方教育行政部门督促和确保中小学校严格组织全体学生每天上、下午各做1次眼保健操。有序组织和督促学生在课间时到室外活动或远眺，防止学生持续疲劳用眼	教育部	2022年12月
29	贯彻落实《关于全面加强和改进新时代学校体育工作的意见》《关于深化体教融合促进青少年全面发展的意见》，指导地方教育行政部门督促和确保各级各类学校强化体育与健康课和课外锻炼，确保中小学生在校时每天1小时以上体育活动时间。严格落实国家体育与健康课程标准，确保小学一、二年级每周4课时，三至六年级和初中每周3课时，高中阶段每周2课时。中小学校每天安排30分钟大课间体育活动，全面实施寒暑假学生体育家庭作业制度，督促检查学生完成情况	教育部	2022年12月
30	指导地方教育行政部门督促和确保各级各类学校依托相关课程开展健康教育，向学生讲授保护视力的意义和方法，提高其主动保护视力的意识和能力。培训培养健康教育教师，开发和拓展健康教育课程资源。支持鼓励学生成立健康教育社团，开展视力健康同伴教育	教育部	2022年12月
31	指导地方教育行政部门督促和确保各地各校深入开展中小学生心理健康教育、劳动教育，加强家校协同发力，指导家长做好家庭教育，督促家长履行好监护责任，让孩子从手机、网络中解放出来，帮助孩子养成健康生活方式，加强近视防控	教育部	2022年12月

序号	重点任务	责任部门	完成期限
32	指导地方教育行政部门督促和确保各级各类学校建立校领导、班主任、校医(保健教师)、家长代表、学生视力保护委员和志愿者等学生代表为一体的视力健康管理队伍,明确和细化职责。将近视防控知识融入课堂教学、校园文化和学生日常行为规范。加强校医院、医务室(卫生室、保健室等)力量,按标准配备校医和必要的药械设备及相关监测检查设备	教育部	2022年12月
33	指导地方教育行政部门督促和确保幼儿园严格落实《3～6岁儿童学习与发展指南》,重视生活和游戏对3～6岁儿童成长的价值,严禁"小学化"教学。保证儿童每天2小时以上户外活动。为儿童提供营养均衡、有益于视力健康的膳食,促进视力保护。幼儿园教师开展保教时要主动控制使用电视、投影等设备的时间	教育部	2022年12月
34	进一步完善教育评价方式,研制出台《幼儿园保教质量评估指南》,指导幼儿园培养幼儿锻炼习惯,提高身体素质。研制出台《普通高中学校办学质量评价指南》,加强学生体育锻炼,积极预防近视	教育部	2022年12月
35	加快修订《学校卫生工作条例》和《中小学健康教育指导纲要》等	教育部、卫生健康委、国家疾控局	2022年12月
36	加强现有中小学卫生保健机构建设,按照标准和要求强化人员和设备配备	教育部、人力资源和社会保障部	2022年12月
37	鼓励高校特别是医学院校、高等师范院校开设眼视光、健康管理、健康教育相关专业,大力培养近视防控、视力健康管理专门人才和健康教育教师。分期分批研制发布近视防控相关专业简介和专业教学标准,将新技术、新工艺、新规范及时纳入课程和教学内容,加快培养近视防控相关专业人才	教育部	2022年12月
38	鼓励相关高校围绕视力健康管理等关键问题开展研究,进一步加强已立项相关教育部哲学社会科学研究项目中后期管理,推动多学科交叉研究,力争产出一批高质量研究成果,更好服务综合防控儿童青少年近视工作	教育部	2022年12月

续表

序号	重点任务	责任部门	完成期限
39	加大对眼视光行业产业协同创新中心和"近视防控与诊治"教育部工程研究中心的科技创新和推广应用工作指导力度,积极推进科研成果在防控近视工作方面的转化应用	教育部	2022年12月
40	开展全国学校校医等专职卫生技术人员配备情况督导检查,着力解决专职卫生技术人员数量及相关设备配备不足问题	教育部、卫生健康委、国家疾控局、人力资源和社会保障部	2022年12月
41	组织实施"十四五"眼健康规划,以儿童青少年为重点人群,推动涉及全年龄段人群全生命周期眼健康事业高质量发展,加强重点人群重点眼病防治,提升近视矫治水平	卫生健康委、国家疾控局	2022年12月
42	全面加强近视监测与评估,在地市级全覆盖的基础上,争取实现县(区)学生近视监测全覆盖,监测结果作为评议考核的数据支撑。深入分析监测数据,提出针对性意见,分类指导各地更加精准、有效地落实综合防控措施	卫生健康委、国家疾控局	2022年12月
43	立足早发现早干预,督促各地落实《0~6岁儿童眼保健及视力检查服务规范》,以低年龄段儿童为重点,加强0~6岁儿童眼健康管理,确保0~6岁儿童每年眼保健和视力检查覆盖率达90%以上。积极总结各地视力健康管理信息化经验模式,推动逐步建立视力健康电子档案	卫生健康委、国家疾控局	2022年12月
44	持续发挥卫生监管合力,部署做好2022年学校、托幼机构、校外培训机构教室(教学场所)采光和照明随机抽检,巩固落实《关于进一步规范儿童青少年近视矫正工作切实加强监管工作的通知》(国卫办监督发〔2019〕11号),开展《儿童青少年学习用品近视防控卫生要求》执行情况监督检查工作,促进学校改进教学卫生条件。针对儿童青少年近视矫正市场乱象问题,联合相关部门切实加强监管执法,规范近视矫正服务,切实维护儿童青少年眼健康权益	卫生健康委、国家疾控局、教育部、市场监管总局	2022年12月
45	扩大典型示范效果,加强对全国首批183个和第二批174个近视防控适宜技术试点县(区)的"一对一"专业指导,及时总结先进经验和成效,推广经验	卫生健康委、国家疾控局	2022年12月

序号	重点任务	责任部门	完成期限
46	开展全方位的社会动员,持续不断地开展公众眼健康宣教,举办第二届儿童青少年近视防控高峰论坛,举办形式多样的儿童青少年预防近视宣传活动,加大宣传动员力度	卫生健康委、国家疾控局	2022年12月
47	不断推进科学健身指导与普及工作,加强近视干预方法手段、机制机理等方面的研究。发挥各类媒体作用,开展针对近视防控干预方法推广,不断扩大社会覆盖面	体育总局	2022年12月
48	持续开展"奔跑吧·少年"儿童青少年主题健身活动,线上、线下相结合,大力弘扬中华体育精神,带动更多儿童青少年参与体育锻炼,提升视力健康水平	体育总局	2022年12月
49	合理安排投入,积极支持相关部门开展儿童青少年近视综合防控工作	财政部	2022年12月
50	深化职称制度改革,完善校医、保健教师、健康教育教师职称评审政策。组织实施好卫生专业技术资格眼视光技术专业考试,加强防控儿童青少年近视的人才队伍建设	人力资源和社会保障部、卫生健康委、国家疾控局	2022年12月
51	持续加大监管力度,引导和鼓励眼镜制配场所加强内部计量管理,不断提高法制计量意识。通过监督抽查、风险监测等手段,进一步强化预防近视相关产品质量监管。推进儿童用品相关制度的建设和完善。根据缺陷线索,加大对儿童文化用品生产者的监督力度,促进儿童文化用品的质量提升。继续加强相关制度法规的宣贯工作,加强对生产者、学校以及儿童和家长在缺陷产品方面的宣传教育,提高广大消费者的安全意识	市场监管总局	2022年12月
52	组织做好相关领域执法工作,加大对近视防治相关虚假宣传等违法行为打击力度,严厉打击含有虚假或引人误解内容的虚假违法近视防控产品广告,继续加强知识产权执法保护业务指导,加大知识产权行政保护力度。继续推进知识产权快速协同保护工作,助力提升相关领域知识产权保护水平。依法保护儿童青少年的合法权益,努力维护公平竞争的市场秩序	市场监管总局	2022年12月

序号	重点任务	责任部门	完成期限
53	进一步支持和引导地方市场监管部门、相关认证机构大力推广眼视光产品及验光配镜服务认证，做好认证市场监督管理，严厉打击认证违法违规行为。深入研究关键指标和依据，以"服务认证体验周"等活动为载体，加强科普宣传并推动市场采信相关认证结果	市场监管总局	2022年12月
54	结合当前与儿童青少年视力保护相关的消费热点、难点问题，通过发布消费警示提示、建设网上消费教育基地、组织开展比较试验等手段，部署儿童青少年近视综合防控工作，优化儿童青少年消费体验。提醒家长要重视孩子用眼卫生，为孩子选择适当的产品或者服务，及时纠正孩子错误的用眼习惯	市场监管总局、教育部、卫生健康委、国家疾控局	2022年12月
55	严格执行《关于进一步严格管理切实防止未成年人沉迷网络游戏的通知》精神，继续加强网络游戏管理，优化实名认证系统，扎实推进防沉迷工作，积极引导未成年人提高网络素养，形成良好的用网习惯	中央宣传部	2022年12月
56	加强青少年读物出版指导，不断规范青少年读物印刷出版，为青少年遴选一批优质有声读物，积极引导青少年科学用眼、保护视力	中央宣传部	2022年12月
57	发挥广播电视、报刊、网络、新媒体等作用，利用公益广告等形式，多层次、多角度宣传推广近视防控知识，不断提高学生、家长和全社会爱眼护眼意识，营造有利于儿童青少年视力健康的良好环境	中央宣传部、广电总局、教育部、卫生健康委、国家疾控局、共青团中央等	2022年12月
58	教育每个学生强化"每个人是自身健康的第一责任人"意识。主动学习掌握科学用眼护眼等健康知识，养成健康习惯，并向家长宣传。引导每个学生积极关注自身视力状况，自我感觉视力发生明显变化时，及时告知家长和老师，尽早到正规医疗机构检查和治疗	教育部、卫生健康委、国家疾控局、共青团中央、全国妇联等	2022年12月
59	将儿童青少年近视防控工作、总体近视率和体质健康状况纳入政府绩效考核，严禁地方各级人民政府片面以学生考试成绩和学校升学率考核教育行政部门和学校	教育部	2022年12月

序号	重点任务	责任部门	完成期限
60	对儿童青少年体质健康水平连续三年下降的地方人民政府和学校依法依规予以问责	教育部	2022年12月
61	将视力健康纳入素质教育,将儿童青少年身心健康、课业负担等纳入国家义务教育质量监测评估体系	教育部	2022年12月
62	贯彻《未成年人保护法》《中长期青年发展规划(2016—2025年)》《中国儿童发展纲要(2021—2030年)》等法律和政策性文件,突出儿童青少年近视防控工作,形成宏观政策指引。大力推动各基层团组织因地制宜制定儿童青少年体质健康促进方案或单项的近视防控工作方案	共青团中央	2022年12月
63	在近视防控宣传领域充分运用"分众化理念",将家长作为宣传引导工作的重点对象群体,探索精确传播渠道,创造丰富传播形式,做好面向家长的观念引导、常识普及、方法传授等工作,切实将家长的主动性、积极性调动起来,汇聚儿童青少年近视防控合力	共青团中央	2022年12月
64	紧紧围绕"保证户外活动时间"这一近视防治的治本之策,与相关部委共同举办"儿童青少年近视防控"主题活动,综合解决思想上"要不要"、时间上"能不能"、实施上"会不会"等具体问题,真正吸引孩子们通过亲身实践,提高爱眼用眼意识,探索形成科学有效、简便易行的儿童青少年近视防控途径	共青团中央	2022年12月
65	加大综合防控儿童青少年近视工作的宣传力度,着力提升近视防控宣传教育月活动等有关举措宣传报道的实效性,提高宣传报道质量水平,在全社会营造科学用眼护眼、积极支持和参与儿童青少年近视防控的良好氛围	广电总局	2022年12月
66	充分发挥中医药在近视防控中的作用,推动各地有序开展中医适宜技术防控儿童青少年近视试点工作,评价效果进一步推广示范	中医药局、卫生健康委、国家疾控局	2022年12月
67	持续做好中医药防控儿童青少年近视科普工作	中医药局	2022年12月
68	督导国家重点研发计划"中医药现代化研究"重点专项"儿童青少年近视中西医结合综合防控有效方法、技术和配套产品研究"项目和"中医药古籍文献和特色技术传承专项"中相关项目的实施,做好研究成果的转化及应用	中医药局	2022年12月

续表

序号	重点任务	责任部门	完成期限
69	以国家中医临床研究基地、局重点研究室等支撑平台为抓手，加强推动中医药防治近视相关研究工作，促进中医药防治近视研究成果与技术的应用推广	中医药局	2022年12月
70	加强儿童青少年近视防控科技计划任务部署，针对儿童青少年近视防控的重大科技需求，在"十四五"重点研发计划"中医药现代化"重点专项中加强儿童青少年近视中西医综合防控研究部署。对儿童青少年近视防控基础研究、重大共性关键技术和产品研发、典型应用示范强化任务部署	科技部	2022年12月
71	加强儿童青少年近视防控国家平台建设，依托国家儿童健康与疾病临床医学研究中心和国家眼耳鼻喉疾病临床医学研究中心，围绕青少年近视防控，建立全国多区域儿童近视协作研究网络，持续开展多中心临床研究、技术培训和推广，推动儿童青少年近视防控临床研究能力培训、大数据标准、伦理互认、健康知识科学普及等重点工作的持续开展	科技部	2022年12月
72	推进儿童青少年近视防控创新成果转化，加强与卫生健康委、药监局等部门协同，统筹儿童青少年近视药物研发和示范推广，鼓励有条件的单位搭建儿童药物临床试验和用药分析平台，开展药物近视防控有效性和安全性循证医学证据研究，打通"院内制剂"到成果转化绿色路径，建立药物临床应用规范，加快近视防控科技成果转化	科技部	2022年12月
73	依法依规对违规开展儿童青少年近视防控相关活动的社会组织进行处理	民政部	2022年12月
74	继续利用城乡社区、家长、学校等各类家庭教育指导服务站点，面向广大家长和儿童开展包括近视预防在内的健康知识宣传普及	全国妇联	2022年12月
75	抓住春节、劳动节、儿童节、国庆节以及寒暑假期等重要时间点，组织开展儿童喜闻乐见的运动健身、生活技能展示和公益劳动等主题实践活动，引导孩子主动放下手机等电子产品	全国妇联	2022年12月

序号	重点任务	责任部门	完成期限
76	开展以近视防控为目标的科学研究工作,开展近视防控相关的实验和验证工作,探索近视发生的机理和有效防控方法;进行不同时空尺度和多维度环境因素近视的发生发展析因研究、近视机制的双生子研究、近视的功能损害与调控研究等;继续研制有效适用的减缓近视发生新光源	中科院	2022年12月
77	继续开展科技成果推广应用工作,按照近视防控需求,继续开发可在学习、工作、生活等多种环境下应用的多种形式的减缓近视发生灯具,以满足不同需求。努力推动减缓近视发生灯具在更大范围内得到应用,在学校等单位应用累计达到100家以上;进入家庭的学习环境和社会办公领域的范围更加广泛。积极为国家近视防控和相关标准的制定与修改等工作提供科技支持	中科院	2022年12月

二、教育部相关司局部分

序号	重点任务	责任部门	完成期限
1	印发《关于进一步规范校园视力检测与近视防控相关服务工作的通知》,维护儿童青少年健康和权益	全国防近办、体卫艺司	2022年2月
2	印发《教育部办公厅关于加强全国综合防控儿童青少年近视宣讲工作的通知》,公布第二届综合防控儿童青少年近视宣讲团成员名单	全国防近办、体卫艺司	2022年2月
3	印发通知开展第4个、第5个近视防控宣传教育月活动,加强学校健康教育,进一步营造近视防控宣传教育氛围	全国防近办、体卫艺司	2022年2月、8月
4	贯彻落实《关于做好中小学生定期视力监测主要信息报送工作的通知》,印发通知部署做好2022年春季、秋季学期中小学生视力监测主要信息报送工作。指导地方教育行政部门督促和确保落实学生健康体检制度和每学期视力监测制度,及时把视力监测结果记入儿童青少年视力健康电子档案,并按规定上报全国学生体质健康系统	全国防近办、体卫艺司	2022年2月、9月
5	部署开展2021年度各省级人民政府儿童青少年近视防控工作评议考核。发布2022年度儿童青少年近视评议考核工作方案	全国防近办、体卫艺司	2022年4月

续表

序号	重点任务	责任部门	完成期限
6	举办全国儿童青少年近视防控改革试点县(市、区)建设专题研讨活动,交流研讨经验做法,持续加强部署推进	全国防近办、体卫艺司	2022年4月
7	举办第二届综合防控儿童青少年近视宣讲团集体备课,持续推进宣讲工作	全国防近办、体卫艺司	2022年4月
8	汇总发布全国儿童青少年近视防控改革试验区(示范区)、试点县(市、区)经验做法和特色案例,向全国推广	全国防近办、体卫艺司	2022年4月
9	遴选建设第三批全国综合防控儿童青少年近视改革试验区和试点县(市、区)	全国防近办、体卫艺司	2022年4月
10	遴选建设30个儿童青少年近视防控基地	全国防近办、体卫艺司	2022年4月
11	向国务院报告2020年度近视防控评议考核结果,向各省级人民政府反馈2020年度近视防控评议考核结果	全国防近办、体卫艺司	2022年4—5月
12	举办十期综合防控儿童青少年近视专题研讨班	全国防近办、体卫艺司	2022年4—6月
13	召开全国综合防控儿童青少年近视工作联席会议机制第四次会议,推动联席会议机制各成员单位高度重视中小学生视力保护工作,切实发挥联席会议机制职能,针对影响视力的重点因素,分工负责,有针对性地开展工作	全国防近办、体卫艺司	2022年5月
14	出版《中国综合防控儿童青少年近视报告(2018—2021年)》	全国防近办、体卫艺司	2022年5月
15	印发《关于开展2022年"全国爱眼日"活动的通知》,深化近视防控宣传教育	全国防近办、体卫艺司	2022年5月
16	印发《关于开展2022年教育系统"全国爱眼日"活动的通知》,举办主题推进活动	全国防近办、体卫艺司	2022年5—6月
17	举办新闻发布会,介绍《综合防控儿童青少年近视实施方案》《儿童青少年近视光明行动工作方案(2021—2025年)》实施进展与成效	全国防近办、体卫艺司	2022年9月
18	指导省级教育行政部门落实《教育部等五部门关于全面加强和改进新时代学校卫生与健康教育工作的意见》,出台省级文件,把儿童青少年近视防控作为重要内容进行部署	全国防近办、体卫艺司	2022年12月

续表

序号	重点任务	责任部门	完成期限
19	指导地方教育行政部门督促和确保落实"双减"政策,继续督促各地落实课后服务、作业管理和考试管理的要求,加强大数据监测,防止中小学生过重课业负担反弹	基教司、监管司	2022年12月
20	贯彻落实《教育部办公厅关于做好中小学生手机管理工作的通知》,指导地方教育行政部门督促和确保各级各类学校引导学生科学规范使用电子产品,养成信息化环境下良好的学习和用眼卫生习惯。严禁学生将个人手机、平板电脑等电子产品带入课堂,带入学校的要进行统一保管。学校教育本着按需的原则合理使用电子产品,教学和布置作业不依赖电子产品,使用电子产品开展教学时长原则上不超过教学总时长的30%,原则上采用纸质作业	基教司、职成司、科技司等	2022年12月
21	贯彻落实《教育部办公厅关于进一步加强中小学生睡眠管理工作的通知》,指导地方教育行政部门合理安排学校作息时间,规范学生作业时间,引导学生做好睡眠管理,加强科学监测和督导检查,保证小学生每天睡眠时间达到10小时,初中生达到9小时,高中生达到8小时	基教司、全国防近办、体卫艺司、职成司、督导局等	2022年12月
22	贯彻落实《教育部关于印发〈中小学生课外读物进校园管理办法〉的通知》,指导地方教育行政部门规范课外读物进校园管理,防止问题读物进入校园和幼儿园,充分发挥课外读物育人功能	教材局、基教司等	2022年12月
23	贯彻落实《教育部办公厅关于加强义务教育学校作业管理的通知》,指导地方教育行政部门督促和确保各级各类学校严格依据国家课程方案和课程标准组织安排教学活动,严格按照"零起点"正常教学,小学一、二年级不布置书面家庭作业,三至六年级书面家庭作业完成时间不得超过60分钟,初中不得超过90分钟,高中阶段也要合理安排作业时间	基教司、职成司等	2022年12月
24	贯彻落实《教育部办公厅关于进一步加强中小学生体质健康管理工作的通知》,指导地方教育行政部门和学校开齐开足上好体育课与健康课,推进体育教学改革,做好体质健康监测,完善体质管理体系,健全督导检查机制	全国防近办、体卫艺司、基教司、职成司、督导局等	2022年12月

续表

序号	重点任务	责任部门	完成期限
25	贯彻落实《教育部办公厅关于加强义务教育学校考试管理的通知》，指导地方教育行政部门督促和确保准确把握考试功能，大幅压减考试次数，规范考试命题管理，合理运用考试结果，完善学习过程评价，加强学业质量监测，完善管理监督机制，规范学校教育教学行为。坚决控制义务教育阶段校内统一考试次数，小学一、二年级不进行纸笔考试，义务教育其他年级由学校每学期组织一次期末考试，初中年级从不同学科的实际出发，可适当安排一次期中考试，切实降低学生考试压力	基教司、督导局等	2022年12月
26	指导地方教育行政部门督促和确保改善教学设施和条件，鼓励采购符合标准的可调节课桌椅和坐姿矫正器，为学生提供符合用眼卫生要求的学习环境，严格按照普通中小学校、中等职业学校建设标准，落实教室、宿舍、图书馆（阅览室）等采光和照明要求，使用利于视力健康的照明设备。加快消除"大班额"现象，学校教室照明卫生标准达标率100%	基教司、职成司、全国防近办、体卫艺司、财务司、督导局等	2022年12月
27	指导地方教育行政部门督促和确保中小学校严格组织全体学生每天上、下午各做1次眼保健操。有序组织和督促学生在课间时到室外活动或远眺，防止学生持续疲劳用眼	全国防近办、体卫艺司、基教司、职成司等	2022年12月
28	贯彻落实《关于全面加强和改进新时代学校体育工作的意见》《关于深化体教融合促进青少年全面发展的意见》，指导地方教育行政部门督促和确保各级各类学校强化体育与健康课和课外锻炼，确保中小学生在校时每天1小时以上体育活动时间。严格落实国家体育与健康课程标准，确保小学一、二年级每周4课时，三至六年级和初中每周3课时，高中阶段每周2课时。中小学校每天安排30分钟大课间体育活动。全面实施寒暑假学生体育家庭作业制度，督促检查学生完成情况	全国防近办、体卫艺司、基教司、职成司等	2022年12月
29	指导地方教育行政部门督促和确保各级各类学校依托相关课程开展健康教育，向学生讲授保护视力的意义和方法，提高其主动保护视力的意识和能力。培训培养健康教育教师，开发和拓展健康教育课程资源。支持鼓励学生成立健康教育社团，开展视力健康同伴教育	全国防近办、体卫艺司、基教司、职成司、教师司、教材局等	2022年12月

序号	重点任务	责任部门	完成期限
30	指导地方教育行政部门督促和确保各地各校深入开展中小学生心理健康教育、劳动教育,加强家校协同发力,指导家长做好家庭教育,督促家长履行好监护责任,让孩子从手机、网络中解放出来,帮助孩子养成健康生活方式,加强近视防控	基教司、全国防近办、体卫艺司、职成司等	2022年12月
31	贯彻落实《教育部办公厅关于做好中小学生定期视力监测主要信息报送工作的通知》,指导地方教育行政部门督促和确保落实学生健康体检制度和每学期视力监测制度,及时把视力监测结果记入儿童青少年视力健康电子档案,并按规定上报全国学生体质健康系统	全国防近办、体卫艺司	2022年12月
32	指导地方教育行政部门督促和确保各级各类学校建立校领导、班主任、校医(保健教师)、家长代表、学生视力保护委员和志愿者等学生代表为一体的视力健康管理队伍,明确和细化职责。将近视防控知识融入课堂教学、校园文化和学生日常行为规范。加强校医院、医务室(卫生室、保健室等)力量,按标准配备校医和必要的药械设备及相关监测检查设备	全国防近办、体卫艺司、教师司、财务司等	2022年12月
33	指导地方教育行政部门督促和确保幼儿园严格落实《3~6岁儿童学习与发展指南》,重视生活和游戏对3~6岁儿童成长的价值,严禁"小学化"教学。保证儿童每天2小时以上户外活动。为儿童提供营养均衡、有益于视力健康的膳食,促进视力保护。幼儿园教师开展保教时要主动控制使用电视、投影等设备的时间	基教司、督导局、全国防近办、体卫艺司等	2022年12月
34	进一步完善教育评价方式,研制出台《幼儿园保教质量评估指南》,指导幼儿园培养幼儿锻炼习惯,提高身体素质。研制出台《普通高中学校办学质量评价指南》,加强学生体育锻炼,积极预防近视	基教司	2022年12月
35	加快修订《学校卫生工作条例》和《中小学健康教育指导纲要》等	全国防近办、体卫艺司、政法司等	2022年12月
36	加强现有中小学卫生保健机构建设,按照标准和要求强化人员和设备配备	全国防近办、体卫艺司、财务司等	2022年12月

序号	重点任务	责任部门	完成期限
37	鼓励高校特别是医学院校、高等师范院校开设眼视光、健康管理相关专业,大力培养近视防控、视力健康管理专门人才和健康教育教师。分期分批制订发布近视防控相关专业简介和专业教学标准,将新技术、新工艺、新规范及时纳入课程和教学内容,加快培养近视防控相关专业人才	高教司、职成司、研究生司等	2022年12月
38	鼓励相关高校围绕视力健康管理等关键问题开展研究,进一步加强已立项相关教育部哲学社会科学研究项目中后期管理,推动多学科交叉研究,力争产出一批高质量研究成果,更好服务综合防控儿童青少年近视工作	社科司	2022年12月
39	加大对眼视光行业产业协同创新中心和"近视防控与诊治"教育部工程研究中心的科技创新和推广应用工作指导力度,积极推进科研成果在防控近视工作方面的转化应用	科技司	2022年12月
40	开展全国学校校医等专职卫生技术人员配备情况督导检查,着力解决专职卫生技术人员数量及相关设备配备不足问题	全国防近办、体卫艺司、督导局、教师司、财务司等	2022年12月
41	持续发挥卫生监管合力,部署做好2022年学校、托幼机构、校外培训机构教室(教学场所)采光和照明随机抽检,推动《儿童青少年学习用品近视防控卫生要求》执行情况监督检查工作,促进学校改进教学卫生条件。针对儿童青少年近视矫正市场乱象问题,联合相关部门切实加强监管执法,规范近视矫正服务,切实维护儿童青少年眼健康权益	全国防近办、体卫艺司	2022年12月
42	合理安排投入,积极支持开展儿童青少年近视综合防控工作	财务司	2022年12月
43	深化职称制度改革,完善校医、保健教师、健康教育教师职称评审政策	教师司、全国防近办、体卫艺司等	2022年12月
44	发挥广播电视、报刊、网络、新媒体等作用,利用公益广告等形式,多层次、多角度宣传推广近视防控知识,不断提高学生、家长和全社会爱眼护眼意识,营造有利于儿童青少年视力健康的良好环境	全国防近办、体卫艺司、新闻办等	2022年12月

续表

序号	重点任务	责任部门	完成期限
45	教育每个学生强化"每个人是自身健康的第一责任人"意识。主动学习掌握科学用眼护眼等健康知识,养成健康习惯,并向家长宣传。引导每个学生积极关注自身视力状况,自我感觉视力发生明显变化时,及时告知家长和老师,尽早到正规医疗机构检查和治疗	全国防近办、体卫艺司	2022年12月
46	将儿童青少年近视防控工作、总体近视率和体质健康状况纳入政府绩效考核,严禁地方各级人民政府片面以学生考试成绩和学校升学率考核教育行政部门和学校。对儿童青少年体质健康水平连续三年下降的地方政府和学校依法依规予以问责	督导局	2022年12月
47	将视力健康纳入素质教育,将儿童青少年身心健康、课业负担等纳入国家义务教育质量监测评估体系	督导局	2022年12月

教育部办公厅关于遴选
2022 年全国儿童青少年近视防控基地的通知

教体艺厅函〔2022〕33 号

各省、自治区、直辖市教育厅(教委),新疆生产建设兵团教育局:

2021 年年底国务院印发的"十四五"教育发展规划提出在"十四五"期间遴选和建设 100 个全国儿童青少年近视防控基地。为推动落实这一部署,贯彻《综合防控儿童青少年近视实施方案》《儿童青少年近视防控光明行动工作方案(2021—2025 年)》要求,加强和改进新时代儿童青少年近视防控工作,不断提升近视防控公共服务能力和质量。教育部决定遴选和建设一批全国儿童青少年近视防控基地。现将有关事项通知如下。

一、宗旨与目标

遴选和建设全国儿童青少年近视防控基地,依托基地,总结近视防控成功经验和模式,探索创新体制机制,充分发挥专业引领优势,着力破解近视防控难题,全面提升综合防控儿童青少年近视工作水平,共同呵护好孩子的眼睛。

二、遴选原则

(一)注重改革创新。基地的遴选和建设工作注重改革创新,坚持问题导向,以点带面推进近视防控工作取得实效。

(二)突出工作成效。各省级教育行政部门要将本省域内综合防控儿童青少年近视工作方面成效突出、有较好影响力的单位遴选出来。

(三)分步推进实施。"十四五"期间,教育部将遴选建设 100 个左右全国儿童青少年近视防控基地,分批逐步推进,2022 年首批遴选 30 个左右。

三、遴选范围和申报条件

(一)遴选范围

面向全国开展遴选,包括在儿童青少年近视防控工作方面成效突出、有广泛影响力的学校、医疗卫生机构、科研院所等。

(二)申报条件

1. 申报单位应为省级儿童青少年近视防控基地或指导中心等。

2. 在近视防控方面具备完整的组织架构、明确的工作目标、健全的工作机制、稳定的近视防控经费投入。

3. 具备实力较强的专业技术力量,积极参与并推动政府部门出台相关政策,采取科学防控措施,为儿童青少年提供优质的眼健康服务。

4. 在近视防控专业领域有创新成果、突出贡献,或者在构建儿童青少年近视综合防控科学体系方面有创新举措,经验可向全国复制推广。

5. 在近视防控相关影响因素方面建立监测系统,严格把控近视防控服务质量以及防控措施的效果评价。助力当地政府开展全国儿童青少年近视防控试点县(市、区)、全国儿童青少年近视防控改革试验区等建设工作。

6. 广泛开展形式多样的近视防控科普宣传教育,在科普素材发布、科普队伍建设、科普阵地拓展等方面有显著成效。

四、遴选程序

(一)申报。符合遴选条件的单位,填写申报表(见附件),加盖单位公章,报送省级教育行政部门,申报材料须真实可靠。

(二)省级教育行政部门推荐。各省级教育行政部门根据本通知要求,通过材料评审、实地考察、专家评审等方式进行评审,坚持标准、宁缺毋滥,将评审出的 1~2 个经公示无异议后的申报单位材料报教育部。

(三)答辩。教育部委托有关单位组织申报单位开展答辩。

(四)认定与公布。教育部根据答辩情况,择优确定全国儿童青少年近视防控基地名单,公示无异议后公布。

对遴选认定的单位,命名为"全国儿童青少年近视防控基地",整合资源,合作发展,打造具有影响力的全国儿童青少年近视防控基地品牌。

五、相关要求

(一)各省级教育行政部门要高度重视,认真组织,严格把关,把本省域内儿童青少年近视防控工作成效突出、有较好影响力的单位遴选出来。

(二)请各省级教育行政部门汇总本地区推荐的基地相关申报材料,于 2022 年 8 月 15 日前报送至全国综合防控儿童青少年近视联席会议机制办公室(教育部体育卫生与艺术教育司),电子版发送至 jsfk@ moe. edu. cn。

联系人及电话:樊泽民、许梅萍,010 – 66096231。

地址:北京市西城区西单大木仓胡同 35 号,邮编:100816。

附件:2022 年全国儿童青少年近视防控基地申报表(略)

2022 年 7 月 22 日

中 篇

地方政府近视防控措施篇

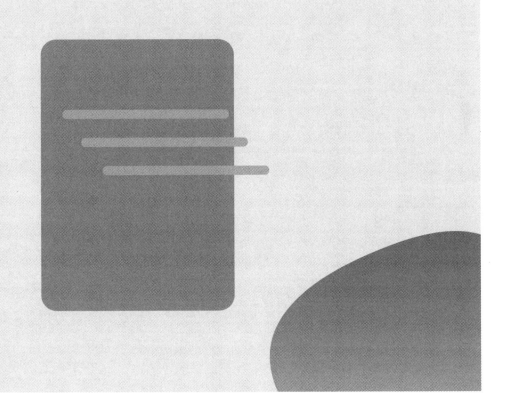

北京市教育委员会等三部门关于印发

《北京市综合防控儿童青少年近视工作评议考核办法（试行）》的通知

京教体艺〔2021〕12 号

各区人民政府：

　　《北京市综合防控儿童青少年近视工作评议考核办法（试行）》已经市政府同意，现印发给你们，请遵照执行，并于 6 月 15 日前将本区综合防控儿童青少年近视工作评议结果报市教委体育卫生与艺术教育处。

北京市教育委员会

北京市卫生健康委员会

北京市体育局

2021 年 5 月 13 日

北京市综合防控儿童青少年近视工作

评议考核办法（试行）

　　为贯彻落实习近平总书记关于我国学生近视问题重要指示精神，根据《综合防控儿童青少年近视实施方案》《全国综合防控儿童青少年近视工作评议考核办法（试行）》《北京市儿童青少年近视防控十条措施》及实施保障工作方案的部署，为做好评议考核工作，制定本办法。

一、评议考核对象

各区人民政府。

二、评议考核原则

全面考核,突出重点。既考核近视防控整体推进情况,又重点考核加强组织领导、明确专门机构、细化政策、落实人员配备、强化学校体育和健康教育、改善办学条件、合理安排投入、降低近视率等重点事项。

实事求是,客观公正。评议考核工作坚持公平公正公开,尊重客观事实。考核对象应实事求是提供工作推进情况报告,杜绝提供虚假材料和数据。

目标导向,力求实效。既将评议考核作为推动近视防控工作的目标和导向要求,又突出近视防控工作进展和实效。

三、评议考核内容

(一)加强组织领导,出台区级方案。评议考核区级人民政府对综合防控儿童青少年近视工作的组织领导、重视程度和部署推进,强化区级层面结合实际出台近视防控实施方案、落实政府部门分工负责机制等情况。

(二)明确主体责任,带动基层落实。评议考核区级人民政府近视防控工作主体责任落实,带动基层落实,采取有序、长效近视防控措施和加强机制建设等情况。

(三)合理安排投入,支持工作开展。评议考核区级人民政府合理安排投入,保障本地区年度近视率核定、建立学生视力健康档案、视力健康管理、办学条件改善、专业机构建设和人才培养、视力保护科学知识普及和健康教育工作,区级人民政府支持本区近视防控试点校开展工作等情况。

(四)落实专门机构,强化专业保障。评议考核区级人民政府强化近视防控专业保障机制建设,区级儿童青少年近视防控专门机构建设,加强眼科医疗机构、中小学卫生保健机构、近视防控专门机构或疾控机构学校卫生科所、妇幼保健机构和综合医院眼科建设,开展儿童青少年近视危险因素监测和防控科学研究,加强技术指导和推动近视防控等情况。

(五)示范引领带动,培育典型经验。评议考核区级人民政府支持全国近视防控试点县(市、区)和改革试验区建设,强化试点引领,总结宣传推广典型经验等情况。

(六)优化办学条件,改善用眼环境。评议考核区级人民政府优化办学条件、改善学校用眼环境、教室采光照明等基础设施保障,消除中小学校"大班额"等情况。

(七)配备设施设备,开展监测筛查。评议考核区级人民政府加强中小学医务室、卫生室、保健室建设和区域中小学校卫生保健机构建设,为中小学校配备符合要求的校医等卫生专业技术人员,加强学校近视防控基础设施设备、技术指导和专业培训,开展日常近视监测筛查等情况。

(八)减轻学业负担,贯通体育锻炼。评议考核区级人民政府落实教育部等九部门印发的《中小学生减负措施》,控制书面作业和网络作业总量,避免变相布置作业,指导学生参加实践锻炼,增加、保障户外活动,体育与健康课程教学和校内体育项目推广、保障学生课间到教室外活动等情况。

（九）实施家校联动，发挥家庭作用。评议考核区级人民政府推进近视防控家校联动和规范电子产品使用，采取的家庭近视防控普及宣传、引导家庭和学校控制和减少电子产品使用相关措施等情况。

（十）重视科普宣传，推进健康教育。评议考核区级人民政府加强综合防控儿童青少年近视专家宣讲团建设和工作开展，近视防控科普宣传和制作近视防控科普素材，落实学校健康教育相关要求，以学校、家庭为主阵地开展近视防控健康教育等情况。

（十一）运用信息技术，建立健康档案。评议考核区级人民政府开展近视普查抽查科学化、准确性，保障近视率核定，近视防控信息系统和儿童青少年视力健康电子档案建设等情况。

（十二）加大监管力度，净化市场环境。评议考核区级人民政府出台区级近视防控监管政策，加大近视行业监管力度，开展眼科医疗服务行为监管，严厉打击虚假宣传、劣质产品和服务等情况。

（十三）降低近视发生，严格评议考核。评议考核区级人民政府完成《综合防控儿童青少年近视实施方案》规定的近视防控目标，出台考核办法，开展近视防控评议考核等情况。

四、评议考核步骤

（一）自查自评。各区人民政府依据本办法及《北京市综合防控儿童青少年近视工作评议考核量化分值表》（见附件），根据通知要求，全面总结年度综合防控儿童青少年近视工作，形成自评报告并附自评打分表，报送市教委。各区人民政府对自评报告和相关材料的真实性、准确性负责。自评报告包括主要工作进展、成绩和亮点、问题和不足、下一年度工作计划等内容。

（二）实施考核。市教委会同市卫生健康委、市体育局，结合监督检查情况，对相关指标内容进行考核评价，形成考核意见，明确得分。

（三）通报结果。评议考核结果向各区人民政府反馈，并按程序向社会公开。对考核结果排名靠前的区予以表扬，加强激励，在宣传典型经验、遴选推荐专家和改革试验试点等方面予以倾斜。对排名靠后的区进行提醒，视情况约谈区级人民政府负责人。各区人民政府应在考核结果通报一个月内，向市教委提交书面整改报告，提出整改措施并明确整改时限。

五、评议考核要求

（一）加强组织领导。市教委会同市卫生健康委、市体育局加强对评议考核工作的组织领导、统筹协调，确保评议考核工作有序开展。各区人民政府结合本地区实际，依据本办法及《北京市综合防控儿童青少年近视工作评议考核量化分值表》（见附件)，开展区级考核评议工作。

（二）确保考核质量。各区人民政府要严格按照本办法进行自查自评，确保自评工作质量。做好自评材料收集整理，确保自评材料经得起核查，自评结果经得起检验。评议考核部门要本着公正、客观的原则，组织实施评议考核。

（三）严肃考核纪律。坚持实事求是、公平公正，通过评议考核发现和解决问题。坚决杜绝弄虚作假，一经发现，予以通报批评；情节严重的，依法追究相关人员责任。

（四）减轻基层负担。坚持科学评议考核，注意方式方法，力戒形式主义、官僚主义，不增加基层负担。

六、结果运用

将综合防控儿童青少年近视工作纳入各级党委、政府工作考核，评议考核结果经政府同意后通报，作为各区相关部门党政领导班子和有关领导干部综合考核评价、干部奖惩使用的参考。

附件：

1. 北京市综合防控儿童青少年近视工作（区级）评议考核细则及量化评分表（略）

2. 北京市综合防控儿童青少年近视工作（学校）评议考核细则及量化评分表（略）

（注：附件请登录北京市教育委员会网站查询）

北京市教育委员会等十部门关于印发
《北京市儿童青少年近视防控十条措施》
及实施保障工作方案的通知

京教体艺〔2019〕25 号

各区人民政府：

为贯彻落实教育部等八部门《综合防控儿童青少年近视实施方案》（教体艺〔2018〕3 号）等有关文件的要求，切实加强本市儿童青少年近视防控工作，市教委会同市卫生健康委等十部门制定了《北京市儿童青少年近视防控十条措施》及实施保障工作方案,经市政府同意,现予以印发,请遵照执行。

北京市教育委员会

北京市卫生健康委员会

北京市市场监督管理局

北京市广播电视局

北京市体育局

北京市科学技术委员会

北京市财政局

北京市人力资源和社会保障局

中共北京市委宣传部

北京市妇女联合会

2019 年 8 月 23 日

附件1:北京市儿童青少年近视防控十条措施

附件2:北京市综合防控儿童青少年近视实施保障工作方案

附件1

北京市儿童青少年近视防控十条措施

一、严格控制学生使用电子产品

学生个人手机、平板电脑等电子产品严禁带入课堂,带入学校的要进行统一保管。教师使用电子屏幕开展教学时长累计不得超过教学总时长的 30%。家长要以身作则地引导孩子特别是学龄前儿童合理有度地使用电子产品;严禁 8 岁以下低幼年龄儿童玩电子游戏;孩子每天使用电子屏幕时间不得超过 1 小时。

二、切实减轻学生学业负担

学校要合理安排学生作业时间,小学一、二年级严禁布置书面家庭作业。家长要引导孩子合理安排作业时间,督促孩子规范做好眼保健操。严格保障孩子睡眠时间,幼儿园和小学生每天睡眠不低于 10 小时、初中生不低于 9 小时、高中阶段学生不低于 8 个小时。

三、切实强化体育课和课外锻炼

严禁挤占体育课时和大课间，中小学生在校时体育活动时间每天不低于1小时。要利用课后服务时间优先安排体育活动。在正常情况下，幼儿园户外活动时间每天不得少于2小时，寄宿制幼儿园不得少于3小时，其中体育活动时间不少于1小时。家长要引导孩子每天进行户外活动或体育锻炼，陪同或督促孩子完成寒暑假体育作业。

四、严格落实学生作息管理

严禁中小学拖堂现象，严格落实全体中小学生每天上、下午各1次眼保健操的要求，重点加强小学低年级学生的作息管理，学校要建立并严格执行作息制度落实情况每日检查机制。

五、大力加强学校卫生健康教育

学校要对学生、教师和家长分层开展有针对性的健康教育，每学期至少分别开展一次近视防控专题教育，必须将健康教育纳入教职员工入职和在职培训，切实将健康教育融入课堂教学、校园文化和学生日常行为规范。

六、严格落实视力日常监测

学校每学期对全体学生进行视力日常监测不得少于2次，必须建立健全健康体检数据库，学校必须建立视力不良学生健康档案并进行有针对性的干预，发现视力异常学生必须告知家长进行专业检查。

七、切实改善学校教学环境

严格落实普通中小学校、中等职业学校建设标准，学校教室照明卫生条件必须100%达标。每学期对教室、实验室、图书馆（阅览室）、宿舍、体育场馆等采光和照明条件进行一次检查和清洁，至少每月调整一次学生座位，至少每学期集中调整一次学生课桌椅高度。

八、切实加强学生视力健康日常干预

教师必须掌握"一尺、一拳、一寸"的正确读写姿势并教会学生熟练应用，监督并随时纠正学生不良读写姿势。教师发现学生出现看不清黑板、经常揉眼睛等迹象时，有义务询问其视力情况并及时提醒。

九、大力促进学生饮食健康

学校供餐必须保障学生鱼类、水果、绿色蔬菜等有益于视力健康的营养膳食。家长要引导孩子不挑食、不偏食，严格控制高糖、高油、高盐等食品饮料的摄入。

十、强化评议考核

建立本市儿童青少年近视综合防控联席会制度，统筹、指导、监督、考核全市儿童青少年近视防控工作。市政府授权市教委、市卫生健康委与各区人民政府签订全面

加强儿童青少年近视防控工作责任书,建立并严格落实各区、学校、班级每年开展儿童青少年近视防控工作评议考核制度,每年开展各区儿童青少年近视防控工作评议考核,结果向社会公布。

附件2

北京市综合防控儿童青少年近视实施保障工作方案

儿童青少年近视防控是一项系统工程,是政府、学校、家庭和社会的共同责任。为贯彻落实习近平总书记关于学生近视问题的重要指示精神,切实推进《北京市儿童青少年近视防控十条措施》,根据教育部等八部门制定的《综合防控儿童青少年近视实施方案》(教体艺〔2018〕3号),结合我市实际,制定本方案。

一、工作目标

到2023年,力争实现我市儿童青少年总体近视率在2018年的基础上每年降低1个百分点以上。

到2030年,实现全市儿童青少年新发近视率明显下降,儿童青少年视力健康整体水平显著提升;6岁儿童近视率控制在3%左右,小学生近视率下降到38%以下,初中生近视率下降到60%以下,高中阶段学生近视率下降到70%以下,学生体质健康标准达标优秀率达25%以上。

二、部门职责

各区人民政府承担辖区儿童青少年近视防控的主体责任,主要负责同志要亲自抓好各项防控措施的落实。教育、卫生、体育、财政、宣传、人力社保、科技、市场监管、广电、妇联等部门要切实履行部门职责、密切配合形成合力,全方位保障儿童青少年近视防控工作有效落实。

(一)市教委:进一步健全学校体育卫生体系,不断完善学校体育场地设施,加快体育与健康师资队伍建设。深化学校体育、健康教育教学改革,积极推进校园体育项目建设。推动中小学卫生保健机构建设和校医队伍建设,配足配齐卫生专业技术人员,并按要求完善相关设备配备,保证学生健康体检等项工作有效实施。相关高校加强视力健康专业人才的培养,联合专业机构加强近视防控基础和应用研究,为破解学生视力健康难题提供人才和智力支持。协调各相关部门给学生创设健康成长环境提供政策支持。建立健全将健康教育融入学校教育教学管理的支持政策。指导区教育行政部门和学校开展健康教育宣传。

会同有关部门开展儿童青少年近视综合防控试点工作,强化示范引领,逐年遴选建设市级儿童青少年近视防控示范或特色学校。将学校近视防控工作作为本市健康促进学校和星级健康促进学校创建和评定的重要评价内容,加大评价权重,有效推进学生近视防控工作的落实。教育督导部门将儿童青少年近视防控工作作为重要教育督导内容,协同区中小学卫生保健机构共同开展近视防控工作专项督导,中小学、幼儿园责任督学对学校近视防控工作开展经常性督导,检查、指导、督促学校做好学生(幼儿)近视综合防控工作,有效降低近视率,提升学生(幼儿)体质健康水平。

(二)市卫生健康委:对近视防控工作提供专业技术支持。研究确定近视防控宣传内容和干预措施。加强基层眼科医师人才的培养,为辖区儿童青少年提供科学规范的治疗、干预等服务。加强儿童青少年视力健康相关危险因素的监督监测。配合市教委、市人力社保局针对我市中小学卫生保健机构人员、学校校医的职称评定等职业发展制定支持政策。加强教室(教学场所)等重点场所的卫生条件监督检查。

(三)市体育局:根据我市实际情况开发适宜家庭户外活动的运动项目,指导家长带领孩子开展家庭户外运动;持续推动各类公共体育设施向儿童青少年免费或优惠开放。引导社会力量开展各类儿童青少年体育活动,有针对性地开展各类冬夏令营、训练营和体育赛事等,动员各级各类体育专业志愿者为广大儿童青少年参与体育锻炼提供指导。

(四)市财政局:每年安排专项经费用于中小学近视防控工作;支持防近视特色校、全国试验区建设。

(五)市人力社保局:配合市教委、市卫生健康委根据中小学实际工作需求,制定补充完善中小学卫生保健机构及校医队伍的支持政策,保障学校卫生专业技术人员招得来、用得上、留得住。

(六)市市场监督管理局:加强眼视光产品监管和计量监管,加大对眼镜和眼镜片的生产、销售等执法检查力度,规范眼镜片市场、防控不合格眼镜片流入市场。

(七)市科委:支持开展儿童青少年近视防治新诊疗技术、新方法和相关产品的研究。

(八)市委宣传部:探索网络游戏适龄提示制度,采取措施限制未成年人使用网络游戏的时间。

(九)市广播电视局:发挥广播电视媒体宣传优势,配合开展防控儿童青少年近视的专题宣传教育活动。

(十)市妇联:组织开展家庭教育指导服务,指导家长帮助孩子养成正确的生活方式和学习习惯。统筹协调社会资源开展形式多样的儿童教育实践活动。

三、工作保障

(一)加强组织领导

成立北京市儿童青少年近视综合防控联席会,定期召开会议研究推进儿童青少年近视防控工作。进一步发挥北京市中小学体育卫生联席会作用,统筹、指导、监督、考核全市儿童青少年近视防控工作。

建立市级儿童青少年近视防治专家组,为市级综合防控儿童青少年近视工作领导小组和行政部门提供技术支持,为全市儿童青少年近视综合防控提供技术支持。各区要结合自身实际建立区级近视综合防控组织领导、技术支撑体系。各校要建立儿童青少年近视综合防控组织。

（二）建立专门机构

建立市级儿童青少年近视防控专门机构,负责全市近视防控推动和指导工作,切实保障经费、工作人员、办公空间等基本条件。建立教师视力健康教育培训中心,负责加强对教职员工视力健康保护的健康教育。建立学生视力健康教育活动中心,组织开展学生视力健康教育活动。建立学生视力健康宣传活动中心,组织开展学校视力健康教育宣传活动。建立学生视力健康干预中心,形成市（专业医院、市疾控中心）、区（中小学卫生保健机构、疾控中心及核心医院）、学校的三级网络结构为主体的北京市中小学生眼病防控体系,共同开展学生视力健康干预。

（三）强化评议考核

市政府授权市教委、市卫生健康委与各区人民政府签订全面加强儿童青少年近视防控工作责任书。严禁片面以学生考试成绩和学校升学率考核教育行政部门和学校。将儿童青少年近视防控工作、总体近视率和体质健康状况纳入政府绩效考核,将视力健康纳入素质教育,将儿童青少年身心健康、课业负担等纳入国家义务教育质量监测评估体系,对儿童青少年体质健康水平连续三年下降的区政府和学校依法依规问责。依据国家儿童青少年近视防控工作评议考核工作标准,在市卫生健康委、市教委核实各区 2018 年儿童青少年近视率的基础上,从 2019 年起,每年开展各区儿童青少年近视防控工作评议考核,结果向社会公布。

北京市着力构建"四大体系"
切实做好儿童青少年近视防控工作

北京市认真贯彻落实习近平总书记关于儿童青少年近视问题的重要指示批示精神,牢固树立"健康第一"的教育理念,将近视防控工作作为保障儿童青少年身心健康的重点内容,着力构建组织、服务、保障、宣传四大体系,努力打造"党政高位推动、部门密切配合、学校积极作为、家庭主动参与、社会共同关注"的工作格局,多方协同做好近视综合防控,切实提高儿童青少年视力健康水平。

建强组织体系,凝聚工作合力。市委市政府高度重视,市委教育工作领导小组会议、市政府常务会议等就儿童青少年近视防控工作专门研究部署、明确任务要求、统筹调度推进。建立由分管副市长担任组长、十五部门共同参与的青少年体育卫生局际联席会议机制,把儿童青少年近视防控作为工作重点,定期召开会议,加强统筹协调、抓好任务落实。先后出台《北京市儿童青少年近视防控十条措施》《北京市综合防控儿童青少年近视实施保障工作方案》等文件,针对校长、教师、医务人员、学生、家长、服务保障人员等群体,从严格控制学生使用电子产品、加强近视防控专题教育、落实视力日常监测、强化视力健康日常干预等 10 个方面,明确近视防控具体举措和要求。建立学生视力健康干预中心,打造以市(专业医院、市疾控中心)、区(中小学卫生保健机构、疾控中心及核心医院)、学校三级网络为主体的中小学生近视防控体系。层层压实责任,将近视防控工作作为各区政府、区教委、学校的"一把手工程"抓紧抓实,市教委、市卫生健康委与区级政府签订近视防控责任书,健全"动态督查、定期会商、通报整改"工作机制;实施《北京市综合防控儿童青少年近视工作评议考核办法(试行)》,每年对区级政府近视防控工作开展评议考核,通报考核结果,全力抓好各项任务落实。

建优服务体系,抓好综合防控。统筹北京市教育、体育、医疗卫生等各领域优质资源,加强学校体育和健康校园建设,做好"小眼镜"问题的源头预防和综合治理。将体育、健康等纳入基础教育阶段课程综合改革统筹谋划,将用眼卫生常识等纳入健康教育课程内容。结合"双减"工作,指导中小学校严格落实体育课和每天体育锻炼时间要求,将体育锻炼纳入学生家庭作业,健全学生各类比赛体系,做好体育锻炼"加法"。推动近视防控关口前移,全面开展 0~6 岁儿童眼保健和视力检查,每学期由学校对全体中小学生进行不少于 2 次的视力检测,建立视力健康状况筛查档案,及时向家长反馈视力检测结果,提醒家长及时带视力不良学生到专业医疗机构进行矫治。教育引导学生养成良好的用眼卫生习惯,严格落实课间操和眼保健操制度,确保学生每天上、下午至少各做一次眼保健操,严禁学生将个人手机、平板电脑等带入课堂,要求教师使用电子屏幕开展教学时长累计不得超过教学总时长的 30%。

建牢保障体系,夯实基础支撑。启动学校卫生环境建设三年行动计划,落实中小学校园教室采光和照明、课桌椅装备、黑板照明等相关要求,进一步改善教学设施和环境。配齐配强校医队伍,推动解决校医编制、人事、待遇、职称等问题,完善校医储备库、校医基本信息数据库,强化中小学卫生保健机构作用。加大近视防控科研攻关力度,有效整合医疗机构、高校、科研院所等医学科研资源,加快推进科研成果转化与应用。发挥智库专家作用,加强监测数据分析和形势研判,不断提高近视防控工作的专业性和针对性。遴选近视防控工作示范区和特色校,给予经费支持。加大督导检查力度,将学生视力健康作为督导评价重要内容,组织近 1400 名挂牌责任督学对全市中小学幼儿园开展督导。开展学校、托幼机构采光照明"双随机"抽检,并将结果通报区教委,督促学校整改。开展眼镜制配场所计量专项监督检查,坚决整治近视矫正市场乱象。

建实宣传体系,营造良好氛围。 开展"专家进校园健康大讲堂"、以爱眼护眼为主题的健康月、"全国爱眼日"等系列活动,调动市区两级健康科普专家深入学校,面向家长、教师和学生开展科普宣传。组织专业医院针对学前儿童、小学生、初中生和高中生编制个性化"防控近视手册"。加强家校联动,引导家长关注学生视力健康状况,研制"儿童健康 放眼未来 学生近视防控宣传工具包",包括 4 套健身操、身高桌椅贴、健康管理日记、视力自测图等,帮助提升家长视力健康管理能力。统筹北京广播电视台以及微博、微信等媒体平台,及时宣传报道防控近视的相关政策和举措,制作《爱眼日特别节目》《疫情期间的眼部防护与健康》《七色光·卡酷安全学院》等节目,广泛宣传近视防控知识,累计宣传近视防控信息近 9000 条,总阅读量超 150 万人次,积极营造全社会关注和参与儿童青少年近视防控的良好氛围。

来源:教育部简报[2021]第 33 期

北京市成立儿童青少年近视防治专家组

北京市卫生健康委等部门日前成立北京市儿童青少年近视防治和视力健康专家组,来自高校、科研院所、疾控、医疗机构等单位的专家,将在新学年,为学生的眼睛护航。

调查显示,北京市儿童青少年近视率高于全国水平,属于近视高发省份。

北京市疾控中心提醒学校,要根据学生座位视角、教室采光照明状况和学生视力变化情况,每月调整学生座位,每学期对学生课桌椅高度进行个性化调整,使其适应学生生长发育变化;检查全校的教室照明设备,擦拭灯具,及时更换损坏的灯管,制定、落实定期巡查制度,保证教室照明符合要求。中小学校要严格组织全体学生每天上、下午各做 1 次眼保健操,认真执行眼保健操流程,做眼保健操之前提醒学生注意保持手部清洁卫生。

青少年儿童预防近视要保持正确的读写姿势,做到胸离桌子一拳远,眼离书本一尺远,手离笔尖一寸远。选择符合自己身高的课桌椅,在照度适宜、稳定、安静的场所阅读书籍,避免在颠簸摇晃的环境中阅读。积极参加体育锻炼和户外活动,每周参加中等强度体育活动 3 次以上,养成良好的生活方式,不熬夜、少吃糖、不挑食,自觉减少电子产品使用。非学习目的的电子产品使用单次不宜超过 15 分钟,每天累计不宜超过 1 小时,使用电子产品学习 30～40 分钟后,应休息远眺放松 10 分钟,年龄越小,连续使用电子产品的时间应越短。如果出现需要坐到教室前排才能看清黑板、看电视时凑近屏幕、头痛或眼睛疲劳、经常揉眼睛等迹象时,应及时告知家长并到正规眼科医疗机构进行检查,遵从医嘱进行科学的干预和近视矫治,尽量在眼科医疗机构验光,避免不正确的矫治方法导致近视程度加重。（记者 贾晓宏）

来源：北京日报

2019 年 9 月 2 日

上海市教委等八部门发布
《综合防控儿童青少年近视实施方案》

又到开学,浦东新区云台小学的孩子们惊喜地发现,学校里多了一条"绿色走廊",下课间隙,眺望一下绿色植物,疲劳的眼睛感觉舒服多了。

新学年,市教委等八部门联合发布《综合防控儿童青少年近视实施方案》（以下简称《实施方案》）,对学生的课业减负、户外运动、教室灯光、家庭教育、医学指导等方面都有详细要求。各区各学校都行动起来,因地制宜,以各种方式给孩子们建立一个绿色的用眼环境。

家庭成防控"重要责任区"

2018 年的全市近视调查数据显示,儿童青少年总体近视率为 56.6%,高出全国平均水平 3 个百分点。近视率居高不下,除了用眼卫生之外,还和学生的用眼频率有关。

《实施方案》将家庭作为防控的重要责任区。方案指出,家庭要营造良好的体育运动氛围,积极引导孩子进行户外活动或体育锻炼,使其在家时每天接触户外自然光的时间达 60 分钟以上。此外,要控制电子产品使用,家长要有意识地控制孩子特别是学龄前儿童使用电子产品,非学习目的的电子产品使用单次不宜超过 15 分钟,每天累计不宜超过 1 小时,使用电子产品学习 30～40 分钟后,应休息远眺放松 10 分钟。

减轻课外学习负担成为防控重要内容:双休日和寒暑假期间尤其应注意合理安排作息时间,保护孩子的视力健康。小学生每天睡眠 10 个小时,初中生 9 个小时,高中阶段学生 8 个小时。

学校电子设备成防控重点

《实施方案》对于家庭、学校和学生都有明确的防控指导意见。在学校方面,除了强调控制各年级的作业总量和增加体育锻炼的时间外,还对教室视觉环境和电子产品的使用进行了规范。

学校合理使用电子产品成为防控的重点。《实施方案》指出,教学和布置作业不依赖电子产品,使用电子产品开展教学时长原则上不超过教学总时长的30%,原则上采用纸质作业。

为了响应防控近视实施方案,本市各所学校行动起来。除了浦东新区云台小学的绿色走廊,闵行区平阳小学开学前也对教室进行了视力环境检测,按标准采用优质健康的护眼灯具,对教室进行了完善改造。

来源:解放日报

2019年9月3日

上海市教育委员会关于公布
2020年上海市儿童青少年近视防控
示范校评选结果的通知

沪教委体〔2020〕57号

各区教育局:

根据《上海市教育委员会关于开展儿童青少年近视防控示范校建设遴选工作的通知》(沪教委体〔2020〕47号)要求,市教委组织开展了2020年上海市儿童青少年近视防控示范校评选工作。经学校申报、区级遴选、专家评审等程序,评选出100所2020年上海市儿童青少年近视防控示范校(见附件)。

希望各区教育局充分认识到做好近视防控工作对促进儿童青少年健康成长、对推动建设健康中国和教育强国的重大意义,把思想和行动切实统一到贯彻落实习近平总书记关于青少年近视问题的重要指示批示精神上来,按照《上海市贯彻落实〈综合防控儿童青少年近视实施方案〉行动方案》(沪教委体〔2019〕49号)要求,结合实际情况,积极行动,全面推进儿童青少年近视综合防控各项工作,不断提升上海青少年学生身心健康水平。

附件:2020年上海市儿童青少年近视防控示范校名单

上海市教育委员会

2020年12月24日

附件

2020 年上海市儿童青少年近视防控示范校名单

（排名不分先后）

辖区	学校
浦东新区	顾路幼儿园
浦东新区	冰厂田滴水湖幼儿园
浦东新区	东南幼儿园
浦东新区	蒲公英幼儿园
浦东新区	观澜小学
浦东新区	建平实验小学
浦东新区	祝桥小学
浦东新区	民办金苹果学校
浦东新区	进才中学北校
浦东新区	实验学校东校
黄浦区	思南路幼儿园
黄浦区	海粟幼儿园
黄浦区	复兴东路第三小学
黄浦区	北京东路小学
黄浦区	兴业中学
黄浦区	比乐中学
静安区	芷江中路幼儿园
静安区	大宁国际第二幼儿园
静安区	三泉路小学
静安区	棋院实验小学
静安区	向东中学
静安区	闸北第八中学
徐汇区	上海幼儿园
徐汇区	汇霖幼儿园
徐汇区	爱菊小学
徐汇区	建襄小学
徐汇区	向阳小学
徐汇区	徐汇中学
长宁区	天山幼儿园
长宁区	愚园路第一幼儿园
长宁区	天山第一小学
长宁区	娄山中学
长宁区	江五小学

续表

辖区	学校
长宁区	延安初级中学
普陀区	美墅幼儿园
普陀区	万里城实验幼儿园
普陀区	洵阳路小学
普陀区	铜川学校
普陀区	上海理工大学附属普陀实验学校
普陀区	沙田学校
虹口区	曲阳第三幼儿园
虹口区	红旗小学
虹口区	第一中心小学
虹口区	江湾初级中学
虹口区	复兴高级中学
虹口区	继光高级中学
杨浦区	本溪路幼儿园
杨浦区	许昌路第二幼儿园
杨浦区	同济小学
杨浦区	平凉路第三小学
杨浦区	控江中学附属民办学校
杨浦区	上海理工大学附属初级中学
宝山区	小红帽幼儿园
宝山区	小天鹅幼儿园
宝山区	菊泉学校
宝山区	罗南中心校
宝山区	白茅岭学校
宝山区	行知实验中学
闵行区	闵行第一幼儿园
闵行区	龙茗路幼儿园
闵行区	虹桥中心小学
闵行区	黎明小学
闵行区	颛桥中心小学
闵行区	莘松中学(春申校区)
嘉定区	百合花幼儿园
嘉定区	望新幼儿园
嘉定区	新成路小学
嘉定区	南苑小学

辖区	学校
嘉定区	娄塘学校
嘉定区	怀少学校
金山区	朱行幼儿园
金山区	同凯幼儿园
金山区	朱行小学
金山区	漕泾小学
金山区	亭林小学
金山区	山阳中学
松江区	实验幼儿园
松江区	中山小学
松江区	佘山外国语实验学校
松江区	泗泾实验学校
松江区	叶榭学校
松江区	华东师范大学松江实验高级中学
青浦区	思源幼儿园
青浦区	华新幼儿园
青浦区	朱家角小学
青浦区	第二中学
青浦区	徐泾中学
青浦区	华新中学
奉贤区	待问幼儿园
奉贤区	奉城幼儿园
奉贤区	育贤小学
奉贤区	实验小学
奉贤区	尚同中学
奉贤区	金水苑中学
崇明区	实验幼儿园
崇明区	西门幼儿园
崇明区	育才小学
崇明区	堡镇第二小学
崇明区	实验中学
崇明区	庙镇学校

关于印发《上海市贯彻落实〈综合防控
儿童青少年近视实施方案〉行动方案》的通知

沪教委体〔2019〕49 号

各区人民政府：

　　为贯彻落实教育部等八部门《综合防控儿童青少年近视实施方案》（教体艺〔2018〕3 号）等有关文件的要求，切实加强本市儿童青少年近视防控工作，市教委会同市卫生健康委等八部门制定了《上海市贯彻落实〈综合防控儿童青少年近视实施方案〉行动方案》，经市政府同意，现予以印发，请遵照执行。

　　附件：上海市贯彻落实《综合防控儿童青少年近视实施方案》行动方案

上海市教育委员会

上海市卫生健康委员会

上海市体育局

上海市财政局

上海市人力资源和社会保障局

上海市市场监督管理局

上海市新闻出版局

上海市广播电视局

2019 年 6 月 25 日

附件

上海市贯彻落实
《综合防控儿童青少年近视实施方案》行动方案

　　为全面贯彻习近平总书记关于青少年近视问题的重要指示精神，认真落实教育部等八部门联合印发的《综合防控儿童青少年近视实施方案》（教体艺〔2018〕3 号，以下简称《实施方案》)等有关文件要求,切实加强本市儿童青少年近视防控工作,现结合本市实际,提出以下行动方案。

一、深刻领会教育部等八部门《实施方案》要求

儿童青少年是国家和民族的未来,他们的健康成长历来受到党和国家的高度重视。近年来,由于受到中小学生课内外负担加重,手机、电脑等带电子屏幕产品的普及、用眼过度、用眼不卫生、缺乏体育锻炼和户外活动等因素的影响,我国儿童青少年出现了近视率居高不下、不断攀升的情况,且近视低龄化、重度化日益严重,已成为关系到儿童青少年全面健康成长、关系到中华民族生命力和核心竞争力的重大社会公共卫生问题。教育部等八部门联合出台的《实施方案》,确定了儿童青少年近视防控的目标,进一步明确了政府、学校、医疗卫生机构、家庭、学生等各方面的职责和任务,提出了更加有针对性的防近工作措施。

各区要充分认识做好近视防控工作对儿童青少年健康成长、未来市民素质、经济社会可持续发展能力及健康城市建设的重大意义,把思想和行动统一到习近平总书记关于青少年近视问题重要指示精神上来,以高度的责任感、使命感和紧迫感,全面做好《实施方案》和本行动方案的贯彻落实工作,不断提升上海青少年学生身心健康水平,努力培养德智体美劳全面发展的社会主义建设者和接班人。

二、深刻认识本市儿童青少年近视防控工作所面临的形势

市委、市政府始终将青少年健康成长作为全面贯彻落实党和国家方针政策的重要政治任务,作为健康城市、全球知名体育城市建设的重要内容,坚持"健康第一"指导思想和"为了每一个学生的终身发展"的核心理念,在不断深化医教结合、体教融合中将青少年健康促进工作纳入教育、卫生、体育事业改革发展的全局进行全面推进。随着学生健康促进工程的顺利实施,教育综合改革深入推进,全国校园足球改革试验区等建设工作的有序开展,近年来,本市青少年学生体质健康水平总体逐步回升,国家学生体质健康综合评价及格率稳定在95%以上,优良率稳定在40%以上。

在总体向好的同时,本市青少年学生身心健康状况仍存在一定的问题和不足,而视力不良检出率的居高不下已逐渐成为其中较为明显的突出短板之一。本市青少年视力不良现状与《实施方案》提出的防控目标存在着较为明显的差距。同时,青少年良好的体育锻炼习惯和科学合理的用眼行为习惯还没有充分养成,全社会共同关注、共同参与、合力推进近视防控工作的环境氛围需要进一步营造形成,与上海城市定位和发展战略相协调、与经济社会发展水平相适应、与上海教育现代化目标相一致的儿童青少年近视防控工作机制亟待健全完善。因此,本市青少年近视防控工作面临着较大的压力和挑战,必须加大力度、加快推进、加紧攻坚,才能扎实推进青少年近视防控工作并不断取得新成效。

三、工作目标、基本原则和总体策略

（一）工作目标

到 2023 年，力争实现本市儿童青少年总体近视率在 2018 年的基础上每年降低 0.5～1 个百分点以上。到 2030 年，实现全市儿童青少年新发近视率明显下降，儿童青少年视力健康整体水平显著提升，6 岁儿童近视率控制在 3% 左右，小学生近视率下降到 38% 以下，初中生近视率下降到 60% 以下，高中阶段学生近视率下降到 70% 以下，国家学生体质健康标准达标优秀率达 25% 以上、优良率达 55% 以上。

（二）基本原则和总体策略

坚持"分级管理、综合施策"的基本原则，按照"政府主导，多部门协作，家庭密切配合，全社会共同参与"的总体策略，按照年龄、屈光发育和近视发展的不同阶段，聚焦近视发生发展全程中的关键环节，瞄准影响近视防控效果的关键因素，将儿童青少年近视防控工作作为重要内容纳入学校教育、公共卫生、全民健身的各方面和全过程，通过分类管理与分级服务，多措并举、综合施策，全面推进儿童青少年近视防控和身心健康促进工作迈上新的台阶。

四、聚焦关键，全面推进各项青少年近视防控措施的落实

（一）家庭

家庭是儿童青少年日常学习生活的重要场所，对孩子的健康成长至关重要。家长应当了解科学用眼护眼知识，以身作则，带动和帮助孩子养成良好的用眼习惯并尽可能提供良好的居家视觉环境。0～6 岁是孩子视觉发育、自觉意识形成和行为习惯养成的关键期，家长应当尤其重视孩子早期视力保护与健康，及时预防和控制近视的发生与发展。

1. 增加户外活动和锻炼。让孩子到户外阳光下度过更多时间，能够有效预防和控制近视。要营造良好的家庭体育运动氛围，积极引导孩子进行户外活动或体育锻炼，使其在家时每天接触户外自然光的时间达 60 分钟以上。已患近视的孩子应进一步增加户外活动时间，延缓近视发展。鼓励支持孩子参加各种形式的体育活动，督促孩子认真完成体育作业，使其至少掌握 2 项体育运动技能，引导孩子养成终身锻炼习惯。

2. 控制电子产品使用。家长陪伴孩子时应尽量减少使用电子产品。有意识地控制孩子特别是学龄前儿童使用电子产品，非学习目的的电子产品使用单次不宜超过 15 分钟，每天累计不宜超过 1 小时，使用电子产品学习 30～40 分钟后，应休息远眺放松 10 分钟，年龄越小，连续使用电子产品的时间应越短。

3. 减轻课外学习负担。配合学校切实减轻孩子负担，不要盲目参加课外培训、跟风报班，应根据孩子兴趣爱好合理选择，避免学校减负、家庭增负。双休日和寒暑

假期间尤其应注意合理安排作息时间,保护孩子的视力健康。

4. 避免不良用眼行为。引导孩子不在走路时、吃饭时、卧床时、晃动的车厢内、光线暗弱或阳光直射等情况下看书或使用电子产品。写作业应使用适合的桌椅,监督并随时纠正孩子不良的读写姿势,应保持"一尺、一拳、一寸",即眼睛与书本距离应约为一尺、胸前与课桌距离应约为一拳、握笔的手指与笔尖距离应约为一寸,读写连续用眼时间不宜超过40分钟。

5. 保障睡眠和营养。保障孩子睡眠时间,确保小学生每天睡眠10个小时、初中生9个小时、高中阶段学生8个小时。让孩子多吃鱼类、水果、绿色蔬菜等有益于视力健康的营养膳食。

6. 做到早发现早干预。改变"重治轻防"观念,经常关注家庭室内照明状况,注重培养孩子的良好用眼卫生习惯。掌握孩子的眼睛发育和视力健康状况,有条件的可在医生指导下使用视力简易测试包等工具定期自测,随时关注孩子视力异常迹象,了解到孩子出现需要坐到教室前排才能看清黑板、看电视时凑近屏幕、抱怨头痛或眼睛疲劳、经常揉眼睛等迹象时,及时带其到眼科医疗机构检查。14岁以下孩子应在医疗机构眼科进行规范验光,遵从医嘱进行科学的干预和近视矫治,避免不正确矫治方法导致不良后果。

(二)学校

1. 确保教学秩序。严格落实本市中小学年度课程计划,开齐开足规定课程和科目。实施基于课程标准的教学,建立备课、上课、作业、辅导及评价等教学环节的基本规范,加强备课、上课、作业和评价的一致性,不拔高教学要求,不赶超教学进度。严格控制作业总量,加强对各年级各学科作业数量、时间和内容的统筹管理,小学一、二年级不留书面家庭作业,小学其他年级的课外作业应保证绝大多数学生能在1小时以内完成,初中各年级的课外作业应保证绝大多数学生能在1.5小时以内完成,高中各年级的课外作业应保证绝大多数学生能在2小时以内完成。丰富作业类型,倡导阅读、探究、实践、合作、体验类作业,减少机械、重复训练,精心设计不同层次的作业,及时批改与讲评,提高反馈的及时性、针对性和有效性。严格教学纪律,确保学生课间休息,不得占用课间、午休等时间。

2. 加强考试管理。全面推进义务教育公办学校免试就近入学全覆盖,采取信息化手段加强招生过程监管,实施公民办小学同步招生,实施公办初中强校工程,引导居民就近选择家门口的学校。严禁以各类竞赛获奖证书、学科竞赛成绩或考级证明等作为招生入学依据,严禁以各种名义组织考试选拔生源,加强对民办学校招生监管。严格基于课程标准进行命题和评价。小学生学业评价严格实行等第制,小学阶段不进行期中考试或考查,低年段可进行期末考查(一年级不得进行书面考查)。中高年段期末考试仅限语文、数学两门学科,其他学科只进行考查,考查形式可灵活多样。严禁中小学校组织中小学生参加任何形式、任何范围的联考或月考。推进考试命题改革,严格按照课程标准的要求进行命题,减少单纯记忆、机械训练性质的内容,增强与学生生活、社会实际的联系,加强对命题的程序管理和质量评估。严禁按考试成绩对学生进行排名,严禁按升学率对学校进行排队,严禁下达考试指标或以此进行排名奖惩,切实减轻学校和教师的压力。

3. 改善视觉环境。改善教学设施和条件,为学生提供符合用眼卫生要求的学习环境。严格按照普通中小学校、中等职业学校建设标准,落实教室、宿舍、图书馆(阅览室)等采光和照明要求,使用利于视力健康的照明设备,鼓励采购符合标准的可调节课桌椅和坐姿矫正器。学校教室照明卫生标准达标率应达到100%。根据学生座位视角、教室采光照明状况和学生视力变化情况,至少每月调整学生座位,每学期对学生课桌椅高度进行个性化调整,使其适应学生生长发育变化。全面消除义务教育阶段"大班额"现象,提高中小学班额达标率。

4. 坚持眼保健操等护眼措施。中小学校要严格组织全体学生每天上、下午各做1次眼保健操,认真执行眼保健操流程,做眼保健操之前提醒学生注意保持手部清洁卫生。教师要教会学生正确掌握执笔姿势,督促学生读写时坐姿端正,监督并随时纠正学生不良读写姿势,提醒学生遵守"一尺、一拳、一寸"要求。教师发现学生出现看不清黑板、经常揉眼睛等迹象时,要了解其视力情况。

5. 强化户外体育锻炼。通过体育课、课余训练及家庭体育作业等措施,确保中小学生每天校园体育活动时间不少于1小时,努力使每年运动时间达到365个小时。

(1)强化体育课。严格落实国家体育与健康课程标准和本市有关要求,在确保小学一至三年级每周4节体育课的基础上,2020年以前小学所有年级每周开齐开足4节体育课。推进大中小一体化的学校体育课程改革,不断加强与改进体育课教学。

(2)强化课间体育活动。中小学校每天安排30分钟大课间体育活动。按照动静结合、视近与视远交替的原则,有序组织和督促学生在课间时到室外活动,楼层较高的也应组织学生到走廊远眺、游戏活动等,防止学生持续疲劳用眼。

(3)强化课外锻炼。全面实施学生体育家庭作业制度,鼓励安排个性化的体育作业并采用信息技术等手段进行记录。利用每天放学后、周末及寒暑假等时间开展课余训练,为有体育运动兴趣爱好和发展潜力的学生创造运动条件。广泛开展阳光体育运动,组织学生积极参加阳光体育大联赛、冬夏令营及 Hi Run 跑入最美校园等各类普及与提高相结合的体育赛事活动。实施青少年运动等级技能标准测试,推进青少年体育素养评价工作,引导青少年学生走向户外、走向运动场。

(4)强化保障措施。开展学校体育场地综合开发利用,通过"上天入地""全天候智能操场""可移动操场"等建设,为学生创造体育运动条件。通过开展校园足球特色学校、冰雪运动特色学校等创建工作,努力发展校园体育特色,营造良好的校园体育文化氛围。

6. 加强学校卫生与健康教育。依托健康教育课程,向学生讲授保护视力的意义和方法,提高其主动保护视力的意识和能力,积极利用学校闭路电视、广播、宣传栏、家长会、家长学校等形式对学生和家长开展科学用眼护眼健康教育,通过学校和学生辐射教育家长。培训培养健康教育教师,开发和拓展健康教育课程资源。支持鼓励学生成立健康教育社团,开展视力健康同伴教育。

7. 科学合理使用电子产品。指导学生科学规范使用电子产品,养成信息化环境下良好的学习和用眼卫生习惯。学校教育本着按需的原则合理使用电子产品,教学和布置作业不依赖电子产品,使用电子产品开展教学时长原则上不超过教学总时长的30%,原则上采用纸质作业。

8. 定期开展视力监测。幼儿园应在卫生健康部门指导下每学期对幼儿进行不少于2次的视力测试。小学要接收医疗卫生机构转来的儿童青少年视力健康电子档案,确保一人一档,并随学籍变化实时转移。在卫生健康部门指导下,严格落实中小学健康体检制度和每学期至少2次视力监测制度,对视力异常的学生进行提醒教育,为其开具个人运动处方和保健处方,及时告知家长带学生到眼科医疗机构检查。鼓励学生在医生、卫生保健人员的指导下,利用视力表等工具相互帮助进行经常性的视力检测。做好学生视力不良检出率、新发率等的报告和统计分析,配合医疗卫生机构开展视力筛查。幼儿园和中小学校开展的视力测试结果纳入本市相关学生健康管理平台(具体要求另行发布)。

9. 加强视力健康管理。建立校领导、班主任、卫生保健人员、家长代表、学生视力保护委员和志愿者等学生代表为一体的视力健康管理队伍,明确和细化职责。将近视防控知识融入课堂教学、校园文化和学生日常行为规范。加强卫生保健机构力量,按照标准和要求配备卫生保健人员、必要的药械设备及相关监测检查设备。

10. 倡导科学保育保教。严格落实3~6岁儿童学习与发展指南,重视生活和游戏对3~6岁儿童成长的价值,严禁"小学化"教学。要保证儿童每天2小时以上户外活动,寄宿制幼儿园不得少于3小时,其中体育活动时间不少于1小时,结合地区、季节、学龄阶段特点合理调整。为儿童提供营养均衡、有益于视力健康的膳食,促进视力保护。幼儿园教师开展保教工作时要主动控制使用电视、投影等设备的时间。

11. 开展群体性干预工作。有条件的学校可在卫生健康部门的指导下,依托组织优势和场地等便利条件,为处于不同近视阶段的青少年学生制定相应的群体性干预方案并利用课余时间组织实施。

(三)医疗卫生机构

1. 建立和应用视力健康档案。严格落实国家基本公共卫生服务中关于0~6岁儿童眼保健和本市视力屈光检查工作要求,做到早监测、早发现、早预警、早干预,2019年起,0~6岁儿童每年眼保健和视力检查覆盖率达90%以上。在学校配合下继续开展4~18岁儿童屈光发育档案建立工作并逐年提高覆盖率,力争非睫状肌麻痹下验光每学年全市覆盖、逐步增加眼轴长度测量,选取一定数量符合抽样要求的学校,在家校配合、学生家长知情同意的基础上进行睫状肌麻痹下验光精细化检查。进一步加强和规范建档反馈和转复诊管理,提高应就诊儿童青少年近视转复诊率。

2. 实施 18 岁以下近视全程防控。基于学校监测和屈光发育档案,按照不同年龄、屈光发育和近视发展的不同阶段,实施健康教育和促进、视力和屈光筛查、规范诊疗、随访干预等。婴幼儿期(0~3 岁),开展致盲性眼病和严重影响视力的高度数屈光不正筛查和干预。学龄前期(3~5 岁),开展眼病及屈光筛查,重点对近视高危儿童进行适宜干预,对斜弱视及显著屈光不正儿童提供转诊服务。小学阶段(6~12 岁),开展屈光发育档案建档及随访,重点发现高危人群并及时进行干预,对于近视及眼病儿童开展转诊及规范治疗。中学阶段(13~18 岁),开展屈光发育档案的建档、随访;对近视青少年开展高度近视风险评估,重点干预高度近视高风险青少年。

3. 实施近视全周期分类精准干预。基于屈光发育档案,根据屈光发育和近视发展的不同阶段实施分级分类服务与管理。针对正常屈光发育阶段儿童青少年,建立屈光档案和护眼行为档案、开展爱眼护眼健康教育和近视危险因素量化监测管理;针对近视高危儿童青少年,建立屈光档案和护眼行为档案、开展爱眼护眼健康教育、近视危险因素量化监测并实施针对性的干预,避免或延缓近视发生;针对近视儿童青少年,强化及时转诊并进行适宜的医学干预,延缓进展速度,避免或延缓高度近视发生。

4. 加强近视防控科学研究和成果转化。率先形成有影响力的研究成果并推动形成一定的成果转化。推进自动化智能检测技术研究与应用,加强适宜技术和模式的成本—效益评估。开发户外活动、近距离用眼、电子产品使用和光环境检测等近视影响因素的量化评估和监测智能工具。探索学生群体预防干预的有效措施以及临床个体化控制近视进展和防治高度近视并发症的有效方案。开展正视向近视、近视向高度近视和病理性近视演变的关键转折点的基础研究。建立近视防控大数据平台,进行大数据应用研究分析。

(四)学生

1. 强化健康意识。每个学生都要强化"每个人是自身健康的第一责任人"意识,主动学习掌握科学用眼护眼等健康知识,并向家长宣传。积极关注自身视力状况,自我感觉视力发生明显变化时,及时告知家长和教师,尽早到眼科医疗机构检查和治疗。

2. 养成健康习惯。遵守近视防控的各项要求,认真规范做眼保健操,保持正确的读写姿势,积极参加体育锻炼和户外活动,每周参加中等强度体育活动 3 次以上,养成良好生活方式,不熬夜、少吃糖、不挑食,自觉减少电子产品使用。

五、各相关部门的工作措施

(一)市教委

1. 全面做好学校体育工作。以体育课程改革与教学、课余训练及赛事活动等为载体,全面巩固学校体育工作基础,不断提升青少年身心健康水平。完善普及与提高相结合的青少年体育赛事体系,广泛开展各类冬夏令营等面向人人的体育赛事活动。组织实施青少年运动等级技能标准测试、体育素养评价并逐步纳入学生综合素质评价内容,形成更加科学的育人导向。

2. 加强学校健康教育工作。按照《学校卫生工作条例》《中小学健康教育指导纲要》相关要求,推进学校健康教育资源库建设,开展青少年视力健康专题教育活动。

3. 加强人员队伍培养建设。鼓励高校特别是医学院校、高等师范院校开设眼视光、健康管理、健康教育等相关专业,培养近视防治、视力健康管理专门人才和健康教育教师。开展学校卫生保健人员培训。

4. 做好学生视力健康监测。依托本市学生健康管理平台,对学生个体和群体健康趋势进行科学研判和分析并开展有针对性的指导,探索将学生视力情况纳入综合素质评价。

5. 加强教学卫生条件检查。会同有关部门定期对学校教室采光照明、课桌椅配备、电子产品等达标情况开展检查。对每天校园体育锻炼1小时有关要求的落实情况进行督导检查。

6. 指导修订中小学教室灯光照明标准,推进制定多媒体等电子产品的使用标准。

7. 做好国家级近视防控试点县(区)创建工作,开展市级近视防控试点区及特色学校等创建工作。

8. 会同市卫生健康委整合优质资源建设市级儿童青少年近视防控技术支持基地。

9. 会同市各有关部门坚决治理规范校外培训机构。加强对校外培训机构教室采光照明、课桌椅配备、电子产品等达标情况以及所开展培训内容的检查。推进制定仅通过互联网等非线下方式提供培训服务机构的设置标准。

(二)市卫生健康委

1. 加强近视防控体系建设。依托本市"市—区—社区"三级眼病防治服务体系,进一步完善本市近视综合防控服务体系。建设"上海市视觉健康中心(上海市儿童青少年近视防治中心)",加强对儿童青少年近视防控的技术支撑。明确市、区两级眼病防治、妇幼等专业机构技术指导和网络管理职责,鼓励在二三级医疗机构建立人员和硬件配置符合规范的"视光中心"。鼓励社会办医疗机构眼科和"视光中心"规范化参与近视防治。

2. 加强近视防控队伍建设。按照近视防控的需求,会同教育、体育等部门组建卫生、教育和社会力量协同、分层分梯度的综合防控队伍。充实市和区眼病防治专业机构、社区卫生服务中心眼科、视光等近视防控专业人员队伍。加强二三级医疗机构眼科近视防治力量。深化"一校一医"工作,加强对学校近视防控工作的技术支撑,指导由班主任、卫生保健人员组成的学校视力健康管理队伍开展工作。引导和规范相关社会机构人员参与近视防控。建设近视防控规范化培训基地,加强人员队伍培训,提升近视防控能力。

3. 实施近视综合防控措施。依据全程、精准的要求,组织医疗卫生机构基于筛查和屈光发育档案,按照不同年龄、屈光发育和近视发展的不同阶段实施分级分类服务与管理,支持学校和家长落实群体干预策略,逐步开展个体化精准干预。会同市教委组织开展儿童青少年视力及其相关影响因素监测。

4. 组织制定配套标准和规范。制定和优化近视筛查、干预、评价等标准和规范。制定和完善眼病防治专业机构、社区卫生服务中心、视光中心等机构近视防控人员设备等配置标准。制定眼视光门诊接诊近视儿童青少年规范和近视筛查复诊的工作标准。制定近视防控适宜技术遴选标准和实施规范,并组织遴选防控适宜技术,不断丰富近视防控干预手段。

5. 加强近视防控信息化服务。依托"上海健康信息网"推进近视防控信息管理平台的建设,实现屈光发育档案、眼视光诊疗等数据互联互通,并实现部门间近视防控信息的共享。拓展儿童屈光发育档案应用范围,充分利用面向社会公众的服务应用,实现家长—医疗机构—学校等相关方的信息互通共享。探索和实践在可穿戴设备、物联网、大数据等人工智能领域的近视防控技术,将户外活动、读写坐姿、近距离用眼时长、电子产品使用时间等日常行为数据通过信息化渠道纳入监测并进行反馈指导,促进学生和家长关注眼健康,开展自主眼健康管理,帮助有效控制关键危险因素,实施智慧化、个性化矫治。

6. 开展近视防控宣教工作。组织梳理近视防控核心知识、建立知识库和科普资源平台,编制面向家长、不同年龄段儿童的近视防治读本和面向学校教师等基层近视防控人员的近视防控应用指南。开展面向公众的近视防控宣传教育。组织开发和推广健康支持工具,提高自主管理能力。

(三)市体育局

1. 推进适合青少年户外活动和体育锻炼的场地设施建设,推动公共体育设施向青少年公益开放。配合市教委做好学校体育场地开放工作。

2. 加强青少年体育技能培训。以周末及寒暑假为重点,以政府购买服务形式广泛开展青少年体育公益培训、青少年体育公益冬夏令营、社区青少年体育配送等,推动青少年至少掌握2项体育技能,切实增强体质健康。

3. 广泛开展青少年体育赛事,举办青少年社区运动会、青少年体育俱乐部联赛等赛事活动,为青少年搭建体育交流平台。

4. 大力培养青少年体育指导人员。鼓励市级体育协会创设大众教练员技术等级,开展大众教练员培训,扩大大众教练员队伍,提高青少年体育指导水平。

5. 进一步加强以青少年体育协会为枢纽的青少年体育社会组织培育和建设,创建市级青少年体育俱乐部,引导社会力量积极参与青少年体育公共服务。

（四）市财政局

支持相关部门开展儿童青少年近视综合防控工作,做好相关经费保障。

（五）市人力资源和社会保障局

推进落实学校卫生保健人员职称评聘工作,畅通学校卫生保健人员职业发展通道。

（六）市市场监管局

严格监管验光配镜行业,不断加强眼视光产品监管和计量监管,整顿配镜行业秩序,加大对眼镜和眼镜片的生产和流通等执法检查力度,规范眼镜片市场,杜绝不合格眼镜片流入市场。加强广告监管,依法查处虚假违法近视防控产品广告。推进家用台灯、簿册等标准的实施。

（七）市新闻出版局

贯彻中宣部、国家新闻出版署关于网络游戏的相关管理规定,积极探索符合实际的适龄提醒制度,采取措施限制未成年人使用时间。

（八）市广播电视局

充分发挥广播电视、网络新媒体等作用,多层次、多角度宣传推广近视防治知识。

防控儿童青少年近视是一项系统工程,各相关部门都要关心、支持、参与儿童青少年视力保护,在全社会营造政府主导、部门配合、专家指导、学校教育、家庭关注的良好氛围,让每个孩子都有一双明亮的眼睛和光明的未来。

六、加强考核

各区政府负责区域儿童青少年近视防控措施的落实,主要负责同志要亲自抓近视防控工作。市政府授权市教委、市卫生健康委与各区政府签订全面加强儿童青少年近视防控工作责任书。将儿童青少年近视防控工作、总体近视率和体质健康状况纳入各区政府绩效考核,纳入学校绿色指标评价体系,严禁片面以学生考试成绩和学校升学率考核教育行政部门和学校。

按照国家评议考核办法,建立本市儿童青少年近视防控工作评议考核制度,对各区开展防近工作情况进行评议考核。建立健全市、区两级儿童青少年近视防控工作联席会议制度,定期召开联席会议,开展沟通协调等推进工作。对儿童青少年体质健康水平连续三年下降的区政府和学校依法依规予以问责。

天津市教委等八部门
关于印发天津市综合防控儿童青少年
近视工作方案的通知

津教委规范〔2019〕5号

各区人民政府：

　　为贯彻落实习近平总书记关于学生近视问题的重要指示批示精神,根据《教育部等八部门关于印发〈综合防控儿童青少年近视实施方案〉的通知》(教体艺〔2018〕3号)要求,切实加强我市儿童青少年近视防控工作,市教委会同市卫生健康委等八部门制定了《天津市综合防控儿童青少年近视工作方案》,经市政府同意,现予以印发,请遵照执行。

　　附件:天津市综合防控儿童青少年近视工作方案

市教委　市卫生健康委　市体育局

市财政局　市人社局　市市场监管委

市新闻出版局　市文化和旅游局

2019年3月4日

附件

天津市综合防控儿童青少年近视工作方案

　　为贯彻落实习近平总书记关于学生近视问题的重要指示批示精神和《教育部等八部门关于印发〈综合防控儿童青少年近视实施方案〉的通知》(教体艺〔2018〕3号)要求,结合我市实际,特制定本工作方案。

　　一、目标

　　到2023年,力争实现全市儿童青少年总体近视率在2018年的基础上每年降低

0.5 个百分点以上,近视高发区每年降低 1 个百分点以上。

到 2030 年,实现全市儿童青少年新发近视率明显下降,儿童青少年视力健康整体水平显著提升,6 岁儿童近视率控制在 3% 左右,小学生近视率下降到 38% 以下,初中生近视率下降到 60% 以下,高中阶段学生近视率下降到 70% 以下,国家学生体质健康标准达标优秀率达到 25% 以上。

二、重点工作

(一)实施视力健康教育促进工程

1. 加强学校卫生与健康教育。依托健康教育相关课程,向学生讲授保护视力的意义和方法,积极利用学校闭路电视、广播、宣传栏等形式对学生开展科学用眼护眼健康教育,提高其主动保护视力的意识和能力。培训培养健康教育教师,开发和拓展健康教育课程资源。支持鼓励学生成立健康教育社团,开展视力健康同伴教育。

2. 开发和拓展健康教育宣传资源。充分发挥健康管理、公共卫生、眼科、视光学、疾病防控、中医药相关领域专家的指导作用,主动进学校、进社区、进家庭,积极宣传推广预防儿童青少年近视的视力健康科普知识。健康教育专业机构设计印刷各种学生近视防控折页、手册、海报等,并向学校、学生、家长、教师等发放,利用健康教育巡讲活动传播儿童青少年视力健康知识。利用全国爱眼日进行保护眼睛的宣传活动,在全社会营造高度重视、积极支持和参与儿童青少年近视防治的良好环境和氛围。

3. 培养学生养成良好的健康习惯。教育学生要遵守近视防控的各项要求,认真规范做眼保健操,保持正确读写姿势,积极参加体育锻炼和户外活动,每周参加中等强度体育活动 3 次以上,养成良好生活方式,不熬夜、少吃糖、不挑食,自觉减少电子产品使用。

4. 强化学生健康意识。教育学生要强化"每个人是自身健康的第一责任人"意识,主动学习掌握科学用眼护眼等健康知识,并向家长宣传。积极关注自身视力状况,自我感觉视力发生明显变化时,及时告知家长和教师,尽早到眼科医疗机构检查和治疗。

(二)实施阳光体育运动促进工程

1. 强化户外体育锻炼。强化体育课和课外锻炼,确保中小学生在校时每天 1 小时以上体育活动时间。严格落实国家体育与健康课程标准,确保小学一、二年级每周 4 课时,三至六年级和初中阶段每周 3 课时,高中阶段每周 2 课时。中小学校每天上、下午各安排 30 分钟大课间体育活动,上午大课间应安排在第 2 节和第 3 节课之间,小学阶段两节课之间课间休息应不少于 15 分钟。按照动静结合、视近与视远交替的原则,有序组织和督促学生在课间时到室外活动或远眺,防止学生持续疲劳用眼。全面实施寒暑假学生体育家庭作业制度,督促检查学生完成情况。

2. 增加适合儿童青少年户外活动和体育锻炼的场地设施。积极打造城市社区"15分钟健身圈",完善区级"五个一工程"建设,推进体育公园建设,继续做好我市大型体育场馆和学校体育场馆向社会免费低收费开放工作,同时不断提升供给能力和服务水平。

（三）实施减轻过重学业负担工程

1. 减轻学生学业负担。严格依据国家课程方案和课程标准组织安排教学活动,严格按照"零起点"正常教学,注重提高课堂教学效益,不得随意增减课时、改变难度、调整进度。强化年级组和学科组对作业数量、时间和内容的统筹管理。小学一、二年级不布置书面家庭作业,小学三、四年级书面家庭作业不得超过40分钟,小学五、六年级书面家庭作业不得超过60分钟,初中阶段不得超过90分钟,高中阶段也要合理安排作业时间。寄宿制学校要缩短学生晚上学习时间。科学布置作业,提高作业设计质量,促进学生完成好基础性作业,强化实践性作业,减少机械、重复训练,不得使学生作业演变为家长作业。

2. 加强考试管理。完善义务教育阶段免试就近入学制度。坚决控制义务教育阶段校级考试次数。小学一至三年级不得举行全校统一考试,四至六年级每学期可举行1次全校统一考试,考试内容严禁超出课程标准,区级质量监测每学期不超过1次。初中除学业水平考查、学业水平考试外,不举行市级统一考试,区级质量监测每学期不超过1次。学校要遵循教学规律,严格控制各学科测验次数,减轻学生学业负担和精神负担,克服以考代教。严禁以任何形式、方式公布学生考试成绩和排名;严禁以各类竞赛获奖证书、学科竞赛成绩或考级证明等作为招生入学依据;严禁以各种名义组织考试选拔学生。

3. 减轻学生课外学习负担。家长配合学校切实减轻孩子负担,不要盲目参加课外培训、跟风报班,应根据孩子兴趣爱好合理选择,避免学校减负、家庭增负。

（四）实施教室光环境达标工程

改善视觉环境。改善教学设施和条件,鼓励采购符合标准的可调节课桌椅和坐姿矫正器,为学生提供符合用眼卫生要求的学习环境,各中小学、中等职业学校严格按照《中小学校设计规范》等标准进行建设,落实教室、宿舍、图书馆（阅览室）等采光和照明要求,使用利于视力健康的照明设备。加快消除"大班额"现象。学校教室照明卫生标准达标率100%。根据学生座位视角、教室采光照明状况和学生视力变化情况,每月调整学生座位,每学期对学生课桌椅高度进行个性化调整,使其适应学生生长发育变化。

（五）实施视力健康综合干预工程

1. 科学合理使用电子产品。指导学生科学规范使用电子产品,养成信息化环境下良好的学习和用眼卫生习惯。严禁学生将个人手机、平板电脑等电子产品带入课堂,带入学校的要进行统一保管。学校教育本着按需的原则合理使用电子产品,教学和布置作业不依赖电子产品,使用电子产品开展教学时长原则上不超过教学总时长的30%,原则上采用纸质作业。

2. 坚持眼保健操等护眼措施。中小学校要严格组织全体学生每天上、下午各做1次眼保健操,认真执行眼保健操流程,做眼保健操之前提醒学生保持手部清洁卫生。教师要教会学生正确掌握执笔姿势,督促学生读写时坐姿端正,监督并随时纠正学生不良读写姿势,提醒学生遵守"一尺、一拳、一寸"要求。教师发现学生出现看不清黑板、经常揉眼睛等迹象时,要了解其视力情况。

3. 建立视力档案,定期开展视力监测。严格落实国家基本公共卫生服务中关于0～6岁儿童眼保健和视力检查工作要求,做到早监测、早预警、早发现、早干预,自2019年起,0～6岁儿童每年眼保健和视力检查覆盖率达90%以上。在检查的基础上,依托现有资源建立、及时更新儿童青少年视力健康电子档案,并随儿童青少年入学实时转移。各医疗卫生机构开展视力检查或监测应符合《儿童青少年近视筛查规范》有关要求。在学校配合下,相关医疗卫生机构认真开展中小学生视力筛查,将眼部健康数据(包括屈光度、眼轴长度、屈光介质参数等)及时更新到视力健康电子档案中,筛查出视力异常或者可疑眼病的,要提供个性化、针对性强的防控方案。小学要接收医疗卫生机构转来的儿童青少年视力健康电子档案,确保一人一档,并随学籍变化实时转移。在卫生健康部门指导下,严格落实学生健康体检制度和每学期2次视力监测制度,对视力异常的学生进行提醒教育,为其开具个人运动处方和保健处方,及时告知家长带学生到眼科医疗机构检查。做好学生视力不良检出率、新发率等的报告和统计分析,配合医疗卫生机构开展视力筛查。学校和医疗卫生机构要及时把视力监测和筛查结果记入儿童青少年视力健康电子档案。

4. 加强视力健康管理。建立校领导、班主任、校医(保健教师)、家长代表、学生视力保护委员和志愿者等学生代表为一体的视力健康管理队伍,明确和细化职责。将近视防控知识融入课堂教学、校园文化和学生日常行为规范。加强医务室(卫生室、校医院、保健室等)力量,按标准配备校医和必要的药械设备及相关监测检查设备。

5. 规范近视诊疗工作,做好随诊评估。市卫生健康委组织市眼科质量促进中心专家对全市二级以上具有青少年近视接诊能力的医疗单位进行指导,要求认真按照《近视防治指南》开展诊疗工作,规范进行近视矫治。对因近视就诊的儿童青少年,要充分告知近视危害,制定跟踪干预措施,利用智慧医疗手段进行预约随访,并进行近视防控相关知识的宣教工作,在学校配合下,将检查和矫治情况及时记入儿童青少年视力健康电子档案。具有眼科专科诊疗优势的医疗单位要积极开展近视防治,尤其是儿童青少年近视防治相关研究,对我市儿童青少年近视现状进行科学分析,为制定近视防控决策提供科学依据。利用区域医联体、医共体中牵头区级综合医院的力量,根据工作实际,开展基层医生培训,提升近视的防治诊疗能力。加强中医药适宜技术培训,发挥中医药在近视防治中的优势。有条件的二级及以上中医医院开展中医眼科医疗服务,发挥中医药在儿童青少年近视防治中的作用,积极推广应用中医耳穴压豆、眼部穴位贴敷等中医药特色技术和方法。

6. 坚持科学保育保教。贯彻《幼儿园工作规程》《3～6 岁儿童学习与发展指南》,落实《天津市幼儿园保教质量规范》,以游戏为基本活动,科学合理安排和组织幼儿一日生活。保证儿童每天 2 小时以上户外活动,寄宿制幼儿园不得少于 3 小时,其中体育活动时间不少于 1 小时,结合季节、学龄阶段特点合理调整,不得以任何理由占用幼儿睡眠、运动和游戏时间。为儿童提供营养均衡、有益于视力健康的膳食,促进视力保护。幼儿园教师开展保教工作时要主动控制使用电视、投影等设备的时间。

(六)实施家校联动工程

1. 学校要引导家长共同开展近视防控。学校应利用家长学校、家长会、新媒体等平台,向家长宣传保护视力、预防近视的知识和方法,积极引导家长共同做好近视防控。

2. 家庭对孩子的成长至关重要。家长应当了解科学用眼护眼知识,以身作则,带动和帮助孩子养成良好用眼习惯,尽可能提供良好的居家视觉环境。0～6 岁是孩子视觉发育的关键期,家长应当尤其重视孩子早期视力保护与健康,及时预防和控制近视的发生与发展。

3. 增加户外活动和锻炼。让孩子到户外阳光下度过更多时间,能够有效预防和控制近视。家长要营造良好的家庭体育运动氛围,积极引导孩子进行户外活动或体育锻炼,使其在家时每天接触户外自然光的时间达 60 分钟以上。已患近视的孩子应进一步增加户外活动时间,延缓近视发展。鼓励支持孩子参加各种形式的体育活动,督促孩子认真完成寒暑假体育作业,使其掌握 1～2 项体育运动技能,引导孩子养成终身锻炼习惯。

4. 控制电子产品使用。家长陪伴孩子时应尽量减少使用电子产品。有意识地控制孩子特别是学龄前儿童使用电子产品,非学习目的的电子产品单次使用不宜超过 15 分钟,每天累计不宜超过 1 小时,使用电子产品学习 30～40 分钟后,应休息远眺放松 10 分钟,年龄越小,连续使用电子产品的时间应越短。

5. 避免不良用眼行为。家长要引导孩子不在走路时、吃饭时、卧床时、晃动的车厢内、光线暗弱或阳光直射等情况下看书或使用电子产品。监督并随时纠正孩子的不良读写姿势,应保持“一尺、一拳、一寸”,即眼睛与书本距离应约为一尺、胸前与课桌距离应约为一拳、握笔的手指与笔尖距离应约为一寸,读写连续用眼时间不宜超过 40 分钟。

6. 保障睡眠和营养。保障孩子睡眠时间,确保小学生每天睡眠 10 个小时、初中生9个小时、高中生8个小时。让孩子多吃鱼类、水果、绿色蔬菜等有益于视力健康的营养膳食。

7. 做到早发现早干预。家长要改变"重治轻防"观念,经常关注家庭室内照明状况,注重培养孩子的良好用眼卫生习惯。掌握孩子的眼睛发育和视力健康状况,随时关注孩子视力异常迹象,了解到孩子出现需要坐到教室前排才能看清黑板、看电视时凑近屏幕、抱怨头痛或眼睛疲劳、经常揉眼睛等迹象时,及时带其到眼科医疗机构检查。遵从医嘱进行科学的干预和近视矫治,尽量在眼科医疗机构验光,避免不正确的矫治方法导致近视程度加重。

三、部门职责分工

(一)市教委:成立多学科专家参与的专家指导委员会,指导各区教育局和学校科学开展儿童青少年近视防控和视力健康管理等学校卫生与健康教育工作。成立天津市中小学生视力健康管理中心,实施我市中小学生视力健康状况监测,选取试点学校开展儿童青少年近视综合防控试点工作,研究制定中小学生近视防控干预计划,对全市中小学生视力健康管理工作进行技术服务。进一步健全学校体育卫生发展制度和体系,不断完善学校体育场地设施,加快体育与健康师资队伍建设,聚焦"教"(教会健康知识和运动技能)"练"(经常性课余训练和常规性体育作业)"赛"(广泛开展班级、年级和跨校体育竞赛活动)"养"(养成健康行为和健康生活方式),深化学校体育、健康教育教学改革,积极推进校园体育项目建设。推动各区教育局加强现有中小学卫生保健机构建设,按照标准和要求强化人员和设备配备。在深入推进医教协同、促进医学人才培养的工作中,重视对视力健康管理和眼科医疗人才的培养工作,鼓励高校特别是医学院校、高等师范院校开设眼视光、健康管理、健康教育等相关专业,培养近视防治、视力健康管理专门人才和健康教育教师,积极开展儿童青少年视力健康管理相关研究。会同有关部门开展全市学校校医等专职卫生技术人员配备情况专项督导检查,着力解决专职卫生技术人员数量及相关设备配备不足问题。会同有关部门坚决治理规范校外培训机构,每年对校外培训机构教室采光照明、课桌椅配备、电子产品等达标情况开展全覆盖专项检查。

(二)市卫生健康委:加强视光师培养,确保每个区(市、区)均有合格的视光专业人员提供规范服务,并根据儿童青少年近视情况,选择科学合理的矫正方法。会同相关部门采取"双随机抽查"方式,开展针对学校、托幼机构和校外培训机构教室(教学场所)采光照明情况的专项监督检查,并按规定向社会公布检查结果。进行近视预防干预,加强监测数据收集。积极发挥疾病预防控制专家技术指导作用,通过开展"三减三健"等全民健康生活方式行动,引导学生养成健康生活方式行为。加强青少年视力不良等健康监测数据收集和分析评估,并作为《天津市居民健康状况报告》内容,每年向社会公开发布。指导各级医疗机构规范近视诊疗工作,加强近视防治宣教。

（三）市体育局：遵循儿童青少年身心发展特点，有针对性地、科学地开展各类示范性儿童青少年体育活动，引导儿童青少年养成健康生活方式。通过市、区互动，区、区交流，校、校联动等方式，引导广大儿童青少年参加体育活动，培养体育兴趣，提高运动水平，选调优秀运动员、教练员、体育专家及各类社会体育指导员等走进学校，走近青少年，充分发挥体育的教育功能，为青少年提供健康、文明、科学的健身指导。集中举办各项目市级青少年比赛和训练营活动，充分发挥示范、引导作用，积极弘扬中华体育精神，弘扬体育道德风尚。积极鼓励社会力量开展各类儿童青少年体育活动，形成全社会关爱儿童青少年健康成长的氛围。进一步加大社会参与青少年体育工作的引导，扩大"政府主导、部门协同、社会参与"的青少年体育工作新格局，通过"向社会购买服务的方式"，引入竞争机制，鼓励产业开发，大力倡导社会力量开展青少年体育工作规范运作服务管理手段，提升青少年体育工作水平、规模与档次。

（四）市财政局：合理安排投入，积极支持相关部门开展儿童青少年近视综合防控工作。

（五）市人社局：按照《市人力社保局关于印发分类建立专业技术职称评审标准实施办法（试行）的通知》（津人社局发〔2018〕29 号）有关规定，指导有关部门，对校医和高校教师、中职教师、中小学教师专业领域内的保健教师、健康教育教师的评审标准进行细化，按照相关程序备案后实施。

（六）市市场监管委：加强对眼视光产品的监管。对定配眼镜产品质量开展监督抽查，定期进行抽查结果通报，并依法处理违法行为。引导验光配镜单位提高计量管理水平，推进诚信计量示范单位创建，做好对验光配镜单位使用的计量器具的检定工作，对验光配镜单位使用的计量器具进行计量监管。加强广告监管，依法查处发布虚假违法近视防控产品广告的行为。

（七）市新闻出版局：严把游戏前置审批关，加强对网络游戏内容的出版监管。对网络游戏运营单位、申报单位相关资质和申报材料进行审核把关，及时向游戏出版单位和游戏公司传达国家及市委市政府相关要求，严禁含有违禁内容的游戏出版，确保游戏作品的内容导向和质量，营造清朗有序的网络文化空间和产业发展环境。严格落实网络游戏防沉迷系统，引导儿童青少年科学适度使用游戏出版物。加强对网络游戏出版运营企业的监督管理，对本市所出版游戏的《健康游戏忠告》登载情况和网络游戏防沉迷系统实施情况进行监督，提升出版者责任意识，将本市网络游戏防沉迷系统实施工作落实到位。

（八）市文化和旅游局等部门：充分发挥广播电视、报刊、网络、新媒体等作用，利用公益广告等形式，多层次、多角度宣传推广近视防治知识，在培养良好用眼生活习惯方面凝聚共识，引导舆论共同关注并参与防控儿童青少年近视工作。

四、保障措施

（一）加强组织领导。市人民政府负责全市儿童青少年近视防控措施的落实，主要负责同志亲自抓。建立由市人民政府分管领导为总召集人，市教委、市卫生健康委、市体育局、市财政局、市人力社保局、市市场监管委、市新闻出版局、市文化和旅游局主要负责同志为成员的综合防控儿童青少年近视工作联席会议制度，负责全市儿童青少年近视防控工作统筹协调和考核。各区人民政府负责本区儿童青少年近视防控措施的落实，主要负责同志要亲自抓。各区要结合本区实际，建立本区中小学生视力健康管理中心，统筹全区中小学生视力健康管理工作，组织对全区中小学生视力状况进行全面筛查。各区要按照本方案的要求，切实将综合防控儿童青少年近视工作抓实、抓细、抓出成效。

（二）加大投入力度。各区要切实改善中小学教室采光与照明、课桌椅配置、黑板等教学条件，卫生健康部门要定期对学校教学卫生状况进行监督与监测，保障教学设施和条件符合相关卫生标准，为学生建立良好的视觉环境。

（三）加强协作联动。防控儿童青少年近视是一项系统工程，各相关部门都要关心、支持、参与儿童青少年视力保护，加强沟通与协作，在全社会营造政府主导、部门配合、专家指导、学校教育、家庭关注的良好氛围，共同做好综合防控儿童青少年近视的合力。

（四）加强工作考核。市政府授权市教委、市卫生健康委与各区人民政府签订全面加强儿童青少年近视防控工作责任书。将儿童青少年近视防控工作、总体近视率和体质健康状况纳入对各区人民政府绩效考核，严禁各区人民政府片面以学生考试成绩和学校升学率考核教育行政部门和学校。结合天津市义务教育学校现代化标准建设达标评估验收工作，对全市中小学校医等专职卫生技术人员配备情况、学校相关设备配备情况开展督导检查。按照教育部基础教育监测中心统一部署，做好学生身心健康、课业负担监测工作，加强结果运用。对儿童青少年体质健康水平连续三年下降的区人民政府和学校依法依规予以问责。根据教育部、国家卫生健康委、体育总局制订的全国儿童青少年近视防控工作评议考核办法，建立我市儿童青少年近视防控工作评议考核制度，在市卫生健康委、市教委核实各区 2018 年儿童青少年近视率的基础上，从 2019 年起，每年开展各区人民政府儿童青少年近视防控工作评议考核，结果向社会公布。

（五）强化宣传总结。要充分利用传统媒体和新媒体，全方位深入报道儿童青少年近视防控知识。各区要及时总结推广落实本工作方案的典型经验和做法，通过发挥先进典型的示范作用，以点带面，推动学校综合防控儿童青少年近视工作深入有效开展。

天津市青少年近视防控中心成立

　　天津市青少年近视防控中心日前在我市眼科医院成立,天津市青少年近视防控学术论坛同期举行。来自香港及内地部分省市的眼科学、视光学领域的专家学者出席了论坛。本次会议由天津市医学会主办,天津市医学会眼科学分会承办。我国青少年近视已经成为一种严重的社会问题,世界卫生组织的一项研究报告显示,目前我国近视患者达 6 亿,青少年近视率居世界第一。高中生和大学生的近视率均已超过七成并逐年上升,小学生的近视率也接近 40%。2018 年国家教育部、国家卫生健康委员会等八部委共同印发了《综合防控儿童青少年近视实施方案》(简称《实施方案》),其中提到,到 2030 年,小学生近视率下降到 38% 以下,初中生近视率下降到 60% 以下,高中生近视率下降到 70% 以下。参加此次论坛的专家学者针对目前我国青少年近视状况以及近视预防和治疗进展进行了介绍和交流探讨。专家们表示,近视防治与研究是一个系统工程,要从娃娃抓起,单凭眼科从业者的参与是远远不够的,应调动全社会力量关心和支持儿童青少年近视防控,才能取得预期效果。

规范近视检查标准和流程
视力筛查关注眼健康

　　世界眼科视光学会及亚太视光学会前任主席、香港理工大学视光学院胡志城教授认为,儿童青少年近视防控要注重“基础眼健康”,从儿童成长的特点和常见眼病的防治出发进一步规范近视检查的标准和流程。

　　他认为,儿童眼健康检查每年至少一次,检查流程保持传统验光排查屈光不正的同时,还应加入视觉功能检查、眼底检查,以排除斜视、弱视、青光眼等眼病。视力不是衡量儿童青少年眼健康的唯一标准,要从“视力”和“视觉”两大方面功能来判断。视力是指眼睛分辨物体的形态、大小及细微结构的最大能力。1.0 是视力是否正常的一个标准。一般人对眼睛功能的判断,往往只是注意视力的好坏,而忽略了眼睛更为重要的功能——视觉功能。视觉功能是外界物体通过每一只眼的感觉系统传导到大脑视中枢,大脑将两眼分别接受的物象,综合成一个单一完整的具有深度和立体三维空间感的物象的能力,这个过程包括视觉运动扫视、立体视、调节能力等。近年来,视觉功能障碍已经受到国际视光医学的广泛关注,越来越多的屈光正常的儿童青少年感觉看东西不舒服,这意味着他们正在加入视觉功能障碍的群体中。心理压力大、阅读电子产品的年龄越来越小,近距离用眼时间过长导致儿童青少年视疲劳是视觉功能障碍发生的重要原因,他们轻者有眼胀、眼痛、眼干、眼酸、流泪和异物感;视物不能持久、远近不能调节、视物变形、重影和视力波动等。重者则兼有全身症状,如视物后头痛、眩晕、恶心、胃部不适、失眠、健忘和其他神经官能症。因此孩子的视觉功能检查应纳入眼健康检查范畴。

近视防控需要抓早抓小
高度近视影响青少年未来

中华医学会眼科学分会副主任委员、温州医科大学眼视光学院院长、附属眼视光医院院长瞿佳教授说:"现在的孩子从小就有学习压力,使用电子产品的年龄也越来越小,儿科病房因此越来越安静,幼儿园日益小学化,0～12岁发生近视的孩子节节攀升,因此近视防控必须抓早抓小。"他特别强调家长和学校一定要保证孩子们的户外活动时间。一般建议每天户外活动时间在两个小时,这样每周累计超过10小时,能够有效地预防近视。这与阳光对视觉发育所需的多巴胺等要素密切相关。国内外的循证证据表明,坚持适度的户外活动、让眼睛经常沐浴在大自然光线下可以有效降低青少年近视发生率;还应少看近处,少揉眼睛,少玩手机。正确坐姿做到"一尺一寸一拳"。要选择非常好的读书环境,读书写字的时候要有充足的光线。

瞿佳教授认为,另外,青少年发生近视,很多人可能想到的就是戴眼镜了,但对于眼科医生来说,他们更担心的是青少年的未来。很多国防、高精尖行业都对视力有严格要求。12岁前近视到18岁成年前发展为高度近视眼的风险大大增加。高度近视即屈光度高于600度,对眼睛的破坏力极强,不仅影响视力、视功能,还是年轻人视网膜脱离、青光眼、黄斑病变等致盲性眼病的重要诱因。以视网膜脱离为例,高度近视患者发生视网膜脱离的风险是正常人群的8～10倍,年轻人高度近视患者尤其常见。他提醒家长,青少年越早近视越要关注近视进展和视功能发育。近视后一定要每半年做一次视力检查,佩戴合适的近视眼镜,同时改变用眼习惯、注意用眼卫生,控制近视进展。同时要学会鉴别科学和不科学的近视治疗广告,切勿盲目让孩子使用所谓的近视治疗产品。

天津青少年近视形势严峻
筛查科普培训科学防控

天津眼科医院视光中心主任、天津市青少年近视防控中心专家李丽华说,我市儿童青少年近视防控形势同样严峻,2018年儿童青少年的近视调查结果显示,我市儿童青少年总体近视率高出全国平均水平。今后我市青少年近视防控中心的工作重点将从三个方向开展,一是制定和推广一系列青少年视力筛查、科普宣传的规范和标准,如筛查的时间间隔、筛查的室内环境以及筛查设备和视觉健康检查项目等,并对各级教育和医疗机构的从业人员进行培训,从而在青少年视力筛查中得到更加真实、有效、客观的数据。二是联合我市医疗机构和社区对全市 0 ~ 18 岁的儿童青少年建立视觉档案,对其近视情况进行长期规范化调研跟踪,找到影响近视进展的主导原因,比如遗传、生长发育、课业负担、近距离阅读还是电子产品以及用眼环境等,以便有针对性地开展个体化防控。三是联合教育部门,对老师、家长和学生进行广泛的科普宣传和教育,从家庭视觉环境、学生视觉行为等方面进行科学指导,让孩子成为近视防控第一责任人,家庭成为近视防控第一道防线。

李丽华说,今年近视防控中心的工作重点是在各中小学大规模展开量大面广的近视防控科普和筛查活动。包括在全市 16 个区的 150 多所学校进行近视防控科普大讲堂;在学校内进行开学第一课,并发放爱眼科普图书;与市妇女儿童保健中心、区和社区医院合作,对 0 ~ 18 岁儿童青少年进行视力筛查和建立视觉档案。目前已经完成和平保育院 3 ~ 6 岁儿童视力筛查并建立了视觉档案,完成了南开区 53 所中小学的 5.23 万名中小学生的视力筛查并建立了眼健康档案,其中 3.73 万名是小学生,完成了和平区 1.56 万名小学生的眼健康筛查并建立了眼健康档案。

天津市多部门协同、家校社联动积极做好综合防控儿童青少年近视工作

天津市认真学习贯彻习近平总书记关于学生近视问题的重要指示批示精神,将儿童青少年近视综合防控纳入全市民心工程,着力构建多部门齐抓共管、家校社协调联动的工作格局,推动形成有利于儿童青少年视力健康的生活学习方式、教育管理机制和良好社会环境,切实提高儿童青少年视力健康水平。2018 年以来,全市儿童青少年总体近视率下降 5.12%,平均每年下降 1.71%。

健全工作机制,协同联动综合发力。 市委常委会会议、市政府常务会议多次专题研究综合防控儿童青少年近视工作。强化多部门横向协同,充分发挥市综合防控儿童青少年近视工作联席会议机制作用,市教委会同市卫生健康委等八部门联合印发《天津市综合防控儿童青少年近视工作方案》,定期召开专题会议,聚焦近视防控重点领域、核心要素和关键环节,围绕引导学生自觉爱眼护眼、科学规范使用电子产品、落实视力健康监测、改善学生视觉环境、提升专业指导和矫正质量等联合开展 8 个专

项行动,全力推进综合防控儿童青少年近视工作落地落实。强化市区校纵向联动,将儿童眼保健和视力检查相关规范等纳入基层卫生人员培训,持续提升基层医疗卫生机构全科医生、社区护士等岗位儿童眼保健服务能力。组织市区两级相关医院为全市青少年学生开展近视验光和近视个性化矫正控制,大力推进0～6岁儿童眼保健和视力检查工作,2021年检查覆盖率超91%。

加强专业指导,注重典型示范带动。发挥高校专业优势,在天津医科大学成立市中小学生视力健康管理中心,协助相关部门做好儿童青少年近视综合防控工作的研究规划和协调推进。组建"儿童青少年近视中医药专业咨询组",指导二级以上中医医院规范开展中医药儿童青少年近视防治,推广应用中医药特色技术和方法。积极选树先进典型,切实发挥示范带动作用,河北区、和平区分别入选全国儿童青少年近视防控改革试验区、试点区;遴选和平区岳阳道小学等31所学校为"天津市综合防控儿童青少年近视示范学校",持续完善区域内儿童青少年近视防控制度、视力健康教育与健康管理制度体系建设。及时总结典型经验和做法,出版《综合防控儿童青少年近视工作总结汇编》,促进各区经验交流、互学互鉴、共同提高,不断提升区域内儿童青少年近视防控工作整体水平。

深化宣传教育,增强爱眼护眼意识。创办"天津市综合防控儿童青少年近视学校健康教育大讲堂",邀请相关领域专家授课,已组织集中宣讲150余场,并把宣讲场地搬上"云端",线上线下互动、增强宣传实效。录制《近视防控开学第一课》,组织全市中小学生同上近视防控课。设计制作儿童青少年近视防控系列宣传资料,向全市116万名中小学生发放;编印《青少年近视眼科普小知识》画册,发放至全市每一所中小学和幼儿园。加强家庭教育指导,组织专家团队编写《天津市中小学生居家护眼指南》,普及健康用眼知识,指导中小学生居家科学用眼,引导家长陪伴孩子增加户外活动和锻炼、控制电子产品使用、避免不良用眼行为、保障睡眠和营养等,不断凝聚家校近视防控合力。利用"全国爱眼日"等节点,开展形式多样的保护视力宣传活动,通过新闻报道、公益广告、录制专题节目等广泛宣传近视防治知识,推动近视防控和健康教育深入人心,努力在全社会营造政府主导、部门配合、专家指导、学校教育、家庭关注的良好氛围。

落实"双减"政策,强化户外体育锻炼。印发《关于进一步加强和改进义务教育学校作业管理的若干措施》,发挥作业育人功能,严控作业布置总量,提高作业设计质量。小学一、二年级不布置书面家庭作业,小学三、四年级书面家庭作业不超过40分钟,小学五、六年级书面家庭作业不超过60分钟,初中阶段不超过90分钟,高中阶段合理安排作业时间。压实教育行政部门、教研部门在作业管理中的指导、保障、督查等责任,坚持管理与监督相结合、科研与教研相结合、教学与教研相结合,建立多方参与、综合施策、标本兼治的作业管理运行机制。印发《关于进一步加强中小学生体质健康管理工作的通知》《中小学校秋冬季学期课后服务体育活动菜单》《中小学生寒暑假体育作业方案》等,发布中小学生居家体育锻炼指南,引导学生在家自觉加强体育锻炼。组织中小学校开展大课间、阳光体育活动,举办校园文化、体育、艺术活动等,要求每位学生每天锻炼至少一小时。持续开展学生体质健康标准测试工作,抽测结果通报各区,并向社会公布。

　　严格监督管理,呵护学生"光明"未来。加强中小学校教学生活环境监测,开展教室人均面积、课桌椅分配符合率、教室采光照明等现场检测,指导学校做好采光窗帘、教室照明、可调节课桌椅配备等工作。市教委、市卫生健康委联合印发《天津市托幼机构、校外培训机构、学校采光照明"双随机"抽检工作方案》,深入开展采光照明"双随机"抽检工作,督促推动采光照明不达标的中小学校加快改造、实现达标。截至2021年年底,已改造中小学教室28814间,进一步改善教室照明条件;96%的学校配备符合标准的可调节课桌椅,努力为学生提供符合用眼要求的学习环境。市市场监管委牵头对儿童定配眼镜产品质量进行监督抽查,开展儿童青少年近视防控产品违法违规商业营销宣传专项整治行动,不断规范儿童青少年近视相关产品经营行为,切实为儿童青少年视力健康保驾护航。

来源:天津市教委

2022年6月24日

重庆市教育委员会等七部门
关于印发重庆市综合防控儿童青少年
近视实施方案的通知

各区县(自治县)人民政府:

　　《重庆市综合防控儿童青少年近视实施方案》已经市政府同意,现印发给你们,请认真贯彻执行。

重庆市教育委员会　重庆市卫生健康委员会

重庆市体育局　重庆市财政局

重庆市人力资源和社会保障局　重庆市市场监督管理局

重庆市文化和旅游发展委员会

2018年11月13日

重庆市综合防控儿童青少年近视实施方案

儿童青少年是祖国的未来和民族的希望。近年来,由于中小学生课内外负担加重,手机、电脑等带电子屏幕产品(以下简称电子产品)的普及,用眼过度、用眼不卫生、缺乏体育锻炼和户外活动等因素,我市儿童青少年各学段近视检出率仍居高不下,低龄化、重度化突出。2017 年我市中小学生体质健康监测结果抽样显示,小学段学生近视检出率为 33.46%,初中段学生近视检出率为 63.21%,高中段学生近视检出率为 78.59%。防控儿童青少年近视需要政府、学校、医疗卫生机构、家庭、学生等各方面共同努力,需要全社会行动起来,共同呵护好孩子的眼睛。为贯彻落实《教育部等八部门关于印发〈综合防控儿童青少年近视实施方案〉的通知》(教体艺〔2018〕3 号),结合我市实际,经市政府同意,现提出以下实施方案。

一、目标

到 2023 年,力争实现全市儿童青少年总体近视率在 2018 年的基础上每年降低 0.5 个百分点以上,近视高发区县每年降低 1 个百分点以上。

到 2030 年,实现全市儿童青少年新发近视率明显下降,视力健康整体水平显著提升,6 岁儿童近视率控制在 3% 左右,小学生近视率控制在 36% 以下,初中生近视率控制在 60% 以下,高中阶段学生近视率控制在 70% 以下,国家学生体质健康标准达标优秀率达 25% 以上。

二、各相关方面的行动

(一)家庭

家庭对孩子的成长至关重要。家长应当了解科学用眼护眼知识,以身作则,带动和帮助孩子养成良好用眼习惯,尽可能提供良好的居家视觉环境。0~6 岁是孩子视觉发育的关键期,家长应当尤其重视孩子早期视力保护与健康,及时预防和控制近视的发生与发展。

增加户外活动和锻炼。让孩子到户外阳光下度过更多时间,能够有效预防和控制近视。要营造良好的家庭体育运动氛围,积极引导孩子进行户外活动或体育锻炼,使其在家时每天接触户外自然光的时间达 60 分钟以上。已患近视的孩子应进一步增加户外活动时间,延缓近视发展。鼓励支持孩子参加各种形式的体育活动,督促孩子认真完成寒暑假体育作业,使其掌握 1~2 项体育运动技能,引导孩子养成终身锻炼习惯。

控制电子产品使用。家长陪伴孩子时应尽量减少使用电子产品。有意识地控制孩子特别是学龄前儿童使用电子产品,非学习目的的电子产品使用单次不宜超过 15 分钟,每天累计不宜超过 1 小时,使用电子产品学习 30～40 分钟后,应休息远眺放松 10 分钟,年龄越小,连续使用电子产品的时间应越短。

减轻课外学习负担。配合学校切实减轻孩子负担,不要盲目参加课外培训、跟风报班,应根据孩子兴趣爱好合理选择,避免学校减负、家庭增负。

避免不良用眼行为。引导孩子不在走路时、吃饭时、卧床时、晃动的车厢内、光线暗弱或阳光直射等情况下看书或使用电子产品。监督并随时纠正孩子不良读写姿势,应保持"一尺、一拳、一寸",即眼睛与书本距离应约为一尺、胸前与课桌距离应约为一拳、握笔的手指与笔尖距离应约为一寸,读写连续用眼时间不宜超过 40 分钟。

保障睡眠和营养。保障孩子睡眠时间,确保小学生每天睡眠 10 个小时、初中生 9 个小时、高中阶段学生 8 个小时。让孩子多吃鱼类、水果、绿色蔬菜等有益于视力健康的营养膳食。

做到早发现早干预。改变"重治轻防"观念,经常关注家庭室内照明状况,注重培养孩子的良好用眼卫生习惯。掌握孩子的眼睛发育和视力健康状况,随时关注孩子视力异常迹象,了解到孩子出现需要坐到教室前排才能看清黑板、看电视时凑近屏幕、抱怨头痛或眼睛疲劳、经常揉眼睛等迹象时,及时带其到眼科医疗机构检查。遵从医嘱进行科学的干预和近视矫治,尽量在眼科医疗机构验光,避免不正确的矫治方法导致近视程度加重。

(二)学校

减轻学生学业负担。严格依据国家课程方案和课程标准组织安排教学活动,严格按照"零起点"正常教学,注重提高课堂教学效益,不得随意增减课时、改变难度、调整进度。进一步落实减负提质相关要求,强化年级组和学科组对作业数量、时间和内容的统筹管理。小学一、二年级不布置书面家庭作业,三至六年级书面家庭作业完成时间不得超过 60 分钟,初中不得超过 90 分钟,高中阶段也要合理安排作业时间。寄宿制学校要缩短学生晚上学习时间。科学布置作业,提高作业设计质量,促进学生完成好基础性作业,强化实践性作业,减少机械、重复训练,不得使学生作业演变为家长作业。

加强考试管理。全面推进义务教育学校免试就近入学全覆盖。坚决控制义务教育阶段校内统一考试次数,小学一、二年级每学期不得超过 1 次,其他年级每学期不得超过 2 次。严禁以任何形式、方式公布学生考试成绩和排名;严禁以各类竞赛获奖证书、学科竞赛成绩或考级证明等作为招生入学依据;严禁以各种名义组织考试选拔学生。

改善视觉环境。改善教学设施和条件,鼓励采购符合标准的可调节课桌椅和坐姿矫正器,为学生提供符合用眼卫生要求的学习环境,严格按照普通中小学校、中等职业学校建设标准,落实教室、宿舍、图书馆(阅览室)等采光和照明要求,使用利于视力健康的照明设备。加快消除"大班额"现象。中小学校教室采光和照明要严格执行《中小学校教室采光和照明卫生标准》（GB 7793—2010）要求，其中教室课桌面上的维持平均照度值不低于300lx，照度均匀度不低于0.7；教室黑板应设局部照明灯，维持平均照度值不低于500lx，照度均匀度不低于0.8。根据学生座位视角、教室采光照明状况和学生视力变化情况，每月调整座位。学校应按《学校课桌椅功能尺寸及技术要求》（GB/T 3796—2014）采购和使用课桌椅。使用固定课桌椅的学校，每个教室至少配置3种型号，且每学期应进行适应学生身高、坐高的课桌椅调配；使用可调节课桌椅的学校，每学期至少进行一次适应学生身高、坐高的课桌椅高度调整。采取有效措施，消除书本在课桌上"堆长城"的现象，切实改善学生阅读、书写用眼环境。

坚持眼保健操等护眼措施。中小学校要严格组织全体学生每天上、下午各做1次眼保健操，认真执行眼保健操流程，做眼保健操之前提醒学生注意保持手部清洁卫生。教师要教会学生正确掌握执笔姿势，督促学生读写时坐姿端正，监督并随时纠正学生不良读写姿势，提醒学生遵守"一尺、一拳、一寸"要求。教师发现学生出现看不清黑板、经常揉眼睛等迹象时，要了解其视力情况。

强化户外体育锻炼。强化体育课和课外锻炼，确保中小学生在校时每天1小时以上体育活动时间。严格落实国家体育与健康课程标准，确保小学一、二年级每周4课时，三至六年级和初中每周3课时，高中阶段每周2课时。中小学校每天安排30分钟大课间体育活动。按照动静结合、视近与视远交替的原则，有序组织和督促学生在课间时到室外活动或远眺，防止学生持续疲劳用眼。全面实施寒暑假学生体育家庭作业制度，督促检查学生完成情况。

加强学校卫生与健康教育。学校应按照《学校卫生工作条例》要求，多渠道配备专兼职校医，保证每个学校至少1名专兼职校医。各中小学要积极发挥健康教育课的主渠道作用，落实健康教育课程中视力保护、近视防控等知识内容教学，向学生讲授保护视力的意义和方法，提高其主动保护视力的意识和能力。积极利用学校闭路电视、广播、宣传栏、新媒体、家长会、家长学校等形式对学生和家长开展科学用眼护眼健康教育，通过学校和学生辐射教育家长。通过健康教育骨干教师培训、健康教育课评选、送课送培到基层等多形式、多途径培训培养健康教育教师，开发和拓展健康教育课程资源。支持鼓励学生成立健康教育社团，开展视力健康同伴教育。

科学合理使用电子产品。指导学生科学规范使用电子产品，养成信息化环境下良好的学习和用眼卫生习惯。严禁学生将个人手机、平板电脑等电子产品带入课堂，带入学校的要进行统一保管。学校教育本着按需的原则合理使用电子产品，教学和布置作业不依赖电子产品，使用电子产品开展教学时长原则上不超过教学总时长的30%，原则上采用纸质作业。

定期开展视力监测。小学要接收医疗卫生机构转来的学前教育儿童视力健康电子档案，确保一人一档，并随学籍、年级变化实时转移、更新。严格落实每年一次的学生健康体检制度,配合各级卫生健康行政部门确定的视力监测机构每学期组织开展2次视力监测。建立视力异常学生档案,由校医或保健教师对视力初筛异常和已近视学生的诊断、矫治和配镜情况进行跟踪、了解、记录。做好学生视力不良检出率、新发率等的报告和统计分析,配合医疗卫生机构开展视力筛查。学校和医疗卫生机构要及时把视力筛查、监测、诊断、治疗结果记入儿童青少年视力健康电子档案。

加强视力健康管理。建立校领导、班主任、校医(保健教师)、家长代表、学生视力保护委员和志愿者等学生代表为一体的视力健康管理队伍,明确和细化职责。将近视防控知识融入课堂教学、校园文化和学生日常行为规范。加强医务室(卫生室、校医院、保健室等)建设,按标准配备必要的药械设备及相关监测检查设备。

倡导科学保育保教。严格落实3~6岁儿童学习与发展指南,重视生活和游戏对3~6岁儿童成长的价值,严禁"小学化"教学。要保证儿童每天2小时以上户外活动,寄宿制幼儿园不得少于3小时,其中体育活动时间不少于1小时,结合地区、季节、学龄阶段特点合理调整。为儿童提供营养均衡、有益于视力健康的膳食,促进视力保护。幼儿园教师开展保教工作时要主动控制使用电视、投影等设备的时间。

(三)医疗卫生机构

建立视力档案。严格落实国家基本公共卫生服务中关于0~6岁儿童眼保健和视力检查工作要求,做到早监测、早发现、早预警、早干预。2019年起,0~6岁儿童每年眼保健和视力检查覆盖率达90%以上。在学校配合下,认真开展中小学生视力监测、筛查,将眼部健康数据(包括屈光度、眼轴长度、屈光介质参数等)及时更新到视力健康电子档案中,筛查出视力异常或可疑眼病的,要提供个性化、针对性强的防控方案。在检查的基础上,结合居民电子健康档案、健康"一卡通"等现有资源,建立并更新儿童青少年视力健康电子档案,配合学校及教育行政部门,及时共享有关信息。

规范诊断治疗。县级及以上综合医院普遍开展近视防治医疗服务,认真落实《近视防治指南》等诊疗规范,根据儿童青少年视觉症状,进行科学验光及相关检查,明确诊断,按照诊疗规范进行矫治。叮嘱儿童青少年近视患者应遵从医嘱进行随诊,以便及时调整采用适宜的干预和治疗措施。对于儿童青少年高度近视或病理性近视患者,应充分告知疾病的危害,提醒其采取预防措施避免并发症的发生或降低危害。制定跟踪干预措施,检查和矫治情况及时记入儿童青少年视力健康电子档案。积极开展近视防治相关研究,加强防治近视科研成果与技术的应用。充分发挥中医药在儿童青少年近视防治中的作用,制定实施中西医一体化综合治疗方案,推广应用中医药特色技术和方法。

提高诊疗水平。各级医疗机构应结合实际,加大投入、完善设施设备,配齐医护人员,并建立科学的培训及考核制度,不断加强眼科医疗服务能力建设。重庆市眼科医疗质量控制中心、重庆市防盲技术指导组应对各级医疗机构加强业务指导,西南眼科联盟、重庆市眼科联盟应充分发挥医联体的协同作用,提升区域内眼科疾病诊疗水平和眼健康服务能力。

加强健康教育。儿童青少年近视是公共卫生问题,必须从健康教育入手,以公共卫生服务为抓手,发动儿童青少年和家长自主健康行动。针对人们缺乏近视防治知识、对近视危害健康严重性认识不足的问题,发挥健康管理、公共卫生、眼科、视光学、疾病防控、中医药相关领域专家的指导作用,主动进学校、进社区、进家庭,积极宣传推广预防儿童青少年近视的视力健康科普知识。加强营养健康宣传教育,因地制宜开展营养健康指导和服务。视力监测机构开展视力监测时,应对学校师生开展至少1 次视力防控健康教育宣讲活动;对视力异常的学生进行提醒教育,为其开具个人运动处方和保健处方,及时告知家长带学生到眼科医疗机构检查。

(四)学生

强化健康意识。每个学生都要强化"每个人是自身健康的第一责任人"意识,主动学习掌握科学用眼护眼等健康知识,并向家长宣传。积极关注自身视力状况,自我感觉视力发生明显变化时,及时告知家长和教师,尽早到眼科医疗机构检查和治疗。

养成健康习惯。遵守近视防控的各项要求,认真规范做眼保健操,保持正确读写姿势,积极参加体育锻炼和户外活动,每天保证 2 小时以上的户外活动时间,每周参加中等强度体育活动 3 次以上,养成良好生活方式,不熬夜、少吃糖、不挑食,自觉减少电子产品使用。

(五)有关部门

市教委:成立全市中小学和高校健康教育指导委员会,指导区县教育行政部门和学校科学开展儿童青少年近视防控和视力健康管理等学校卫生与健康教育工作。强化示范引领作用,分阶段推进儿童青少年近视综合防控试点区县和试点学校工作,从2020 年起,每年评选 2~3 个示范区县和 50 所示范学校。进一步健全学校体育卫生发展制度和体系,不断完善学校体育场地设施,加快体育与健康师资队伍建设,聚焦"教"(教会健康知识和运动技能)"练"(经常性课余训练和常规性体育作业)"赛"(广泛开展班级、年级和跨校体育竞赛活动)"养"(养成健康行为和健康生活方式),深化学校体育、健康教育教学改革,积极推进校园体育项目建设。推动区县教育行政部门加强现有中小学卫生保健机构建设,按照标准和要求强化人员和设备配备。鼓励高校特别是医学院校、高等师范院校开设眼视光、健康管理、健康教育相关专业,培养近视防治、视力健康管理专门人才和健康教育教师,积极开展儿童青少年视力健康管理相关研究。会同有关部门开展全市学校校医等专职卫生技术人员配备情况专项督导检查,着力解决专职卫生技术人员数量及相关设备配备不足问题。会同有关部门坚决治理规范校外培训机构,每年对校外培训机构教室采光照明、课桌椅配备、电子产品等达标情况开展全覆盖专项检查。

市卫生健康委:建立并完善由市级医院、区县级综合医院及街道社区卫生服务中心(乡镇卫生院)组成的近视防控三级网络,培养优秀视力健康专业人才,鼓励有条件的街道社区卫生服务中心或乡镇卫生院设立近视防控站点。加强基层眼科医师、眼保健医生、儿童保健医生培训,提高视力监测、筛查、常见眼病诊治和急诊处置能力。加强视光师培养,确保每个区县均有合格的视光专业人员提供规范服务,并根据儿童青少年近视情况,选择科学合理的矫正方法。全面加强全市儿童青少年视力健康及其相关危险因素监测网络、数据收集与信息化建设。会同教育部门组建全市儿童青少年近视防治和视力健康专家队伍,充分发挥卫生健康、教育、体育等部门和群团组织、社会组织作用,科学指导儿童青少年近视防治和视力健康管理工作。会同有关部门,在国家出台的相关强制性标准下,严格规范儿童青少年的教材、教辅、考试试卷、作业本、报刊及其他印刷品、出版物等的字体、纸张,以及学习用灯具等,使之有利于保护视力。会同相关部门按照采光和照明国家有关标准要求,对学校、托幼机构和校外培训机构教室(教学场所)以"双随机"(随机抽取卫生监督人员,随机抽取学校、托幼机构和校外培训机构)方式进行抽检、记录并公布。

市体育局:增加适合儿童青少年户外活动和体育锻炼的场地设施,持续推动各类公共体育设施向儿童青少年开放。积极引导支持社会力量开展各类儿童青少年体育活动,有针对性地开展各类冬夏令营、训练营和体育赛事等,吸引儿童青少年广泛参加体育运动,动员各级社会体育指导员为广大儿童青少年参与体育锻炼提供指导。

市财政局:合理安排投入,积极支持相关部门开展儿童青少年近视综合防控工作。

市人力社保局:会同市教委、市卫生健康委完善中小学和高校校医、保健教师和健康教育教师职称评审政策,市卫生健康委探索单独组建中小学和高校校医卫生技术系列职称评审组、市教委探索单独组建保健教师和健康教育教师系列职称评审组,单独评审。

市市场监管局:严格监管验光配镜行业,不断加强眼视光产品监管和计量监管,整顿配镜行业秩序,加大对眼镜和眼镜片的生产、流通和销售等执法检查力度,规范眼镜片市场,杜绝不合格眼镜片流入市场。加强广告监管,依法查处虚假违法近视防控产品广告。

市文化旅游委:加强对网络游戏出版运营的审查监管,严格网络游戏防沉迷系统应用,切实保护青少年身心健康。充分发挥广播电视、报刊、网络、新媒体等作用,利用公益广告等形式,多层次、多角度宣传推广近视防治知识。

防控儿童青少年近视是一项系统工程,各相关部门都要关心、支持、参与儿童青少年视力保护,在全社会营造政府主导、部门配合、专家指导、学校教育、家庭关注的良好氛围,让每个孩子都有一双明亮的眼睛和光明的未来。

三、加强考核

建立由市政府分管负责人为总召集人,市政府联系副秘书长、市教委、市卫生健康委、市体育局、市财政局、市人力社保局、市市场监管局、市文化旅游委主要负责人为成员的儿童青少年近视防控工作联席会议制度,负责全市儿童青少年近视防控工作统筹协调和考核。联席会议设办公室在市教委,承担日常工作。由市教委主要负责同志兼任办公室主任,市教委、市卫生健康委分管负责人兼任办公室副主任,各成员单位分别明确有关处室负责人为联络员。

市政府将儿童青少年近视防控工作、总体近视率和体质健康状况纳入对区县政府和相关部门的绩效考核;授权市教委、市卫生健康委与各区县政府签订全面加强儿童青少年近视防控工作责任书。

各区县政府负责本地区儿童青少年近视防控措施的落实,主要负责同志要亲自抓,将儿童青少年近视防控工作、总体近视率和体质健康状况纳入政府绩效考核,严禁各区县政府片面以学生考试成绩和学校升学率考核教育行政部门和学校。将视力健康纳入素质教育,将儿童青少年身心健康、课业负担等纳入义务教育质量监测评估体系,对儿童青少年体质健康水平连续三年下降的区县政府和学校依法依规予以问责。

建立全市儿童青少年近视防控工作评议考核制度,评议考核办法根据教育部、国家卫生健康委、体育总局制订的相关办法执行,在市卫生健康委、市教委核实各地2018年儿童青少年近视率的基础上,从2019年起,每年开展各区县政府儿童青少年近视防控工作评议考核,结果向社会公布。

重庆建立三级近视防控体系
为儿童青少年视力健康护航

儿童青少年视力健康问题越来越受到大家重视,在推进儿童青少年近视综合防控工作中,重庆采取了哪些措施?重庆市教委相关负责人介绍,近年来,重庆正有力有序有效推进综合防控儿童青少年近视各项工作,建立起"市级—区域—区县"三级近视防控体系。

一、顶层设计有实策

据介绍,重庆建立了市综合防控儿童青少年近视联席会议制度,每年定期组织召开综合防控儿童青少年近视联席会议。市教委、市卫生健康委与各区县政府签订责任书,将综合防控儿童青少年近视工作纳入区县年度考核。

此外,出台考核办法压实压紧各方责任,制定出台《重庆市综合防控儿童青少年近视实施方案》,细化了工作目标和各方任务,全面推进儿童青少年近视综合防控工作。

该负责人介绍,重庆建立了"市级—区域—区县"三级近视防控体系,建设 6 家市级儿童青少年近视防控基地,建立 3 家区域性儿童青少年近视防控中心,确定 40 家区县儿童青少年近视防控承接单位;组建市级眼科质控中心,全力打造医防融合、"三位一体"的儿童青少年防控体系。

在加强区域中小学卫生保健机构建设方面,重庆新建江北区、潼南区、合川区、丰都县 4 个区域性中小学卫生保健机构,承担儿童青少年近视预防干预和防控指导任务;在市疾控中心设立学校卫生所,在 34 个区县疾控中心成立学校卫生科或相关科室,强化对属地学校近视防控工作的技术指导;在全市中小学(幼儿园)配备卫生副校(园)长,加强中小学近视防控常态化管理专业力量。

二、防控先行有实招

重庆各区县累计投入 17.24 亿元完善学校卫生设备设施建设,对 115.24 万间教室进行照明升级改造,对超过 101.64 万套教室课桌椅进行更换,为儿童青少年营造良好视觉环境。

此外,重庆开展托幼机构、校外培训机构、学校采光照明"双随机"抽查工作。2021 年,全市随机抽查托幼机构 327 所、校外培训机构 182 所、学校 531 所,重点检查与儿童青少年近视防控有关的教室采光、教室照明、课桌椅配备等情况,切实加强儿童青少年近视防控工作。

"建立眼健康数据库,推进近视防控干预行动,组织开展 41 个区县学校和幼儿园近视筛查和干预,覆盖 10 万余名大中小学生。"该负责人介绍,重庆市将 0～6 岁儿童眼保健、视力检查作为群众健康管理和服务受益率的指标,认真调研摸底,为干预工作开展提供重要依据。

根据重庆学生近视发生发展的规律及近视防控关键时期特点、学校和学生地理分布情况,经专家多次论证,重庆市研制了《重庆市综合防控儿童青少年近视哨点监测方案》。通过分层整群抽样,聚焦重点人群、重点年级,注重数据横向区县间、纵向年度间的可比性,将全市 41 个行政单元划分为 13 个小组,实行划片监测,获取第一手数据,为制定分类防控策略提供科学依据。

三、宣传普及有实效

在宣传普及方面,重庆组建校园视力健康管理队伍,由学校负责人、专兼职卫生健康教师、班主任、家长共同组成,细化明确"四类"职责,共同加强学生从教室到家庭全过程闭环监管。成立学校近视防控宣讲分队,邀请家长代表、爱心志愿者开展爱眼护眼进家庭活动;教育、卫生健康部门充分依托社区建立家长学校,面向家长举办近视防控讲座。

此外,重庆还开展"全国爱眼日""全市爱眼月"等主题宣传活动,通过多种形式,营造近视防控宣传教育良好氛围。

重庆充分发挥学校宣传教育主阵地优势,将近视防控纳入学校健康教育体系,让近视防控知识"进校园、进课堂、进头脑";采取线上线下结合模式,对家长、学生、教师,广泛开展防治知识宣传;鼓励学校针对不同年龄段学生特点,制作适合各年龄段学生的宣传资料,结合实际创编形式多样、学生喜爱的大课间操,因地制宜开展各类体育和户外文化活动,增强学生防控近视的自觉性和积极性。(李华侨)

来源:新华网重庆健康频道

2022 年 6 月 28 日

河北省卫生健康委等六部门

关于进一步规范儿童青少年近视矫正

工作切实加强监管的通知

冀卫监督函〔2019〕3 号

各市(含定州、辛集市)卫生健康委(局)、网信办、教育局、市场监管局、中医药局、药监局,雄安新区管委会公共服务局:

为贯彻落实国家卫生健康委、中央网信办等六部门联合印发的《关于进一步规范儿童青少年近视矫正工作,切实加强监管的通知》和教育部、国家卫生健康委等八部门联合印发的《综合防控儿童青少年近视实施方案》有关要求,进一步规范儿童青少年近视矫正工作,加强部门监管,整顿市场乱象,维护儿童青少年健康权益,现将有关要求通知如下:

一、落实主体责任,加强行业自律,规范近视矫正工作

在目前医疗技术条件下,近视不能治愈。儿童青少年时期可以通过科学用眼、增加户外活动时间、减少长时间近距离用眼等方式预防、控制和减缓近视。家长一旦发现儿童青少年视力异常,应当及时带其到眼科医疗机构检查,遵从医嘱进行科学矫正。

从事儿童青少年近视矫正的机构或个人必须严格依法执业、依法经营,不得在开展近视矫正对外宣传中使用"康复""恢复""降低度数""近视治愈""近视克星"等表述误导近视儿童青少年和家长。不得违反中医药法规定冒用中医药名义或者假借中医药理论、技术欺骗消费者,谋取不正当利益。

二、明确职责分工,切实加强监管,严肃查处违法行为

各地相关部门要切实加强沟通协调,推进综合监管,部门间要密切联系配合,畅通移交移送途径,形成监管合力。要督促指导相关机构、企业及从业人员严格依法执业、依法经营、规范服务。要强化社会监督,拓宽投诉举报渠道,认真受理并调查核实群众的投诉举报,对违法违规行为,一经发现要依法依规严肃查处。各部门职责分工如下:

(一)卫生健康行政部门。各地卫生健康行政部门要加大对无证行医的打击力度,依法严厉打击无"医疗机构执业许可证"的机构和无医师资格证书、执业证书的人员擅自从事眼科医疗服务行为。督促辖区医疗机构切实落实主体责任,严格按照国家卫生健康委发布的《近视防治指南》等要求,规范开展儿童青少年近视矫正工作,规范眼视光医疗器械使用行为,严禁医疗机构虚假、夸大宣传,对存在的违法违规行为依法依规严肃查处。发现医疗机构使用的眼视光产品、医疗器械存在质量不合格或者夸大宣传等问题,及时通报或移送市场监管、药品监管等部门。

(二)市场监督管理部门。各地市场监督管理部门要加强儿童青少年近视矫正广告监管,依法查处虚假违法广告。强化部门间信息共享和协调联动,涉及专业技术内容需要认定的,卫生健康、中医药等部门要积极配合。要加大对眼镜制配、眼视光产品等行业和领域不正当竞争行为的监管执法,依法查处市场混淆、虚假宣传等不正当竞争行为,维护公平竞争的市场秩序。要加大近视眼镜镜片、镜架等眼镜产品的监督抽查和专项整治力度,严肃查处涉及眼镜和眼镜片计量、标准化、认证、质量违法行为以及生产、流通和销售环节存在的违法行为。

(三)中医药管理部门。各地中医药管理部门要加大事中事后监管力度,严肃查处假冒中医医疗机构或医务人员宣传虚假中医近视矫正疗效的非法行为,严厉打击假借中医近视防控技术欺骗群众、损害群众利益的机构和人员,会同市场监管等部门加强对中医医疗广告的监管。要督促辖区中医医疗机构切实落实主体责任,规范开展儿童青少年近视矫正工作。

(四)药品监督管理部门。各地药品监督管理部门要坚决贯彻落实《医疗器械监督管理条例》及相关法规要求,严格眼视光医疗器械的注册审评审批,规范产品适用范围及禁忌证。对医疗器械名称、说明书或者标签包含"近视治愈"等容易误导的词语以及与实际产品功能不相符的表述,要严格予以纠正。要加强对眼视光相关医疗器械生产企业、经营企业及使用单位的监督检查,会同有关部门严厉打击各类非法生产、经营、使用眼视光医疗器械的违法行为。

(五)教育行政部门。各地教育行政部门要科学指导学校开展儿童青少年近视防控和视力健康管理等学校卫生与健康教育工作。会同有关部门广泛开展儿童青少年近视防控校园宣传教育活动,坚决治理规范校外培训机构,严格查处各类教育机构中教室采光照明、课桌椅配备、电子产品等不达标情况。

(六)网信部门。各地网信部门要加大对互联网夸大虚假宣传近视矫正内容的

清理力度,依法查处含有"康复""恢复""降低度数""近视治愈""近视克星"等误导表述,或违反中医药法规定冒用中医药名义、假借中医药理论技术欺骗消费者,谋取不正当利益的互联网信息或网站。配合卫生健康、教育等有关部门规范开展儿童青少年近视防控科普网上宣传工作。

三、曝光典型案例,加强科普宣传,科学认知近视矫正

针对当前社会各界对儿童青少年近视矫正仍然存在"近视可以治愈"等认识误区以及近视矫正违法违规行为,各地卫生健康、市场监管、中医药以及药品监管等部门要定期曝光查处的相关典型案例,震慑违法犯罪分子。各地卫生健康、教育及网信等部门要加强协作,积极配合,通过传统媒体和互联网等多种渠道和方式,广泛开展儿童青少年近视防控校园宣传和社会宣传教育活动,告知非法或不恰当近视矫正行为表现形式和可能造成的危害,引导儿童青少年和家长科学认知近视矫正,切实增强辨别能力和自我保护意识,自觉抵制近视矫正虚假违法广告,提高儿童青少年近视防控能力。

各地卫生健康、教育及网信等部门要加强指导和检查,切实规范近视知识科普宣传活动,禁止各类企业进入学校进行产品宣传,制止并依法查处借科普宣传活动进行商业牟利的行为。

请各地各部门分别于2019年6月10日、12月10日前将辖区有关工作落实进展情况书面报本系统主管部门。

省卫生健康委联系人:寇博煦

联系电话:0311－66165729　　传真:0311－66165729

省网信办联系人:姬恒楠

联系电话:0311－87908687　　传真:0311－87800933

省教育厅联系人:靳学军

联系电话:0311－66005208　　传真:0311－66005208

省市场监管局联系人:王庚

联系电话:0311－67565155　　传真:0311－67565159

省中医药管理局联系人:窦颖

联系电话:0311－66165519　　传真:0311－66165527

省药监局联系人:李静毓

联系电话:0311－83720125　　传真:0311－83720021

河北省卫生健康委员会　河北省互联网信息办公室

河北省教育厅　河北省市场监督管理局

河北省中医药管理局　河北省药品监督管理局

2019年5月23日

山西省人民政府办公厅关于做好
儿童青少年近视综合防控工作的通知

晋政办发〔2019〕19 号

各市、县人民政府,省人民政府各委、办、厅、局:

儿童青少年近视问题已经成为我国面临的重要社会问题,低龄化、重度化日益严重,引起了党中央的高度重视,习近平总书记连续作出重要指示批示,教育部、国家卫生健康委等八部门印发了《综合防控儿童青少年近视实施方案》及重点任务分工方案。为切实加强新时代儿童青少年近视防控工作,经省人民政府同意,现就有关事项通知如下。

一、高度重视,完成全省防控目标任务

根据国务院授权教育部、国家卫生健康委同省政府签订的防控近视责任书要求,我省防控儿童青少年近视工作阶段性目标任务是:到 2023 年,力争实现全省儿童青少年总体近视率在 2018 年的基础上每年降低 1 个百分点以上;到 2030 年,实现全省儿童青少年新发近视率明显下降,儿童青少年视力健康整体水平显著提升,6 岁儿童近视率控制在 3% 左右,小学生近视率下降到 38% 以下,初中生近视率下降到 60%以下,高中阶段学生近视率下降到 70% 以下,国家学生体质健康标准达标优秀率达25% 以上。

完成以上目标任务,全省各级人民政府、各有关部门必须高度重视,按照省政府有关部门制定的防控近视工作重点任务分工方案(附后),责任到人,抓早抓实,保证完成各年度任务,努力实现防控预期目标。

二、明确职责,建立健全协同工作机制

综合防控儿童青少年近视工作,工作量大、涉及面宽,要在政府领导下,建立健全协同工作机制。尽快成立全省中小学和高校健康教育指导委员会,指导各级教育行政部门和学校科学开展儿童青少年近视防控和视力健康管理等学校卫生与健康教育工作。建立全省推进儿童青少年近视防控工作厅际联席会议制度,明确省直有关部门职责分工,定期沟通协调,统一安排部署年度工作,对口调度重点专项工作,年终汇报,考核通报。

各市、县人民政府要结合本地实际情况,在认真调查研究、摸清底数的基础上,制定长期、近期及分年度目标任务,并细化分解,保证按期完成。各相关部门要认真落实八部委实施方案的要求,各司其职,搞好分工协作,共同关心、支持、参与儿童青少年视力保护,在全社会营造政府主导、部门配合、专家指导、学校教育、家庭关注的良好氛围。

教育行政部门要督促和确保各级各类学校严格依据国家课程方案和课程标准组织安排教学活动,严格执行《学校卫生工作条例》《中小学健康教育指导纲要》等,全面推进义务教育学校免试就近入学全覆盖,改善教学设施和条件,强化体育与健康课和课外锻炼,加强学校卫生与健康教育。引导学生科学规范使用电子产品,定期开展视力监测。

卫生健康行政部门要认真落实《近视防治指南》等诊疗规范,建立视力健康档案,开展中小学视力筛查,加强全省儿童青少年视力健康及其相关危险因素监测网络建设,规范诊断治疗,组建全省儿童青少年近视防治和视力健康专家队伍,科学指导儿童青少年近视防治和视力健康管理工作。

体育部门要增加适合儿童青少年户外活动和体育锻炼的场地设施,引导支持社会力量开展各类儿童青少年体育活动,动员各级社会体育指导员为广大儿童青少年参与体育锻炼提供指导。

财政部门要合理安排投入,积极支持相关部门开展儿童青少年近视综合防控工作。

人力资源和社会保障部门要会同教育部门、卫生健康行政部门完善中小学和高校校医、保健教师和健康教育教师职称评审政策。

市场监督管理部门要严格监管验光配镜行业,规范眼镜片市场,加强广告监管,依法查处虚假违法近视防控产品广告。

新闻出版部门要实施网络游戏总量调控,控制新增网络游戏上网运营数量,采取措施限制未成年人使用时间。

广播电视部门要充分发挥广播电视、报刊、网络、新媒体等作用,利用公益广告等形式,多层次、多角度宣传推广近视防治知识。

三、加强领导,严格考核评价问责制度

(一)实行主要领导负责制。各级人民政府负责抓好本地区儿童青少年近视防控措施落实,主要负责人要亲自抓。省人民政府授权省教育厅、省卫生健康委与各市人民政府签订全面加强儿童青少年近视防控工作责任书,各级人民政府逐级签订责任书。将儿童青少年近视防控工作、总体近视率和体质健康状况纳入政府绩效考核,严禁各级人民政府片面地以学生考试成绩、学校升学率考核教育行政部门和学校。

(二)实行评价公示制度。将视力健康纳入素质教育,将儿童青少年身心健康、课业负担等纳入义务教育质量监测评估体系,按照国家评议考核办法,建立近视防控工作评议考核制度,在核实各地 2018 年儿童青少年近视率的基础上,从 2019 年起,每年开展各市人民政府儿童青少年近视防控工作评议考核,结果向社会公布。

(三)实行督办问责制度。严格执行国家儿童青少年近视防控工作评议考核办法,加强督导检查,对儿童青少年体质健康水平连续三年下降的地方政府和学校依法依规予以问责。

附件:《综合防控儿童青少年近视实施方案》重点任务分工

2019 年 3 月 22 日

附件

《综合防控儿童青少年近视实施方案》重点任务分工

序号	主要任务	责任单位
1	指导各级教育行政部门督促和确保各级各类学校严格依据国家课程方案和课程标准组织安排教学活动,严格按照"零起点"正常教学,小学一、二年级不布置书面家庭作业,三至六年级书面家庭作业完成时间不得超过60分钟,初中不得超过90分钟,高中阶段也要合理安排作业时间	省教育厅
2	指导各级教育行政部门督促和确保全面推进义务教育学校免试就近入学全覆盖。坚决控制义务教育阶段校内统一考试次数,小学一、二年级每学期不得超过1次,其他年级每学期不得超过2次。严禁以任何形式、方式公布学生考试成绩和排名;严禁以各类竞赛获奖证书、学科竞赛成绩或考级证明等作为招生入学依据;严禁以各种名义组织考试选拔学生	省教育厅
3	指导各级教育行政部门督促和确保改善教学设施和条件,鼓励采购符合标准的可调节课桌椅和坐姿矫正器,为学生提供符合用眼卫生要求的学习环境,严格按照普通中小学校、中等职业学校建设标准,落实教室、宿舍、图书馆(阅览室)等采光和照明要求,使用利于视力健康的照明设备。加快消除"大班额"现象。学校教室照明卫生标准达标率100%	省教育厅
4	指导各级教育行政部门督促和确保各级各类学校强化体育与健康课和课外锻炼,确保中小学生在校时每天1小时以上体育活动时间。严格落实国家体育与健康课程标准,确保小学一、二年级每周4课时,三至六年级和初中每周3课时,高中阶段每周2课时。中小学校每天安排30分钟大课间体育活动。确保学生在校期间每天按规定做眼保健操。有序组织和督促学生在课间时到室外活动或远眺,防止学生持续疲劳用眼。全面实施寒暑假学生体育家庭作业制度	省教育厅

序号	主要任务	责任单位
5	指导各级教育行政部门督促和确保各级各类学校依托健康教育相关课程,向学生讲授保护视力的意义和方法,提高其主动保护视力的意识和能力。培训培养健康教育教师,开发和拓展健康教育课程资源。支持鼓励学生成立健康教育社团,开展视力健康同伴教育	省教育厅
6	指导各级教育行政部门督促和确保各级各类学校引导学生科学规范使用电子产品,养成信息化环境下良好的学习和用眼卫生习惯。严禁学生将个人手机、平板电脑等电子产品带入课堂,带入学校的要进行统一保管。学校教育本着按需的原则合理使用电子产品,教学和布置作业不得依赖电子产品,使用电子产品开展教学时长原则上不超过教学总时长的30%,原则上采用纸质作业	省教育厅
7	指导各级教育行政部门督促和确保小学接收医疗卫生机构转来的儿童青少年视力健康电子档案,确保一人一档,并随学籍变化实时转移。严格落实学生健康体检制度和每学期2次视力监测制度,学校及时把视力监测结果记入儿童青少年视力健康电子档案	省教育厅
8	指导各级教育行政部门督促和确保各级各类学校建立校领导、班主任、校医(保健教师)、家长代表、学生视力保护委员和志愿者等学生代表为一体的视力健康管理队伍,明确和细化职责。将近视防控知识融入课堂教学、校园文化和学生日常行为规范。加强医务室(卫生室、校医院、保健室等)力量,按标准配备校医和必要的药械设备及相关监测检查设备	省教育厅
9	指导各级教育行政部门督促和确保幼儿园严格落实3～6岁儿童学习与发展指南,重视生活和游戏对3～6岁儿童成长的价值,严禁"小学化"教学。保证儿童每天2小时以上户外活动。为儿童提供营养均衡、有益于视力健康的膳食,促进视力保护。幼儿园教师开展保教工作时要主动控制使用电视、投影等设备的时间	省教育厅
10	鼓励高校特别是医学院校、高等师范院校开设眼视光、健康管理、健康教育相关专业,培养近视防治、视力健康管理专门人才和健康教育教师,积极开展儿童青少年视力健康管理相关研究	省教育厅
11	成立全省中小学和高校健康教育指导委员会,指导各级教育部门和学校科学防控近视。开展青少年近视防控试点工作。进一步健全学校体育卫生工作制度和体系,不断完善学校体育场地设施,加快体育与健康师资队伍建设,聚焦"教"(教会健康知识和运动技能)、"练"(经常性课余训练和常规性体育作业)、"赛"(广泛开展班级、年级和跨校体育竞赛活动)、"养"(养成健康行为和健康生活方式),深化学校体育、健康教育教学改革,积极推进校园体育项目建设	省教育厅

续表

序号	主要任务	责任单位
12	指导各级卫生健康行政部门督促和确保医疗卫生机构严格落实国家基本公共卫生服务中关于0～6岁儿童眼保健和视力检查工作要求,2019年起,0～6岁儿童每年眼保健和视力检查覆盖率达90%以上。依托现有资源建立、及时更新儿童青少年视力健康电子档案,并随儿童青少年入学实时转移。认真开展中小学生视力筛查,及时更新儿童青少年视力健康电子档案,筛查出视力异常或可疑眼病的,要提供个性化、针对性强的防控方案	省卫生健康委
13	指导各级卫生健康行政部门督促和确保县级及以上综合医院普遍开展眼科医疗服务,认真落实《近视防治指南》等诊疗规范,提高眼健康服务能力。制定跟踪干预措施,检查和矫治情况及时记入儿童青少年视力健康电子档案。积极开展近视防治相关研究,加强防治近视科研成果与技术的应用。充分发挥中医药在儿童青少年近视防治中的作用,制定实施中西医一体化综合治疗方案,推广应用中医药特色技术和方法	省卫生健康委
14	发挥健康管理、公共卫生、眼科、视光学、疾病防控、中医药相关领域专家的指导作用,积极宣传推广预防儿童青少年近视的视力健康科普知识。加强营养健康宣传教育,因地制宜开展营养健康指导和服务	省卫生健康委
15	培养优秀视力健康专业人才,在有条件的社区设立防控站点。加强基层眼科医师、眼保健医生、儿童保健医生培训,提高视力筛查、常见眼病诊治和急诊处置能力。加强视光师培养,确保每个县(市、区)均有合格的视光专业人员提供规范服务,并根据儿童青少年近视情况,选择科学合理的矫正方法	省卫生健康委
16	全面加强全省儿童青少年视力健康及其相关危险因素监测网络、数据收集与信息化建设	省卫生健康委
17	严格执行《学校卫生工作条例》《中小学健康教育指导纲要》和《中小学健康体检办法》等	省教育厅、省卫生健康委
18	开展全省学校校医等专职卫生技术人员配备情况专项督导检查,着力解决专职卫生技术人员数量及相关设备配备不足问题	省教育厅、省卫生健康委、省人力资源和社会保障厅

续表

序号	主要任务	责任单位
19	坚决治理规范校外培训机构，每年对校外培训机构教室采光照明、课桌椅配备、电子产品等达标情况开展全覆盖专项检查。按照采光和照明国家有关标准要求，对学校、托幼机构和校外培训机构教室（教学场所）以"双随机"（随机抽取卫生监督人员，随机抽取学校、托幼机构和校外培训机构）方式进行抽检、记录并公布	省教育厅、省卫生健康委
20	组建全省儿童青少年近视防治和视力健康专家队伍，科学指导儿童青少年近视防治和视力健康管理工作	省卫生健康委、省教育厅
21	按照相关标准，严格规范儿童青少年的教材、教辅、考试试卷、作业本、报刊及其他印刷品、出版物等的字体、纸张，以及学习用灯具等，使之有利于保护视力	省卫生健康委、省教育厅、省市场监管局、省新闻出版局
22	增加适合儿童青少年户外活动和体育锻炼的场地设施，持续推动各类公共体育设施向儿童青少年开放。积极引导支持社会力量开展各类儿童青少年体育活动，有针对性地开展各类冬夏令营、训练营和体育赛事等，吸引儿童青少年广泛参加体育运动，动员各级社会体育指导员为广大儿童青少年参与体育锻炼提供指导	省体育局、省教育厅
23	合理安排投入，积极支持相关部门开展儿童青少年近视综合防控工作	省财政厅、省教育厅、省卫生健康委
24	完善中小学和高校校医、保健教师和健康教育教师职称评审政策	省人力资源和社会保障厅、省教育厅、省卫生健康委
25	严格监管验光配镜行业，不断加强眼视光产品监管和计量监管，整顿配镜行业秩序，加大对眼镜和眼镜片的生产、流通和销售等执法检查力度，规范眼镜镜片市场，杜绝不合格眼镜片流入市场。加强广告监管，依法查处虚假违法近视防控产品广告	省市场监管局

序号	主要任务	责任单位
26	实施网络游戏总量调控,控制新增网络游戏上网运营数量,探索符合国情的适龄提示制度,采取措施限制未成年人使用时间	省新闻出版局
27	发挥广播电视、报刊、网络、新媒体等作用,利用公益广告等形式,多层次、多角度宣传推广近视防治知识	省教育厅、省广播电视局、省卫生健康委、省委宣传部
28	核实儿童青少年近视基础数据,就完成阶段性目标任务代表省政府与各市人民政府签订全面加强儿童青少年近视防控工作责任书	省教育厅、省卫生健康委
29	将儿童青少年近视防控工作、总体近视率和体质健康状况纳入政府绩效考核,严禁各级人民政府片面以学生考试成绩和学校升学率考核教育行政部门和学校	省教育厅、省委组织部
30	对儿童青少年体质健康水平连续三年下降的各级人民政府和学校依法依规予以问责;将视力健康纳入素质教育,将儿童青少年身心健康、课业负担等纳入义务教育质量监测评估体系;建立全省儿童青少年近视防控工作评议考核制度,制定评议考核办法。从2019年起,每年开展各市人民政府儿童青少年近视防控工作评议考核,结果向社会公布	省教育厅、省卫生健康委、省委组织部、省体育局

山西省扎实推进综合防控儿童青少年近视防控工作

　　山西省深入贯彻习近平总书记关于学生近视问题的重要指示批示精神,坚决落实教育部等部门关于综合防控儿童青少年近视的部署要求,完善工作体系、凝聚工作合力、强化宣传教育、抓好近视干预,切实推进综合防控儿童青少年近视工作取得实效。

一、强化组织领导,构筑全链条近视防控体系

　　加强统筹谋划,完善儿童青少年近视防控工作联席会议机制,组成部门由8个增

加到 11 个，增强了近视防控工作的整体性、系统性和实效性。围绕"实现地方儿童青少年近视率下降目标"，启动挂号项目，年度任务对表推进。面对新冠肺炎疫情，省、市、县三级统筹疫情、近视"双防控"，制定完善开学方案、应急预案等工作制度和文件，细化目标任务，分解责任到人，推动近视防控工作落细落实落地。2020 年 10 月 15 日，召开全省综合防控儿童青少年近视工作联席会议机制第二次会议暨工作推进会，总结各成员单位、各市县落实国家及省委省政府工作部署，完善体制机制，深化联动格局，压实主体责任，加大推进力度，综合防控儿童青少年近视取得阶段性成效。会议审议通过了《山西省综合防控儿童青少年近视工作评议考核办法（试行）》。

二、强化部门联动，凝聚全方位近视防控合力

充分发挥联席会议机制成员单位作用，加强协调配合，形成部门齐抓共管、合力攻坚的良好局面。山西省教育厅引导高校增设眼视光等专业，不断提高专业人才培养质量。山西省卫生健康委组建近视防控省级专家组，为全省儿童青少年近视防控工作提供技术支撑。山西省人社厅将校医纳入卫生系列职称评价范畴，解除了校医职业发展的关键性障碍。山西省体育局组织近 6 万个家庭参与线上亲子体育活动，促进儿童青少年全面发展。山西省市场监管局集中开展眼镜制配专项监督检查，有效保障儿童青少年健康权益。山西省团省委、省少工委、省学联等部门深入开展"走下网络、走出宿舍、走向操场"主题课外体育锻炼活动，参与人数累计达 76 余万人次，让强健体魄、健康生活成为校园新风尚。

三、强化宣传教育，唤起全社会爱眼护眼意识

坚持防近视从娃娃抓起，制作爱眼护眼动画公益广告片，循环滚动播出。征集征文、绘画作品并在全省中小学校巡回展出，引发广泛关注与热烈反响。举行爱眼日义诊活动，引导全社会关注眼健康。山西省级主流媒体充分发挥宣传优势，及时有力发声，推动近视防控深入社会、深入生活、深入人心。

四、强化监测干预，调动全要素提升学生体质

疫情期间，统筹经费 200 余万元，开发山西省儿童青少年近视防控平台。开展新冠肺炎疫情对学生视力影响评估，以加强健康教育、增加体育锻炼、控制电子产品使用、减轻学业负担、合理调整作息等为主要措施，对学生实施有针对性的近视干预。开展"疫情期间线上学习如何用眼"等近视防控专题宣教，指导家长和学生在疫情期间科学用眼。大力开展校园足球特色学校和试点县区建设，遴选 31 所中小学校率先创建校园游泳特色学校，逐步推进高校游泳教学工作，带动学生加强体育锻炼，对近视防控起到积极推动作用。

五、强化试点建设，发挥全广角辐射带动作用

第一批试点确定以来，各地坚持改革创新，通过设机构、建机制，制方案、强举措，充分发挥了示范引领作用。吕梁市把近视防控纳入六件重点民生实事之一来抓，全面开展近视防控试点示范校建设,民办、公办学校同等要求,力争三年内实现全覆盖。长治市先行先试,把裸眼视力和体重作为身体素质主要评价指标,以综合素质评价方式计入中考成绩。大同市平城区加大近视防控经费投入,对区内所有学生建立视力防控电子档案,为所有学校更换护眼灯,切实改善学生视觉环境。今年9月份,山西省教育厅又组织遴选晋中市左权县等4个区县为"全省儿童青少年近视防控改革试点县(市、区)",遴选86所学校为"全省儿童青少年近视防控改革示范学校(幼儿园)"。

来源:新华网

2020年11月4日

内蒙古自治区成立儿童青少年近视防控专家指导委员会、宣讲团及公布首批儿童青少年近视防控试点学校

为进一步扎实推进自治区综合防控儿童青少年近视工作,根据教育部办公厅《2021年全国综合防控儿童青少年近视重点工作计划》、教育部办公厅等十五部门《儿童青少年近视防控光明行动工作方案(2021—2025)》相关要求,经个人申报、盟市教育行政部门及卫健部门评审推荐,自治区综合防控儿童青少年近视工作联席会议办公室认真遴选后,认定内蒙古医科大学附属医院朱丹教授等17人为自治区儿童青少年近视防控专家指导委员会委员,46人为专家宣讲团成员。

结合自治区综合防控儿童青少年近视工作实际,经学校申报、盟市教育行政部门评审推荐,自治区综合防控儿童青少年近视工作联席会议办公室认真遴选,认定呼和浩特市第十七中学等169所学校为全区儿童青少年近视防控试点学校。

为扎实做好专家指导委员会及宣讲团工作,自治区综合防控儿童青少年近视联席会议机制办公室提出相关要求。宣讲团成员在宣讲的同时,应当积极主动了解当地特别是全国和自治区综合防控儿童青少年近视改革试验区和试点县(市、区)工作推进情况。各级宣讲团参与当地儿童青少年近视防控的指导、调研、督导,引领本地近视防控树典型、出经验。

专家指导委员会发挥专家、学者的专业指导作用,积极推进全区儿童青少年近视防控工作,提高全区近视防控工作的决策科学化、规范化水平。宣讲团成员应主动加

强儿童青少年近视防控知识、技能学习,提升专业水平,学期内平均每学期进校园宣讲2次、全年累计宣讲不少于4次。充分发挥试点学校的引领示范作用,宣传先进有效的经验,通过政府部门协同,媒体参与,专家进校园、眼健康讲堂等形式,引领近视防控科学普及和宣传工作,营造全民防控氛围。

来源:内蒙古自治区教育厅

2021年12月24日

山东省教育厅等九部门关于印发
《山东省儿童青少年近视综合防控推进计划》的通知

鲁教体发〔2019〕1号

各市人民政府,各县(市、区)人民政府,省政府各部门、各直属机构,各高等学校:

《山东省儿童青少年近视综合防控推进计划》已经省政府同意,现印发给你们,请认真贯彻执行。

山东省教育厅 山东省卫生健康委员会

山东省体育局 山东省科技厅

山东省财政厅 山东省人力资源和社会保障厅

山东省市场监督管理局 山东省新闻出版局

山东省广播电视局

2019年4月22日

山东省儿童青少年近视综合防控推进计划

为深入贯彻习近平总书记关于学生近视问题的重要指示精神,在全面落实《教育部等八部门关于印发〈综合防控儿童青少年近视实施方案〉的通知》(教体艺〔2018〕3号)(以下简称《通知》)要求基础上,制定本推进计划。

一、计划目标

认真落实国家有关要求,力争实现到 2023 年儿童青少年总体近视率在 2018 年的基础上每年降低 0.5 个百分点以上,切实完成《通知》设立目标,同时 2023 年前,全省所有的县(市、区)明确承担儿童青少年近视防控工作的机构,设立示范基地;全省儿童青少年健康档案建档率达 100%;学生、教师和家长对近视防控知识知晓率达到 100%。

二、推进方案

(一)学校和家庭

依法依规夯实基础。依据《学校卫生工作条例》《中小学幼儿园安全管理办法》,设立校医院、卫生室或保健室等,配齐校医和保健教师,配备必需的器材和药品。按照《中小学校教室采光和照明卫生标准》(GB 793—2010),提供教室、宿舍、图书馆(阅览室)等采光和照明环境;按照《学校课桌椅功能尺寸及技术要求》(GB/T 3796—2014)采购和使用课桌椅,每月调整学生座位。

严格落实政策要求。按照国家和省有关规定开设体育课程,健康教育课纳入教学计划,建立健康教育兼职教师制度。千方百计增加学生户外阳光下活动时间,在校期间每天校园体育活动时间不少于 1 小时(幼儿园每天 2 小时以上),下午课后组织室外文体活动;寄宿制学校要保证学生每天 1~2 小时户外体育活动时间(寄宿制幼儿园不得少于 3 小时)和 8 小时休息睡眠。按照《山东省中小学教学基本规范》(鲁教基发〔2015〕6 号)严格控制课后作业,支持学校探索小学阶段在校完成全部作业的做法,实施寒暑假学生体育家庭作业。

科学使用电子产品。学校高标准采购多媒体教学设备,使用电子课件教学时长不超过教学总时长的 30%。幼儿园使用电视、投影等保教工作的时间,单次不超过 30 分钟,每天累计不超过 2 小时。中小学校要加强学生在校期间电子产品使用管理,帮助学生养成信息化环境下用眼卫生习惯。家长以身作则,在家主动减少使用电子产品时间,控制孩子特别是学龄前儿童使用电子产品。

全面加强眼健康管理。协助开展视力监测和科学研究,举行"医学专家进校园""家长志愿者讲座"等活动,知晓近视遗传倾向和重度近视致盲等危害性,改变"重治轻防""近视不是病"等观念。学校每学期至少开展 1 次视力健康教育活动,纳入校历。组织学生每天 2 次眼保健操,督促学生课间到室外阳光下活动或远眺,设立学生"视保员"和成立学生健康教育社团,强化视力健康朋辈教育。支持学校将近视防控成效纳入教师、学生、班级的评价体系。

(二)医疗卫生机构

依托省、市、县(市、区)三级近视防控机构,发挥各领域专家的指导作用,主动进学校、进社区,宣传推广预防儿童青少年近视科普知识。严格落实国家基本公共卫生服务要求,2019年起,0~6岁儿童每年眼保健和视力检查覆盖率达90%以上。开展中小学生视力筛查,建立视力档案。落实《近视防治指南》和《山东省青少年视力低下综合防治方案》的诊治标准,发挥我省穴位电刺激、针灸推拿等中医药适宜技术和靶向跟踪治疗、VR功能训练等特色治疗在儿童青少年近视防治中的作用,提高眼健康服务能力。严格验配流程,坚持眼科基础检查、眼病排查、主观和客观综合验光等医学验光配镜规范流程。

(三)有关部门

教育部门:省教育厅成立山东省学校健康教育指导委员会,组织编写通俗易懂的眼健康和防近视歌谣等。依托山东省儿童青少年健康与近视防控研究院等科研平台,借助医学类高校教学科研资源,开展儿童青少年眼健康和近视防控科学研究。通过增加招生计划等方式,鼓励高校开设眼视光、健康管理、健康教育相关专业,培养近视防治、视力健康管理专门人才和健康教育教师。建立专家对区域内中小学校定期技术指导的机制。各市、县(市、区)教育行政部门依据《山东省学生体质健康促进条例》,不断完善学校体育场地设施,加快体育与健康师资队伍建设,对学校开设体育与健康课程情况进行监督和考核。加强中小学(幼儿园)卫生保健所和校医室(卫生保健室)建设,按照标准配备人员和设备。加强校医和保健教师培训,每年定期开展近视防控知识与技能专项培训。

卫生部门:培养优秀视力健康专业人才,在有条件的社区设立防控站点。通过省"适宜卫生技术推广项目"等渠道,对各级眼科医师、眼保健医生、儿童保健医生和社区医生进行儿童青少年近视防控和视力保健专业知识和技能培训。推动建设小儿推拿视力康复示范基地,完善服务网络,推广应用中医药特色技术和方法,充分发挥中医药在儿童青少年近视防治中的作用。支持视光师培养,确保每个县(市、区)均有合格的视光专业人员提供规范服务。建立科学权威的"山东省儿童青少年眼健康信息数据管理平台",全面加强全省儿童青少年视力健康及其相关危险因素监测网络、数据收集与信息化建设,自2019年起,监测数据定期向社会公布,并作为对各市、县(市、区)政府绩效考核的重要依据。

体育部门:增加适合儿童青少年户外活动和体育锻炼的场地设施,持续推动各类公共体育设施向儿童青少年开放,有针对性地开展吸引儿童青少年广泛参加各类冬夏令营、训练营和体育赛事等,动员各级社会体育指导员为广大儿童青少年参与体育锻炼提供指导。

科技部门:协同卫生、教育部门,加强儿童青少年眼健康科学技术研究,积极支持省内高校科研院所和企业争取国家相关科技计划项目;鼓励有发展潜力和应用价值的新技术、新方法申报省级科技计划;大力推进新技术的开发和转化应用,不断提高近视防控工作科技水平。

财政部门:合理安排投入,积极支持相关部门开展儿童青少年近视防控工作。

人力资源和社会保障部门:会同教育、卫生部门做好中小学和高校校医、保健教师和健康教育教师职称评审工作。

市场监督管理部门:严格监管验光配镜行业,不断加强眼视光产品监管和计量监管,整顿配镜行业秩序,加大对眼镜和眼镜片的生产、流通和销售等执法检查力度,规范眼镜片市场,杜绝不合格眼镜片流入市场。加强广告监管,依法查处虚假违法近视防控产品广告。

新闻出版和广播电视部门:充分发挥报刊、广播电视、网络视听等作用,利用公益广告等形式,多层次、多角度宣传推广近视防治知识。

三、保障措施

(一)组织保障。建立政府部门为主导的防控体系,完善省、市、县(市、区)三级儿童青少年近视防控工作机制,组织开展筛查、防控、治疗、监管等工作,形成以教育、卫生为主力,社会各界共同参与,群防群治的良好工作局面。

(二)政策支持。市县级人民政府应将儿童青少年近视防控工作经费列入年度预算,确保近视防控工作有效开展。各级卫生部门统筹公共卫生项目对儿童青少年近视防控予以支持,科技部门将儿童青少年近视防控作为科技惠民计划予以支持。

(三)落实责任。市县级人民政府主要负责同志应亲自抓儿童青少年近视防控工作。省政府授权省教育厅、省卫生健康委与各市政府签订全面加强儿童青少年近视防控工作责任书,市政府与县级政府签订责任书。将儿童青少年近视防控工作、总体近视率和体质健康状况纳入政府绩效考核。将视力健康纳入素质教育,将儿童青少年身心健康、课业负担等纳入义务教育质量监测评估体系。对未实现年度学生防近工作目标或排在后位的市县,省政府授权省教育厅、省卫生健康委进行通报、约谈;对儿童青少年近视发生率连续三年不降低的市县级政府和学校依法依规予以问责。

山东省大力推进儿童青少年近视防控工作

山东省深入贯彻落实习近平总书记关于学生近视问题的重要指示精神,按照教育部等八部门联合印发《综合防控儿童青少年近视实施方案》要求,切实加强和推进儿童青少年近视防控工作,促进儿童青少年健康成长。

构建三级近视防控体系。逐步完善以教育、卫生健康部门为主,医疗卫生机构、学校校医共同参与的省、市、县(市、区)三级儿童青少年近视防控网络和工作机制。制定《青少年视力低下综合防治方案》《儿童青少年近视综合防控推进计划》等,开展覆盖全省的儿童青少年近视底数调查工作。组建7支调查队伍,在全省16市开展近视眼基线水平调查,共调查8万余人,为科学防控值提供数据依据。建立30个市、县(市、区)青少年视力低下防治中心,初步建立全省近视防控网络,有效推进落实儿童青少年近视防控工作。

加强专业人才教育培训。通过加强本科、研究生教育和开展眼视光国际论坛等形式,对眼视光和眼科专业人才开展双向教育培训,让两类人才同步掌握眼科和眼视光知识。依托青少年视力低下防治中心,加强国际教育交流与合作,与国际知名高校开展合作办学,定期选派优秀人才出国进修,已完成专业教师培训14人,为儿童青少年近视防控提供具有高水准、宽视野的优秀人才。

推进近视防控科学研究。成立儿童青少年健康与近视防控研究院,以"治未病"理念为指导,采用"科学防、规范治"和"节点前移、以防为主、防控结合"方针,建立视力和屈光度、眼球发育、视功能三级检测,假性近视、真性近视、高度近视三级预警,以及防控假性近视发生、防控假性近视发展为真性近视、防控低度近视发展为高度近视三级防控体系,加强儿童青少年近视预防和控制近视的关键技术研究。制定中西医一体化综合治疗方案,形成筛查、预警、控制、治疗、康复为一体的近视防治标准,积极打造安全有效、可普及、可推广的标准、技术、产品为一体的眼科与眼视光医疗健康产业链。

发挥先进示范带动作用。选择济南市舜文中学、育秀中学等60所学校为试点,开展专家、科普、防控技术进校园,建立完整全面的视觉档案、系统生动的科普宣传、规范科学的教室采光和照明检测,选派专业专职眼科人才驻校,全面开展近视防控工作。注重总结试点经验,发挥先进典型的示范作用,形成可复制、可推广的防控经验,推动全省学校近视防控工作深入有效开展。

营造社会合力防控氛围。采用科普讲座、网络微课、短视频等形式,加强儿童青少年近视防控科普宣传和教育工作。制作《近视的温床》《近视的危害》《如何做眼保健操》等7个近视科普视频,开展校园科普讲座120场次,编写《学生近视防控手册》并免费发放10万余册。举办《光明的未来——千万学生近视防控大讲堂》"爱眼日"特别活动,全省中小学生、教师和家长近2000万人通过电视、网络直播等方式共同聆听了近视防控科普讲座。发出"爱眼倡议",呼吁全社会行动起来,共同关注孩子眼健康。

来源:山东省教育厅

2020年5月8日

山东省多措并举、综合防控

为儿童青少年视力健康保驾护航

山东省认真学习贯彻习近平总书记关于学生近视问题的重要指示批示精神,以建设好"全国儿童青少年近视防控省级改革示范区"为牵引,探索形成机制健全、多点发力、协同密切、防治结合的工作模式,全力打好儿童青少年近视防控攻坚战、持久战,切实提高儿童青少年视力健康水平。

加强组织领导,健全工作体系。出台《学生体质健康促进条例》《儿童青少年近视综合防控推进计划》《儿童青少年近视综合防控工作评议考核细则(试行)》等文件,持续构建综合防控政策法规体系。大力培育专业骨干力量,建设青少年视力防治中心,深入开展全省儿童青少年近视筛查、建档、预警及防控技术指导等工作。建设山东省学校卫生保健培训基地,以近视防控为特色和重点,实施全省学校卫生专业技术人才知识更新工程,不断增强近视防控工作力量。用好督导考核,将儿童青少年近视防控纳入教育督导事项,开展全省近视防控评议,通过对近视率连续两年上升的市、县(市、区)人民政府在履行教育职责评价中降低一个等次等举措,切实推动防控工作落地见效。

创新方式方法,提升防治实效。坚持以技术创新为支撑,加强中西医结合近视防控关键技术和方法探索,着力构建科学有效的儿童青少年近视"三级网络、三级监测、三级预警、三级防控"体系。依托青少年视力防治中心,持续开展规范化近视筛查流调,建立儿童青少年眼健康筛查、诊断、视功能分析"三级监测"系统;依据儿童青少年近视发生发展不同阶段特点,制定有针对性的防控措施,实现"三级防控",形成"筛查建档—预警预防—康复矫正"完整闭环。建设儿童青少年健康与近视防控大数据平台,为全省儿童青少年建立包括视力健康状况在内的电子健康档案,向学校和家长提供健康档案查询、健康指导等服务,确保0~6岁儿童眼健康档案电子化、信息化,实现用"大数据"防控"小眼镜"。

深化宣传教育,营造良好氛围。拓宽健康教育途径,打造《新课堂·健康校园》系列节目,连续三年举办《眼视光发展与近视防控国际论坛》直播活动。充分发挥专家作用,组建由29名专家组成的宣讲团,开展线上科普讲座50余场,连续两年举办《光明的未来——千万学生近视防控大讲堂》等活动,出版发行近视防控科普读物22.5万册,惠及4800余万人,在全社会营造爱眼护眼、共谋儿童青少年近视防控的良好氛围。凝聚家校协同合力,通过"家长大课堂""家长面对面""三长见面会""家庭教育访谈""百万家长进校园""万名教师访万家"等活动,大力宣传近视危害和相关知识技能,不断提升广大家长和学生爱眼护眼及科学用眼水平。

推进教育改革,构筑长效机制。制定贯彻落实《深化新时代教育评价改革总体方案》工作清单,完善立德树人体制机制,改善学生评价方式,持续引导家长树立科学的育人理念,促进学生全面发展。完善五育并举机制,省政府办公厅印发全面加强和改进新时代学校体育—美育—劳动教育工作重点任务及分工方案,对增加体育课时、强化体育锻炼,加强美育及劳动教育等提出明确要求,切实维护学生身心健康。狠抓"双减"工作落实,制定全省"双减"实施方案及配套文件 30 余个,建立省、市、县（市、区）三级"双减"工作协调机制,成立校外教育培训监管专门机构,出台办学规范"十五条",完善校内办学行为监管全链条工作体系,压减义务教育阶段学科类培训机构,切实减轻学生作业及校外培训负担,推动形成儿童青少年近视防控与"双减"工作协同配合、互促互进、成效叠加的良好局面。

来源:山东省教育厅

2022 年 8 月 19 日

江苏省教育厅等八部门关于
做好儿童青少年近视综合防控工作的意见

苏教体艺〔2019〕7 号

各市、县(市、区)人民政府:

为深入贯彻落实习近平总书记关于儿童青少年近视问题的重要批示指示精神,全面贯彻落实党中央、国务院和省委省政府决策部署,按照国家教育部、卫生健康委等八部门印发的《综合防控儿童青少年近视实施方案》要求,结合我省实际,经省人民政府同意,制定如下意见。

一、指导思想和目标任务

1. 指导思想

以习近平新时代中国特色社会主义思想为指导,全面贯彻党的教育方针,牢固树立健康第一的教育理念,实施健康中国战略,落实《"健康江苏 2030"规划纲要》,强化《江苏省未成年人保护条例》的执行,以提高儿童青少年眼健康水平为中心,以改善学校卫生环境和教学卫生条件为基础,以提升近视防治服务能力为支撑,以全面加强学校卫生与健康教育工作为保障,通过政府、学校、医疗卫生机构、家庭、学生等各方面共同努力,全方位做好儿童青少年近视综合防控工作,努力提高全省儿童青少年健康水平。

2. 目标任务

到 2023 年,实现全省儿童青少年总体近视率在 2018 年的基础上平均每年降低0. 5 个百分点以上。

到 2030 年,实现儿童青少年新发近视率明显下降、视力健康整体水平显著提升。6 岁儿童近视率控制在 3% 左右,小学生近视率控制在 38% 以下,初中生近视率控制在 60% 以下,高中阶段学生近视率控制在 70% 以下。国家学生体质健康标准优秀率达 25% 以上。

二、建立防控责任体系

1. 落实主体责任

各设区市人民政府负责本地区儿童青少年近视防控措施的落实,主要负责同志要亲自抓。省教育厅、省卫生健康委与各设区市人民政府签订全面加强儿童青少年近视防控工作责任书,地方各级人民政府逐级签订工作责任书。

2. 明确部门职责

省教育厅:成立省级中小学和高校健康教育指导委员会,加强儿童青少年近视防控和视力健康管理等学校卫生与健康教育工作,进一步健全学校体育卫生发展制度和体系,不断完善学校体育场地设施,加快体育与健康师资队伍建设。联合省卫生健康委和省体育局开展儿童青少年近视综合防控试点工作,强化示范引领。推动各设区市、县(市、区)教育行政部门改善学校教学设施和条件,加强中小学、幼儿园卫生保健机构建设,按照标准和要求强化人员和设备配备,着力解决专职卫生技术人员数量及相关设备配备不足问题。指导各地研究制订中小学生近视防控干预计划,联合中医药科研教学等机构,开发近视防控健康教育课程资源,加强近视防控科普宣教,做好家校协同防控近视工作。会同有关部门加强校外培训机构规范管理,切实减轻中小学生课业负担。

省卫生健康委:进一步规范近视诊疗工作,组织县级及以上综合医院普遍开展眼科医疗服务,鼓励有条件的基层医疗卫生机构、妇幼健康服务机构开展眼保健及眼科医疗服务,在有条件的社区设立防控站点。组织医务人员走进中小学校园,发挥专业优势,参与近视防控工作。指导医疗卫生机构建立儿童青少年视力档案,加强全省儿童青少年视力健康及其相关危险因素监测网络、数据收集与信息化建设。会同相关部门按照中小学校教室采光和照明卫生标准,对学校、托幼机构和校外培训机构教室(教学场所)以"双随机"(随机抽取卫生监督人员,随机抽取学校、托幼机构和校外培训机构)方式进行抽检、记录并公布。指导设区市、县(市、区)卫生监督机构根据教育行政部门或者学校的申请,对新建、改建、扩建中小学校校舍的选址、设计进行监督指导并参与竣工验收。

省体育局:持续推动各类公共体育设施向儿童青少年开放,增加适合儿童青少年户外活动和体育锻炼的场地设施,积极引导支持社会力量开展各类儿童青少年体育活动,吸引儿童青少年广泛参加体育运动,动员各级社会体育指导员为广大儿童青少年参与体育锻炼提供指导。

省财政厅:合理安排资金,积极支持儿童青少年近视综合防控工作各项活动,着力改善学校卫生条件。

省人力资源和社会保障厅:按照有关规定,会同有关部门,细化完善校医和高校教师、中职教师、中小学教师专业领域内的保健教师、健康教育教师的评审政策。

省市场监督管理局:严格监管验光配镜行业,不断加强眼视光产品监管和计量监管,整顿配镜行业秩序,加大对眼镜和眼镜片的生产、流通和销售等执法检查力度,规范眼镜片市场,杜绝不合格眼镜片流入市场。加强广告监管,依法查处虚假违法近视防控产品广告。

省新闻出版局:严把游戏出版审核关,着力营造清朗有序的网络文化空间和产业发展环境。加强对网络游戏出版企业的监督管理,督促游戏出版企业严格落实网络游戏防沉迷系统,引导儿童青少年科学适度使用游戏出版物。

省广播电视局:充分发挥广播电视、报刊、网络、新媒体等作用,利用公益广告等形式,在公交、地铁、户外大屏等渠道,多层次、多角度宣传推广近视防治知识。每年制作1~2部近视防控公益宣传片,在省级媒体黄金时间播出,引导社会各界共同关注并参与防控儿童青少年近视工作。

三、完善防控工作机制

1. 加强组织领导

建立省儿童青少年近视防控工作联席会议制度,由省教育厅和省卫生健康委员会主要负责同志担任联席会议召集人,成员单位由省教育厅、省卫生健康委员会、省体育局、省财政厅、省人力资源和社会保障厅、省市场监督管理局、省新闻出版局、省广播电视局等单位和部门组成。发挥联席会议作用,加强对儿童青少年近视防控工作的指导、监督和考核。联席会议办公室设在省教育厅,负责联席会议日常工作,省教育厅分管负责同志担任办公室主任。各设区市、县(市、区)人民政府要成立儿童青少年近视防控工作领导小组或协调机构,把近视防控工作作为推进儿童青少年素质教育、促进其身心健康的重要内容,纳入当地经济和社会发展规划,结合本地实际,细化落实措施,强化组织推进。各中小学校(幼儿园)要成立以校(园)长为第一责任人的近视防控工作机构,落实责任分工,将近视防控工作作为学校卫生健康教育工作的重中之重。

2. 建立考核制度

建立全省儿童青少年近视防控工作评议考核制度,按照国家要求科学制定评议考核办法,将儿童青少年近视防控工作、总体近视率和体质健康状况纳入各级政府绩效考核,并建立定期沟通协调、专项工作调度、通报和约谈等推进机制。每年省对设区市、设区市对县(市、区)、县(市、区)对学校儿童青少年近视防控工作进行考核排名,并向社会公布,对工作不力、近视率居高不下且连续排名靠后的单位予以通报,并适时进行工作调度,或约谈相关负责人。

3. 完善工作奖惩

每年对儿童青少年近视防控工作进行总结,对成效显著、贡献较大的单位和个人进行表扬。将儿童青少年身心健康、课业负担等纳入国家义务教育质量监测评估体系,加强督导检查,对儿童青少年近视率连续两年未能完成下降目标以及儿童青少年体质健康水平连续三年下降的地方政府和学校依法依规予以问责。将儿童青少年近视率作为申报省学前教育改革示范区(县、市)、义务教育优质均衡发展县及省高品质示范高中条件之一,对儿童青少年近视率连续三年高于当地同类学校或地区平均水平的申报项目实行一票否决。对学生体质健康水平低于当地同类学校平均水平或学生近视率不降反升的学校,学校不得申报年度先进单位和体育类特色校,校长年度考核不得评为优秀等次。

四、强化学校综合干预

1. 充实保健机构

加强学校卫生保健机构建设,可以采取聘用、购买服务、返聘退休医务人员或者以编制备案制管理试点的方式聘任卫生技术人员等,充实学校卫生保健队伍,确保每所公办中小学(幼儿园)至少配备 1 名专业卫生技术人员,以保证学校卫生健康工作和视力健康管理工作正常开展。

2. 改善视觉环境

改善教学设施和条件,使用符合标准的可调节课桌椅,为学生提供符合用眼卫生要求的学习环境。严格按照普通中小学校、中等职业学校设计规范等建设标准,落实教室、宿舍、图书馆(阅览室)、实验室等采光和照明要求,使用利于视力健康的照明设备。从 2019 年开始,在全省实施学校教室视觉环境达标工程,通过三年的努力,学校教室照明卫生标准达标率100%,课桌椅分配符合率达90%。进一步加强校园环境建设,增加校园绿色覆盖率。统筹推进义务教育学校建设项目,2020 年基本消除 56 人以上"大班额"现象。根据学生座位视角、教室采光照明状况和学生视力变化情况,每月调整学生座位,每学期对学生课桌椅高度进行个性化调整,使其适应学生生长发育变化。

3. 拓展科普宣教

将近视防控知识纳入健康教育课程体系,向学生讲授保护视力的意义和方法,提高其主动保护视力的意识和能力。积极利用学校闭路电视、广播、宣传栏、家长会、家长学校等形式对学生和家长开展科学用眼护眼健康教育,通过学校和学生辐射教育家长,家校互动形成合力。培训培养健康教育教师,开发和拓展健康教育课程资源。开展视力健康知识竞赛,支持鼓励学生成立健康教育社团,开展视力健康同伴教育。

4. 科学保教保育

积极推进幼儿园"小学化"专项治理工作,指导幼儿园严格落实3~6岁儿童学习与发展指南,区域整体实施课程游戏化,严禁"小学化"教学。要保证儿童每天2小时以上户外活动,寄宿制幼儿园不得少于3小时,其中体育活动时间不少于1小时,结合地区、季节、学龄阶段特点合理调整。为儿童提供营养均衡、有益于视力健康的膳食,促进视力保护。幼儿园教师开展保教工作时要主动控制使用电视、投影等设备的时间,每天不得超过1小时,其他电子产品一律不得使用。

5. 减轻学业负担

严格依照国家课程方案和课程标准组织安排教学活动,严格按照"零起点"正常教学,注重提高课堂教学效益,不得随意增减课时、改变难度、调整进度。严格控制学生在校学习时间,强化年级组和学科组对作业数量、时间和内容的统筹管理,完成好基础性作业,强化实践性作业,减少机械、重复训练,提高作业设计质量。小学一、二年级不得布置书面家庭作业,三至六年级书面家庭作业完成时间不得超过60分钟,初中不得超过90分钟,高中阶段也要合理安排作业时间。寄宿制学校要缩短学生晚上学习时间。

6. 加强考试管理

全面推进义务教育阶段学校免试就近入学全覆盖,义务教育阶段学校(含民办学校)不得举办任何形式的入学考试(测试)。坚决控制义务教育阶段校内统一考试次数,小学一、二年级每学期不得超过1次,其他年级每学期不得超过2次。严禁以任何形式、方式公布学生考试成绩和排名;严禁以各类竞赛获奖证书、学科竞赛成绩或考级证明等作为招生入学依据;严禁以各种名义组织考试选拔学生。

7. 推行阳光体育

强化体育课和课外锻炼,确保中小学生在校时每天1小时以上体育活动时间,每周参加中等强度体育活动3次以上。严格落实国家体育与健康课程标准,确保小学一、二年级每周4课时,三至六年级和初中每周3课时,高中阶段每周2课时。中小学校每天安排30分钟大课间体育活动。已患近视的儿童青少年应进一步增加户外活动时间,延缓近视发展。全面实施周末及寒暑假学生体育家庭作业制度,督促检查学生完成情况。学校体育运动场所在周末及寒暑假要面向本校学生免费开放。

8. 培养良好习惯

中小学校要严格组织全体学生每天上、下午各做1次眼保健操,认真执行眼保健操流程,做眼保健操之前提醒学生注意保持手部清洁卫生。教师要督促学生读写时坐姿端正并正确掌握执笔姿势,保持"一尺、一拳、一寸",即眼睛与书本距离应约为一尺、胸前与课桌距离应约为一拳、握笔的手指与笔尖距离应约为一寸,读写连续用眼时间不宜超过40分钟。每堂课结束前,随堂老师组织学生进行一分钟"米"字眼运动。按照动静结合、视近与视远交替的原则,有序组织和督促学生在课间时到室外活动或远眺,每天不少于4次,每次不少于5分钟,防止学生持续疲劳用眼。发现学生出现看不清黑板、经常揉眼睛等迹象时,要向家长及时反馈。

9. 控制使用电子产品

学校教育本着必要和必须的原则从严控制使用电子产品,使用电子产品学习30~40分钟后,应休息远眺放松10分钟,年龄越小,连续使用电子产品的时间应越短。教学和布置作业不依赖电子产品,使用电子产品开展教学时长原则上不超过教学总时长的30%,原则上采用纸质作业。严禁学生将个人手机、平板电脑等电子产品带入课堂,带入学校的要进行统一保管。

10. 定期开展视力监测

小学要接收医疗卫生机构转来的儿童青少年视力健康电子档案,确保一人一档,并随学籍变化实时转移。在卫生健康部门指导下,严格落实学生健康体检制度和每学期2次视力监测制度,加强学生视力不良检出率和新发率的统计分析,对视力异常的学生进行提醒教育,为其开具个人运动处方和保健处方,及时告知家长带学生到眼科医疗机构检查。学校和医疗卫生机构要及时把视力监测和筛查结果记入儿童青少年视力健康电子档案。

五、发挥家庭重要作用

1. 依法履行监护职责

家长要依法切实履行监护人职责,保护未成年人休息、玩耍等合法权益,关注儿童青少年视力健康,鼓励支持儿童青少年参加各种形式的课余体育锻炼,形成良好的家庭运动氛围。督促儿童青少年认真完成周末及寒暑假体育作业,引导儿童青少年从小养成终身锻炼习惯。监督并随时纠正儿童青少年不良读写姿势以及在走路时、吃饭时、卧床时、晃动的车厢内、光线暗弱或阳光直射等情况下看书或使用电子产品的不良习惯。控制学生非学习目的的电子产品使用单次不宜超过15分钟,每天累计不宜超过1小时,家长陪伴儿童青少年时应尽量减少使用电子产品。家长不得将手机、平板电脑等电子产品作为玩具替代品给0~6岁的儿童使用。

2. 优化家庭卫生环境

改善家庭室内照明状况,为儿童青少年创设良好的视觉环境。掌握儿童青少年的眼睛发育和视力健康状况,当儿童青少年视力出现异常迹象时,应及时到正规眼科医疗机构检查,遵从医嘱进行科学干预和近视矫治,避免近视程度加重。保障儿童青少年睡眠时间,确保小学生每天睡眠10个小时、初中生9个小时、高中阶段学生8个小时。帮助学生养成良好的生活习惯,不熬夜、少吃糖、不挑食,多食用鱼类、水果、绿色蔬菜等有益于视力健康的食品。

3. 密切家校协同沟通

各中小学校要全面实施中小学生体质健康报告书制度,定期向家长反馈学生眼健康和个性化建议等情况。健全家委会参与学校健康管理工作的机制办法,督促家长履行保护子女视力健康的义务。家长要结合学校教育指导,帮助学生增强健康意识,掌握科学用眼护眼知识,积极关注自身视力状况,自我感觉视力异常时要及时告知家长和教师,尽早到医疗机构检查和治疗。家长要与学校保持密切沟通,随时了解学生在校期间的读写坐姿、握笔姿势、用眼习惯以及体育锻炼情况,有针对性的进行辅助教育。家长应树立科学的育儿观,挖掘孩子的潜力,开展适合的教育,配合学校减轻学生学业负担,不要盲目参加课外培训、跟风报班,应根据学生兴趣爱好合理选择,避免学校减负、家庭增负。

六、提升健康服务水平

1. 建立视力档案

医疗卫生机构要严格落实国家基本公共卫生服务中关于0～6岁儿童眼保健和视力检查工作要求,做到早监测、早发现、早预警、早干预,从2019年起,0～6岁儿童每年眼保健和视力检查覆盖率达90%以上。认真开展中小学生视力筛查,完善视力健康电子档案,将眼部健康数据(包括屈光度、眼轴长度、屈光介质参数等)及时更新到视力健康电子档案中。筛查出视力异常或可疑眼病的,要及时反馈学校,进行提醒教育。学校每学期结束前要及时告知家长,带学生到医疗机构检查,并采取有效防控、治疗措施。各地要依托现有资源建立并及时更新儿童青少年视力健康电子档案,并随儿童青少年入学实时转移,实行动态管理。

2. 规范诊断治疗

各医疗卫生机构要认真落实《近视防治指南》等诊疗规范,不断提高眼健康服务能力。根据儿童青少年视觉症状,进行科学验光及相关检查,明确诊断,按照诊疗规范进行矫治。叮嘱儿童青少年近视患者遵从医嘱进行随诊,以便及时调整采用适宜的干预和治疗措施。对于儿童青少年高度近视或病理性近视患者,应充分告知疾病的危害,提醒其采取预防措施避免并发症的发生或降低危害。制定跟踪干预措施,检查和矫治情况及时记入儿童青少年视力健康电子档案。

3. 优化公共卫生服务

依托基本公共卫生服务,开展儿童青少年和家长自主健康行动。将近视防控宣教的节点前移至孕期保健服务和儿童早期发展综合干预过程,使婴幼儿父母能掌握近视防治知识,尤其是了解电子产品对儿童视力的伤害,并能采取有效措施进行科学防控。针对人们缺乏近视防治知识、对近视危害健康严重性认识不足的问题,发挥健康管理、公共卫生、眼科、视光学、疾病防控、中医药相关领域专家的指导作用,主动进学校、进社区、进家庭,积极宣传推广预防儿童青少年近视的科普知识。加强营养健康宣传教育,因地制宜开展营养健康指导和服务。

七、加大市场监管力度

1. 加强校外培训机构督查

建立校外培训机构规范管理的长效机制,每年对校外培训机构教室采光照明、课桌椅配备、电子产品使用等达标情况和近视防控措施应用情况开展全覆盖专项督查并纳入有关评估指标体系。现有校外培训机构教室采光照明达标情况要在2020年前整改到位。

2. 严格监管近视防控产品

市场监管部门要严格监管验光配镜行业,不断加强眼视光产品监管和计量监管,整顿配镜行业秩序,加大对眼镜和眼镜片的生产、流通和销售等执法检查力度,规范眼镜片市场,杜绝不合格眼镜片流入市场。加强产品质量监督抽查,定期进行抽查结果通报,并依法处理违法行为。加强广告监管,依法查处虚假违法近视防控产品广告。严禁没有眼科医疗资质的机构或个人以借宣传近视防控知识或进行视力筛查为名进校园推销近视防控产品或配镜。

3. 强化学校卫生监督

加强学校卫生监督工作,定期对中小学校的教学环境、生活设施进行监督检查。对设施条件不符合要求的,及时下达卫生监督意见,提出整改要求,限期整改。2019年起,普通中小学校、中等职业学校在校舍新建、改建、扩建前,由教育行政部门或者学校向卫生健康部门申请进行预防性卫生监督,卫生健康部门对校舍的选址、设计进行监督指导并参与竣工验收,核查建设项目符合相关卫生要求等情况。依据国家相关标准,开展对儿童青少年的教材、教辅、考试试卷、作业本、报刊及其他印刷品、出版物等的字体、纸张,以及学习用灯具等卫生监督,使之有利于保护视力。

4. 严格网络游戏出版管理

落实国家新闻出版署网络游戏总量调控要求,严把游戏出版审核关,着力营造清朗有序的网络文化空间和产业发展环境。加强对网络游戏出版企业的监督管理,督促游戏出版企业严格落实网络游戏防沉迷系统,实行适龄提示制度,采取措施限制未成年人使用时间,引导儿童青少年科学适度使用游戏出版物。

八、加强各类保障措施

1. 开展防控科学研究

依托南京医科大学成立省儿童青少年近视防控研究中心,针对儿童青少年近视成因和防控难点等关键因素,加强视力健康研究,力争形成一批具有指导性的科研成果,为近视防控提供专业指导和咨询。

2. 加强管理队伍建设

组建全省儿童青少年近视防治和视力健康专家队伍,充分发挥卫生健康、教育、体育等部门和群团组织、社会组织作用,加强对儿童青少年近视防治和视力健康管理工作的科学指导。建立由校领导、教师、校医(保健教师)、家长、学生和志愿者组成的视力健康管理队伍,提高儿童青少年近视防控工作的领导力和组织力。重视近视防控和健康教育专业队伍建设,支持有条件的高校办好眼视光、健康管理、健康教育相关专业;加强基层眼科医生、眼保健医生、儿童保健医生培训,提高视力筛查、常见眼病诊治和急诊处置能力。

3. 积极推进防控试点

加大对全国儿童青少年近视综合防控改革试验区和国家级、省级儿童青少年近视防控试点县（市、区）的指导，支持试点地区探索建立融健康教育、监测预警、综合干预、跟踪管理等内容为一体的长效防控机制和市、县、乡联动的分级防治模式，以点带面，推动工作全面开展，强化综合防控效果。逐年遴选建设省级儿童青少年近视防控示范或特色学校。

4. 综合运用信息手段

依托全省妇幼卫生信息系统，将0～6岁儿童眼保健和视力检查信息及时录入系统。完善江苏省中小学生体质健康信息管理系统，将学生体检数据和视力健康电子档案数据录入系统。将全省妇幼卫生信息系统、江苏省中小学生体质健康信息管理系统纳入江苏省基本卫生公共服务平台，实现数据互转共享。

5. 广泛开展宣传引导

加强舆论引导，通过主流媒体和教育、卫生的新媒体平台，向社会公布我省儿童青少年近视防控的工作进展。注重新闻宣传，主动宣传各地在近视防治工作中的典型经验、有效路径、重点突破和显著成效。结合全国爱眼日、世界视力日等健康教育主题活动，普及近视防治知识，加强法律法规政策宣传解读，营造保护儿童青少年视力健康的良好社会氛围。

江苏省教育厅　江苏省卫生健康委员会

江苏省体育局　江苏省财政厅

江苏省人力资源和社会保障厅　江苏省市场监督管理局

江苏省新闻出版局　江苏省广播电视局

2019 年 3 月 26 日

江苏省中小学生近视防控手册发布

整体近视率下降 6.3%

近日，以"共同呵护好孩子的眼睛，让他们拥有一个光明的未来"为主题的"2022年江苏省6·6爱眼日"活动在南京市金陵小学举行。本次活动由江苏省教育厅、江苏省卫生健康委员会主办，江苏省儿童青少年近视防控研究中心、江苏省疾病预防控制中心、南京医科大学、南京医科大学附属眼科医院等多家单位承办、协办。江苏省中小学生近视防控手册也于同日发布。

"眼睛是心灵的窗户,对人们生活、学习和工作有着重要作用,近视不仅影响学生的视觉质量,对学生未来升学、就业亦造成不小的压力。"南京医科大学副校长季勇说,为落实国家、省关于近视防控工作政策文件,于2019年成立了"江苏省儿童青少年近视防控研究中心",从眼健康研究、近视防控专家指南制定、近视数据采集监测、近视防控大数据应用、专家科普宣传等多方面助推全省近视防控工作。

江苏省卫生健康委副主任张金宏指出,各级卫健部门要进一步贯彻落实《"十四五"全国眼健康规划(2021—2025年)》,大力宣传关注全年龄段全生命周期眼健康的重要意义。重点关注儿童青少年、老年人两个重点人群,聚焦近视等屈光不正、白内障、眼底病、青光眼、角膜盲等重点眼病。宣传普及眼健康科学知识,倡导"每个人都是自己健康第一责任人"的理念,增强群众爱眼护眼意识。

江苏省教育厅二级巡视员李金泉表示,过去的一年里,全省教育和卫健系统稳步推进儿童青少年近视防控工作,全省近视防控形势稳中向好。2021年10月25日至12月10日,省教育厅、省卫生健康委指导儿童青少年近视防控研究中心和各设区市,采取随机抽样的方法,对全省13个设区市、26个县(市、区)的156所中小学校和52所幼儿园进行了近视抽样监测,呈现的结果是好中有忧,"好"体现在整体近视率比2020年下降了6.3个百分点,说明只要思想重视到位、宣传教育到位、保护措施到位,儿童青少年近视问题完全可以有效防控。"忧"体现在小学学段近视增长率较高,特别是二、三年级达到了12.10%,警示我们近视防控必须关口前移;初中、高中学段学生高度近视率也不容乐观,分别为7.72%和20.04%,说明高年级学段应把防高度近视作为重点。

他表示,强调儿童青少年近视防控工作是新时代学校卫生与健康教育工作的重要内容,是贯彻党的教育方针、落实立德树人根本任务的奠基工程,必须引起全社会的高度重视,从根本上降低儿童青少年近视率,守护孩子们的眼睛。

活动上还发布了《江苏省儿童青少年近视防控手册(第二版)》,"呵护眼睛,标准随行——中小学教室视觉环境标准操作示范片"。该手册由江苏省儿童青少年近视防控研究中心编写,通过通俗易懂的问答方式、生动有趣的插画图解梳理各学龄阶段关注的重点问题,讲述近视防控知识,激发儿童青少年阅读兴趣,于快乐阅读中提高儿童青少年爱眼护眼意识;而中小学教室视觉环境标准评价操作示范片则由江苏省疾病预防控制中心制作,包含了教室采光检测、教室照明检测、教室黑板检测、课桌椅分配符合率测量等的操作方法以及评价标准,用于指导中小学校科学开展教室视觉环境的改造工作,促进教学设施和条件的改善,为学生提供符合要求的学习环境。

据江苏省儿童青少年近视防控研究中心专家薛劲松介绍,本次活动旨在全面推动国家、省政府近视防控相关政策文件落地实施,强化儿童青少年眼健康知识普及力度,提高爱眼护眼意识,营造全省近视防控宣传教育氛围,活动现场还公布了江苏省儿童青少年近视防控宣讲团成员名单,并由成员代表蒋沁教授、樊华教师进行了精彩的示范宣讲;金陵小学自创防近情景剧及相声表演,通过学生、教师生动形象的演绎,体现了小学生爱眼护眼意识的提高。

来源:新江苏·中国江苏网
2022 年 6 月 20 日

安徽省教育厅等八部门关于印发
《安徽省综合防控儿童青少年近视工作
实施方案》的通知

皖教体〔2019〕1 号

各市、县人民政府:

为贯彻落实习近平总书记关于学生近视问题的重要指示批示精神,根据《教育部等八部门关于印发〈综合防控儿童青少年近视实施方案〉的通知》(教体艺〔2018〕3 号)要求,省教育厅会同省卫生健康委等八部门制定了《安徽省综合防控儿童青少年近视工作实施方案》,经省政府同意,现予以印发,请遵照执行。

安徽省教育厅　安徽省卫生健康委员会
安徽省体育局　安徽省财政厅
安徽省人力资源和社会保障厅　安徽省市场监督管理局
安徽省新闻出版局　安徽省广播电视局
2019 年 1 月 17 日

安徽省综合防控儿童青少年近视工作实施方案

儿童青少年是祖国的未来和民族的希望。近年来,由于中小学生课内外负担加重,手机、电脑等视屏类电子产品(以下简称电子产品)的普及,用眼过度、用眼不卫生、缺乏体育锻炼和户外活动等因素,我省儿童青少年近视问题日趋严重。防控儿童青少年近视需要政府、学校、医疗卫生机构、家庭、学生等各方面共同努力,需要全社会行动起来,共同呵护孩子的眼睛。为综合防控儿童青少年近视,经省政府同意,现提出以下实施方案。

一、目标

到 2023 年,力争实现全省儿童青少年总体近视率在 2018 年的基础上每年降低 0.5 个百分点以上,近视高发的设区市每年降低 1 个百分点以上。

到 2030 年,实现全省儿童青少年新发近视率明显下降,儿童青少年视力健康整体水平显著提升,6 岁儿童近视率控制在 3% 左右,小学生近视率下降到 38% 以下,初中生近视率下降到 60% 以下,高中阶段学生近视率下降到 70% 以下,国家学生体质健康标准达标优秀率达 25% 以上。

二、重点工作

(一)实施视力健康教育促进工程

1. 开发和拓展健康教育宣传资源。充分发挥健康管理、公共卫生、眼科、视光学、疾病防控、中医药相关领域专家的指导作用,主动进学校、进社区、进家庭,积极宣传推广预防儿童青少年近视的视力健康科普知识。健康教育专业广泛开展健康教育巡讲活动,向学校、学生、家长、教师等发放各种公益性的学生近视防控折页、手册、海报等,宣传儿童青少年视力健康知识。结合全国爱眼日开展保护眼睛宣传活动,在全社会营造高度重视近视、积极支持和参与儿童青少年近视防治的良好环境和氛围。

2. 加强学校卫生与健康教育。开足开好健康教育相关课程,向学生讲授保护视力的意义和方法,积极利用学校闭路电视、校园网、广播、宣传栏等形式对学生开展科学用眼护眼健康教育,提高其主动保护视力的意识和能力。培训培养健康教育教师,开发和拓展健康教育课程资源。支持鼓励学生成立健康教育社团,开展视力健康同伴教育。

3. 强化学生健康意识。教育学生增强"每个人是自身健康的第一责任人"意识,主动学习掌握科学用眼护眼等健康知识。引导学生关注自身视力状况,自我感觉视力发生明显变化时,及时告知家长和教师,尽早到眼科医疗机构检查和治疗。

4. 培养学生养成良好的健康习惯。教育学生遵守近视防控的各项要求,认真规范做眼保健操,保持正确读写姿势,积极参加体育锻炼和户外活动,每周参加中等强度体育活动 3 次以上,养成良好生活方式,不熬夜、少吃糖、不挑食,自觉减少电子产品使用。

(二)实施阳光体育运动促进工程

1. 强化户外体育锻炼。强化学校体育,切实保证中小学生每天 1 小时校园体育活动。严格落实国家体育与健康课程标准,确保小学一、二年级每周 4 课时,三至六年级和初中每周 3 课时,高中阶段每周 2 课时。中小学校每天安排 30 分钟大课间体育活动,上午大课间应安排在第 2 节和第 3 节课之间,小学阶段两节课之间的课间休息应不少于 15 分钟。按照动静结合、视近与视远交替的原则,有序组织和督促学生在课间时到室外活动或远眺,防止学生持续疲劳用眼。全面实施寒暑假学生体育家庭作业制度,督促检查学生完成情况。

2. 增加适合儿童青少年户外活动和体育锻炼的场地设施。着力构建五级全民健身设施网络和城市社区 15 分钟健身圈,统筹建设全民健身场地设施,方便群众就近就便健身。继续做好大型体育场馆和学校体育场馆向儿童青少年免费或低收费开放工作,不断提升供给能力和服务水平。

（三）实施减轻过重课业负担工程

1. 减轻学生学业负担。严格依据国家课程方案和课程标准组织安排教学活动,严格按照"零起点"正常教学,注重提高课堂教学质量,不得随意增减课时、改变难度、调整进度。强化年级组和学科组对作业数量、时间和内容的统筹管理。小学一、二年级不布置书面家庭作业,三、四年级书面家庭作业不得超过 40 分钟,五、六年级书面家庭作业不得超过 60 分钟,初中不得超过 90 分钟,高中阶段也要合理安排作业时间。寄宿制学校要缩短学生晚上学习时间。科学布置作业,提高作业设计质量,促进学生完成好基础性作业,强化实践性作业,减少机械、重复训练,不得使学生作业演变为家长作业。

2. 加强考试管理。全面推进义务教育学校免试就近入学全覆盖。坚决控制义务教育阶段学校考试次数,小学一至三年级不得举行全校统一考试,四至六年级每学期可举行 1 次全校统一考试,考试内容严禁超出课程标准,市级质量监测每学期不超过 1 次。初中除学业水平考试外,市级质量监测每学期不超过 1 次。学校要遵循教学规律,严格控制各学科测验次数,减轻学生课业负担和精神负担,克服以考代教。严禁以任何形式、方式公布学生考试成绩和排名;严禁以各类竞赛获奖证书、学科竞赛成绩或考级证明等作为招生入学依据;严禁以各种名义组织考试选拔学生。

3. 减轻学生课外学习负担。家长要配合学校切实减轻孩子负担,不要盲目参加课外培训、跟风报班,应根据孩子兴趣爱好合理选择,避免学校减负、家庭增负。

（四）实施教室光环境达标工程

改善视觉环境。改善教学设施和条件,鼓励采购符合标准的可调节课桌椅和坐姿矫正器,为学生提供符合用眼卫生要求的学习环境。各中小学、中等职业学校严格按照《中小学校设计规范》等标准进行建设,落实教室、宿舍、图书馆（阅览室）等采光和照明要求,使用利于视力健康的照明设备。加快消除"大班额"现象。学校教室照明卫生标准达标率 100%。根据学生座位视角、教室采光照明状况和学生视力变化情况,每月调整学生座位,每学期对学生课桌椅高度进行个性化调整,使其适应学生生长发育变化。

（五）实施视力健康综合干预工程

1. 科学合理使用电子产品。指导学生科学规范使用电子产品,养成信息化环境下良好的学习和用眼卫生习惯。严禁学生将个人手机、平板电脑等电子产品带入课堂,带入学校的要进行统一保管。学校教育本着按需的原则合理使用电子产品,教学和布置作业不依赖电子产品,使用电子产品开展教学时长原则上不超过教学总时长的30%,原则上采用纸质作业。家长陪伴孩子时应尽量减少使用电子产品。有意识地控制孩子特别是学龄前儿童使用电子产品,非学习目的的电子产品使用单次不宜超过15分钟,每天累计不宜超过1小时,使用电子产品学习30～40分钟后,应休息远眺放松10分钟,年龄越小,连续使用电子产品的时间应越短。

2. 坚持眼保健操等护眼措施。中小学校要严格组织全体学生每天上、下午各做1次眼保健操,认真执行眼保健操流程,做眼保健操之前提醒学生注意保持手部清洁卫生。教师要教会学生正确掌握执笔姿势,督促学生读写时坐姿端正,监督并随时纠正学生不良读写姿势,提醒学生遵守"一尺、一拳、一寸"要求,即眼睛与书本距离应约为一尺、胸前与课桌距离应约为一拳、握笔的手指与笔尖距离应约为一寸。教师发现学生出现看不清黑板、经常揉眼睛等迹象时,要了解其视力情况。

3. 建立视力档案,定期开展视力监测。基层医疗卫生机构结合开展0～6岁托幼机构儿童和散居儿童定期健康查体工作,同时要开展眼保健和视力检查。对发现的视力低常儿童,及时告知家长进一步诊治,做到早监测、早预警、早发现、早干预。自2019年起,0～6岁儿童每年眼保健和视力检查覆盖率达90%以上。在检查的基础上,依托安徽省妇幼卫生信息系统,将0～6岁散居儿童及托幼机构儿童眼保健和视力检查信息及时录入,进行电子存档,并随儿童青少年入学实时转移。学校配合基层医疗卫生机构认真开展中小学生视力筛查,将眼部健康数据(包括屈光度、眼轴长度、屈光介质参数等)及时更新到视力健康电子档案中,筛查出视力异常或者可疑眼病的,要提供个性化、针对性强的防控方案。小学要接收医疗卫生机构转来的儿童青少年视力健康电子档案,确保一人一档,并随学籍变化实时转移。在卫生健康部门指导下,严格落实学生健康体检制度和每学期2次视力监测制度,对视力异常的学生进行提醒教育,为其开具个人运动处方和保健处方,及时告知家长带学生到眼科医疗机构检查。做好学生视力不良检出率、新发率等的报告和统计分析,配合医疗卫生机构开展视力筛查。学校和医疗卫生机构要及时把视力监测和筛查结果记入儿童青少年视力健康电子档案。

4. 加强视力健康管理。建立校领导、班主任、校医(保健教师)、家长代表、学生视力保护委员和志愿者等学生代表为一体的视力健康管理队伍,明确和细化职责。将近视防控知识融入课堂教学、校园文化和学生日常行为规范。加强医务室(卫生室、校医院、保健室等)力量建设,按标准配备校医和必要的药械设备及相关监测检查设备。

5. 规范近视诊疗工作,做好随诊评估。县级及以上综合医院普遍开展眼科医疗服务,认真落实《近视防治指南》等诊疗规范,不断提高眼健康服务能力。根据儿童青少年视觉状况,进行科学验光及相关检查,明确诊断,按照诊疗规范进行矫治。叮嘱儿童青少年近视患者应遵从医嘱进行随诊,以便及时调整采用适宜的干预和治疗措施。对于儿童青少年高度近视或病理性近视患者,应充分告知疾病的危害。制定跟踪干预措施,检查和矫治情况及时记入儿童青少年视力健康电子档案。积极开展近视防治相关研究,加强防治近视科研成果及技术的应用。充分发挥中医药在儿童青少年近视防治中的作用,制定实施中西医一体化综合治疗方案,积极推广应用中医耳穴压豆、眼部穴位贴敷等中医药特色技术和方法。

6. 坚持科学保育保教。贯彻《幼儿园工作规程》《3～6岁儿童学习与发展指南》,落实《安徽省幼儿园保教质量规范》,科学合理安排和组织幼儿一日生活,严禁"小学化"教学。保证儿童每天2小时以上户外活动,寄宿制幼儿园不得少于3小时,其中体育活动时间不少于1小时,结合地区、季节、学龄阶段特点合理调整,不得以任何理由占用幼儿睡眠、运动和游戏时间。为儿童提供营养均衡、有益于视力健康的膳食,促进视力保护。幼儿园教师开展保教工作时要主动控制使用电视、投影等设备的时间。

(六)实施家校联动工程

1. 引导家长共同开展近视防控。家庭对孩子的成长至关重要。家长应当了解科学用眼护眼知识,以身作则,减少长时间看电视和看手机,带动和帮助孩子养成良好用眼习惯,尽可能为孩子提供良好的居家视觉环境。0～6岁是孩子视觉发育的关键期,家长应当高度重视孩子早期视力保护与健康,及时预防和控制近视的发生与发展。

2. 增加户外活动和锻炼。让孩子到户外阳光下度过更多时间,能够有效预防和控制近视。家长要营造良好的家庭体育运动氛围,积极引导孩子进行户外活动或体育锻炼,使其在家时每天接触户外自然光的时间达60分钟以上。已患近视的孩子应进一步增加户外活动时间,延缓近视发展。鼓励支持孩子参加各种形式的体育活动,督促孩子认真完成寒暑假体育作业,使其掌握1～2项体育运动技能,引导孩子养成终身锻炼习惯。

3. 避免不良用眼行为。家长要引导孩子不在走路时、吃饭时、卧床时、晃动的车厢内、光线暗弱或阳光直射等情况下看书或使用电子产品。监督并随时纠正孩子不良读写姿势,应保持"一尺、一拳、一寸",读写连续用眼时间不宜超过40分钟。

4. 保障睡眠和营养。保障孩子睡眠时间,确保小学生每天睡眠10个小时、初中生9个小时、高中阶段学生8个小时。让孩子多吃鱼类、水果、绿色蔬菜等有益于视力健康的营养膳食。

5. 做到早发现早干预。家长要改变"重治轻防"观念,经常关注家庭室内照明状况,注重培养孩子的良好用眼卫生习惯。掌握孩子的眼睛发育和视力健康状况,随时关注孩子视力异常迹象,了解到孩子出现需要坐到教室前排才能看清黑板、看电视时凑近屏幕、抱怨头痛或眼睛疲劳、经常揉眼睛等迹象时,及时带其到眼科医疗机构检查。遵从医嘱进行科学的干预和近视矫治,尽量在眼科医疗机构验光,避免不正确的矫治方法导致近视程度加重。

三、部门职责分工

(一)省教育厅:成立多学科专家参与的健康教育指导委员会,指导各市、县(市、区)教育部门及学校科学开展儿童青少年近视防控和视力健康管理等学校卫生与健康教育工作。推动成立安徽省中小学生视力健康管理中心,实施我省中小学生视力健康状况监测,选取试点学校开展儿童青少年近视综合防控试点工作,研究制定中小学生近视眼防控干预计划,开发近视防控健康教育课程资源。进一步健全学校体育卫生发展制度和体系,不断完善学校体育场地设施,加快体育与健康师资队伍建设,聚焦“教”(教会健康知识和运动技能)、“练”(经常性课余训练和常规性体育作业)、“赛”(广泛开展班级、年级和跨校体育竞赛活动)、“养”(养成健康行为和健康生活方式),深化学校体育、健康教育教学改革,积极推进校园体育项目建设。推动各市、县(市、区)教育行政部门加强现有中小学卫生保健机构建设,按照标准和要求强化人员和设备配备。在深入推进医教协同促进医学人才培养的工作中,重视对视力健康管理和眼科医疗人才的培养工作,鼓励高校特别是医学院校、高等师范院校开设眼视光、健康管理、健康教育等相关专业,培养近视防治、视力健康管理专门人才和健康教育教师,积极开展儿童青少年视力健康管理相关研究。会同有关部门开展全省学校校医等专职卫生技术人员配备情况专项督导检查,着力解决专职卫生技术人员数量及相关设备配备不足问题。会同有关部门坚决治理规范校外培训机构。

(二)省卫生健康委:加强视光师培养,确保每个县(市、区)均有合格的视光专业人员提供规范服务,并根据儿童青少年近视情况,选择科学合理的矫正方法。会同相关部门按照采光和照明国家有关标准要求,对学校、托幼机构和校外培训机构教室(教学场所)以“双随机”(随机抽取卫生监督人员,随机抽取学校、托幼机构和校外培训机构)方式进行抽检、记录并公布。积极发挥疾病预防控制专家技术指导作用,通过组织开展“三减三健”等全民健康生活方式行动,引导儿童青少年养成健康生活方式行为。加强儿童青少年视力不良和近视等健康数据监测和分析评估,并适时向社会公布。

(三)省体育局:遵循儿童青少年身心发展特点,有针对性地、科学地开展各类示范性儿童青少年体育活动,引导儿童青少年养成健康生活方式。通过省、市互动,市、市交流,校、校联动等方式,引导广大儿童青少年参加体育活动,培养体育兴趣,提高运动水平。鼓励优秀运动员、教练员、体育专家及各类社会体育指导员等走进学校、走近儿童青少年,充分发挥体育的教育功能,为儿童青少年提供健康、文明、科学的健身指导。鼓励引导社会力量开展各类儿童青少年体育活动,形成全社会关爱儿童青少年健康成长的浓厚氛围。

（四）省财政厅：合理安排投入，积极支持相关部门开展儿童青少年近视综合防控工作。

（五）省人力资源和社会保障厅：按照有关规定，会同有关部门，细化完善校医和高校教师、中职教师、中小学教师专业领域内的保健教师、健康教育教师的评审政策，按照相关程序备案后实施。

（六）省市场监督管理局：加强对眼视光产品质量监管，整顿配镜行业秩序，加大眼镜和眼镜片生产、流通和销售等领域执法检查力度，规范眼镜片市场。加强产品质量监督抽查，定期进行抽查结果通报，并依法处理违法行为，促进行业健康发展。加强对验光配镜单位的计量监管，依法做好对验光配镜单位使用的计量器具的强制检定工作，依法引导验光配镜单位提高计量管理水平，推进诚信计量示范单位创建。加强广告监管，依法查处发布虚假违法近视防控产品广告行为。

（七）省新闻出版局：严把游戏前置审批关，加强对网络游戏内容的出版监管。严把网络游戏运营单位、申报单位资质材料审核关，严禁含有违禁内容游戏出版，着力营造清朗有序的网络文化空间和产业发展环境。严格使用网络游戏防沉迷系统，引导儿童青少年科学适度使用游戏出版物。加强对网络游戏出版运营企业的监督管理，对全省《健康游戏忠告》登载情况和网络游戏防沉迷系统实施情况进行监督。

（八）省广播电视局等部门：充分发挥广播电视、报刊、网络、新媒体等作用，利用公益广告等形式，多层次、多角度宣传推广近视防治知识，引导社会各界共同关注并参与防控儿童青少年近视工作。

防控儿童青少年近视是一项系统工程，各相关部门都要关心、支持、参与儿童青少年视力保护，在全社会营造政府主导、部门配合、专家指导、学校教育、家庭关注的良好氛围，让每个孩子都有一双明亮的眼睛和光明的未来。

四、保障措施

各市、县（市、区）人民政府负责本市儿童青少年近视防控措施的落实，主要负责同志要亲自抓，省政府授权省教育厅、省卫生健康委与各市人民政府签订全面加强儿童青少年近视防控工作责任书，地方各级人民政府逐级签订责任书。将视力健康纳入素质教育，将儿童青少年身心健康、课业负担等纳入国家义务教育质量监测评估体系，对儿童青少年体质健康水平连续三年下降的地方政府和学校依法依规予以问责。严禁各市、县（市、区）人民政府片面以学生考试成绩和学校升学率考核教育行政部门和学校。

根据全国儿童青少年近视防控工作评议考核制度，评议考核办法由省教育厅、省卫生健康委、省体育局制定，在省卫生健康委、省教育厅核实各市2018年儿童青少年近视率的基础上，从2019年起，每年开展各市人民政府儿童青少年近视防控工作评议考核，结果向社会公布。

江西省人民政府副省长孙菊生：
把近视防控融入学校卫生与健康教育

江西省认真按照教育部、国家卫生健康委要求部署，在综合防控儿童青少年近视、推进学校卫生与健康教育方面开展了一些探索。

一、提高政治站位，深化思想认识

认真组织学习习近平总书记关于学生近视问题的重要指示批示精神，学习全国教育大会和全国卫生与健康大会精神，切实提高政治站位，引导各地各有关部门充分认识儿童青少年近视防控工作的重要意义，把近视综合防控工作融入学校卫生与健康教育工作。

二、完善制度安排，健全工作机制

江西以省政府办公厅名义转发教育部等八部门《综合防控儿童青少年近视实施方案》，建立全省推进儿童青少年近视防控工作部门联席会议制度，授权省教育厅、省卫生健康委与各设区市政府签订防控工作责任书，设区市政府与县级政府签订责任书，拧紧防控工作机制"链条"。以建立近视大防控、优化学校卫生与健康工作大环境为目标，先后出台《"健康江西2030"规划纲要》等政策文件，保障近视防控和学校卫生与健康教育落地。

三、坚持综合施策，强化防控合力

一是实行预防控制。从2015年开始，依托南昌大学附属眼科医院探索开展"青少年视力保护行动计划"，定时定点开展眼健康宣教、视力健康筛查等工作，建立儿童青少年视力健康档案，形成医院、学校、家长、学生视力健康实时监测与预警多点互联格局，进行动态管理。

二是减轻学业负担。按照国家课程方案和标准组织教学，印发《江西省实施校外培训机构综合治理攻坚行动实施方案》，做到校内校外统一减负。逐年增加初中毕业生升学体育考试分值，从2017年的30分增加到2019年的55分，引导中小学生增加户外活动和体育锻炼时间。

三是加大资金投入。以义务教育均衡发展为牵引，全省财政性教育经费从2014年的705亿元提高到2018年的1052亿元，中小学超大班额、大班额比例显著下降，新建、扩建学校按国家标准配备可调节课桌椅,教室照明卫生标准符合国家要求。

四是开展专项治理。连续 6 年在全省学校开展食品安全"护校行动",扎实推进校园绿化、厕所改造、食堂整修和垃圾分类回收工程,校园环境更美、卫生更洁净、食品更安全,学生健康生活、学习意识进一步养成。

五是强化宣传教育。

四、加大督导评价,促进工作落实

将近视综合防控、校园食品安全和环境工作,纳入全省高质量发展考核评价体系,纳入县(市、区)党政领导干部履行教育职责督导评价体系,发挥教育督导的"牙齿"作用。加大新闻舆论监督作用,对负面典型予以曝光。密切家校联系,动员家长积极支持参与综合防控近视、学校卫生与健康教育工作。

来源:中国教育报

2019 年 4 月 11 日

江西省扎实做好儿童青少年近视防控工作

江西省认真落实教育部等八部门印发的《综合防控儿童青少年近视实施方案》,综合施策做好儿童青少年近视防控工作,努力提高儿童青少年视力健康水平,为全省儿童青少年健康成长保驾护航。

加强领导,压实工作责任。以省政府办公厅名义印发《关于成立儿童青少年近视综合防控工作领导小组的通知》,成立以分管副省长为组长的儿童青少年近视防控工作领导小组。召开综合防控儿童青少年近视暨推进学校卫生与健康教育工作视频会议,对全省儿童青少年近视防控工作进行全面部署,要求各地加强组织领导,加大宣传力度,改善教学设施,努力实现防控目标。召开领导小组联席会议,听取综合防控儿童青少年近视工作情况汇报,研究儿童青少年近视防控有关工作,推动解决综合防控存在的矛盾与问题。省教育厅、省卫生健康委与全省 11 个设区市人民政府签订全面加强儿童青少年近视防控工作责任书,各设区市人民政府与县级人民政府签订责任书,层层传导工作压力。

综合防控,突出工作重点。开展视力知识进课堂活动,学校通过品德与生活课、体育与健康课和主题班会等,集中对学生进行保护视力教育。组建儿童青少年近视防控宣讲团,要求每名成员每月最少到学校进行一次近视防控知识宣讲。积极开展

"爱眼日"活动,邀请省直医疗机构眼科专家走进校园,为师生开展眼病义诊、屈光不正检查、爱眼护眼科普讲座、爱眼护眼知识宣传册发放等;在公共场所播放"爱眼日"公益宣传片、发送公益短信、举行"共同呵护好孩子的眼睛,让他们拥有一个光明的未来"万人签名活动,向全体师生发出《爱眼护眼倡议书》。邀请眼科专家制作眼保健操视频教学片,规范中小学生眼保健操。开展视力筛查,印发《关于组织2019年江西省儿童青少年近视调查工作方案的通知》,启动全省儿童青少年近视调查工作,投入1100万元对全省100个县(市、区)677所学校(幼儿园)14万余名学生进行视力调查。

协同推进,凝聚工作合力。大力推进学生减负,按照教育部等九部门印发的中小学生"减负三十条"要求,抓好各项减负措施落实,印发《关于做好全省中小学生课后服务工作的指导意见》,积极开展校外培训机构专项治理行动。规范电子产品使用,开展中小学各类 App 软件应用情况全面排查,严控各类 App 进入校园,要求采用纸质作业,不得使用教辅 App 向学生布置作业。改善视觉环境,全国儿童青少年近视防控工作试点县赣州市于都县2019年投入近600万元为学校安装护眼灯。加强师资培训,开展全省中小学校卫生保健教师培训班,重点安排儿童青少年近视防控政策及预防知识讲座,帮助医校、保健教师了解掌握儿童青少年视力筛查和近视防控知识,提升自身业务能力。将省级儿童青少年近视防控指导中心挂靠公立医疗机构,负责对全省儿童青少年近视防控工作进行技术指导。

强化督导,确保工作实效。做好督导调研,不定期到各地开展儿童青少年近视防控工作落实情况专项调研,对好的做法进行总结和推广,对存在的问题要求限时整改。抓好监管检查,印发《关于进一步规范儿童青少年近视矫正工作切实加强监管的通知》,进一步规范儿童青少年近视矫正工作,切实维护儿童青少年健康权益。印发《关于开展2019年托幼机构、校外培训机构、学校采光照明"双随机"抽检工作的通知》,对全省部分学校、托幼机构、校外培训机构教室(教学场所)的采光照明进行"双随机"抽检,确保视觉环境达到规范标准。加强评议考核,将儿童青少年近视防控工作、总体近视率和体质健康状况纳入省政府高质量发展考核评价体系,推动近视防控工作规范化、制度化。

来源:江西省教育厅

2020年6月5日

浙江省教育厅等十一部门关于全面加强儿童青少年近视综合防控工作的意见

浙教体〔2019〕23 号

各市、县(市、区)人民政府:

为贯彻落实习近平总书记关于学生近视问题的重要批示精神,抓好新时代儿童青少年眼健康,降低近视发病率,根据教育部等八部门印发的《综合防控儿童青少年近视实施方案》具体部署,结合我省实际,经省人民政府同意,现就全面加强我省儿童青少年近视综合防控工作提出以下意见。

一、建设目标

儿童青少年近视防控工作关系到国家前途和民族命运,是涉及国家安全和未来发展的重大问题。各级人民政府要采取切实有效措施,力争到 2023 年,实现全省儿童青少年总体近视率在 2018 年基础上每年降低 1 个百分点以上。

到 2030 年,实现全省儿童青少年新发近视率和近视程度明显下降,高度近视发生率显著降低,6 岁儿童近视率控制在 3% 以内,小学生、初中生和高中生近视率分别下降至 38%、60% 和 70% 以下,国家学生体质健康标准达标优秀率达到 25% 以上。

二、工作措施

(一)实施全省近视普查工程,掌握近视综合防控本底信息

近视基础数据的采集和统计结果关系到未来五年各项防控方案和绩效考核标准的制定。省教育厅负责中小学生近视患病率普查工作。在广泛调研基础上,教育、卫生健康部门制定科学方案,快速、高效、可行、可及的开展全省儿童青少年近视患病率普查工作。在普查基础上,建立浙江省儿童青少年视功能和近视大数据信息库,形成准确的、覆盖各年龄段的全省儿童青少年视觉健康和近视本底信息。制定在校生近视监测制度,确保各中小学、幼儿园每年开展 1~2 次与近视相关的视功能和视觉健康检查,通过国家标准对数视力表和电脑验光仪,分别检查并记录裸眼视力和屈光度,逐步建立儿童青少年视觉健康电子档案,一人一档,并随学籍变化转递,学生近视

及变化情况如实记录并反馈家长或监护人。各级人民政府要合理安排支出,通过培训校医、保健教师开展校内近视监测、采用政府购买服务等方式推进儿童青少年近视本底数据普查和跟踪监测工作。

(二)实施近视综合防控试验工程,强化示范引领作用

分阶段推进儿童青少年近视综合防控试验区和试点学校建设,以点带面,全面推进。选择若干个市、县(市、区)作为儿童青少年近视防控试验区,开展儿童青少年近视防控前期调研和试点工作,探索推进青少年近视综合防控工作的有益做法。在此基础上,逐步扩大试点范围,确保每个市至少有一个县(市、区)纳入试点。自 2020 年起,省每年评选若干个示范县(市、区)和 100 所左右示范学校,强化示范引领作用,形成近视防控的"浙江经验"。

(三)推进健康育人工程,落实学校近视综合防控基础作用

重视儿童青少年健康体魄培育,推进实施健康育人工程,发挥学校在近视综合防控工作中的基础作用,切实做到"一减一增",即减少持续近距离用眼的时间和强度,增加户外活动、课外活动和体育活动时间。小学一、二年级不布置书面家庭作业,三至六年级书面家庭作业完成时间不得超过 60 分钟,初中不得超过 90 分钟,高中阶段也要合理安排作业时间。寄宿制学校要缩短学生晚上学习时间。加强考试管理,全面推进义务教育学校免试就近入学全覆盖,控制统一考试次数,小学一、二年级每学期不得超过 1 次,其他年级每学期不得超过 2 次。严禁以任何形式、方式公布学生考试成绩和排名;严禁以各类竞赛获奖证书、学科竞赛成绩或考级证明等作为招生入学依据;严禁以各种名义组织考试选拔学生。中小学取消一切形式的集体文化补课。

在学校统一管理下科学合理使用电子产品,严禁学生将个人手机、平板电脑等电子产品擅自带入课堂。学校教育本着按需的原则合理使用电子产品,使用电子产品开展教学时长原则上不超过教学总时长的 30%。教学和布置作业不依赖电子产品,原则上采用纸质作业。严控使用 App 布置作业。

深入开展阳光体育运动,大力发展校园足球、篮球、乒乓球等运动项目,组织开展户外体育活动,鼓励各地各校广泛调研实践,推广一批有利于儿童青少年视觉健康的户外体育项目。强化体育课和课外锻炼,确保中小学生每天 1 小时以上体育活动时间,每周参加中等强度体育活动 3 次以上,大课间体育活动时间不少于 30 分钟;全体学生每天上、下午各做 1 次眼保健操。大课间、课外体育活动、眼保健操时间均纳入课表,严格按规定时间组织实施。完善校园体育运动风险防控体系,为学校开展适宜的体育锻炼和户外活动保驾护航。

各级人民政府要为学校近视综合防控工作保障必要的经费。完善职称评审政策,加强基层近视防控队伍建设,有条件的地方,要按照有关规定和标准配备学校卫生室(保健室)及卫生专业技术人员。要采取培训、引进和学校卫生工作托管及政府

购买服务等方式,逐步实现全省各幼儿园、中小学每校或每千人配备专兼职视觉健康校医或保健教师 1 人,形成学校一线防控近视的中坚力量,保证近视防控工作可持续进行。

(四)实施教卫协同工程,强化学校与医疗卫生机构联防联控作用

建立教育和卫生健康部门视力健康防控机制,定期召开防控工作协调会议,共同制定保护儿童青少年视力健康的政策和措施,依职责组织实施。强化学校与医疗卫生机构对学生视力不良联防联控工作。建立完善各学校与当地医疗卫生机构联防联控机制,定期研究落实学生视力健康防控工作。加强业务指导,提升校医、保健教师利用电脑验光仪等设备开展近视筛查,进行早期诊断和早期干预的能力。组织高水平眼科医疗机构、医学院校等单位开展校医和视觉保健教师的近视防控培训,形成学校和医疗机构协同开展近视综合防控工作的良好局面。

(五)实施家庭护眼工程,发挥家庭近视综合防控关键作用

倡导实施家庭护眼工程,发挥家庭在儿童青少年视觉健康防护中的关键作用。各级妇联要发挥在家庭教育中的独特作用,围绕近视防控组织开展丰富多彩的家庭健康教育活动,推进家长学校建设,提升家庭健康教育水平。卫生部门要结合家庭医生签约服务工作,将儿童青少年近视综合防控工作纳入其中,宣传普及健康护眼理念和科学防近方法,并指导做好近视早期发现和跟踪诊疗工作。体育部门要推动全民健身与全民健康深度融合,增加适合儿童青少年户外活动和体育锻炼的场地设施,推动各类公共体育设施向儿童青少年开放,吸引儿童青少年广泛参加体育运动,动员各级社会体育指导员为广大儿童青少年参与体育锻炼提供指导,使儿童青少年就近参加户外体育活动。学校和医疗机构要建立儿童青少年近视综合防控联系制度,将学生视力检测情况、近视综合防控指导意见以联系卡等形式反馈家长,家长根据指导意见落实家庭防控措施,并将落实情况反馈学校并录入防控信息系统,构筑近视综合防控的全过程跟踪机制。家长和学校要共同监督并随时纠正孩子不良读写姿势,应保持"一尺、一拳、一寸",即眼睛与书本距离应约为一尺、胸前与课桌距离应约为一拳、握笔的手指与笔尖距离应约为一寸。要着力培养儿童青少年"自身视觉健康第一责任人"的意识,增强儿童青少年对健康饮食、睡眠、电子产品使用、体育锻炼和户外活动的自我管理,保证儿童每天户外活动 2 小时以上,使其形成良好用眼卫生习惯。

(六)实施健康学校建设工程,营造有利于近视综合防控的教学环境

大力推进健康促进学校建设,将近视综合防控作为促进学生健康的重要切入点,整体提升学校卫生健康工作水平。截至 2020 年,健康促进学校建成比例达到 60%以上,并逐年提高。加强健康教室建设管理,确保与视觉健康和近视防控密切联系的环境、器具标准的执行落地。参照《学校课桌椅功能尺寸》(GB/T 3976—2014)国家标准,结合我省儿童青少年发育实际情况进行规范化课桌椅的设计、采购,逐步实现

高度可调式课桌椅在全省的推广应用。在《中小学校教室采光和照明卫生标准（GB 7793—2010）》基础上，研究制定与新时代儿童青少年近视综合防控相适应的地方标准或行业规范，推进实施"健康教室照明"计划，保证不同天气、时段、桌面、黑板等器具表面的健康光照度。各级卫生监督部门、教育督导部门要加大对教学环境、器具标准执行情况的监督力度，建立常态化监督通报机制。要把学校教学环境建设纳入标准化学校建设体系，教学环境建设管理情况纳入健康浙江、教育工作业绩考核等指标体系，推进近视防控工作。

（七）实施近视综合防控信息化工程，建立视觉健康大数据采集共享机制

发挥我省在大数据、云平台等信息化技术、平台研发方面的先进优势，建立儿童青少年视觉健康和近视大数据采集、共享机制。加强网络化电脑验光仪的研发和应用，实现近视检测数据的实时上传，保证数据准确性。加快全省儿童青少年近视数据采集、存储和处理系统建设，实现数据并网，形成近视防控与视觉健康大数据、大网络平台。加大数据管理和应用力度，发展与近视和视觉健康紧密衔接的大数据处理和人工智能技术，推进大数据分析基础上的近视发生、发展趋势和并发症预测，形成大数据支撑的近视科学防控、干预方案，为近视综合防控决策提供科学依据。

（八）实施近视防控科普工程，营造全民重视近视防控的良好氛围

建立近视防控科普和宣传体系，搭建权威、科学的近视防控知识信息发布、传播和科普教育平台。编写科普资料，组织省儿童青少年近视防控工作指导中心等机构编写儿童青少年近视防控工作指南和宣传资料，满足学校、医疗机构、家庭、青少年学生等不同层面了解掌握科学防控知识和技能的需要，推进儿童青少年近视防控工作规范化、常态化开展。编制一批视觉健康和近视防控的动漫、影视作品等，通过网络、自媒体、电视、报纸等多种宣传形式和载体，引导公众正确认识、有效接收近视防控的科学知识和信息。发挥共青团组织全覆盖的优势，在学校、厂矿企业、街道社区等各领域开展近视防控"网格化"宣传和教育活动，增强儿童青少年的近视防控意识。重视面向社会公众的视觉健康和近视防控宣传，营造全社会关心重视近视防控的良好氛围。

三、组织保障

（一）加强组织领导

1. 成立浙江省儿童青少年近视综合防控工作领导小组。省成立由省教育厅、省卫生健康委、省体育局、省财政厅、省人力社保厅、省市场监管局、省新闻出版局、省广播电视局、省医疗保障局、共青团浙江省委、省妇女联合会等部门领导为成员的浙江省儿童青少年近视综合防控工作领导小组，负责全省儿童青少年近视综合防控工作领导和考核。领导小组办公室设在省教育厅，承担领导小组日常工作。

2. 成立浙江省儿童青少年近视综合防控专家指导委员会。由省教育厅、省卫生

健康委委托温州医科大学牵头,联合全省医疗、教育及相关行业专家,组建浙江省儿童青少年近视综合防控专家指导委员会,为我省近视综合防控总体规划、技术标准、实施方案等的制定和具体推进提供专业咨询和技术指导。

3. 成立浙江省儿童青少年近视防控工作指导中心。由省教育厅、省卫生健康委联合成立浙江省儿童青少年近视防控工作指导中心。指导中心在省教育厅、省卫生健康委指导下,作为儿童青少年近视防控工作的业务主体部门,联合各部门、医疗机构、学校等,及时分析发现我省儿童青少年视觉健康问题,为近视防控提供科学有效的解决方案,并具体指导推动全省各地的儿童青少年近视防控工作。各市、县(市、区)要结合实际,组建相应的近视防控指导机构,行使相应职能。

(二)加强部门协同

防控儿童青少年近视是一项系统工程,各相关部门都要关心、支持、参与儿童青少年视力保护,在全社会营造政府主导、部门配合、专家指导、学校教育、家庭关注的良好氛围,让每个孩子都有一双明亮的眼睛和光明的未来。

省教育厅:成立全省中小学和高校健康教育指导委员会,充实完善浙江省学校保健指导中心力量,指导市县教育行政部门和学校科学开展儿童青少年近视防控和视力健康管理等学校卫生与健康教育工作。推进儿童青少年近视综合防控试点工作。指导中小学校减轻中小学生课业负担。进一步健全学校体育卫生发展制度和体系,不断完善学校体育场地设施,加快体育与健康师资队伍建设,深化学校体育、健康教育教学改革,积极推进校园体育项目建设。推动市县教育行政部门加强现有中小学卫生保健机构建设,按照标准和要求强化人员和设备配备。加强眼视光学专业、眼视光技术专业、视力不良防控公共卫生专业等医学人才培养,鼓励高校特别是医学院校、高等师范院校开设眼视光、健康管理、健康教育相关专业,加大人才培养力度。

省卫生健康委:逐步建立、完善由省、市、县(市、区)医疗卫生机构组成的近视防控三级网络,鼓励有条件的街道社区卫生服务中心(乡镇卫生院)设立近视防控站点。培养优秀视力健康专业人才,确保每个区县均有合格的视光专业人员提供规范服务,并根据儿童青少年近视情况,选择科学合理的矫正方法。加强基层眼科医师、眼保健医生、儿童保健医生培训,提高视力监测、筛查、常见眼病诊治和急诊处置能力。全面加强全省儿童青少年视力健康及其相关危险因素监测工作,协助教育部门建立网络健全、信息共享、评价体系科学的监测信息化平台。建立视力档案,落实国家基本公共卫生服务中0~6岁儿童眼保健和视力检查要求,开展0~6岁儿童眼保健和视力检查工作。会同教育部门组建全省儿童青少年近视防治和视力健康专家队伍,科学指导儿童青少年近视防治和视力健康管理工作。会同相关部门,在国家出台的相关强制性标准基础上,根据需要研究制定教学环境卫生及学生学习用品用具方面的地方标准,使之有利于保护视力。按照采光和照明国家有关标准要求,对学校、托幼机构和校外培训机构教室(教学场所)等环境定期或不定期开展督导检查。

省体育局:增加适合儿童青少年户外活动和体育锻炼的场地设施,持续推动各类公共体育设施向儿童青少年开放。会同教育部门组织开展青少年学生阳光体育活动,积极引导支持相关体育社团组织(协会)、社会力量开展各类儿童青少年体育活动,吸引儿童青少年广泛参加体育运动,动员各级社会体育指导员为广大儿童青少年参与体育锻炼提供指导。

省财政厅:积极支持相关部门开展儿童青少年近视综合防控工作,指导市县财政部门合理安排投入,将必要的近视防控经费纳入本级财政预算。

省人力社保厅:会同省教育厅、省卫生健康委完善中小学校医、保健教师职称评审政策。

省医疗保障局:提高儿童青少年近视综合防控的保障力度,逐步将符合规定的近视治疗相关基本诊疗纳入医保范围。

省市场监管局:严格监管验光配镜行业,不断加强眼视光产品监管和计量监管,整顿配镜行业秩序,加大对眼镜和眼镜片的生产、流通和销售等执法检查力度,规范眼镜片市场,杜绝不合格眼镜片流入市场。加强广告监管,依法查处虚假违法广告。

省新闻出版局:充分发挥书、报、刊、网络出版等作用,持续宣传近视防控知识。实施网络游戏总量调控,控制新增网络游戏上网运营数量,督促网游企业完善网络游戏防沉迷系统,采取措施限制未成年人使用时间。

省广播电视局:充分发挥广播电视、新媒体等作用,利用公益广告等形式,多层次、多角度宣传推广近视防治知识。

共青团浙江省委:发挥共青团组织优势,开展近视防控"网格化"宣传和教育活动,增强儿童青少年的近视防控意识。

省妇女联合会:围绕近视防控组织开展家庭健康宣传教育活动,发挥妇联在家庭健康教育中的独特作用。

(三)加强考核评议

根据教育部等八部门《综合防控儿童青少年近视实施方案》中"各省(区、市)人民政府负责本地区儿童青少年近视防控措施的落实,主要负责同志要亲自抓,国务院授权教育部、国家卫生健康委与各省级人民政府签订全面加强儿童青少年近视防控工作责任书,地方各级人民政府逐级签订责任书。将儿童青少年近视防控工作、总体近视率和体质健康状况纳入政府绩效考核"的要求,省人民政府将儿童青少年近视综合防控工作、总体近视率和体质健康状况纳入教育督导,纳入省人民政府对市、县(市、区)人民政府履行教育职责的考核、健康浙江指标体系考核;省人民政府授权省教育厅、省卫生健康委与各设区市人民政府签订全面加强儿童青少年近视综合防控工作责任书,各级人民政府逐级签订责任书。

各市、县(市、区)人民政府负责本地区儿童青少年近视综合防控措施的落实,保证财政经费对儿童青少年近视综合防控工作的必要支持,落实好近视防控工作经费。

要将儿童青少年近视综合防控工作、总体近视率和体质健康状况纳入政府绩效考核，严禁地方各级人民政府片面以学生考试成绩和学校升学率考核教育行政部门和学校。要将视力健康纳入素质教育，将儿童青少年身心健康、课业负担等纳入义务教育质量监测评估体系，强化执行，狠抓落实。

建立全省儿童青少年近视综合防控工作评议考核制度，评议考核办法根据国家和省有关儿童青少年近视综合防控工作考核办法，在省教育厅、省卫生健康委核实各地2018年儿童青少年近视率的基础上，从2019年起，每年开展各设区市人民政府儿童青少年近视综合防控工作评议考核，结果向社会公布。儿童青少年近视率目标完成情况，作为教育行政部门和中小学校评优评先的重要依据纳入考核指标。对学生近视率下降幅度排名前10位的县(市、区)，以及年度学生近视防控工作优秀的市、县(市、区)予以表彰，对未实现年度学生近视防控工作目标的市、县(市、区)进行通报、约谈。要把儿童青少年近视防控监测、考核纳入体质健康考评体系，对儿童青少年体质健康水平连续三年下降的市、县(市、区)依法依规予以问责。

各市、县(市、区)可结合实际制定切实可行的儿童青少年近视综合防控工作意见。

浙江省教育厅　浙江省卫生健康委员会　浙江省体育局

浙江省财政厅　浙江省人力资源和社会保障厅　浙江省市场监督管理局

浙江省新闻出版局　浙江省广播电视局　浙江省医疗保障局

共青团浙江省委　浙江省妇女联合会

2019 年 4 月 20 日

浙江教育厅发布近视防控意见：
严控使用 App 布置作业

2019 年 4 月 22 日，浙江省教育厅等十一部门发布《关于全面加强儿童青少年近视综合防控工作的意见》(以下简称《意见》)，提出到 2023 年，力争实现儿童青少年总体近视率在 2018 年基础上每年降低 1 个百分点以上。要求中小学取消一切形式的集体文化补课，原则上采用纸质作业，严控使用 App 布置作业。

《意见》提出，到 2030 年，实现浙江省儿童青少年新发近视率和近视程度明显下降,高度近视发生率显著降低,6岁儿童近视率控制在3%以内,小学生、初中生和高中生近视率分别下降至38%、60%和70%以下,国家学生体质健康标准达标优秀率达到25%以上。

为达到该目标,浙江省要求发挥学校在近视综合防控工作中的基础作用,减少持续近距离用眼的时间和强度,增加户外活动、课外活动和体育活动时间。

《意见》要求小学一、二年级不布置书面家庭作业,三至六年级书面家庭作业完成时间不得超过60分钟,初中不得超过90分钟,高中阶段也要合理安排作业时间。寄宿制学校要缩短学生晚上学习时间。加强考试管理,全面推进义务教育学校免试就近入学全覆盖,控制统一考试次数,小学一、二年级每学期不得超过1次,其他年级每学期不得超过2次。严禁以任何形式、方式公布学生考试成绩和排名;严禁以各类竞赛获奖证书、学科竞赛成绩或考级证明等作为招生入学依据;严禁以各种名义组织考试选拔学生。中小学取消一切形式的集体文化补课。

此外,严禁学生将个人手机、平板电脑等电子产品擅自带入课堂。学校教育本着按需的原则合理使用电子产品,使用电子产品开展教学时长原则上不超过教学总时长的30%。教学和布置作业不依赖电子产品,原则上采用纸质作业。严控使用App布置作业。

值得注意的是,在浙江省教育厅今年2月发布的《关于全面加强儿童青少年近视防控工作的意见(征求意见稿)》中,曾提出严禁使用App布置作业,引起广泛讨论。业内人士认为,这将对学习类App有较大影响,尤其那些提供作业分发和批改等服务的App将面临业务转型。但在《意见》正式出台时,浙江省将"严禁"改为"严控",为相关App留下了"一线生机"。

自去年起,学习类App在中小学校的使用已被纳入监管。2018年12月,教育部下发《关于严禁有害App进入中小学校园的通知》,要求各地建立学习类App进校园备案审查制度,按照"凡进必审""谁选用谁负责""谁主管谁负责"的原则建立"双审查"责任制。未经学校和教育行政部门审查同意,教师不得随意向学生推荐使用任何App。

来源:新京报

2019年4月23日

浙江省卫生健康委办公室等关于
进一步规范儿童青少年近视矫正工作
加强市场监管的通知

浙卫办〔2019〕9 号

各市、县(市、区)卫生健康委(局)、网信办、教育局、市场监管局：

为贯彻落实浙江省教育厅等十一部门印发的《关于全面加强儿童青少年近视综合防控工作的意见》及教育部、国家卫生健康委与省政府签订的《全面加强儿童青少年近视综合防控工作责任书》，落实国家卫生健康委等六部门印发的《关于进一步规范儿童青少年近视矫正工作切实加强监管的通知》，现将有关要求通知如下。

一、落实主体责任，切实规范近视矫正工作

在目前医疗技术条件下，近视不能治愈。儿童青少年时期可以通过科学用眼、增加户外活动时间、减少长时间近距离用眼等方式预防、控制和延缓近视。家长一旦发现儿童青少年视力异常，应当及时带其到医疗机构眼科检查，遵从医嘱进行科学矫正。

从事儿童青少年近视矫正的机构或个人必须严格依法执业、依法经营，不得在开展近视矫正对外宣传中使用"康复""恢复""降低度数""近视治愈""近视克星"等表述误导近视儿童青少年和家长；不得违反中医药法规定冒用中医药名义或者假借中医药理论、技术欺骗消费者，谋取不正当利益。

二、切实加强监管，严肃查处违法行为

地方各相关部门要切实加强沟通协调，推进综合监管，形成监管合力。要督促指导相关机构、企业及从业人员严格依法执业、依法经营、规范服务。要强化社会监督，拓宽投诉举报渠道，认真受理并调查核实群众的投诉举报，对违法违规行为，一经发现要依法依规严肃查处。

各级卫生健康行政部门要加大无证行医打击力度，依法严厉打击无《医疗机构执业许可证》的机构和无医师执业证书的人员擅自开展眼科医疗服务行为。要督促辖区医疗机构切实落实主体责任,严格按照国家卫生健康委发布的《近视防治指南》等要求,规范开展儿童青少年近视矫正工作,规范眼视光医疗器械使用行为,严禁医疗机构虚假、夸大宣传,对存在的违法行为依法严肃查处。发现医疗机构使用的眼视光产品、医疗器械存在质量不合格或者夸大宣传等问题,及时通报或移送市场监管、药品监管等部门。各级卫生健康行政部门内设的中医药管理机构要加大事中事后监管力度,严肃查处冒用中医医疗机构或医务人员宣传虚假中医近视矫正疗效的非法行为,严厉打击假借中医近视防控技术欺骗群众、损害群众利益的机构和人员,协助市场监管等部门加强对中医医疗广告的监管;要督促辖区中医医疗机构切实落实主体责任,规范开展儿童青少年近视矫正工作。

各级市场监督管理部门要加强儿童青少年近视矫正广告监管,依法查处虚假违法广告。强化部门间信息共享和协调联动,涉及专业技术内容需要认定的,卫生健康、中医药等部门要积极配合。要加大对眼镜制配、眼视光产品等行业和领域不正当竞争行为的监管执法,依法查处市场混淆、虚假宣传等不正当竞争行为,维护公平竞争的市场秩序。要加大近视眼镜镜片、镜架等眼镜产品的监督抽查和专项整治力度,严肃查处涉及眼镜和眼镜片计量、标准化、认证、质量违法行为以及生产、流通和销售环节存在的违法行为。药品监督管理部门要坚决贯彻落实《医疗器械监督管理条例》及相关法规要求,严格眼视光医疗器械的注册审评审批,规范产品适用范围及禁忌证。对医疗器械名称、说明书或者标签包含"近视治愈"等容易误导的词语以及与实际产品功能不相符的表述,要严肃纠正。要加强对眼视光相关医疗器械生产企业的监管,指导和督促市、县市场监督管理部门加强对眼视光相关医疗器械经营企业及使用单位的监督检查,会同有关部门严厉打击各类非法生产、经营、使用眼视光医疗器械的违法行为。

三、加强科普宣传,科学认知儿童近视矫正行为

针对当前社会各界对儿童青少年近视矫正仍然存在"近视可以治愈"等认识误区以及近视矫正违法违规行为,各级卫生健康、市场监管、中医药以及药品监管等部门要定期曝光查处的相关典型案例,震慑违法犯罪分子。各级卫生健康、教育及网信等部门要加强协作,积极配合,通过传统媒体和新媒体等多种渠道和方式,广泛开展儿童青少年近视防控校园宣传和社会宣传教育活动,告知非法或不恰当近视矫正行为的表现形式和可能造成的危害,引导儿童青少年和家长科学认知近视矫正,切实增强辨别能力和自我保护意识,自觉抵制近视矫正虚假违法广告,提高儿童青少年近视防控能力。

各级卫生健康、教育及网信等部门要加强指导和检查,切实规范近视知识科普宣传活动。对借科普宣传活动进行商业牟利的行为要坚决制止并依法严肃查处。

请县(市、区)级各部门分别于2019年6月10日和12月5日前将本辖区有关工作落实进展情况书面总结及汇总表(详见附件)报本系统市级主管部门。市级各部门分别于 2019 年 6 月 15 日和 12 月 10 日前将辖区有关工作落实进展情况及汇总表书面报本系统省级主管部门。

省卫生健康委　联系人:倪胜　电话:0571 – 87709370

省委网信办　联系人:徐岚　电话:0571 – 87053372

省教育厅　联系人:陈超　电话:0571 – 88008881

省市场监管局　联系人:陈幼伟　电话:0571 – 89761417

省药监局　联系人:江新颖　电话:0571 – 88903345

附件:卫生健康部门工作开展情况汇总表

省卫生健康委办公室　省委网信办综合处　省教育厅办公室

省市场监管局办公室　省药监局办公室

2019 年 5 月 7 日

附件

卫生健康部门工作开展情况汇总表

区域	市场规范												科普宣传			
	医疗机构			无证机构			无证人员			其中中医药管理			案件查处	线上宣传		线下宣传	
	检查数	案件数	责令整改数	查处数	罚款(元)	移送司法机关数	查处数	罚款(元)	移送司法机关数	查处机构数	查处人员数	查处广告数	通报案件数	传统媒体(次)	互联网(条)	张贴画(张)	组织现场宣传(次)
合计																	

备注:市场规范由卫生健康部门执法机构提供,科普宣传由卫生健康部门疾控机构提供。

福建省儿童青少年近视防控研究中心成立

12月9日上午,福建省教育厅依托福建医科大学建设的福建省儿童青少年近视防控研究中心正式揭牌成立。省委教育工委委员、省教育厅党组成员、副厅长吴伟平,福建医科大学党委书记何明华,副书记王诗忠等为中心揭牌。吴伟平为福建省儿童青少年近视防控宣讲团授旗并讲话。

吴伟平表示,2019年教育部、国家卫生健康委与福建省人民政府签订《全面加强儿童青少年近视综合防控工作责任书》,明确要求我省要加大儿童青少年近视防控基础应用研究,提升儿童青少年近视防控能力。福建省儿童青少年近视防控研究中心的成立,标志着我省儿童青少年近视防控基础和应用研究将有一个新的阵地、新的抓手、新的台阶。他希望,福建医科大学发挥好研究中心在综合防控儿童青少年近视方面的专业作用,围绕我省儿童青少年近视成因和防控难点等关键环节,组织加强视觉健康研究,推动形成一批具有指导性的科研成果;开展全省儿童青少年视力监测调查及数据分析评估,为我省儿童青少年近视防控政策制定和工作开展提供专业咨询和指导;组织专家宣讲团定期开展全省儿童青少年近视防控巡回宣讲教育,引导家长、家庭和全社会重视近视防控,教育引导学生养成良好用眼行为和习惯,在我省儿童青少年近视防控领域发挥应有的作用。

福建医科大学党委书记何明华表示,福建省儿童青少年近视防控研究中心将从儿童青少年近视的病因、干预成效等方面进行科学的研究,推动研究成果转为综合防控措施;此外发挥好福建医科大学附属医院眼科方面技术人才、专业优势,开展临床试验研究,在全省儿童青少年近视防控中发挥更大的作用,提供更加专业的技术指导支持和科学有效的解决方案,为省委、省政府科学决策提供有力支撑。

新闻链接

福建省儿童青少年近视防控研究中心以"政府主导,专家指导,教医结合"为方针,指导全省儿童青少年近视防控工作,开展各项综合防控和预防保健服务,分析发现儿童青少年视觉健康问题,为近视防控提供科学有效的解决方案。包括儿童青少年视觉健康的检查分类、建档、健康跟踪服务以及宣传咨询、教育培训等,中心运用专业理念和方法为儿童青少年提供科学、完善的视力健康检查、康复训练、光学矫治及行为干预等视力保健服务。

来源:中共福建省委教育工委、福建省教育厅新闻中心
2020年12月9日

福建省教育厅等八部门关于印发
《福建省综合防控儿童青少年近视行动方案》
的通知

闽教体〔2019〕3 号

各设区市人民政府,平潭综合实验区管委会:

为贯彻落实习近平总书记关于学生近视问题的重要指示批示精神,加强我省儿童青少年近视防控工作,根据教育部等八部门《综合防控儿童青少年近视实施方案》,我们制定了《福建省综合防控儿童青少年近视行动方案》,经省政府同意,现印发你们,请认真贯彻执行。

福建省教育厅　福建省卫生健康委员会

福建省体育局　福建省财政厅

福建省人力资源和社会保障厅　福建省市场监督管理局

福建省新闻出版局　福建省广播电视局

2019 年 1 月 29 日

福建省综合防控儿童青少年近视行动方案

为贯彻落实习近平总书记关于学生近视问题的重要指示精神,根据教育部等八部门制定的《综合防控儿童青少年近视实施方案》(教体艺〔2018〕3 号),结合我省实际,制定本行动方案。

一、工作目标

探索切实可行的儿童青少年近视有效防控措施,总结可推广的综合干预模式;建立多部门参与的联动机制,充分调动学校、家长、学生积极性,提高全社会对视力保护的重视程度与健康意识,形成"部门合作、家校协同、社会参与、综合防控"长效防控机制。

到 2023 年,力争实现全省儿童青少年总体近视率在 2018 年的基础上每年降低 0.5 个百分点以上,近视高发地区每年降低 1 个百分点以上。

到 2030 年,实现全省儿童青少年新发近视率明显下降,儿童青少年视力健康整体水平显著提升,6 岁儿童近视率控制在 3% 左右,小学生近视率下降到 38% 以下,初中生近视率下降到 60% 以下,高中阶段学生近视率下降到 70% 以下,国家学生体质健康标准达标优秀率达 25% 以上。

二、行动措施

(一)学校

1. 建立健全校内学生视力健康管理组织。按照《中小学学生近视眼防控工作岗位职责》,建立以校领导、班主任、校医(保健教师)、家长代表、学生视力保护委员和学生志愿者等为一体的学校学生视力健康管理领导小组(以下简称"视管小组"),明确和细化职责分工,加强组织领导,协调相关行动。

2. 切实减轻学生课业负担。严格依据国家和省课程方案、课程标准,严格落实"零起点"正常教学,注重提高课堂教学效益,不得随意增减课时、改变难度、调整进度。统筹管理年级组和学科组作业总数量、总时间和内容,小学一、二年级不布置书面家庭作业,三至六年级书面家庭作业完成时间不得超过 60 分钟,初中不得超过 90 分钟,高中阶段合理安排作业时间。原则上,不布置电子家庭作业,确需布置电子家庭作业的,初、高中生每日电子作业总时间不长于 20 分钟,并向学校"视管小组"报备。寄宿制学校要缩短学生晚上学习时间。科学布置作业,提高作业设计质量,减少机械、重复训练。

3. 加强考试管理。全面实行义务教育免试入学制度。严格控制义务教育阶段学校校内统一考试次数,小学一、二年级每学期不得超过 1 次,其他年级每学期不得超过 2 次。严禁以任何形式、方式公布学生考试成绩和排名;严禁以各类竞赛获奖证书、学科竞赛成绩或考级证明等作为招生入学依据;严禁以各种名义组织考试选拔学生。

4. 改善视觉环境。改善教学设施和条件,为学生提供符合用眼卫生要求的学习环境。推广配备符合标准的可调节课桌椅和坐姿矫正器,中小学新购大屏幕显示设备应具备健康护眼、防蓝光功能。严格按照普通中小学校、中等职业学校建设标准,落实教室、宿舍、图书馆(阅览室)等场所采光和照明要求,使用利于视力健康的照明设备。加快消除"大班额"现象,确保教室前排课桌前缘与黑板有 2 米以上距离,后排课桌缘与黑板的水平距离,小学不超过 8 米,中学不超过 8.5 米。学校教室照明卫生标准达标率达到 100%。根据学生座位视角、教室采光照明状况和学生视力变化情况，每月调整学生座位，每学期对学生课桌椅高度进行个性化调整，适应学生生长发育变化。

5. 坚持护眼措施常态化。中小学校要严格坚持组织全体学生每天上、下午各做一次眼保健操，认真执行眼保健操流程和要求。当节任课教师为所在班级眼保健操监督员，须在岗监督和指导学生做好眼保健操。中小学校应对本校教师进行眼保健操全员培训，使其掌握必要的眼保健知识和眼保健操规范动作。小学低年级有条件的学科，每节课中可安排 1 分钟眼疲劳放松时间，由教师组织学生远眺或其他眼部放松措施。教师在书写板书时要清晰可辨，大小适当，制作多媒体教学课件要合理选择背景、颜色、字体、字号，缓解学生视力疲劳。

6. 加强学生用眼卫生习惯培养。从小学入学起，教师要教会学生掌握正确执笔姿势，督促学生读写时坐姿端正，随时纠正学生不良读写姿势，提醒学生遵守"一尺、一拳、一寸"要求，即眼睛与书本距离应约为一尺、胸前与课桌距离应约为一拳、握笔的手指与笔尖距离应约为一寸。教师发现学生出现看不清黑板、经常揉眼睛等迹象时，要及时了解其视力情况。

7. 强化户外体育锻炼。强化体育课和课外锻炼，确保中小学生在校每天 1 小时以上体育活动时间。严格落实国家体育与健康课程标准，确保小学一、二年级每周 4 课时，三至六年级和初中每周 3 课时，高中阶段每周 2 课时。中小学校每天安排 30 分钟大课间体育活动，大课间活动应有序组织，多开展有器材的手眼配合运动，或按照动静结合、视近与视远交替的原则，督促学生到室外活动或远眺。课间休息时间，鼓励学生到室外活动，防止持续疲劳用眼。全面实施寒暑假学生体育家庭作业制度，督促检查学生完成情况。学校应创造条件确保体育场馆向本校学生开放。未提供课后服务的学校，对放学后在校参加体育锻炼的学生延长清校时间，鼓励教师为留校参加体育锻炼的学生开展运动技能培训指导。加强学校体育组织建设，鼓励有条件的学校成立青少年体育俱乐部。

8. 加强学校卫生与健康教育。组建以校医与体育、心理、生物等学科教师为主要成员的健康教育教师团队，依托健康教育相关课程，按照《中小学健康教育指导纲要》要求，向学生讲授保护视力的意义和方法，提高学生视力保护的主动意识和能力。将视力保护教育融入日常教学活动和生活管理中，充分利用学校闭路电视、广播、宣传栏、家长会、家长学校等形式对学生和家长开展科学用眼护眼健康教育。支持鼓励学生成立健康教育社团，开展视力健康同伴教育。将近视防控知识融入课堂教学、校园文化和学生日常行为规范。每年 6 月 6 日"全国爱眼日"，学校要开展形式多样的"防近"宣传活动。定期组织校内爱眼护眼交流活动，开展"护眼标兵""保护视力小使者"等评选活动。

9. 科学合理使用电子产品。指导学生科学规范使用电子产品，养成信息化环境下良好的学习和用眼卫生习惯。学校应制定电子产品和教辅软件使用管理细则,严禁学生将个人手机、平板电脑、便携电脑、电子书籍等电子产品带入课堂,带入学校的要进行统一保管,学校应为学生提供便利的公共有线通信设备。学校教育本着按需的原则合理使用电子产品,教学和布置作业不依赖教辅 App 等教育信息化产品,严格控制通过教辅 App 等教育信息化软件布置作业,使用电子产品开展教学时长原则上不超过教学总时长的 30%。

10. 加强专职队伍和保障条件建设。根据《学校卫生工作条例》《国家学校体育卫生条件试行基本标准》《幼儿园工作规程》等要求,按标准配备专职校医或保健教师。到 2020 年年底前,600 人以上的中小学校和寄宿制中小学校必须全部配备有专职卫生专业技术人员。完善医务室(卫生室、校医院、保健室等)建设,配置必要的药械设备及相关监测检查设备。

11. 建立视力定期监测制度。学校应建立学生视力健康电子档案管理系统,为每名学生建立视力健康电子档案,确保一人一档,并随学籍实时转移。小学要接收医疗卫生机构转来的儿童青少年视力健康电子档案。在卫生健康部门指导下,严格落实学生健康体检制度和每学期不少于 2 次视力监测制度。对监测视力异常的学生进行提醒教育,为其开具个人运动处方和保健处方,及时告知家长带学生到眼科医疗机构检查并纳入规范眼健康持续干预、随访。配合医疗卫生机构开展视力筛查,及时把视力监测和筛查结果记入儿童青少年视力健康电子档案。

12. 加强视力健康管理。学校应建立学生体质健康管理制度,对学生体检数据进行分析利用,实施必要的个体干预与学校群体防控。开展视力分段管理,建立班级管理台账,跟踪学生视力变化,落实防控措施。做好学生视力不良检出率、新发率等的报告和统计分析,每年 11 月底前将统计数据报同级教育行政主管部门,经汇总后按程序逐级上报省教育厅。

13. 重视学前儿童视力保护工作。将视力保护工作关口前移至幼儿园,倡导科学的保育保教方法。严格落实 3～6 岁儿童学习与发展指南,重视生活和游戏对 3～6 岁儿童成长的价值,严禁"小学化"教学。要保证儿童每天 2 小时以上户外活动,寄宿制幼儿园不得少于 3 小时,其中体育活动时间不少于 1 小时,结合地区、季节、学龄阶段特点合理调整,并为儿童提供营养均衡、有益于视力健康的膳食,促进视力保护。幼儿园教师开展保教工作时要严格控制使用电视、投影等设备的时间,原则上单次不超过 15 分钟。

14. 纳入学校考核机制。将学生近视防控工作纳入学校管理、教师管理和班级管理考核内容,根据学生近视率制定出量化细则或考评标准,作为学校年终考核、班级评优评先、班主任与任课老师年度考评的依据。将学校年度学生总体近视率、新发近视率列入文明学校评选、达标高中晋级评估、义务教育管理标准化学校评估、示范幼儿园评估指标。

（二）家庭

1. 时刻关注孩子视力健康。家长应当了解科学用眼护眼知识，带动和帮助孩子养成良好用眼习惯，尽可能提供良好的居家和学习作业视觉环境。0~6岁是孩子视觉发育的关键期，家长应当尤其重视孩子早期视力保护与健康，及时预防和控制近视的发生与发展。家长应从孩子3周岁起每半年检查一次孩子视力，掌握孩子眼睛发育和视力健康状况，注意关注孩子视力异常迹象。加强与学校沟通，适时了解孩子视力健康状况，接收学校给孩子的护眼处方及建议，配合学校做好孩子的视力保护工作。如孩子出现需要到教室前排才能看清黑板、看电视时凑近屏幕、抱怨头痛或眼睛疲劳、经常揉眼睛等可能视力异常的迹象时，要及时将其带到正规医疗机构眼科检查，遵从医嘱进行科学的干预和近视矫治。

2. 增加户外活动和锻炼。户外自然光线下的活动是预防和控制近视的有效途径，营造良好的家庭体育运动氛围，积极引导孩子进行户外活动、户外体育锻炼或适当户外劳动，使其在家时每天接触户外自然光的时间达60分钟以上，已患近视的孩子应进一步增加户外活动时间。鼓励支持孩子参加各种形式的体育活动，督促孩子认真完成寒暑假体育作业，使其掌握1~2项体育运动技能，引导孩子养成终身锻炼习惯。

3. 限制孩子使用电子产品。家长陪伴孩子时应尽量减少使用电子产品，不在孩子面前玩电子游戏、观看娱乐视频等消费类电子产品服务。有意识地控制孩子使用电子产品，非学习目的的电子产品使用单次不宜超过15分钟，每天累计不宜超过1小时，使用电子产品学习30~40分钟后，应休息远眺放松10分钟。年龄越小，连续使用电子产品的时间应越短，6岁以下儿童应避免接触使用电子产品。科学使用电子产品，电子屏幕与眼睛之间距离应不低于50厘米，视线应略低于平视线10~20度，看电视距离为电视画面对角线的6~8倍。

4. 保障孩子充足睡眠与科学饮食。配合学校切实减轻孩子负担，不盲目参加校外培训，应根据孩子兴趣爱好合理选择，避免学校减负、家庭增负。保障孩子睡眠时间，确保小学生每天睡眠10个小时、初中生9个小时、高中阶段学生8个小时。让孩子多吃鱼类、水果、绿色蔬菜、全谷类、奶豆类等有益于视力健康的营养膳食。

5. 督促孩子养成良好用眼行为习惯。改变"重治轻防"观念，监督孩子保持"一尺、一拳、一寸"正确读写姿势，读写连续用眼时间不宜超过40分钟，要经常关注家庭室内照明状况。随时纠正孩子不良姿势，避免不良用眼行为，引导孩子不在走路时、吃饭时、卧床时、晃动的车厢内、光线暗弱、阳光直射情况下看书和使用电子产品，注重培养孩子的良好用眼卫生习惯。

（三）医疗卫生机构

1. 建立儿童视力档案。严格落实国家基本公共卫生服务中关于0~6岁儿童眼保健和视力检查工作要求,做到早监测、早发现、早预警、早干预,自2019年起,0~6岁儿童每年眼保健和视力检查覆盖率达90%以上。在检查的基础上,依托现有资源建立、及时更新儿童青少年视力健康电子档案,并随儿童青少年入学实时转移。在学校配合下,认真开展中小学生视力筛查,将眼部健康数据(包括屈光度、眼轴长度、屈光介质参数等)及时更新到视力健康电子档案中,筛查出视力异常或可疑眼病的,要提供个性化、针对性强的防控方案。

2. 规范诊断治疗。县级及以上综合医院普遍开展眼科医疗服务,认真落实《近视防治指南》等诊疗规范,不断提高眼健康服务能力。根据儿童青少年视觉症状,进行科学验光及相关检查,明确诊断,按照诊疗规范进行矫治。对儿童青少年近视患者应叮嘱其遵从医嘱进行随诊,以便及时调整适宜的干预和治疗措施;对高度近视或病理性近视患者,应充分告知疾病的危害,提醒其采取预防措施避免并发症的发生或降低危害。制定跟踪干预措施,检查和矫治情况及时记入儿童青少年视力健康电子档案。积极开展近视防治相关研究,加强防治近视科研成果与技术的应用。充分发挥中医药在儿童青少年近视防治中的作用,制定实施中西医一体化综合治疗方案,推广应用中医药特色技术和方法。

3. 加强科普宣传和健康教育。将儿童青少年近视问题纳入公共卫生管理。以公共卫生服务为抓手,从健康教育入手,普及儿童青少年近视防控和健康用眼知识。发挥健康管理、公共卫生、眼科、视光学、疾病防控、中医药相关领域专家的指导作用,利用"全国爱眼日"等主题宣传活动,主动进学校、进社区、进家庭,宣传推广预防儿童青少年近视的视力健康科普知识。配合学校开展视力健康与近视预防知识讲座,每年不少于2次。加强营养健康宣传教育,因地制宜开展营养健康指导和服务。

(四)学生

1. 强化健康意识。学生要树立"每个人是自身健康的第一责任人"意识,主动学习掌握科学用眼护眼等健康知识,并自觉向家长宣传。时刻关注自身视力状况,自我感觉视力发生变化时,及时告知家长和教师,尽早到眼科医疗机构检查和治疗。

2. 养成健康卫生的用眼习惯。遵守近视防控的各项要求,认真规范做眼保健操,保持正确读写姿势,积极参加体育锻炼和户外活动,每周参加中等强度体育活动3次以上,保证每日不少于2小时的白天户外活动时间,养成良好生活方式,不熬夜、少吃糖、不挑食,自觉减少使用电子产品。

(五)教育行政部门

1. 建立视力监测网络体系。组织全省儿童青少年近视情况、学校专职医务人员、学校医务室等情况摸底调查,分析存在问题,研究应对措施。建立省、市、县(市、区)三级儿童青少年视力监测体系,实现全省学生视力动态监测全覆盖。省教育厅每年组织学生视力监测抽查,提升各地各校监测准确度。组织开展省级学生近视防控试点工作。

2. 加强能力建设。以省教育厅为牵头单位,建立福建省儿童青少年近视防控工作联席会议制度,定期会商全省近视防控工作。成立省学校健康教育指导委员会,指导各地教育行政部门和学校科学开展儿童青少年近视防控和视力健康管理等工作。会同有关部门对全省学校专职卫生专业技术人员和保健教师配备情况及学校医务室(或校医院、保健室等)建设情况进行督促落实,推进专职卫生专业技术人员数量不足、职称评聘困难、执业注册及医务室标准化建设不规范等问题解决。推动我省医学院校、师范类院校在条件允许的情况下开设眼视光、健康管理、健康教育相关专业,培养近视防治、视力健康管理专门人才和健康教育教师,积极开展儿童青少年视力健康管理相关研究。推动各设区市(含平潭综合实验区,下同)成立区域性中小学卫生保健机构,强化人员和设备配备,发挥资源、人才、技术、专业集中优势,服务本地区儿童青少年近视防控工作。建立包含近视预防与控制专业的全省健康教育专家库。鼓励有条件的地方成立青少年视力低下防治中心。

3. 加强制度建设。省政府授权省教育厅、省卫生健康委与各设区市人民政府签订全面加强儿童青少年近视防控工作责任书,市、县(区)人民政府逐级签订责任书,各级教育行政主管部门与所属学校签订责任书。制定我省儿童青少年近视防控工作评议考核实施办法。进一步健全学校体育卫生发展制度和体系,不断完善学校体育场地设施,加快体育与健康师资队伍建设,聚焦"教"(教会健康知识和运动技能)、"练"(经常性课余训练和常规性体育作业)、"赛"(广泛开展班级、年级和跨校体育竞赛活动)、"养"(养成健康行为和健康生活方式),深化学校体育、健康教育教学改革,积极推进校园体育项目建设。

4. 清理整治校外培训机构。会同有关部门治理规范校外培训机构,对不合规的校外培训机构坚决取缔。按属地管理原则,每年组织对校外培训机构教室采光照明、课桌椅配备、电子产品等达标情况开展全覆盖督促落实。

(六)卫生健康行政部门

1. 加强专业人才培养。培养优秀视力健康专业人才,在有条件的社区设立防控站点。加强基层眼科医师、眼保健医生、儿童保健医生培训,将校医纳入培训范畴。提高视力筛查、常见眼病诊治和急诊处置能力。加强视光师培养,确保每个县(市、区)均有合格的视光专业人员提供规范服务,并根据儿童青少年近视情况,选择科学合理的矫正方法。

2. 提供技术支持。会同教育行政部门组建儿童青少年近视防治和视力健康专家队伍,充分发挥卫生健康、教育、体育等部门和群团组织、社会组织作用,对我省儿童青少年近视防控工作提供咨询辅助和技术支持,提高科学化、规范化、专业化水平。

3. 加强监测与监管。全面加强儿童青少年视力健康及其相关危险因素监测网络、数据收集与信息化建设。会同相关部门按照采光和照明国家有关标准要求,对学校、托幼机构和校外培训机构教室(教学场所)以"双随机"(随机抽取卫生监督人员,随机抽取学校、托幼机构和校外培训机构)方式进行抽检、记录并公布。

(七)体育部门

为儿童青少年户外体育活动提供帮助。增加适合儿童青少年户外活动和体育锻炼的场地设施,持续推动各类公共体育设施向儿童青少年免费或优惠开放。发挥青少年校外体育活动中心作用,优先优质向儿童青少年提供服务。积极引导支持社会力量开展各类儿童青少年体育活动,有针对性地开展各类冬夏令营、训练营和体育赛事等,吸引儿童青少年广泛参加体育运动,动员各级社会体育指导员为广大儿童青少年参与体育锻炼提供指导。

(八)财政部门

合理安排投入。积极支持相关部门开展儿童青少年视力监测、近视防控干预试点、师资培训、视觉环境整治等近视综合防控工作。

(九)人力资源和社会保障部门

完善职称评审政策。省人社厅会同省教育厅、省卫生健康委按照国家部署落实完善中小学和高校校医、保健教师和健康教育教师职称评审政策。

(十)市场监督管理部门

加强市场监管。严格监管验光配镜行业,不断加强眼视光产品监管和计量监管,整顿配镜行业秩序,加大对眼镜和眼镜片的生产、流通和销售等执法检查力度,规范眼镜片市场,杜绝不合格眼镜片流入市场。加强广告监管,依法查处虚假违法近视防控产品广告。

(十一)新闻出版、广播电视部门

加强近视防控宣传。严格做好网络游戏出版的审核转报工作,配合国家新闻出版署做好网络游戏总量调控工作及建立适龄提示制度的探索工作。充分发挥广播电视、报刊、网络、新媒体等作用,利用公益广告等形式,多形式、多角度宣传推广近视防治知识。省级广播、电视台每年6月配合做好近视防控公益宣传工作。

三、加强评估考核

纳入学生体质健康监测体系。各市、县(区)人民政府负责本地区儿童青少年近视防控措施的落实,主要负责同志要亲自抓。将儿童青少年总体近视率纳入学生体质健康监测体系,建立学生体质健康状况定期公布制度,严禁各级人民政府片面以学生考试成绩和学校升学率考核教育行政部门和学校。将视力健康纳入素质教育,将儿童青少年身心健康、课业负担等纳入义务教育质量监测评估体系,对儿童青少年体质健康水平连续三年下降的地方政府和学校依法依规予以问责。

湖北省教育厅等八部门关于印发
《湖北省综合防控儿童青少年近视实施方案》
的通知

鄂教体艺〔2019〕4 号

各市、州、县人民政府:

经省人民政府同意,现将《湖北省综合防控儿童青少年近视实施方案》印发给你们,请结合实际,认真贯彻落实。

湖北省教育厅　湖北省卫生健康委员会
湖北省财政厅　湖北省人力资源和社会保障厅
湖北省体育局　湖北省市场监督管理局
湖北省新闻出版局　湖北省广播电视局
2019 年 3 月 21 日

湖北省综合防控儿童青少年近视实施方案

为贯彻落实习近平总书记关于学生近视问题的重要指示批示精神,根据《教育部等八部门关于印发〈综合防控儿童青少年近视实施方案〉的通知》(教体艺〔2018〕3 号)和《省人民政府办公厅关于印发湖北省健康校园专项行动方案的通知》(鄂政办函〔2018〕26 号)要求,制定本方案。

一、工作目标

(一)到 2023 年,力争实现全省儿童青少年总体近视率在 2018 年的基础上每年降低 0.5 个百分点以上,近视高发市县每年降低 1 个百分点以上。

(二)到 2030 年,实现儿童青少年新发近视率明显下降、视力健康整体水平显著提升;6 岁儿童近视率控制在 3% 左右;小学生近视率下降到 38% 以下;初中生近视率下降到 60% 以下;高中阶段学生近视率下降到 70% 以下。国家学生体质健康标准达标优秀率达 25% 以上。

二、部门职责

(一)教育部门:严格落实《学校卫生工作条例》和《中小学健康教育指导纲要》等相关要求,成立省中小学和高校健康教育指导委员会,指导学校科学开展儿童青少年近视防控和视力健康管理等学校卫生与健康教育工作。深化学校体育和健康教育教学改革,不断完善学校体育场地设施,加快体育与健康师资队伍建设,聚焦"教"(教会健康知识和运动技能)、"练"(经常性课余训练和常规性体育作业)、"赛"(广泛开展班级、年级和跨校体育竞赛活动)、"养"(养成健康行为和健康生活方式)。督促学校开足开齐上好体育与健康课程,保证每天 1 小时体育锻炼时间和质量。减轻学生学业负担,严格控制中小学生课外作业量。

加强区域性中小学卫生保健站和学校卫生室(卫生保健室)建设,按照标准和要求强化人员及设备配备,着力解决专职卫生技术人员数量及相关设备配备不足问题,充分发挥各级中小学卫生保健站在儿童青少年近视防控工作的作用。鼓励高校参与儿童青少年视力健康管理工作。监督学校改善照明环境。会同有关部门坚决治理规范校外培训机构,国家教育行业政策,每年对校外培训机构教室采光照明、课桌椅配备、电子产品等达标情况开展全覆盖专项检查。

(二)卫生健康部门:督促县级及以上综合医院开展眼科医疗服务,在有条件的社区设立视力健康防控哨点。加强视光师培养,确保每个县(市、区)均有合格的视光专业人员提供规范服务,并根据儿童青少年近视状况,选择科学合理的矫正方法。加强全省儿童青少年视力健康数据收集与信息化建设。严格落实《中小学生健康体检管理办法》及国家有关强制标准,会同教育部门做好辖区义务教育阶段学生健康管理工作。会同相关部门按照采光和照明国家有关标准要求,对学校、托幼机构以"双随机"(随机抽取卫生监督人员,随机抽取学校、托幼机构和校外培训机构)方式进行抽检、记录并公布。

(三)体育部门:增加适合儿童青少年户外活动和体育锻炼的场地设施,持续推动各类公共体育设施向儿童青少年开放。积极引导支持社会力量开展各类儿童青少年体育活动,有针对性地组织各类夏(冬)令营、训练营和体育赛事等活动,吸引儿童青少年广泛参与体育活动,动员各级社会体育指导员为广大儿童青少年参与体育锻炼提供指导。

(四)财政部门:合理安排投入,积极支持相关部门开展儿童青少年近视综合防控工作。

(五)人力资源和社会保障部门:会同教育、卫生健康部门,按照国家规定完善我省中小学和高校校医、保健教师及健康教育教师职称评审政策。

(六)市场监督管理部门:严格监管验光配镜行业,不断加强眼视光产品监管和计量监管,整顿配镜行业秩序,加大对眼镜和眼镜片的生产、流通和销售等监督检查力度,依法查处生产、销售不合格眼镜和眼镜片的违法行为。加强广告监管,依法查处虚假违法近视防控产品广告。

(七)新闻出版部门:落实国家网络游戏总量调控、控制新增网络游戏上网运营数量要求,探索符合实际的适龄提示制度,采取措施限制未成年人使用时间。

(八)广播电视部门:充分发挥广播电视、网络、新媒体等作用,利用公益广告等形式,多层次、多角度宣传推广近视防治知识。

三、工作要求

(一)加强组织领导。各地要高度重视儿童青少年近视防控工作,按照"政府主导、综合防控、常抓不懈"的原则,强化对儿童青少年近视防控工作的组织领导和统筹协调。各市、州、县人民政府负责本地区儿童青少年近视防控措施的落实,主要负责人要亲自抓。省政府授权省教育厅和省卫生健康委与市(州)人民政府签订全面加强儿童青少年近视防控工作责任书,各市(州)人民政府与所辖县(市、区)人民政府签订责任书。各级政府及有关部门要将儿童青少年近视防控工作、总体近视率、体质健康状况纳入周期和年度目标考核内容。严禁以学生考试成绩、升学率作为教育行政部门和学校的考核指标。

(二)强化协同推进。要成立以政府分管领导牵头,政府分管秘书长、教育、卫生健康、体育部门主要负责人,财政、人力资源和社会保障、市场监督管理、新闻出版、广播电视有关负责人参与组成的推进儿童青少年近视防控工作领导小组,建立定期沟通协调、工作调度、年度考核、通报和约谈等机制。按照部门工作职责,采取措施、注重实效,协同推进儿童青少年近视防控工作。

(三)严格评议考核。在核实各地 2018 年儿童青少年近视率的基础上,按照教育部和国家卫生健康委等部门制定的评议考核办法,建立我省儿童青少年近视防控工作评议考核制度。从 2019 年起,每年对各市县政府进行评议考核,结果向社会公布。省教育厅、省卫生健康委等部门将加强督导检查,对未实现年度学生防近工作目标或排在末位的市县进行通报,对儿童青少年体质健康水平连续三年持续下降的市县政府依法依规予以问责。

(四)实施综合防控。各地教育行政部门和学校要树立"健康第一"的教育理念,把中小学生视力健康工作贯穿学校教育教学全过程,认真落实青少年视力健康行动处方要求。督促学校落实《湖北省中小学生视力健康管理学校行动处方》(附件 1)、《湖北省幼儿园视力健康行动处方》(附件 2)、《湖北省中小学生视力健康管理学生行动处方》(附件 3),动员家庭实施《湖北省中小学生视力健康管理家庭行动处方》(附件 4)。各地卫生健康行政部门要督促医疗机构认真落实《湖北省中小学生视力健康管理医疗机构行动处方》(附件 5),形成学校、社会、家庭共同关心学生视力健康的良好氛围和工作合力。

（五）加强健康管理。各地教育行政部门要加强区域性中小学卫生保健站和学校卫生室（卫生保健室）建设,鼓励采取政府购买服务的方式,开展青少年视力监测、预警和干预工作。注重运用"互联网＋"思维积极推进视力健康管理工作,分级建立中小学生视力健康电子档案或视力健康数据库。督促学校按标准配备校医或保健教师,指导学生减轻近距离用眼的生理负荷,在课间和休息时间开展"望远"调节训练。要动员家长填写《学生在家用眼监督手册》,督促学生在校外活动和家庭作业时,采取"抛球"等调节性锻炼,维护和增强学生眼睛的生理功能。要改善视觉环境,严格按照《学校安全与健康设计通用规范》和《中小学校教室采光和照明卫生标准》相关规定,落实教室、宿舍、图书馆（阅览室）等采光和照明要求,鼓励学校使用 LED 节能灯。

（六）注重监督检查。各地卫生健康行政部门要会同相关部门按照采光和照明国家标准要求,对学校、托幼机构和校外培训机构教室（教学场所）进行抽检、记录并公布。各地教育行政部门要加强督办检查,落实学生视力保护的主体责任,会同有关部门每年对校外培训机构教室采光照明、课桌椅配备、电子产品等达标情况开展全覆盖的专项检查。各地市场监管部门要加大对眼镜和眼镜片的生产、流通、销售等监督检查力度,依法查处生产、销售不合格眼镜和眼镜片违法行为。加强广告监管,依法查处虚假违法近视防控产品广告。

附件:

1. 湖北省中小学生视力健康管理学校行动处方
2. 湖北省幼儿园视力健康行动处方
3. 湖北省中小学生视力健康管理学生行动处方
4. 湖北省中小学生视力健康管理家庭行动处方
5. 湖北省中小学生视力健康管理医疗机构行动处方

附件 1

湖北省中小学生视力健康管理学校行动处方

（本处方适用于小学、初中和高中学校）

加强视力健康管理。按照教育部《中小学学生近视眼防控工作岗位职责》要求（教体艺〔2008〕7 号）,建立健全校领导、班主任、校医（保健教师）、家长代表、学生视力保护志愿者代表为一体的视力健康管理队伍,进一步加强领导,明确和细化工作职责。将近视防控知识融入课堂教学、校园文化和学生日常行为规范。加强医务室

（卫生室、校医院、保健室等）力量，按标准配备校医和必要的药械设备及相关监测检查设备。

减轻学生学业负担。严格依据国家、省课程方案和课程标准组织安排教学活动，严格按照"零起点"正常教学，不得随意增减课时、改变难度、调整进度，不断提高课堂教学效益。统筹管理年级组和学科组作业数量、时间和内容。小学一、二年级不布置书面家庭作业，其他年级书面家庭作业完成时间不得超过 60 分钟，初中不得超过 90 分钟，高中阶段合理安排作业时间。寄宿制学校要缩短学生晚上学习时间。科学布置作业，提高作业设计质量，促进学生完成好基础性作业，强化实践性作业，减少机械、重复训练，不得使学生作业演变为家长作业。

加强考试管理。义务教育学校实行免试就近入学。义务教育阶段校内统一考试次数，小学一、二年级不举办任何形式的统一考试，其他年级每学期可举办 1 次语文、数学、外语学科全校统一考试。高中每学期可进行期中和期末 2 次全校或全年级的学科考试。严禁以任何形式、方式公布学生考试成绩和排名；严禁以各类竞赛获奖证书、学科竞赛成绩或考级证明等作为招生入学依据；严禁假借各种名义擅自组织考试选拔学生。

改善视觉环境。严格按照《学校安全与健康设计通用规范》和《中小学校教室采光和照明卫生标准》相关规定，落实教室、宿舍、图书馆（阅览室）等采光和照明要求，使用利于视力健康的照明设备。学校教室照明卫生未达标的，要实现 100% 达标；鼓励采购符合标准的可调节课桌椅和坐姿矫正器，为学生提供符合用眼卫生要求的学习环境。根据学生座位视角、教室采光照明状况和学生视力变化情况，每月调整学生座位，每学期对学生课桌椅高度进行个性化调整，使其适应学生生长发育变化。

坚持眼保健操等护眼措施。中小学校要严格组织全体学生每天上、下午各做 1 次眼保健操，认真执行眼保健操流程，做眼保健操之前提醒学生注意保持手部清洁卫生。教师要教会学生正确掌握执笔姿势，提醒学生遵守"一尺、一拳、一寸"要求，督促学生读写时坐姿端正，及时纠正学生不良读写姿势。教师发现学生出现看不清黑板、经常揉眼睛等迹象时，要了解其视力情况。

强化户外体育锻炼。强化体育课和课外锻炼，确保中小学生在校每天 1 小时以上体育活动时间。严格落实国家体育与健康课程标准，确保小学一、二年级每周 4 课时，三至六年级和初中每周 3 课时，高中阶段每周 2 课时。中小学校每天安排 30 分钟大课间体育活动。按照动静结合、视近与视远交替的原则，有序组织和督促学生在课间时到室外活动或远眺，防止学生持续疲劳用眼。全面实施寒、暑假学生体育家庭作业制度，督促检查学生完成情况。

加强学校卫生与健康教育。按照教育部《中小学健康教育指导纲要》（教体艺〔2008〕12 号）要求，开齐开好《体育与健康》课程，向学生讲授保护视力的意义和方法，提高其主动保护视力的意识和能力，积极利用学校闭路电视、广播、宣传栏、家长会、家长学校等形式对学生和家长开展科学用眼护眼健康教育,通过学校和学生辐射教育家长。培训培养健康教育教师,开发和拓展健康教育课程资源。支持鼓励学生成立健康教育社团,开展视力健康同伴教育。

科学合理使用电子产品。指导学生科学规范使用电子产品,养成信息化环境下良好的学习和用眼卫生习惯。学校教育本着按需的原则合理使用电子产品,使用电子产品开展教学时长原则上不超过教学总时长的30%。

定期开展视力监测。小学要接收医疗卫生机构转来的儿童青少年视力健康电子档案,确保一人一档,并随学籍变化实时转移。在卫生健康部门指导下,严格落实学生健康体检制度和每学期2次视力监测制度,对视力异常的学生进行提醒教育,为其开具个人运动处方和保健处方,及时告知家长带学生到眼科医疗机构检查。做好学生视力不良检出率、新发率等报告和统计分析,配合医疗卫生机构开展视力筛查,及时把视力监测和筛查结果记入儿童青少年视力健康电子档案。

附件2

湖北省幼儿园视力健康行动处方

(本处方适用于幼儿园)

严格落实3~6岁儿童学习与发展指南,重视生活和游戏对3~6岁儿童成长的价值,严禁"小学化"教学。注意及时提醒、纠正幼儿保持正确写画姿势,不强迫幼儿练习写字,不布置书面作业。

要保证儿童每天2小时以上户外活动,寄宿制幼儿园不得少于3小时,其中体育活动时间不少于1小时,结合地区、季节、学龄阶段特点合理调整。

为儿童提供营养均衡、有益于视力健康的膳食,促进视力保护。

幼儿园教师开展保教工作时要主动控制使用电视、投影等设备的时间。

附件3

湖北省中小学生视力健康管理学生行动处方

(本处方适用于小学、初中和高中学生)

强化健康意识。每个学生都要强化"每个人是自身健康的第一责任人"意识,主动学习掌握科学用眼护眼等健康知识,并向家长宣传。积极关注自身视力状况,自我感觉视力发生明显变化时,及时告知家长和教师,尽早到眼科医疗机构检查和治疗。

养成健康习惯。遵守近视防控的各项要求,认真规范做眼保健操,保持正确读写姿势,积极参加体育锻炼和户外活动,每周参加中等强度体育活动 3 次以上,养成良好生活方式,不熬夜、少吃糖、不挑食,自觉减少电子产品使用。

附件4

湖北省中小学生视力健康管理家庭行动处方

(本处方适用于家庭成员)

家庭对孩子的成长至关重要。家长应了解科学用眼护眼知识,以身作则,带动和帮助孩子养成良好用眼习惯,提供良好的居家视觉环境。0~6 岁是儿童视觉发育的关键期,家长应尤其重视孩子早期视力保护与健康,及时预防和控制近视的发生与发展。

增加户外活动和锻炼。要营造良好的家庭体育运动氛围,积极引导孩子到户外阳光下进行户外活动或体育锻炼,使其在家时每天接触户外自然光的时间达 60 分钟以上。已患近视的孩子应进一步增加户外活动时间,延缓近视发展。鼓励支持孩子参加各种形式的体育活动,督促孩子认真完成寒、暑假体育作业,使其掌握 1~2 项体育运动技能,引导孩子养成终身锻炼习惯。

控制使用电子产品。家长陪伴孩子时应尽量减少使用电子产品。有意识地控制孩子特别是学龄前儿童使用电子产品,非学习目的的电子产品使用单次不宜超过 15 分钟,每天累计不宜超过 1 小时,使用电子产品学习 30~40 分钟后,应休息远眺放松 10 分钟,年龄越小,连续使用电子产品的时间应越短。

减轻课外学习负担。配合学校切实减轻孩子负担,不要盲目参加课外培训、跟风报班,应根据孩子兴趣爱好合理选择,避免学校减负、家庭增负。

避免不良用眼行为。引导孩子不在走路时、吃饭时、卧床时、晃动的车厢内、光线暗弱、阳光直射等情况下看书或使用电子产品。监督并随时纠正孩子不良读写姿势,应保持"一尺、一拳、一寸"(即眼睛与书本距离应约为一尺、胸前与课桌距离应约为一拳、握笔的手指与笔尖距离应约为一寸),读写连续用眼时间不宜超过 40 分钟。

保障睡眠和营养。保障孩子睡眠时间,确保小学生每天睡眠 10 个小时、初中生 9 个小时、高中阶段学生 8 个小时。让孩子多吃鱼类、水果、绿色蔬菜等有益于视力健康的营养膳食。

做到早发现早干预。改变"重治轻防"观念,经常关注家庭室内照明状况,注重培养孩子的良好用眼卫生习惯。填写《学生在家用眼监督手册》,掌握孩子的眼睛发育和视力健康状况,随时关注孩子视力异常迹象,了解到孩子出现需要坐到教室前排才能看清黑板、看电视时凑近屏幕、抱怨头痛或眼睛疲劳、经常揉眼睛等迹象时,及时带其到正规眼科医疗机构检查。遵从医嘱进行科学的干预和近视矫治,尽量在眼科医疗机构验光,避免不正确的矫治方法导致近视程度加重。

附件5

湖北省中小学生视力健康管理医疗机构行动处方

（本处方适用于医疗机构）

建立视力档案。严格落实国家基本公共卫生服务中关于0～6岁儿童眼保健和视力检查工作要求,做到早监测、早发现、早预警、早干预,2019年起,0～6岁儿童每年眼保健和视力检查覆盖率达90%以上。在检查的基础上,依托现有资源建立、及时更新儿童青少年视力健康电子档案,并随儿童青少年入学实时转移。在学校配合下,认真开展中小学生视力筛查,将眼部健康数据(包括屈光度、眼轴长度、屈光介质参数等)及时更新到视力健康电子档案中,筛查出视力异常或可疑眼病的,要提供个性化、针对性强的防控方案。

规范诊断治疗。县级及以上综合医院普遍开展眼科医疗服务,认真落实《近视防治指南》等诊疗规范,不断提高眼健康服务能力。根据儿童青少年视觉症状,进行科学验光及相关检查,明确诊断,按照诊疗规范进行矫治。叮嘱儿童青少年近视患者遵从医嘱进行随诊,以便及时调整采用适宜的干预和治疗措施。对于儿童青少年高度近视或病理性近视患者,应充分告知疾病的危害,提醒其采取预防措施避免并发症的发生或降低危害。制定跟踪干预措施,检查和矫治情况及时记入儿童青少年视力健康电子档案。积极开展近视防治相关研究,加强防治近视科研成果与技术的应用。充分发挥中医药在儿童青少年近视防治中的作用,制定实施中西医一体化综合治疗方案,推广应用中医药特色技术和方法。

加强健康教育。为儿童青少年视力健康提供指导,发挥健康管理、公共卫生、眼科、视光学、疾病防控、中医药相关领域专家的指导作用,开展进学校、进社区、进家庭活动,积极宣传推广预防儿童青少年近视的科普知识。加强营养健康宣传教育,因地制宜开展营养健康指导和服务。

湖南省教育厅等八部门关于印发
《湖南省综合防控儿童青少年近视实施方案》
的通知

湘教发〔2019〕32 号

各市州、县市区人民政府:

《湖南省综合防控儿童青少年近视实施方案》已报省人民政府同意,现印发给你们,请认真贯彻执行。

湖南省教育厅　湖南省卫生健康委员会
湖南省体育局　湖南省财政厅
湖南省人力资源和社会保障厅　湖南省市场监督管理局
湖南省新闻出版局　湖南省广播电视局
2019 年 7 月 19 日

湖南省综合防控儿童青少年近视实施方案

为贯彻落实习近平总书记关于学生近视问题的重要指示精神,切实加强儿童青少年近视防控工作,根据《教育部等八部门关于印发〈综合防控儿童青少年近视实施方案〉的通知》(教体艺〔2018〕3 号)要求,结合我省实际,现制定如下实施方案。

一、工作目标

到 2023 年,力争实现全省儿童青少年总体近视率在 2018 年的基础上每年降低 0.5 个百分点以上。到 2030 年,实现全省儿童青少年新发近视率明显下降,儿童青少年视力健康整体水平显著提升,6 岁儿童近视率控制在 3% 左右,小学生近视率控制在 38% 以下,初中生近视率下降到 60% 以下,高中阶段学生近视率下降到 70% 以下,国家学生体质健康标准优秀率达 25% 以上。

二、相关方面的责任和行动

(一)家庭

强化家长首责。家长应当依法履行监护人职责,掌握科学用眼护眼基本知识,提供良好的居家视觉环境,随时纠正孩子不良用眼行为,及时发现孩子视力异常迹象并带其到眼科医疗机构检查。

保障孩子户外活动时间。家长应当营造良好的家庭户外活动氛围,督促孩子进行户外活动或体育运动,保障孩子在家时每天户外自然光下活动1小时以上。

严格控制视屏类电子产品使用。家长陪伴孩子时应当以身示范,不使用或尽量少使用视屏类电子产品,同时严格控制孩子特别是学龄前儿童使用视屏类电子产品。孩子非学习目的使用视屏类电子产品单次不超过15分钟,每天累计不超过1小时。孩子使用视屏类电子产品学习30~40分钟后,应休息远眺放松10分钟。孩子年龄越小,连续使用视屏类电子产品的时间应越短。

保障睡眠和营养。家长应当营造良好的睡眠条件和环境,确保小学生每天睡眠10个小时、初中生9个小时、高中阶段学生8个小时。家长应当了解基本的营养科学知识,让孩子多吃鱼类、水果、绿色蔬菜等有益于视力健康的营养膳食。

(二)学校

加强视力健康教育。依托入学新生教育和健康教育课程,向学生讲授保护视力的意义和方法,提高其主动保护视力的意识和能力。充分利用学校闭路电视、广播、宣传栏、家长会、家长学校等方式和途径,开展科学用眼护眼健康教育。培养培训健康教育教师,开发和拓展视力健康教育课程资源。支持鼓励学生成立健康教育社团,开展视力健康同伴教育。

减轻学生学业负担。严格按照国家课程方案和课程标准组织安排教学活动,严格按照"零起点"正常教学,注重提高课堂教学效益,不得随意增减课时、改变难度、调整进度。强化年级组和学科组对作业数量、时间和内容的统筹管理。严禁幼儿园布置书面家庭作业。小学一、二年级不布置书面家庭作业,小学三至六年级书面家庭作业完成时间不得超过60分钟,初中不得超过90分钟。高中应合理安排作业时间,寄宿制学校应缩短学生晚上学习时间。科学布置作业,提高作业设计质量,促进学生完成好基础性作业,强化实践性作业,减少机械、重复训练。

加强考试管理。推进义务教育学校免试就近入学全覆盖,严禁以各种名义组织考试选拔学生。严格控制义务教育阶段校内统一考试次数,小学一、二年级每学期不得超过1次,其他年级每学期不得超过2次。严禁以任何形式、方式公布学生考试成绩和排名;严禁以各类竞赛获奖证书、学科竞赛成绩或考级证明等作为招生入学依据。

改善视觉环境。改善教学设施和条件,鼓励采购符合标准的可调节课桌椅和坐姿矫正器。严格按照普通中小学校、中等职业学校建设标准,落实教室、宿舍、图书馆(阅览室)等采光和照明要求,使用利于视力健康的照明设备。新建、改建、扩建中小学校教室照明卫生应全部达标,其余中小学校2023年前实现教室照明卫生全部达标。根据学生座位视角、教室采光照明状况和学生视力变化情况,及时调整学生座位,每学期对学生课桌椅高度进行个性化调整。

坚持眼保健操等护眼措施。中小学校要严格组织学生每天上、下午各做1次眼保健操。教师应随时督促学生严格遵守"一尺、一拳、一寸"读写姿势要求,纠正学生不良读写姿势。教师发现学生有看不清黑板、经常揉眼等迹象,应提醒并督促其及时检查视力情况。

强化户外体育锻炼。强化阳光体育,确保中小学生在校每天1小时以上体育活动时间。严格落实国家体育与健康课程标准,确保小学一、二年级每周4课时,小学三至六年级和初中每周3课时,高中每周2课时。中小学校每天大课间体育活动不少于30分钟。

科学合理使用视屏类电子产品。严禁学生将个人手机、平板电脑等视屏类电子产品带入课堂,带入学校的应实行统一保管制度。学校教育本着按需的原则合理使用视屏类电子产品,教学和布置作业不依赖视屏类电子产品,使用视屏类电子产品开展教学时长原则上不超过教学总时长的30%,原则上采用纸质作业。

定期开展视力监测。小学要接收医疗卫生机构转来的儿童青少年视力健康电子档案,确保一人一档,并随学籍变化实时转移。在卫生健康部门指导下,严格落实学生健康体检制度和每学期2次视力监测制度,对视力异常的学生进行提醒教育,为其开具个人运动处方和保健处方,及时告知家长带学生到眼科医疗机构检查。学校和医疗卫生机构要及时将视力监测和筛查结果记入儿童青少年视力健康电子档案。

科学保育保教。幼儿园应当严格落实3~6岁儿童学习与发展指南,重视主题活动和游戏对3~6岁儿童成长的价值,严禁幼儿园"小学化"教学。白托幼儿园儿童平均每天户外活动2小时以上,全托幼儿园儿童平均每天户外活动3小时以上,其中体育活动时间平均每天均不得少于1小时。幼儿园应当提供营养均衡、有益于视力健康的膳食,促进幼儿视力保护。保教活动严格控制使用电视、投影等设备,儿童观看电视和投影每天不得超过1小时。

(三)医疗卫生机构

建立视力档案。严格落实国家基本公共卫生服务关于0~6岁儿童眼保健和视力检查工作要求,从2019年起,0~6岁儿童每年眼保健和视力检查覆盖率达90%以上。依托省疾病预防控制中心,建立全省儿童青少年视力健康管理信息系统,建立并及时更新儿童青少年视力健康电子档案,随儿童青少年入学实时转移。在学校配合下,开展中小学生视力筛查,将眼部健康数据(包括屈光度、眼轴长度、屈光介质参数等)及时更新到视力健康电子档案中。协助卫生健康和教育部门开展儿童青少年近视调查与近视率核定工作,收集分析数据并起草情况报告。

规范诊断治疗。依托省人民医院建立省儿童青少年近视防控技术指导体系,承担全省儿童青少年近视防控技术指导工作。县级及以上综合医院应当普遍开展眼科医疗服务,检查和矫治情况及时记入儿童青少年视力健康电子档案。

(四)有关部门

省教育厅:重点支持全国儿童青少年近视防控改革试验区、试点县(市、区)建设,会同省卫生健康委逐年遴选建设一批省级儿童青少年近视防控示范中小学、示范幼儿园。进一步健全学校体育卫生发展制度和体系,不断完善学校体育场地设施,加快体育与健康师资队伍建设,深化学校体育、健康教育教学改革,积极推进校园体育项目建设。推动市(州)、县(市、区)教育行政部门加强现有中小学卫生保健机构建设,按照标准和要求强化人员和设施设备配备。会同省卫生健康委指导市、县开展儿童青少年近视调查和近视率核定工作,负责协调入校现场调查、学生组织等工作。加强中小学、幼儿园健康教育,督促学校在入学新生教育、健康教育课程中强化视力健康教育,开展形式多样的视力健康教育主题活动。

省卫生健康委:培养优秀视力健康专业人才,在有条件的社区设立儿童青少年近视防控站点。加强基层眼科医师、眼保健医生、儿童保健医生培训,提高视力筛查、常见眼病诊治和急诊处置能力。加强视光师培养,确保每个县(市、区)有合格的视光专业人员提供规范服务。加强全省儿童青少年视力健康及其相关危险因素监测网络、数据收集与信息化建设。会同省教育厅组建全省儿童青少年近视防控和视力健康专家队伍,指导儿童青少年近视防治和视力健康管理工作。会同省教育厅指导市、县开展儿童青少年近视调查和近视率核定工作,负责协调组织、制定调查方案、专业指导和质量控制等工作。会同相关部门按照国家有关标准要求,对学校、托幼机构和校外培训机构教室采光和照明情况以"双随机"(随机抽取卫生监督人员,随机抽取学校、托幼机构和校外培训机构)方式进行抽检、记录并公布。

省体育局:加强儿童青少年户外活动和体育锻炼场地设施建设,持续推动各类公共体育设施向儿童青少年开放。积极引导支持社会力量开展儿童青少年体育活动,动员各级社会体育指导员为广大儿童青少年参与体育锻炼提供指导。

省财政厅:统筹省级教育、卫生专项资金,保障儿童青少年近视综合防控工作经费,用于开展全省年度近视调查和近视率核定、视力健康管理和健康教育、加强机构建设、建设全国儿童青少年近视防控试点县(市、区)和改革试验区、建设湖南省儿童青少年近视防控示范中小学和幼儿园。

省人力资源和社会保障厅:会同省教育厅、省卫生健康委完善学校校医、保健教师和健康教育教师职称评审政策。

省市场监督管理局:严格监管验光配镜行业,加强眼视光产品监管,依法对验光配镜计量器具实施强制核定,加强计量监管。整顿配镜行业秩序,加大对眼镜和眼镜片生产、流通和销售等执法检查力度,规范眼镜片市场,杜绝不合格眼镜片流入市场。加强广告监管,依法查处虚假违法近视防控产品广告。

省新闻出版局:严把网络游戏出版审核关,营造清朗有序的网络文化空间。加强对游戏出版企业的监督管理,督促游戏出版企业严格实施网络游戏防沉迷系统和实名认证,引导儿童青少年科学适度使用网络游戏出版物。

省广播电视局:充分发挥广播电视、报刊、网络、新媒体等作用,通过公益广告等形式,多层次、多角度宣传推广近视防治知识。

三、加强组织领导和考核

(一)强化主体责任。市(州)、县(市、区)人民政府负责本地区儿童青少年近视综合防控措施落实。各市(州)、县(市、区)要建立健全综合防控儿童青少年近视工作机制,定期研究全面推进儿童青少年近视防控工作。严禁各级人民政府片面以学生考试成绩和学校升学率考核教育行政部门和学校。将视力健康纳入素质教育,将儿童青少年身心健康、课业负担等纳入义务教育质量监测评估体系,对儿童青少年体质健康水平连续三年下降的地方和学校,依法依规予以问责。

(二)加强评议考核。建立儿童青少年近视综合防控工作评议考核制度,评议考核办法由省教育厅、省卫生健康委、省体育局制定,在省卫生健康委、省教育厅抽样调查取得的全省2018年儿童青少年近视率基线数据的基础上,从2019年起,开展市(州)人民政府儿童青少年近视综合防控工作评议考核,结果向社会公布。

(三)加强教育督导。政府教育督导部门应当将儿童青少年近视防控工作纳入教育督导,进一步强化责任区督学防控职责,督促综合防控政策措施落实。

河南省教育厅等七部门关于印发
《河南省综合防控儿童青少年近视行动方案》
的通知

豫教体卫艺〔2019〕26号

各省辖市、直管县(市)人民政府:

为贯彻落实习近平总书记关于学生近视问题的重要指示批示精神,切实加强新时代儿童青少年近视防控工作,根据教育部等八部门关于印发《综合防控儿童青少年近视实施方案》的通知要求,省教育厅会同省卫生健康委员会等七部门制定了《河南省综合防控儿童青少年近视行动方案》,经省政府同意,现予以印发,请遵照执行。

河南省教育厅　河南省卫生健康委员会　河南省体育局

河南省财政厅　河南省人力资源和社会保障厅

河南省市场监督管理局　河南省广播电视局

2019 年 4 月 2 日

河南省综合防控儿童青少年近视行动方案

为贯彻落实习近平总书记关于学生近视问题的重要指示精神,根据教育部等八部门联合印发的《综合防控儿童青少年近视实施方案》(教体艺〔2018〕3 号),结合我省实际,制定本行动方案。

一、工作目标

到 2023 年,力争实现全省儿童青少年总体近视率在 2018 年的基础上每年降低 0.5 个百分点以上,近视高发的地区每年降低 1 个百分点以上。

到 2030 年,实现儿童青少年新发近视率明显下降、视力健康整体水平显著提升,6 岁儿童近视率控制在 3% 左右,小学生近视率下降到 38% 以下,初中生近视率下降到 60% 以下,高中阶段学生近视率下降到 70% 以下,国家学生体质健康标准达标优秀率达 25% 以上。

二、行动措施

成立河南省儿童青少年近视防控工作领导小组。建立多部门参与的联动机制,探索切实可行的儿童青少年近视防控有效措施,总结可推广的综合干预模式,充分调动学校、家长、学生积极性,形成"政府主导、部门合作、家校协同、社会参与、综合防控、常抓不懈"的长效工作机制,创造有利于儿童青少年近视防控的健康环境和社会氛围,提高全社会对视力保护的重视程度与健康意识。

(一)学校

加强视力健康管理。按照《中小学学生近视眼防控工作方案》有关近视眼防控工作岗位职责要求,建立以校领导、班主任、校医(保健教师)、家长代表、学生视力保护委员和学生志愿者等为一体的学校学生视力健康管理小组,明确和细化职责分工,加强组织领导,协调相关行动。将近视防控知识融入课堂教学、校园文化和学生日常行为规范。加强医务室（卫生室、校医院、保健室等）力量，按标准配备校医和必要的药械设备及相关监测检查设备。

减轻学生学业负担。严格依据国家和省课程方案、课程标准组织安排教学活动，不断提高课堂教学效益。严格按照"零起点"正常教学，不得随意增减课时、改变难度、调整进度。义务教育阶段学校严禁以任何名义设立重点班、快慢班、实验班，规范实施学生随机均衡编班，合理均衡配备师资。统筹管理年级组和学科组作业数量、时间和内容。小学一、二年级不布置书面家庭作业，三至六年级每天书面家庭作业完成时间不得超过60分钟，初中不得超过90分钟，高中阶段也要合理安排作业时间，但不得超过120分钟。寄宿制学校要缩短学生晚上学习时间。科学布置作业，作业难度水平不得超过课标要求，提高作业设计质量，促进学生完成好基础性作业，强化实践性作业，减少机械、重复训练，不得使学生作业演变为家长作业或让家长代为评改作业。

严格考试管理。全面实行义务教育学校免试就近入学。坚决控制义务教育阶段校内统一考试次数，小学一、二年级每学期学校可组织1次统一考试，其他年级每学期不超过2次统一考试。不得在小学组织选拔性或与升学挂钩的统一考试；不得组织学生参加社会上未经教育行政部门审批的评优、推优及竞赛活动；严禁以各类竞赛获奖证书、学科竞赛成绩或考级证明等作为招生入学依据。严格依据课程标准和教学基本要求确定考试内容，命题要符合素质教育导向，不出偏怪考题；考试成绩实行等级评价；严禁以任何形式、方式公布学生考试成绩和排名。

改善视觉环境。加快消除"大班额"现象。加快推进教育装备标准化建设，改善教学设施和条件，明显改善视觉环境，为学生提供符合用眼卫生要求的学习环境。严格按照普通中小学校、中等职业学校建设标准，落实教室、宿舍、图书馆（阅览室）等采光和照明要求，使用利于视力健康的照明设备。新建和改扩建学校要严格按照标准建设光环境；老旧校舍要制订计划，分阶段完成光环境改造。力争2021年年底前，学校教室、宿舍、图书馆（阅览室）等照明卫生标准达标率达到100%。按照各年龄段学生生长发育变化科学配备、更新相应标准的课桌椅，有条件的地方要尽快完成配备符合标准的可升降、可灵活拼接组合的课桌椅和坐姿矫正器。根据学生座位视角、教室采光照明状况和学生视力变化情况，每月调整学生座位，每学期对学生课桌椅高度进行个性化调整，使其适应学生生长发育变化。

强化户外体育锻炼。强化体育课和课外锻炼，确保中小学生在校时每天1小时以上体育活动时间。严格落实国家体育与健康课程标准，确保小学一、二年级每周不少于4课时，三至九年级每周不少于3课时，高中阶段每周不少于2课时。确保中小学校开展"每天两个大课间"体育活动。按照动静结合、视近与视远交替的原则，有序组织和督促学生在课间时到室外活动或远眺，防止学生持续疲劳用眼。全面实施寒暑假学生体育家庭作业制度，督促检查学生完成情况。提供丰富多彩的课后服务内容,安排学生参与各种兴趣小组或音体美劳活动。学校体育场馆要首先保证向本校学生开放,未提供课后服务的学校,对放学后滞留学校参加体育锻炼的学生,适当延长清校时间。

加强学校视力健康教育。按照教育部《中小学健康教育指导纲要》和我省有关文件要求,中小学校开足开齐每学期9个课时的健康教育课。培训培养健康教育教师,开发和拓展健康教育课程资源。积极依托健康教育相关课程,向学生讲授保护视力的意义和方法,提高其主动保护视力的意识和能力。充分利用学校闭路电视、广播、宣传栏、家长会、家长学校等形式对学生和家长开展科学用眼护眼健康教育,通过学校和学生辐射教育家长。支持鼓励学生成立健康教育社团,开展视力健康同伴教育。学校要利用好每年"全国爱眼日",开展形式多样、内容丰富的近视防控知识宣传活动。

坚持护眼措施常态化和卫生习惯培养。中小学校要建立并坚持眼保健操制度,严格组织全体学生每天上、下午各做1次眼保健操,认真执行眼保健操流程,做眼保健操之前提醒学生注意保持手部清洁卫生。中小学校应对本校所有教师进行眼保健操全员培训,使其掌握必要的眼保健知识和眼保健操规范动作,确保动作规范。教师要教会学生正确掌握执笔姿势,提醒学生遵守"一尺、一拳、一寸"要求(即眼睛与书本距离应约为一尺、胸前与课桌距离应约为一拳、握笔的手指与笔尖距离应约为一寸),督促学生读写时坐姿端正,及时纠正学生不良读写姿势。教师发现学生出现看不清黑板、经常揉眼睛等迹象时,要及时了解其视力情况。教师在书写板书、制作多媒体教学课件时要注意保证清晰可辨,字号大小适当。

科学合理使用电子产品。指导学生科学规范使用电子产品,养成信息化环境下良好的学习和用眼卫生习惯。学校应制定电子产品和教辅软件使用管理细则,严禁学生将个人手机、平板电脑等电子产品带入课堂,带入学校的要进行统一保管。学校教育本着按需的原则合理使用电子产品,教学不依赖电子产品,使用电子产品开展教学时长原则上不超过教学总时长的30%,不连续安排学生网络课课时。不得通过手机微信和QQ等方式布置作业,原则上采用纸质作业。

定期开展视力监测。建立学生视力健康电子档案,为每名学生建立视力健康电子档案,确保一人一档,并随学籍变化实时转移。学校要接收医疗卫生机构转来的儿童青少年视力健康电子档案。在卫生健康部门指导下,建立并严格落实学生健康体检制度和每学期2次视力监测制度,对视力异常的学生进行提醒教育,为其开具个人运动处方和保健处方,及时告知家长带学生到眼科医疗机构检查。配合医疗卫生机构开展视力筛查。学校和医疗卫生机构要及时把视力监测和筛查结果记入儿童青少年视力健康电子档案。学校做好学生视力不良检出率、新发率等的报告和统计分析,及时将统计数据报表报送教育行政主管部门。

重视学前儿童视力保护工作。将视力保护工作关口前移至幼儿园,倡导科学的保育保教方法。严格落实 3~6 岁儿童学习与发展指南,重视生活和游戏对 3~6 岁儿童成长的价值,严禁"小学化"教学。要保证儿童每天 2 小时以上户外活动,寄宿制幼儿园不得少于 3 小时,其中体育活动时间不少于 1 小时,结合地区、季节、学龄阶段特点合理调整。为儿童提供营养均衡、有益于视力健康的膳食,促进视力保护。幼儿园教师开展保教工作时要严格控制使用电视、投影等设备的时间。

纳入学校考评机制。将学生近视防控工作纳入学校管理、教师管理和班级管理考核内容,根据学生近视率制定出量化细则或考评标准,作为学校年终考核、班级评优评先、班主任与任课老师年度考评的依据。

(二)家庭

营造良好的居家视觉环境。家庭对孩子的成长至关重要。家长应了解科学用眼护眼知识,以身作则,带动和帮助孩子养成良好用眼习惯,提供良好的居家视觉环境。0~6 岁是儿童视觉发育的关键期,家长应尤其重视孩子早期视力保护与健康,及时预防和控制近视的发生与发展。

增加户外活动和锻炼。营造良好的家庭户外运动氛围,积极引导孩子进行户外活动、户外体育锻炼或适当户外劳动,使其在家时每天接触户外自然光的时间达 60 分钟以上,已患近视的孩子应进一步增加户外活动时间,延缓近视发展。鼓励支持孩子参加各种形式的体育活动,督促孩子认真完成寒暑假体育作业,使其掌握 1~2 项体育运动技能,引导孩子养成终身锻炼习惯。

减轻课外学习负担。配合学校切实减轻孩子负担,不要盲目参加课外培训、跟风报班,应根据孩子兴趣爱好合理选择,避免学校减负、家庭增负。经常关注孩子情绪变化和心理健康,采取措施进行有效疏导。有意识安排力所能及的家务劳动,教育孩子自己的事情自己做、家里的事情帮着做。

控制使用电子产品。引导孩子合理使用电子产品,上健康网站,不沉迷网络游戏,不用手机刷屏。家长陪伴孩子时应尽量减少使用电子产品,不在孩子面前玩电子游戏、观看娱乐视频等消费类电子产品服务。应尽量减少孩子使用电子产品的机会和频率,要有意识地控制孩子特别是学龄前儿童使用电子产品,非学习目的的电子产品使用单次不宜超过 15 分钟,每天累计不宜超过 1 小时,使用电子产品学习 30~40 分钟后,应休息远眺放松 10 分钟,年龄越小,连续使用电子产品的时间应越短。

避免不良用眼行为。引导孩子不在走路时、吃饭时、卧床时、晃动的车厢内、光线暗弱或阳光直射等情况下看书或使用电子产品。监督并随时纠正孩子不良读写姿势,应保持"一尺、一拳、一寸",读写连续用眼时间不宜超过 40 分钟。

保障睡眠和营养。保障孩子睡眠时间,确保小学生每天睡眠 10 个小时、初中生 9 个小时、高中阶段学生 8 个小时。让孩子多吃鱼类、水果、绿色蔬菜、全谷类、奶豆类等有益于视力健康的营养膳食。

做到早发现早干预。改变"重治轻防"观念,经常关注家庭室内照明状况,注重培养孩子的良好用眼卫生习惯。掌握孩子的眼睛发育和视力健康状况,随时关注孩子视力异常迹象,了解到孩子出现需要坐到教室前排才能看清黑板、看电视时凑近屏幕、抱怨头痛或眼睛疲劳、经常揉眼睛等迹象时,及时带其到正规眼科医疗机构检查。遵从医嘱进行科学的干预和近视矫治,尽量在眼科医疗机构验光,避免不正确的矫治方法导致近视程度加重。

(三)医疗卫生机构

建立视力档案。严格落实国家基本公共卫生服务中关于 0～6 岁儿童眼保健和视力检查工作要求,做到早监测、早发现、早预警、早干预,从 2019 年起,0～6 岁儿童每年眼保健和视力检查覆盖率达 90% 以上。在检查的基础上,依托现有资源建立、及时更新儿童青少年视力健康电子档案,并随儿童青少年入学实时转移。在学校配合下,认真开展中小学生视力筛查,将眼部健康数据(包括屈光度、眼轴长度、屈光介质参数等)及时更新到视力健康电子档案中,筛查出视力异常或可疑眼病的,要提供个性化、针对性强的防控方案。

规范诊断治疗。县级及以上综合医院普遍开展眼科医疗服务,认真落实《近视防治指南》等诊疗规范,不断提高眼健康服务能力。根据儿童青少年视觉症状,进行科学验光及相关检查,明确诊断,按照诊疗规范进行矫治。叮嘱儿童青少年近视患者遵从医嘱进行随诊,以便及时调整采用适宜的干预和治疗措施。对于高度近视或病理性近视患者,应充分告知疾病的危害,提醒其采取预防措施避免并发症的发生或降低危害。制定跟踪干预措施,检查和矫治情况及时记入儿童青少年视力健康电子档案。积极开展近视防治相关研究,加强防治近视科研成果与技术的应用。充分发挥中医药在儿童青少年近视防治中的作用,制定实施中西医一体化综合治疗方案,推广应用中医药特色技术和方法。

加强健康教育。将儿童青少年近视问题纳入公共卫生管理。以公共卫生服务为抓手,从健康教育入手,发动儿童青少年和家长的自主健康行动,普及儿童青少年近视防控和健康用眼知识。针对人们缺乏的近视防治知识、近视危害健康认识性不足等问题,积极开展儿童青少年视力健康指导,充分发挥健康管理、公共卫生、眼科、视光学、疾病防控、中医药相关领域专家的指导作用,利用"全国爱眼日"等主题宣传活动,主动进学校、进社区、进家庭,积极宣传推广预防儿童青少年近视的视力健康科普知识。积极配合学校开展视力健康与近视预防知识讲座,每年不少于 2 次。加强营养健康宣传教育,因地制宜开展营养健康指导和服务。

(四)学生

强化健康意识。学生要树立"每个人是自身健康的第一责任人"意识,主动学习掌握科学用眼护眼等健康知识,并自觉向家长宣传。积极关注自身视力状况,自我感觉视力发生明显变化时,及时告知家长和教师,尽早到眼科医疗机构检查和治疗。

养成健康习惯。遵守近视防控的各项要求,认真规范做眼保健操,保持正确读写姿势,积极参加体育锻炼和户外活动,每周参加中等强度体育活动3次以上,保证每日不少于2小时的白天户外活动时间,养成良好生活方式,不熬夜、少吃糖、不挑食,不玩电子游戏、不长时间使用手机刷屏,不在走路、吃饭、卧床时或晃动的车厢内、光线暗弱、阳光直射情况下看书和使用电子产品,连续用眼20分钟左右应眼部放松一次,或有意识地眺望远方。自觉减少使用电子产品。

（五）教育行政部门

完善机构建设。严格落实《学校卫生工作条例》《中小学健康教育指导纲要》。成立河南省中小学、高校健康教育指导委员会,指导各地教育行政部门和学校科学开展儿童青少年近视防控和视力健康管理等学校卫生与健康教育工作;推进儿童青少年近视综合防控试点工作,强化示范引领。协调卫生健康部门、委托专业机构共同成立省级儿童青少年近视防控健康管理指导中心,建立健康教育、监测预警、综合干预和动态管理于一体的学生视力健康管理模式,加强儿童青少年近视防治和视力健康管理及科学指导工作,促进视力健康管理公益性服务。在河南省学校卫生学会设立儿童青少年近视防控分会,遴选部分近视防控专家学者,协助开展学校视力健康指导和宣传培训。掌握学生体质健康状况,做好全省儿童青少年视力数据统计、分析工作。

推动体育卫生制度体系建设。进一步健全学校体育卫生发展制度和体系,不断完善学校体育场地设施,加快体育与健康师资队伍建设,聚焦"教"（教会健康知识和运动技能）、"练"（经常性课余训练和常规性体育作业）、"赛"（广泛开展班级、年级和跨校体育竞赛活动）、"养"（养成健康行为和健康生活方式）,深化学校体育、健康教育教学改革,积极推进校园体育项目建设。鼓励高校特别是医学院校、高等师范院校开设眼视光、健康管理、健康教育相关专业,培养近视防治、视力健康管理专门人才和健康教育教师。积极开展儿童青少年视力健康管理相关研究。加强中小学卫生保健机构建设,按照标准和要求强化人员和设备配备。

加强督导检查和培训。会同有关部门开展专项督导检查,着力解决专职卫生技术人员数量及相关设备配备不足问题,充分发挥各级中小学卫生保健机构在儿童青少年近视防控工作方面的作用。督促学校上好体育课和健康教育课,保证体育锻炼的时间和质量。加强校医和保健教师的培训工作,每年开展近视防治知识与技能专项培训,及时更新专业知识,不断提高校医和保健教师的业务水平。督促学校改善照明环境。会同有关部门治理规范校外培训机构。加大督导检查力度,定期对学校和校外培训机构教室采光照明、课桌椅配备、电子产品等达标情况开展全覆盖专项检查。

（六）卫生健康行政部门

加强专业人才队伍建设。培养优秀视力健康专业人才,在有条件的社区设立防控站点。加强基层眼科医师、眼保健医生、儿童保健医生培训,提高视力筛查、常见眼病诊治和急诊处置能力。加强视光师培养,确保每个县(市、区)均有合格的视光专业人员提供规范服务,并根据儿童青少年近视情况,选择科学合理的矫正方法。会同教育行政部门组建儿童青少年近视防治和视力健康专家队伍,充分发挥卫生健康、教育、体育等部门和群团组织、社会组织作用,对我省儿童青少年近视防控工作提供咨询辅助和技术支持,科学指导儿童青少年近视防治和视力健康管理工作,不断提高工作的科学化、规范化、专业化水平。

加强监测与管理。加强全省儿童青少年视力健康及其相关危险因素监测网络、数据收集与信息化建设。严格实施《中小学生健康体检管理办法》,落实国家有关强制标准和规范。会同相关部门按照采光和照明国家有关标准要求,对学校、托幼机构和校外培训机构教室(教学场所)以"双随机"(随机抽取卫生监督人员,随机抽取学校、托幼机构和校外培训机构)方式进行抽检、记录并公布。

(七)体育部门

为户外体育活动提供帮助。增加适合儿童青少年户外活动和体育锻炼的场地设施,持续推动各类公共体育设施向儿童青少年开放。发挥青少年校外体育活动中心作用,优先优质向儿童青少年提供服务。积极引导支持社会力量开展各类儿童青少年体育活动,有针对性地开展各类夏令营、冬令营、训练营和体育赛事等,吸引儿童青少年广泛参加体育运动,动员各级社会体育指导员为广大儿童青少年参与体育锻炼提供指导。

(八)财政部门

支持综合防控工作。合理安排投入,积极支持相关部门开展儿童青少年视力监测、近视防控干预试点、师资培训、视觉环境整治等近视综合防控工作。

(九)人力资源和社会保障部门

完善评审政策。会同教育、卫健部门,完善我省中小学和高校校医、保健教师和健康教育教师职称评审政策。

(十)市场监督管理部门

加强市场监管。严格监管验光配镜行业,不断加强眼视光产品监管和计量监管,整顿配镜行业秩序,加大对眼镜和眼镜片的生产、流通和销售等执法检查力度,规范眼镜片市场,杜绝不合格眼镜片流入市场。加强广告监管,依法查处虚假违法近视防控产品广告。

(十一)新闻出版、广电等部门

加强近视防控宣传。充分发挥广播电视、报刊、网络、新媒体等作用,利用公益广告等形式,多层次、多角度宣传推广近视防治知识。

三、加强评估考核

落实主要领导负责制。各省辖市、直管县(市)人民政府主要负责本市儿童青少年近视防控措施的落实,主要负责同志亲自抓。省人民政府授权省教育厅、省卫生健康委与省辖市、直管县(市)人民政府签订全面加强儿童青少年近视防控工作责任书,将儿童青少年近视防控工作、总体近视率和体质健康状况纳入政府绩效考核。严禁各级人民政府片面以学生考试成绩和学校升学率考核教育行政部门和学校。将视力健康纳入素质教育,将儿童青少年身心健康、课业负担等纳入义务教育质量监测评估体系,对未实现年度儿童青少年近视防控工作目标的地方政府进行约谈、通报,对儿童青少年体质健康水平连续三年下降的地方政府和学校依法依规予以问责。

实行考核评议制度。按照国家评议考核办法,建立儿童青少年近视防控工作评议考核制度,每年进行考核。在核实各地 2018 年近视率基础上,从 2019 年起,每年开展各省辖市、直管县(市)人民政府综合防控儿童青少年近视工作评议考核,结果向社会公布。

广东省儿童青少年预防近视主题宣传活动
全省同步启动

3 月 27 日,由广东省卫生健康委和广东省教育厅联合组织的广东省儿童青少年预防近视主题宣传活动在全省地市和县(区)同步启动。该活动以"爱护眼睛 健康成长"为主题,旨在大力宣传健康用眼知识,引起学校、家长、学生重视,动员全社会共同行动,呵护儿童青少年眼睛。国家卫生健康委宣传司副司长米锋;广东省卫生健康委副主任、党组成员,省中医药局局长、党组书记徐庆锋;广东省教育厅副巡视员邱克楠出席在广州市建设六马路小学举行的省级宣传活动。

当前,我国儿童青少年近视高发,呈现低龄化、重度化态势。为摸清我省儿童青少年近视率总体情况和各学段幼儿及学生的近视率,2018 年省卫生健康委、教育厅、财政厅等部门联合组织开展了全省儿童青少年近视调查工作,调查了广州等 9 个市的情况。数据显示,我省儿童青少年近视流行特征和全国情况相似。主要表现在:一是儿童青少年近视防控形势严峻,总体近视率达到 51.3%。二是低年龄组幼儿近视率偏高,学生近视率随学段和年级升高而上升的趋势明显。我省 6 岁幼儿的近视率偏高,6~18 岁组近视率随年龄增加而逐渐升高。其中,8~12 岁组近视率增速最快;13~16 岁组近视率仍呈上升趋势,增速减慢;16 岁以上组近视率增长进入高位平台期。三是女生近视率明显高于男生,城市学生近视率高于偏远地区同龄组近视率。

米锋表示,广东省是全国第一个在全省部署儿童青少年预防近视主题宣传工作、第一个启动现场活动的省份,用实际行动诠释了"心系群众健康,呵护儿童青少年成长",希望广东省能总结出一套"广东经验",为全国儿童青少年预防近视科普工作贡献力量!

徐庆锋表示,学生近视高发,呈低龄化趋势,成为一个重要的公共卫生问题。我省成立了儿童青少年近视防控医疗卫生专家组,组织开展全省儿童青少年近视调查工作,为制定全省综合防控工作措施提供支持。他强调,防控儿童青少年近视是一项系统工程,需要政府、社会、医疗卫生机构、学校、家庭、学生等各方面共同努力,需要全社会都要行动起来,共同加强儿童青少年近视防控工作。

邱克楠表示,省教育厅将以儿童青少年近视防控为重点,开展"师生健康 中国健康"主题健康教育活动,不断完善政府主导、部门协作、学校学生家庭社区四维联动、社会广泛参与的近视防控推进机制。他强调,学校是维护学生视力健康的关键阵地,要将近视防控工作贯穿学校管理的全过程,将近视防控的知识和技能融入教学的各个环节,不断改善基础条件,完善健康教育制度,培育和传播健康教育文化。

为加强儿童青少年近视防控工作,充分发挥医疗卫生机构专家优势,积极开展儿童青少年近视防控健康教育,省卫生健康委依托委直属医院和驻粤高校附属医院成立省级儿童青少年预防近视科普志愿服务队。据介绍,中山大学中山眼科中心主动发起成立了全国首支"儿童青少年预防近视志愿服务队",中山眼科中心陈伟蓉医生、珠海市人民医院侯光辉医生等10名"中国好医生"月度人物发起成立了以自己名字命名的"儿童青少年预防近视科普小分队",在全国开展预防近视科普活动。活动现场,授予中山大学附属第一医院、中山大学中山眼科中心、南方医科大学南方医院、暨南大学附属第一医院、广东省中医院、汕头大学·香港中文大学联合汕头国际眼科中心、广东省人民医院、广东省第二人民医院、广州市妇女儿童医疗中心"儿童青少年预防近视科普志愿服务队"旗帜。服务队将按照我省儿童青少年近视防控工作需要,在院内院外开展预防近视健康教育和健康促进项目,通过公益讲座、咨询义诊、媒体传播等多种形式,结合"三下乡"、名医走基层、对口帮扶、健康扶贫等工作,深入校园、社区、乡村开展儿童青少年预防近视健康教育服务,指导基层预防近视健康教育工作,提高儿童青少年、家长和社会各界对近视预防的认识。

活动现场,儿童青少年预防近视科普志愿者代表、"中国好医生"月度人物、中山大学附属眼科医院副院长陈伟蓉教授宣读预防近视倡议书;教师、家长、学生代表共同发出"爱眼倡议";还向同学们赠送了预防近视科普图书和健康礼包仪式。答题游戏互动、眼保健操互动、预防近视科普小课堂和专家咨询、视力检测等互动体验活动都让小朋友进一步加深了对正确用眼和预防近视的认识。

省级活动是由广东省卫生健康委员会、广东省教育厅、广州市卫生健康委员会、广州市教育局联合主办,共有 600 余名师生参加现场活动。

健康科普如何有效预防近视?

科学研究表明,近视是由遗传和环境(行为习惯)两方面因素共同作用形成的,其中环境因素的影响更大。长时间持续近距离用眼、缺乏日间户外活动、不正确的读写姿势、过度使用电子产品是造成近视的主要危险因素。

针对上述危险因素,结合儿童青少年日常生活中在校和居家时间长等特点,建议学校、家长和学生要共同做好以下几个方面:

一是近视防控要善于抓小、抓早和抓细。防控关口前移,学校、医疗机构、家庭要密切配合,针对幼儿和中小学生等重点防控人群开展视力筛查,强调在学龄前阶段(0~6 岁)就要做好眼保健和视力检查等相关工作,做到近视防控早监测、早预警、早干预。

二是倡导有益眼健康的学习和生活方式。近视防控,首先要让孩子动起来,让孩子增加户外活动和锻炼,儿童青少年应听从家长和老师的安排,保证每天进行 2 小时以上白天户外活动。控制电子产品使用,家长在陪伴孩子时应尽量减少使用电子产品,孩子非学习目的的电子产品使用单次不宜超过 15 分钟,每天累计不宜超过 1 小时。监督并纠正孩子的不良用眼行为,保持良好的读写姿势,并保持"三个一"的正确姿势(眼睛离书本一尺,胸口离桌沿一拳,握笔的手指离笔尖一寸)。注意用眼的劳逸结合,尽量避免持续用眼,读写连续用眼时间 40 分钟后,应休息,最好能远眺 10 分钟。减轻孩子的课内外学习负担,避免学校减负、家庭增负。充足睡眠和合理的营养是保证视力健康的基础。小学生每天睡眠时间要达到 10 个小时,初中生 9 个小时,高中阶段学生 8 个小时。平时应做到营养均衡,不挑食、不偏食、少吃糖、多吃新鲜蔬菜水果。

三是创造良好的学校和家庭视觉环境。儿童青少年学习时照明环境要光亮舒适,教室内采光照明应达到国家标准要求。晚上学习时使用台灯的同时应打开房间内的主照明(如顶灯),台灯应有灯罩,台灯的光线应该从写字的手的对侧射入。学习使用的桌椅应符合孩子身体健康发育的要求,最好采用可升降的桌椅,至少每隔半年根据孩子的身高变化来调整桌椅的高度。总之,学校和家庭要共同努力,为学生提供一个良好卫生的用眼环境。

四是及时掌握孩子的视力健康状况。儿童近视防控的关键在于预防近视的发生,已经发生近视的儿童则要尽可能地控制近视每年的加深。当孩子看不清黑板或远处物体时,可能是发生了近视,应及时告诉班主任和家长,以便班主任合理调整安排学生座位,家长要尽快带小朋友到医院进行检查。做到早发现、早诊断、早矫正,改变"重治轻防"观念。

来源:广东省卫生健康委员会

2019 年 3 月 27 日

广东省教育厅等八部门关于印发
《广东省综合防控儿童青少年近视实施方案》
的通知

粤教体〔2019〕14 号

各地级以上市人民政府：

为贯彻落实习近平总书记关于学生近视问题的重要指示批示精神,切实加强我省儿童青少年近视防控工作,根据教育部等 8 部委关于印发《综合防控儿童青少年近视实施方案》的通知要求,省教育厅会同省卫生健康委等七部门制定了《广东省综合防控儿童青少年近视实施方案》,经省人民政府同意,现予以印发,请遵照执行。

广东省教育厅　广东省卫生健康委　广东省体育局
广东省财政厅　广东省人力资源和社会保障厅　广东省市场监督管理局
广东省新闻出版局　广东省广播电视局
2019 年 8 月 8 日

广东省综合防控儿童青少年近视实施方案

近年来,我省儿童青少年近视率居高不下、不断攀升,近视低龄化、重度化日益严重。为综合防控儿童青少年近视,根据教育部等 8 部委联合印发的《综合防控儿童青少年近视实施方案》(教体艺〔2018〕3 号),结合我省实际,经省人民政府同意,制定此方案。

一、工作目标

到 2023 年,力争实现全省儿童青少年总体近视率在 2018 年的基础上每年降低 0.5 个百分点以上,近视高发地级以上市每年降低 1 个百分点以上。

到 2030 年,实现全省儿童青少年新发近视率明显下降,视力健康整体水平显著提升,6 岁儿童近视率控制在 3% 左右,小学生近视率下降到 38% 以下,初中生近视率下降到 60% 以下,高中阶段学生近视率下降到 70% 以下。国家学生体质健康标准达标优秀率达 28% 以上。

二、任务与措施

(一)家庭

时刻关注孩子视力健康。按照《中小学(幼儿)家庭用眼卫生监督手册》要求,积极了解科学用眼护眼知识,提供良好的居家视觉环境,以身作则,带动和帮助孩子养成良好用眼习惯。家长应重视孩子早期视力保护与健康,做到早发现早干预。一旦发现孩子有视力问题,应及时带其到眼科医疗机构检查,遵从医嘱进行科学近视防控。尽量在眼科医疗机构验光,避免不正确的矫治方法导致近视程度加重。

增加户外活动和锻炼。积极引导孩子到户外阳光下进行活动或体育锻炼,使其在家时每天接触户外自然光的时间达 60 分钟以上。已患近视的孩子应进一步增加户外活动时间,延缓近视发展。鼓励支持孩子参加各种形式的体育活动,督促孩子认真完成寒暑假体育作业,使其掌握 1~2 项体育运动技能。

控制使用电子产品。有意识地控制孩子特别是学龄前儿童使用电子产品,非学习目的的电子产品使用单次不宜超过 15 分钟,每天累计不宜超过 1 小时,使用电子产品学习 30~40 分钟后,应休息远眺放松 10 分钟,年龄越小,连续使用电子产品的时间应越短。

减轻课外学习负担。合理安排学习和锻炼身体的时间,配合学校切实减轻孩子课业负担。

避免不良用眼行为。监督并随时纠正孩子不良读写姿势,读写连续用眼时间不宜超过 40 分钟。

保障睡眠和营养。确保小学生每天睡眠 10 个小时、初中生 9 个小时、高中阶段学生 8 个小时。提供均衡膳食。

(二)中小学校(含中职学校)

加强视力健康管理。校长是学校近视防控的第一责任人,建立学校视力健康管理队伍,明确和细化工作职责。将近视综合防控工作贯穿教育教学全过程。加强卫生室、保健室、校医院等力量,按标准配备校医和必要的药械、检查及电脑等设备。

减轻学生课业负担。严格依据国家课程方案和课程标准组织安排教学活动,严格按照"零起点"正常教学,注重提高课堂教学效益,不拖堂,不得随意增减课时、改变难度、调整进度。统筹管理作业数量、时间和内容。提高作业设计质量,强化基础性实践性作业,减少机械、重复训练,不得使学生作业演变为家长作业。小学一、二年级不布置书面家庭作业,以中等学习水平学生为标准,小学其他年级书面家庭作业完成时间不得超过 60 分钟,初中不得超过 90 分钟,高中阶段也要合理安排作业时间。寄宿制学校学生晚上学习时间,小学不应超过 1 小时,初中不应超过 2 小时,高中阶段不应超过 2.5 小时,且应合理安排课间休息。

加强考试管理。义务教育学校实行免试就近入学。坚决控制义务教育阶段校内统一考试次数,小学一、二年级每学期不得超过 1 次,其他年级每学期不得超过 2 次。严禁以任何形式、方式公布学生考试成绩和排名;严禁以各类竞赛获奖证书、学科竞赛成绩或考级证明等作为招生入学依据;严禁以各种名义组织考试选拔学生。

改善视觉环境。严格按照普通中小学校、中等职业学校建设标准,落实教室、宿舍、图书馆(阅览室)、实验室等采光和照明要求。2023 年,学校教室照明要 100% 达标。每月调整学生座位,每学期对学生课桌椅高度进行个性化调整,使其适应学生生长发育变化。加快消除"大班额"现象。

坚持眼保健操等护眼措施。学生每天上、下午各做 1 次眼保健操。教师要教会学生正确掌握执笔姿势,督促学生读写时坐姿端正,及时纠正学生不良读写姿势。教师应及时了解和发现学生的视力异常情况。

强化户外体育锻炼。严格落实国家体育与健康课程标准,确保小学一、二年级每周 4 课时,三至六年级和初中每周 3 课时,高中阶段每周 2 课时。不得挤占体育课时间安排与体育锻炼无关的内容。中小学校每天安排 30～40 分钟大课间体育活动,确保中小学生在校时每天 1 小时以上体育活动。有序组织和督促学生在课间时到室外活动或远眺,防止学生持续疲劳用眼。鼓励学校每天布置适量的体育家庭作业;全面实施寒暑假学生体育家庭作业制度,确保假期学生每天 2 小时以上户外体育活动。支持、鼓励学生积极参与各种体育赛事活动。

加强学校卫生与健康教育。按照要求,开齐开好健康教育课,多形式开展对学生和家长用眼护眼的健康教育。培训和培养健康教育教师,开发和拓展健康教育课程资源。定期组织校内爱眼护眼交流活动。

科学合理使用电子产品。学校应制定电子产品和教辅软件使用管理细则,指导学生科学规范使用电子产品。严禁学生将个人手机、平板电脑等电子产品带入课堂,带入学校的要统一保管。学校教育本着按需的原则合理使用合格的电子产品。教学和布置作业不依赖电子产品,使用电子产品开展教学时长原则上不超过教学总时长的 30%,原则上采用纸质作业。学生探究式学习使用电子产品的时间应控制在每天 30 分钟内。

定期开展视力监测。在卫生健康部门指导下,严格落实学生健康体检制度和每学期 2 次视力监测制度,配合医疗卫生机构开展视力筛查。对视力不良学生进行分档管理、分类指导,并及时告知家长带学生到眼科医疗机构检查。小学要接收医疗卫生机构转来的新入学儿童视力健康电子档案。要将学生视力健康状况纳入学生健康体检档案,确保一人一档,并随学籍变化实时转移。做好学生视力不良检出率、新发率等的报告和统计分析。

（三）幼儿园

倡导科学保育保教。严格落实《3~6岁儿童学习与发展指南》和《广东省幼儿园一日活动指引（试行）》，重视生活和游戏对3~6岁儿童成长的价值，严禁"小学化"教学。要保证儿童每天2小时以上户外活动，寄宿制幼儿园不得少于3小时，其中体育活动时间不少于1小时。为儿童提供营养均衡、有益于视力健康的膳食，促进视力保护。幼儿园教师开展保教工作时要主动控制使用电视、投影等设备的时间。配合医疗卫生机构做好幼儿视力健康检查和建档工作。

（四）医疗卫生机构

建立视力档案。严格落实国家基本公共卫生服务的工作要求，0~6岁儿童每年眼保健和视力检查覆盖率达90%以上；在学校配合下，认真开展中小学生体检和视力筛查工作，检查出眼部和视力异常的，要提供科学的防控方案。上述工作形成的儿童青少年视力健康电子档案，需随儿童入学转学实时转移。

规范诊断治疗。县级及以上综合医院普遍开展眼科医疗服务，认真落实《近视防治指南》等诊疗规范。对近视儿童青少年制定跟踪干预措施，检查和矫治情况及时记入儿童青少年视力健康电子档案。积极开展近视防治相关研究，加强防治近视科研成果与技术的应用。充分发挥中医药在儿童青少年近视防治中的作用，制定实施中西医一体化综合治疗方案，推广应用中医药特色技术和方法。

加强健康教育。发挥卫生健康相关领域专家的指导作用，开发儿童青少年视力健康教育资源。依托医疗机构和学校创建儿童青少年眼健康科普基地。开展多种形式的儿童青少年眼健康教育。

（五）学生

强化健康意识。每个学生都要强化"每个人是自身健康的第一责任人"意识，主动学习掌握科学用眼护眼等健康知识，自觉做到爱眼护眼，并向家长宣传。积极关注自身视力状况，自我感觉视力发生明显变化时，及时告知家长和教师，尽早到眼科医疗机构检查和治疗。

养成健康习惯。遵守近视防控的各项要求，认真规范做眼保健操，保持正确读写姿势，用眼时注意视近与视远间隔调节，积极参加体育锻炼和户外活动，每周参加中等强度体育活动3次以上，养成良好生活方式，不熬夜、少吃糖、不挑食，自觉减少电子产品使用。

（六）有关部门

教育部门：把综合防控儿童青少年近视工作纳入工作规划，严格落实《学校卫生工作条例》《中小学健康教育指导纲要》等相关要求，成立省中小学和高校健康教育指导委员会，指导学校科学开展儿童青少年近视防控和视力健康管理等学校卫生与健康教育工作，推进儿童青少年近视综合防控试点工作，强化示范引领。按职责推动国家有关强制标准落实。

强化学校体育。健全学校体育卫生发展制度和体系,不断完善学校体育场地设施,加快体育与健康师资队伍建设,聚焦"教"(教会健康知识和运动技能)、"练"(经常性课余训练和常规性体育作业)、"赛"(广泛开展班级、年级和跨校体育竞赛活动)、"养"(养成健康行为和健康生活方式),深化学校体育、健康教育教学改革。结合学校自身条件,积极推进校园体育特色项目建设。监督学校开足开齐上好体育与健康课程,保证中小学生每天校内 1 小时体育锻炼的时间和质量。

加强中小学卫生保健所和校医室(卫生保健室)建设。强化现有的区域性中小学卫生保健机构建设,充分发挥各级中小学卫生保健所在儿童青少年近视防控工作的作用。加强校医和保健教师的培训工作。认真做好学生年度健康体检和视力筛查的协调管理工作,配合做好学生近视率数据调查。

加强监督检查。会同有关部门对区域内涉及儿童青少年近视防控工作的教育部门、学校和校外培训机构等单位和部门开展检查督查,定期对学校教室采光照明、课桌椅配备、电子产品等达标情况开展全覆盖专项检查。监督、指导下级教育部门和学校改善教室照明环境,确保 2023 年实现学校教室照明全部达标。加强学校电教设备管理。坚决治理规范校外培训机构。开展卫生技术人员配备情况专项督导检查,着力解决专职卫生技术人员数量及相关设备配备不足问题。

加强人才培养。鼓励高校特别是医学院校、高等师范院校开设眼视光学、眼视光医学、健康服务与管理等相关专业,培养近视防治、视力健康管理专门人才和健康教育教师,开展儿童青少年视力健康管理相关研究。

卫生健康部门:监督县级及以上综合医院普遍开展眼科医疗服务,在有条件的社区设立防控站点。加强基层眼科医师、眼保健医生、儿童保健医生(含托幼机构保健医生)培训,提高视力筛查、常见眼病诊治和急诊处置能力。加强视光人员的在职培训,确保每个县(市、区)均有合格的视光专业人员提供规范服务,能为儿童青少年近视患者提供科学合理的矫正方法。加强全省儿童青少年视力健康及其相关危险因素监测网络建设与数据收集。会同教育部门建立儿童青少年视力健康指导的协同工作机制,指导近视防治管理工作。修订《广东省中小学生健康体检管理办法》等文件。会同相关部门对学校、托幼机构和校外培训机构教室(教学场所)以"双随机"方式进行抽检、记录并公布。

体育部门:增加适合儿童青少年户外活动和体育锻炼的场地设施,持续推动各类公共体育设施向儿童青少年开放。积极组织各类冬夏令营和体育赛事等活动。广泛开展青少年阳光体育和家庭体育活动。积极引导支持社会力量开展、动员家庭参与各类儿童青少年体育活动。动员各级社会体育指导员为广大儿童青少年参与体育锻炼提供指导。按职责推动国家有关强制标准落实。

财政部门:合理安排投入,积极支持相关部门开展儿童青少年健康体检、儿童青少年视力监测、学生体育竞赛、学生近视防控干预、学校教室照明及视觉环境改善等近视综合防控工作。

人力资源和社会保障部门:会同教育、卫生健康部门,调研指导我省中小学和高校校医、保健教师和健康教育教师职称评审和职业发展工作,按照国家规定完善细化相关政策,大力支持人才队伍建设。

市场监督管理部门:强化验光配镜行业监管,不断加强眼视光产品监管和计量监管,整顿配镜行业秩序,加大对眼镜和眼镜片的生产、流通和销售等执法检查力度,规范眼镜片市场,防止不合格眼镜片流入市场。加强广告监管,依法查处虚假违法近视防控产品广告。按职责推动国家有关强制标准落实。

新闻出版部门:落实国家网络游戏的总量调控、控制新增网络游戏上网运营数量的要求,落实国家制定的适龄提示制度,采取措施限制未成年人使用时间。充分发挥报刊等出版物的宣传作用。按职责推动国家有关强制标准落实。

广播电视等部门:积极动员广播电视和网络视听媒体主动利用公益广告等形式,多层次、多角度宣传推广近视防治知识。引导儿童青少年健康、节制的观看电视节目。按职责推动国家有关强制标准落实。

三、评估通报

(一)实行主要领导负责制。各市、县(区)人民政府负责本地区儿童青少年近视防控措施的落实,主要负责同志要亲自抓。省政府与各地级以上市人民政府签订全面加强儿童青少年近视防控工作责任书,各级人民政府逐级签订责任书。将儿童青少年近视防控工作、总体近视率和体质健康状况等纳入政府绩效考核。将视力健康纳入素质教育,将儿童青少年身心健康、课业负担等纳入义务教育质量监测评估体系。严禁市、县(区)人民政府片面以学生考试成绩和学校升学率考核教育行政部门和学校。

(二)实行评估通报制度。按国家有关规定,由省教育厅、卫生健康委、体育局共同制定省防控近视工作评估制度,每年对各地级以上市儿童青少年防控近视工作进行监测评估,其结果向社会公布。对未实现年度学生防近工作目标的市、县(区)人民政府和学校进行通报;对儿童青少年体质健康水平连续三年下降的市、县(区)人民政府和学校依法依规予以问责。

自 2019 年 9 月 20 日起实施,有效期 5 年。有效期满后将修订方案以完成国家有关目标任务限期要求。

广西壮族自治区教育厅等七部门关于印发《广西壮族自治区综合防控儿童青少年近视实施方案》的通知

各市、县人民政府,各有关单位:

为切实加强我区儿童青少年近视防控工作,根据《教育部等八部门关于印发〈综合防控儿童青少年近视实施方案〉的通知》(教体艺〔2018〕3 号)要求,结合我区实际,自治区教育厅、卫生健康委、党委宣传部、体育局、财政厅、人力资源社会保障厅、市场监督管理局联合制定了《广西壮族自治区综合防控儿童青少年近视实施方案》。经自治区人民政府审定同意,现印发给你们,请认真贯彻执行。

广西壮族自治区教育厅　广西壮族自治区卫生健康委员会
中共广西壮族自治区委员会宣传部　广西壮族自治区体育局
广西壮族自治区财政厅　广西壮族自治区人力资源和社会保障厅
广西壮族自治区市场监督管理局
2019 年 6 月 29 日

广西壮族自治区综合防控儿童青少年近视实施方案

为贯彻落实习近平总书记关于学生近视问题的重要批示精神,切实加强我区儿童青少年近视防控工作,根据教育部等八部门《综合防控儿童青少年近视实施方案》(教体艺〔2018〕3 号)和《"健康广西 2030"规划纲要》要求,结合我区实际,制定本实施方案。

一、目标

到 2023 年,力争实现全区儿童青少年总体近视率在 2018 年的基础上每年降低

0.5 个百分点以上,近视高发市、县每年降低 1 个百分点以上。

到 2030 年,实现全区儿童青少年新发近视率明显下降,视力健康整体水平显著提升,6 岁儿童近视率控制在 3% 左右,小学生近视率在完成国家目标(38%)的基础上力争再下降 2~3 个百分点,初中生近视率下降到 60% 以下,高中阶段学生近视率下降到 70% 以下。国家学生体质健康标准达标优秀率达 25% 以上。

二、工作任务

(一)落实家庭教育责任

1. 增加户外活动和锻炼。积极引导孩子开展户外活动或体育锻炼,使其在家时每天接触户外自然光时间达 60 分钟以上。已患近视的孩子应进一步增加户外活动时间。鼓励支持孩子参加各种形式的体育活动,督促孩子认真完成寒暑假体育作业,引导孩子养成终身锻炼习惯。

2. 控制使用电子产品。家长陪伴孩子时应尽量减少使用电子产品。有意识地控制孩子特别是学龄前儿童使用电子产品,家长要严格控制孩子非学习目的的电子产品使用时间,合理安排使用电子产品学习及休息放松时间。

3. 减轻课外学习负担。配合学校切实减轻孩子负担,不要盲目参加课外培训、跟风报班,应根据孩子兴趣爱好合理选择,避免学校减负、家庭增负的现象发生。

4. 避免不良用眼行为。引导孩子不在走路、吃饭、卧床、晃动的车厢内、光线暗弱或阳光直射等情况下看书或使用电子产品。监督并随时纠正孩子不良读写姿势,读写连续用眼时间不宜超过 40 分钟。

5. 保障睡眠和营养。保障孩子睡眠时间,确保小学生每天睡眠 10 个小时、初中生 9 个小时、高中阶段学生 8 个小时。让孩子多吃有益于视力健康的营养膳食,少吃含糖量高的食物和饮料。

6. 做到早发现早干预。改变"重治轻防"观念,为孩子提供符合照明卫生标准的、舒适的家庭室内照明环境,注重培养孩子良好用眼卫生习惯。填写《学生在家用眼监督手册》,掌握孩子的眼睛发育和视力健康状况,随时关注孩子视力异常迹象,并及时带其到正规眼科医疗机构检查,遵从医嘱进行科学的干预和近视矫治。

(二)规范学校教育管理

1. 加强视力健康管理。建立健全学校视力健康管理队伍,明确和细化工作职责。将近视防控知识融入课堂教学、校园文化和学生日常行为规范。加强医务室(卫生室、校医院、保健室等)建设,按标准配备校医和必要的药械设备及相关监测检查设备。

2. 减轻学生学业负担。严格依据国家课程方案和课程标准组织安排教学活动,严格按照"零起点"正常教学,统筹管理年级组和学科组作业数量、时间和内容,提高作业设计质量。小学一、二年级不布置书面家庭作业,其他年级书面家庭作业完成时间不得超过 60 分钟,初中不得超过 90 分钟,高中阶段合理安排作业时间。寄宿制学校要缩短学生晚上学习时间。

3. 加强考试管理。义务教育学校实行免试就近入学。坚决控制义务教育阶段校内统一考试次数,小学一、二年级每学期不得超过 1 次,其他年级每学期不得超过 2 次。严禁以任何形式、方式公布学生考试成绩和排名;严禁以各类竞赛获奖证书、学科竞赛成绩或考级证明等作为招生入学依据;严禁以各种名义组织考试选拔学生。

4. 改善视觉环境。改善教学设施和条件,为学生提供符合用眼卫生要求的学习环境。严格按照普通中小学校、中等职业学校建设标准,落实教室、宿舍、图书馆(阅览室)等采光和照明要求,使用利于视力健康的照明设备。严格执行《国家学校体育卫生条件试行基本标准》和《中小学校教室采光和照明卫生标准》(GB 7793—2010)要求,统筹资金改善教室照明环境,尽快实现学校照明卫生标准 100% 达标。加快消除"大班额"现象,保证教室内所有学生合理的用眼距离。根据学生座位视角、教室采光照明状况和学生视力变化情况,每月至少调整一次座位。学校应按《学校课桌椅功能尺寸及技术要求》(GB/T 3796—2014)采购和使用课桌椅,鼓励采购符合标准的可调节课桌椅和坐姿矫正器。

5. 坚持眼保健操等护眼措施。中小学校要严格落实每天 2 次眼保健操制度,认真执行眼保健操流程。小学要将学习做眼保健操作为新生入学教育的重要内容,学校教室内要配备眼保健操挂图。教师要教会学生正确掌握执笔姿势,提醒学生遵守"一尺、一拳、一寸"要求,及时纠正学生不良读写姿势。教师发现学生出现看不清黑板、经常揉眼睛等迹象时,要了解其视力情况。

6. 强化户外体育锻炼。强化体育课和课外锻炼,确保中小学生在校时每天 1 小时以上体育活动时间。严格落实体育与健康课程标准,确保小学一到六年级每周 4 学时,初中和高中阶段每周 3 学时。中小学校每天安排 30 分钟大课间体育活动。有序组织和督促学生在课间时到室外活动或远眺,防止学生持续疲劳用眼。全面实施寒暑假学生体育家庭作业制度。

7. 加强学校卫生与健康教育。开齐开好健康教育课程,依托健康教育课程,向学生讲授保护视力的意义和方法,提高其主动保护视力的意识和能力。积极采取多种形式对学生和家长开展科学用眼护眼健康教育,并通过学校和学生辐射教育家长。培训培养健康教育教师,开发和拓展健康教育课程资源。支持鼓励学生成立健康教育社团,开展视力健康同伴教育。

8. 合理使用电子产品。指导学生科学规范使用电子产品,养成信息化环境下良好的学习和用眼卫生习惯。严禁学生将个人手机、平板电脑等电子产品带入课堂,带入学校的要进行统一保管。学校教育本着按需的原则合理使用电子产品,原则上采用纸质作业。

9. 定期开展视力监测。小学要做好儿童青少年视力健康电子档案的接收、管理和转移。在卫生健康部门指导下,严格落实学生健康体检制度和每学期 2 次视力监测制度,及时提醒教育视力异常的学生进行科学干预和检查矫正。做好学生视力不良检出率、新发率等报告和统计分析,配合医疗卫生机构开展视力筛查,及时把视力监测和筛查结果记入视力健康电子档案。

10. 倡导科学保育保教。严格使用 3 ~ 6 岁儿童学习与发展指南,严禁"小学化"教学。要保证儿童每天户外活动时间,为儿童提供营养均衡、有益于视力健康的膳食,促进视力保护。幼儿园教师开展保教工作时要主动控制使用电视、投影等设备的时间。

(三)引导学生健康习惯养成

学生要主动学习掌握科学用眼护眼等健康知识,遵守近视防控的各项要求,积极参加体育锻炼和户外活动,养成良好生活方式,自觉减少电子产品使用。要积极关注自身视力状况,自我感觉视力发生明显变化时,及时告知家长和教师,尽早到眼科医疗机构检查和治疗。

(四)加强卫生保健指导

1. 建立视力档案。严格落实 0 ~ 6 岁儿童眼保健和视力检查工作要求,自 2019 年起,0 ~ 6 岁儿童每年眼保健和视力检查覆盖率达 90% 以上。医疗卫生机构要在检查的基础上,依托现有资源建立、及时更新儿童青少年视力健康电子档案,并随儿童青少年入学实时转移。在学校配合下,认真开展中小学生视力筛查,将眼部健康数据(包括屈光度、眼轴长度、屈光介质参数等)及时更新到视力健康电子档案中,筛查出视力异常或可疑眼病的,要提供个性化、针对性强的防控方案。

2. 规范诊断治疗。各级医疗机构应结合实际,加大投入,完善设施设备,加强医护人员队伍建设,不断加强眼科医疗服务能力和水平。县级及以上综合医院普遍开展眼科医疗服务,在有条件的社区设立防控站点。认真落实《近视防治指南》等诊疗规范。根据儿童青少年视觉症状,进行科学验光及相关检查,明确诊断,按照诊疗规范进行矫治,检查和矫治情况及时记入儿童青少年视力健康电子档案。积极开展近视防治相关研究,加强近视防治科研成果与技术的应用。充分发挥中医药在儿童青少年近视防治中的作用,制定实施中西医一体化综合治疗方案,推广应用中医药特色技术和方法。

3. 加强社会科普。充分发挥健康管理、公共卫生、眼科、视光学、疾病防控、中医药相关领域专家的指导作用,主动进学校、进社区、进家庭,积极宣传推广预防儿童青少年近视的视力健康科普知识。加强营养健康宣传教育,因地制宜开展营养健康指导和服务。视力监测机构开展视力监测时,应对学校师生开展至少 1 次视力防控宣讲活动;对视力异常的学生进行提醒教育,及时告知家长带学生到眼科医疗机构检查。

三、部门职责与分工

（一）教育部门

1.加强机构建设。成立自治区中小学和高校健康教育指导委员会，推进市、县两级中小学卫生保健所设置，加强中小学校卫生室（保健室）建设，按照标准和要求强化人员和设备配备，会同有关部门妥善解决学校校医等专职卫生技术人员及相关设备配备不足问题。

2.加强学校体育。健全学校体育卫生发展制度和体系，不断完善学校体育场地设施，加快体育与健康师资队伍建设，聚焦"教、练、赛、养"四个关键环节，深化学校体育、健康教育教学改革，积极推进校园体育项目建设。

3.加强人才培养。鼓励区内高校开设眼视光、健康管理、健康教育相关专业，培养近视防治、视力健康管理专门人才和健康教育教师，积极开展儿童青少年视力健康管理相关研究。

4.加强督导检查。会同有关部门坚决治理规范校外培训机构，每年对校外培训机构教室采光照明、课桌椅配备、电子产品等达标情况开展全覆盖专项检查。

（二）卫生健康部门

1.培养视力健康专业人才。加强基层眼科医师、眼保健医生、儿童保健医生培训，提高视力筛查、常见眼病诊治和急诊处置能力。加强视光师培养，确保每个县（市、区）均有合格的视光专业人员提供规范服务。

2.做好全区儿童青少年视力健康及其相关危险因素项目监测工作，加强数据收集与信息化建设。

3.会同教育部门建立儿童青少年视力健康指导的协同工作机制，制定适合我区实际的中小学校卫生室（保健室）设置标准，建立全区儿童青少年近视防治和视力健康专家库，充分发挥卫生健康、教育、体育等部门和群团组织、社会组织作用，科学指导儿童青少年近视防治和视力健康管理工作。

4.会同相关部门按照采光和照明国家有关标准要求，对学校、托幼机构和校外培训机构教室（教学场所）以"双随机"（随机抽取卫生监督人员，随机抽取学校、托幼机构和校外培训机构教室）方式进行抽检、记录并公布。

（三）体育部门

增加适合儿童青少年户外活动和体育锻炼的场地设施，持续推动各类公共体育设施向儿童青少年开放。积极组织各类冬、夏令营和体育赛事等活动，积极引导支持社会力量开展各类儿童青少年体育活动，动员各级社会体育指导员为广大儿童青少年参与体育锻炼提供指导。

（四）财政部门

合理安排投入，落实经费保障，积极支持相关部门开展儿童青少年健康体检、视力监测、学生体育赛事、学校教室照明及视觉环境改善、学生近视综合防控工作。

（五）人力资源和社会保障部门

配合编制、教育、卫生健康部门，研究解决校医招聘和编制管理有效途径，按照国家部署完善全区中小学和高校校医、保健教师和健康教育教师职称评审政策，探索在中小学教师系列职称评审中单列"健康教育"评审组；鼓励符合高校教师系列评审条件的高校健康教育教师（含校医、保健教师）纳入高校教师系列职称评审范围，并鼓励有条件的高校探索完善健康教育教师职称评审条件。

（六）市场监督管理部门

严格监管验光配镜行业，不断加强眼视光产品质量监管和眼镜配置计量器具监管，整顿配镜行业秩序，加大对眼镜和眼镜片的生产、流通和销售等执法检查力度，规范眼镜片市场，杜绝不合格眼镜片流入市场。加强广告监管，依法查处虚假违法近视防控产品广告。

（七）宣传部门

落实国家网络游戏总量调控、控制新增网络游戏上网运营数量要求，在游戏出版初审中严格执行国家制定的适龄提示等有关制度。充分发挥广播电视、报刊、网络、新媒体等作用，利用公益广告等形式，多层次、多角度宣传推广近视防治知识。

四、监督考核

自治区人民政府授权自治区教育厅、自治区卫生健康委与各市人民政府签订全面加强儿童青少年近视防控工作责任书，并进行考核。地方各级人民政府逐级签订责任书。

各市、县（市、区）人民政府负责本地儿童青少年近视防控措施的落实，主要负责人要亲自抓近视防控工作，将儿童青少年近视防控工作、总体近视率和体质健康状况纳入政府绩效考核指标体系。严禁地方各级政府片面以学生考试成绩和学校升学率考核教育行政部门和学校。儿童青少年身心健康、课业负担等将纳入国家义务教育质量监测评估体系，对儿童青少年体质健康水平连续三年下降的市、县（市、区）政府和学校依法依规予以问责。根据教育部、国家卫生健康委员会、体育总局制定的儿童青少年近视防控工作评议考核制度，在自治区卫生健康委、教育厅核实各市2018年儿童青少年近视率的基础上，自2019年起，每年开展各市人民政府儿童青少年近视防控工作评议考核，并将结果向社会公布。

海南省教育厅等八部门关于印发《海南省综合防控儿童青少年近视实施方案》的通知

琼教体〔2019〕28 号

各市、县、自治县人民政府、洋浦经济开发区管委会：

根据教育部、国家卫生健康委员会等八部门制定的《综合防控儿童青少年近视实施方案》，省教育厅联合省卫生健康委员会等部门制定了《海南省综合防控儿童青少年近视实施方案》。已经省政府同意，现印发给你们，请遵照执行。

海南省教育厅　海南省卫生健康委员会

海南省旅游和文化广电体育厅　海南省财政厅

海南省人力资源和社会保障厅　海南省市场监督管理局

海南省新闻出版局　海南广播电视总台

2019 年 2 月 19 日

海南省综合防控儿童青少年近视实施方案

根据教育部、国家卫生健康委员会等八部门制定的《综合防控儿童青少年近视实施方案》，结合海南省实际，制定本实施方案。

一、总体目标

到 2023 年，实现全省儿童青少年总体近视率在 2018 年的基础上每年降低 0.5 个百分点以上。到 2030 年，实现全省儿童青少年新发近视率明显下降，儿童青少年视力健康整体水平显著提升，6 岁儿童近视率控制在 3% 左右，小学生近视率下降到 33% 以下，初中生近视率下降到 55% 以下，高中阶段学生近视率下降到 65% 以下，国家学生体质健康标准达标优秀率达 25% 以上。

二、工作任务

(一)家庭

1. 增加户外活动和锻炼。孩子在家时每天接触户外自然光的时间达60分钟以上;鼓励支持孩子参加各种形式的体育活动,使其掌握1~2项体育运动技能,引导孩子养成终身锻炼的习惯。

2. 控制电子产品使用。非学习目的的电子产品使用单次不宜超过15分钟,每天累计不宜超过1小时,使用电子产品学习30~40分钟后,应休息远眺放松10分钟,年龄越小,连续使用电子产品的时间应越短。

3. 减轻课外学习负担。要配合学校切实减轻孩子负担,不要盲目参加课外培训,避免学校减负、家庭增负。

4. 避免不良用眼行为。引导孩子不在走路时、吃饭时、卧床时、晃动的车厢内、光线暗弱或阳光直射等情况下看书或使用电子产品。监督并随时纠正孩子不良读写姿势,应保持"一尺、一拳、一寸",读写连续用眼时间不宜超过40分钟。

5. 保障睡眠和营养。确保小学生每天睡眠10个小时、初中生9个小时、高中阶段学生8个小时。让孩子多吃鱼类、水果、绿色蔬菜等有益于视力健康的营养膳食。

6. 做到早发现早干预。经常关注家庭室内照明状况,掌握孩子眼睛发育和视力健康状况,发现孩子有视力异常迹象后,及时带其到眼科医疗机构检查。务必在眼科医疗机构验光,避免不正确的矫治方法导致近视程度加重。

(二)学校

通过家长会、校讯通、致家长一封信等多种方式督促家长履行责任,达到家校联合共同防控的目的。

1. 减轻学生学业负担。严格依据国家课程方案和课程标准组织安排教学活动,严格按照"零起点"正常教学,注重提高课堂教学效益,不得随意增减课时、改变难度、调整进度。强化年级组和学科组对作业数量、时间和内容的统筹管理。小学一、二年级不布置书面家庭作业,三至六年级书面家庭作业完成时间不得超过60分钟,初中不得超过90分钟,高中阶段也要合理安排作业时间。寄宿制学校要缩短学生晚上学习时间。科学布置作业,提高作业设计质量,促进学生完成好基础性作业,强化实践性作业,减少机械、重复训练,不得使学生作业演变为家长作业。

2. 加强考试管理。全面推进义务教育学校免试就近入学全覆盖。严格控制义务教育阶段校内统一考试次数,小学一、二年级每学期不得超过1次,其他年级每学期不得超过2次;严禁以任何形式、方式公布学生考试成绩和排名;严禁以各类竞赛获奖证书、学科竞赛成绩或考级证明等作为招生入学依据;严禁以各种名义组织考试选拔学生。

3. 改善视觉环境。改善教学设施和条件,全省中小学校逐步淘汰普通课桌椅,配备可升降课桌椅,鼓励采购符合标准的坐姿矫正器,为学生提供符合用眼卫生要求的学习环境,严格按照普通中小学校、中等职业学校建设标准,落实教室、宿舍、图书馆(阅览室)等采光和照明要求,使用利于视力健康的照明设备。加快消除"大班额"现象。学校教室照明卫生标准达标率100%。根据学生座位视角、教室采光照明状况和学生视力变化情况,每月调整学生座位,每学期开学后两周内对学生课桌椅高度进行个性化调整,使其适应学生生长发育变化。

4. 坚持眼保健操等护眼措施。中小学校要严格组织全体学生每天上、下午各做1次眼保健操。教师监督并随时纠正学生不良读写执笔姿势,提醒学生遵守"一尺、一拳、一寸"。

5. 强化户外体育锻炼。确保中小学生在校时每天1小时以上体育活动时间。严格落实国家体育与健康课程标准,确保小学各年级每周4课时,初中每周3课时,高中阶段每周2课时。中小学校每天安排30分钟大课间体育活动。全面实施寒暑假学生体育家庭作业制度,督促检查学生完成情况。

6. 加强学校卫生健康教育。依托健康教育相关课程和宣传活动,向学生讲授保护视力的意义和方法,提高其主动保护视力的意识和能力。培训培养健康教育教师,开发和拓展健康教育课程资源。支持鼓励学生成立健康教育社团,开展视力健康同伴教育。

7. 科学合理使用电子产品。指导学生科学规范使用电子产品,严禁学生将个人手机、平板电脑等电子产品带入课堂,带入学校的要进行统一保管。学校教育本着按需的原则合理使用电子产品,教学和布置作业不依赖电子产品,使用电子产品开展教学时长原则上不超过教学总时长的30%,原则上采用纸质作业。

8. 定期开展视力监测。小学要接收医疗卫生机构转来的儿童青少年视力健康电子档案,确保一人一档,并随学籍变化实时转移。在卫生健康部门指导下,严格落实学生健康体检制度和每学期2次视力监测制度,对视力异常的学生进行提醒教育,为其开具个人运动处方和保健处方,及时告知家长带学生到眼科医疗机构检查。做好学生视力不良检出率、新发率等的报告和统计分析,配合医疗卫生机构开展视力筛查。学校和医疗卫生机构要及时把视力监测和筛查结果记入儿童青少年视力健康电子档案。

9. 加强视力健康管理。建立校领导、班主任、校医(保健教师)、家长代表、学生视力保护委员和志愿者等为一体的视力健康管理队伍,明确和细化职责。将近视防控知识融入课堂教学、校园文化和学生日常行为规范。加强医务室(卫生室、校医院、保健室等)力量,按标准配备校医和必要的药械设备及相关监测检查设备。

10. 倡导科学保育保教。严格落实3~6岁儿童学习与发展指南,要保证儿童每天2小时以上户外活动,寄宿制幼儿园不得少于3小时,其中体育活动时间不少于1小时。为儿童提供营养均衡、有益于视力健康的膳食,促进视力保护。幼儿园教师开展保教工作时要主动控制使用电视、投影等设备的时间。

（三）学生

1. 强化健康意识。每个学生都要强化"每个人是自身健康的第一责任人"意识，主动学习掌握科学用眼护眼等健康知识，并向家长宣传。积极关注自身视力状况，自我感觉视力发生明显变化时，及时告知家长和教师，尽早到眼科医疗机构检查和治疗。

2. 养成健康习惯。遵守近视防控的各项要求，认真规范做眼保健操，保持正确读写姿势，积极参加体育锻炼和户外活动，每周参加中等强度体育活动 3 次以上，养成良好生活方式，不熬夜、少吃糖、不挑食，自觉减少电子产品使用。

（四）省教育厅

1. 成立全省中小学和高校健康教育指导委员会，指导市、县教育行政部门和学校科学开展儿童青少年近视防控和视力健康管理等学校卫生与健康教育工作，开展儿童青少年近视综合防控试点工作，强化示范引领。

2. 进一步健全学校体育卫生发展制度和体系。不断完善学校体育场地设施，加快体育与健康师资队伍建设，聚焦"教"（教会健康知识和运动技能）、"练"（经常性课余训练和常规性体育作业）、"赛"（广泛开展班级、年级和跨校体育竞赛活动）、"养"（养成健康行为和健康生活方式），深化学校体育、健康教育教学改革，积极推进校园体育项目建设。

3. 推动市、县教育行政部门加强现有中小学卫生保健机构建设，按照标准和要求强化人员和设备配备。2020 年年底前基本实现全省中小学校全面配备可升降课桌椅。可升降课桌椅的规范使用、高度依学生身体进行个性化调节纳入开学检查及教育督导。

4. 鼓励海南医学院开设眼视光专业，鼓励海南健康管理职业学院加强健康管理、食品质量与安全、食品营养与检测等专业建设，培养近视防治、视力健康管理专门人才。支持海南师范大学、琼台师范学院和其他高校开设眼视光、健康管理、健康教育相关课程，培养健康教育教师，积极开展儿童青少年视力健康管理相关研究。

5. 会同有关部门开展全省学校校医等专职卫生技术人员配备情况专项督导检查，着力解决专职卫生技术人员数量及相关设备配备不足问题。

6. 会同有关部门坚决治理规范校外培训机构，每年对校外培训机构教室采光照明、课桌椅配备、电子产品等达标情况开展全覆盖专项检查。

（五）省卫生健康委员会

1. 建立视力档案。严格落实国家基本公共卫生服务中关于 0～6 岁儿童眼保健和视力检查工作要求，做到早监测、早发现、早预警、早干预，以儿童健康管理为抓手，0～3 岁儿童眼保健覆盖率达 90% 以上，4～6 岁儿童视力检查覆盖率达 90% 以上；在学校配合下,全面开展义务教育阶段中小学儿童青少年视力筛查,将眼部健康数据(包括屈光度、眼轴长度、屈光介质参数等)及时更新到视力健康电子档案中,并随儿童青少年入学实时转移,筛查出视力异常或可疑眼病的,要提供个性化、针对性强的防控方案。

2. 规范诊断治疗。县级及以上医疗保健机构普遍开展眼科医疗服务,配备必要设备,认真落实国家《近视防治指南》《斜视诊治指南》《弱视诊治指南》等诊疗规范,不断提高眼健康服务能力。根据儿童青少年视觉症状,进行科学验光及相关检查,明确诊断,按照诊疗规范进行矫治。叮嘱儿童青少年近视患者应遵从医嘱进行随诊,以便及时调整采用适宜的干预和治疗措施。对于儿童青少年高度近视或病理性近视患者,应充分告知疾病的危害,提醒其采取预防措施避免并发症的发生或降低危害。制定跟踪干预措施,检查和矫治情况及时记入儿童青少年视力健康电子档案。

3. 积极开展近视防治相关研究,加强防治近视科研成果与技术的应用。发挥中医药在儿童青少年近视防治中的作用,支持中医药、黎药特色技术和方法的应用研究和推广。

4. 加强社会科普。以公共卫生服务为抓手,发挥健康管理、公共卫生、眼科、视光学、疾病防控、中医药相关领域专家的指导作用,主动进学校、进社区、进家庭,积极宣传推广预防儿童青少年近视的视力健康科普知识。加强营养健康宣传教育,因地制宜开展营养健康指导和服务。

5. 加强基层眼科医师、眼保健医生、儿童保健医生引进、培养及培训,提高视力筛查、常见眼病诊治和急诊处置能力,同时配套相应培训经费。加强视光师培养,确保每个县(市、区)均有合格的视光专业人员提供规范服务,并根据儿童青少年近视情况,选择科学合理的矫正方法。完善儿童眼保健服务体系,各县(市、区)二级以上妇幼保健机构培养、引进专业眼保健人员,建立眼保健门诊(有条件的机构建立弱视治疗中心),配备生物测量仪、双目视力筛查仪、手持式裂隙灯、验光镜片箱等必备的儿童眼保健设备,同时开展并指导辖区儿童眼保健与斜弱视康复训练工作。

6. 全面加强全省儿童青少年视力健康及其相关危险因素监测网络、数据收集与信息化建设。会同省教育厅等部门组建全省儿童青少年近视防治专家队伍,充分发挥卫生健康、教育、体育等部门和群团组织、社会组织作用,科学指导儿童青少年近视防治和视力健康管理工作。

7. 根据《中小学生健康体检管理办法》等文件,与省教育厅等有关部门共同做好中小学生体检工作。

8. 会同相关部门按照采光和照明国家有关标准要求,对学校、托幼机构和校外培训机构教室(教学场所)以"双随机"(随机抽取卫生监督人员,随机抽取学校、托幼机构和校外培训机构)方式进行抽检、记录并公布。

（六）省旅游和文化广电体育厅

1. 增加适合儿童青少年户外活动和体育锻炼的场地设施，持续推动各类公共体育设施向儿童青少年开放。

2. 积极引导支持社会力量开展各类儿童青少年体育活动，有针对性地开展各类冬夏令营、训练营和体育赛事等，吸引儿童青少年广泛参加体育运动，动员各级社会体育指导员为广大儿童青少年参与体育锻炼提供指导。

（七）省财政厅

合理安排投入，支持相关部门开展儿童青少年近视综合防控工作。

（八）省人力资源和社会保障厅

配合省教育厅、省卫生健康委员会完善中小学和高校校医、保健教师和健康教育教师配备或利用医疗保健机构专业人员组建防控师资队伍。

（九）省市场监督管理局

严格监管验光配镜行业，不断加强眼视光产品监管和计量监管，整顿配镜行业秩序，规范配镜前医学验光，加大对眼镜和眼镜片的生产、流通和销售等执法检查力度，规范眼镜片市场，杜绝不合格眼镜片流入市场。加强广告监管，依法查处虚假违法近视防控产品广告。

（十）省新闻出版局

按照省级新闻出版部门职责，在审核本地网络游戏出版报批时，针对未成年人在线游戏时间限制提出时限要求；鼓励游戏企业在网络游戏研发过程中探索符合中国国情的适龄提示系统。

（十一）海南广播电视总台

充分发挥广播电视、报刊、网络、新媒体等作用，利用公益广告等形式，多层次、多角度宣传推广近视防治知识。

（十二）各市县

根据《实施方案》抓好落实，营造政府主导、部门配合、专家指导、学校教育、家庭关注的良好氛围，让每个孩子都有一双明亮的眼睛，拥有阳光健康的未来。

教育部从2018年起遴选和建设一批全国儿童青少年近视防控试点县（市、区）和全国儿童青少年近视防控改革试验区，各市、县要积极申报。

三、监督考核

各市、县、自治县人民政府负责本地儿童青少年近视防控措施的落实，主要负责同志要亲自抓，省政府授权省教育厅、省卫生健康委员会与各市、县、自治县人民政府签订全面加强儿童青少年近视防控工作责任书。将儿童青少年近视防控工作、总体近视率和体质健康状况纳入政府绩效考核,严禁各市、县、自治县人民政府片面以学生考试成绩和学校升学率考核教育行政部门和学校。儿童青少年身心健康、课业负担等将被纳入国家义务教育质量监测评估体系,对儿童青少年体质健康水平连续三年下降的市、县、自治县人民政府和学校依法依规予以问责。

根据教育部、国家卫生健康委员会、体育总局制定的儿童青少年近视防控工作评议考核制度,从2019年起,每年开展各市、县人民政府儿童青少年近视防控工作评议考核。

四川省教育厅：
做好近视防控工作"加减乘除"法

四川省教育厅把防控儿童青少年近视作为推动学校卫生与健康教育工作、促进学生全面发展的重大举措来抓,路径上有了一些新的探索。

开齐上好体育健康课程,筑牢身心健康基石。一是做到教学大纲、计划、课时、师资、教学资料"五落实"。二是确保开足开齐上好体育与健康课。将学校健康纳入素质教育均衡发展体系,将儿童青少年身心健康纳入义务教育质量监测评价体系。全省中小学体育与健康课程开课率100%、眼保健操和大课间活动普及率100%。三是开展校园体育运动。全国首创开展"阳光体育示范校"创建遴选,推动学校在提高学生体质健康方面快速发展。

持续推进近视综合防控,呵护学生美好未来。坚持把近视防控摆在学校健康促进突出位置,在儿童青少年近视防控工作中做好"加减乘除"法。

"加法"是指增加学生户外活动、课外活动和体育活动时间,发展校园运动项目,强化落实每天校内校外各一小时体育活动刚性要求,畅通校园体育与专业体育、职业体育、社会体育协调互动渠道,不断提高体育中考分值或总分占比。

"减法"是指减少近距离用眼的时间和强度,专门印发通知减轻学生课业负担,加强对中小学课后服务工作、校外培训机构、电子产品等方面管理,严格控制利用电子产品开展教学的时长,督促各地认真落实中小学减负"十严十不准"。

"乘法"是指通过综合施策、家校联动、示范引领,形成防控倍增合力。会同省卫生健康委等八部门联合印发"四川行动计划",建立联席会议机制,将"近视防控"列入"厅长鼎兴工程""处长奋进项目",纳入对地方人民政府履行教育职责评价内容。

"除法"是指开展专项整治，最大限度地消除不良眼科医疗服务行为及不合格产品对视力的损害。组织专业力量编制《四川省中小学校室内灯光改造工程实施方案》，实施教室采光照明和课桌椅达标工程，不断优化教室用眼环境，改善采光照明条件。

来源：中国教育报
2021 年 4 月 27 日

贵州省教育厅等七部门关于印发《贵州省综合防控儿童青少年近视行动方案》的通知

黔教体发〔2019〕6 号

各市、自治州人民政府，贵安新区管委会，各县（市、区、特区）人民政府：

为贯彻落实习近平总书记关于学生近视问题的重要批示精神，教育部等八部门印发了《综合防控儿童青少年近视实施方案》。为抓好相关工作的开展，加强新时代我省儿童青少年近视防控工作，结合我省实际，省教育厅会同省卫生健康委、省体育局、省财政厅、省人力资源社会保障厅、省市场监管局、省广播电视局制定了《贵州省综合防控儿童青少年近视行动方案》，经省人民政府同意，现予以印发，请遵照执行。

附件：贵州省综合防控儿童青少年近视行动方案

贵州省教育厅　贵州省卫生健康委员会
贵州省体育局　贵州省财政厅
贵州省人力资源和社会保障厅　贵州省市场监督管理局
贵州省广播电视局
2019 年 1 月 17 日

贵州省综合防控儿童青少年近视行动方案

近年来,由于中小学生课内外负担加重,手机、电脑等电子产品的普及,用眼过度、用眼不卫生、缺乏体育锻炼和户外活动等因素,我国儿童青少年近视率居高不下、不断攀升,近视低龄化、重度化日益严重,已成为一个关系国家和民族未来的大问题,必须高度重视,不能任其发展。为贯彻落实习近平总书记关于学生近视问题的重要指示精神,落实教育部等八部门《综合防控儿童青少年近视实施方案》(教体艺〔2018〕3 号)要求,结合我省实际,制定本方案。

一、工作目标

到 2023 年,力争实现全省儿童青少年总体近视率在 2018 年的基础上每年降低 0.5 个百分点以上,近视高发县(市、区)每年降低 1 个百分点以上。

到 2030 年,实现儿童青少年新发近视率明显下降,视力健康整体水平显著提升,6 岁儿童近视率控制在 3% 左右,小学生近视率在国家要求 38% 标准的基础上力争下降到 33% 以下,初中生近视率在国家要求 60% 标准的基础上力争下降到 50% 以下,高中阶段学生近视率在国家要求 70% 标准的基础上力争下降到 65% 以下。国家学生体质健康标准达标优秀率达 25% 以上。

二、齐抓共管,全方位推进综合防控

防控儿童青少年近视需要政府、学校、医疗卫生机构、家庭、学生等各方面共同努力,需要全社会行动起来,共同呵护好孩子的眼睛,让每个孩子都有一双明亮的眼睛和光明的未来。

(一)家庭

家庭对孩子的成长至关重要。家长应了解科学用眼护眼知识,以身作则,带动和帮助孩子养成良好用眼习惯,提供良好的居家视觉环境。0~6 岁是儿童视觉发育的关键期,家长应重视孩子早期视力保护与健康,及时预防和控制近视的发生与发展。

增加户外活动和锻炼。要营造良好的家庭体育运动氛围,积极引导孩子到户外进行活动或体育锻炼,使其在家时每天接触户外自然光的时间达 60 分钟以上。已患近视的孩子应进一步增加户外活动时间,延缓近视发展。鼓励支持孩子参加各种形式的体育活动,督促孩子认真完成寒暑假体育作业,使其掌握 1~2 项体育运动技能,引导孩子养成终身锻炼习惯。

控制使用电子产品。家长陪伴孩子时应尽量减少使用电子产品。有意识地控制孩子特别是学龄前儿童使用电子产品,非学习目的的电子产品使用单次不宜超过 15

分钟,每天累计不宜超过 1 小时,使用电子产品学习 30~40 分钟后,应休息远眺放松 10 分钟,年龄越小,连续使用电子产品的时间应越短。

减轻课外学习负担。配合学校切实减轻孩子课外学习负担,不要盲目参加课外培训、跟风报班,应根据孩子兴趣爱好合理选择,避免学校减负、家庭增负。

避免不良用眼行为。引导孩子不在走路时、吃饭时、卧床时、晃动的车厢内、光线暗弱或阳光直射等情况下看书或使用电子产品。监督并随时纠正孩子不良读写姿势,应保持"一尺、一拳、一寸",即眼睛与书本距离应约为一尺、胸前与课桌距离应约为一拳、握笔的手指与笔尖距离应约为一寸,读写连续用眼时间不宜超过 40 分钟。

保障睡眠和营养。保障孩子睡眠时间,确保小学生每天睡眠 10 个小时、初中生 9 个小时、高中阶段学生 8 个小时。让孩子多吃鱼类、水果、绿色蔬菜等有益于视力健康的营养膳食。

早发现早干预。改变"重治轻防"观念,经常关注家庭室内照明状况,注重培养孩子的良好用眼卫生习惯。掌握孩子的眼睛发育和视力健康状况,随时关注孩子视力异常迹象,当孩子出现需要坐到教室前排才能看清黑板、看电视时凑近屏幕、抱怨头痛或眼睛疲劳、经常揉眼睛等现象时,应及时带其到正规眼科医疗机构检查。遵从医嘱进行科学的干预和近视矫治,尽量在眼科医疗机构验光,避免不正确的矫治方法导致近视程度加重。

（二）学校（幼儿园）

加强视力健康管理。按照教育部《中小学学生近视眼防控工作岗位职责》要求（教体艺〔2008〕7 号）,建立健全校领导、班主任、校医（保健教师）、家长代表、学生视力保护委员和志愿者等学生代表为一体的视力健康管理队伍,进一步加强领导,明确和细化工作职责。将近视防控知识融入课堂教学、校园文化和学生日常行为规范。充分发挥医务室（卫生室、校医院、保健室等）作用,按标准配备必要的药械设备及相关监测检查设备。

减轻学生学业负担。严格依据国家和省课程方案和课程标准组织安排教学活动,严格按照"零起点"正常教学,不得随意增减课时、改变难度、调整进度,不断提高课堂教学效率。强化年级组和学科组对作业数量、时间和内容的统筹管理。小学一、二年级不布置书面家庭作业,其他年级书面家庭作业完成时间不得超过 60 分钟,初中不得超过 90 分钟,高中阶段合理安排作业时间。寄宿制学校要缩短学生晚上学习时间。科学布置作业,提高作业设计质量,促进学生做好基础性作业,强化实践性作业,减少机械、重复训练,不得使学生作业演变为家长作业。

加强考试管理。义务教育学校实行免试就近入学。义务教育阶段校内统一考试次数,小学一、二年级每学期不得超过 1 次,其他年级每学期可举办 2 次。严禁以任何形式、方式公布学生考试成绩和排名;严禁以各类竞赛获奖证书、学科竞赛成绩或考级证明等作为招生入学依据;严禁以各种名义组织考试选拔学生。

改善视觉环境。严格按照普通中小学校、中等职业学校建设标准,落实教室、宿舍、图书馆(阅览室)等采光和照明要求,使用利于视力健康的照明设备。学校教室照明卫生未达标的,2020 年前要全部达标。鼓励采购符合标准的护眼照明设施、可调节课桌椅和坐姿矫正器,为学生提供符合用眼卫生要求的学习环境。根据学生座位视角、教室采光照明状况和学生视力变化情况,每月调整学生座位,每学期对学生课桌椅高度进行个性化调整,使其适应学生生长发育变化。

坚持眼保健操等护眼措施。中小学校要严格组织全体学生每天上、下午各做 1 次眼保健操,认真执行眼保健操流程,做眼保健操之前提醒学生注意保持手部清洁卫生。教师要教会学生正确掌握执笔姿势,提醒学生遵守"一尺、一拳、一寸"要求,督促学生读写时坐姿端正,及时纠正学生不良读写姿势。教师发现学生出现看不清黑板、经常揉眼睛等迹象时,要了解其视力情况。

强化户外体育锻炼。强化体育课和课外锻炼,确保中小学生在校时每天 1 小时以上体育活动时间。严格落实国家体育与健康课程标准,确保小学一、二年级每周 4 课时,三至六年级和初中每周 3 课时,高中阶段每周 2 课时。中小学校每天安排 30 分钟大课间体育活动。按照动静结合、视近与视远交替的原则,有序组织和督促学生在课间时到室外活动或远眺,防止学生持续疲劳用眼。全面实施寒暑假学生体育家庭作业制度,要求家长督促检查学生完成情况。

加强学校卫生与健康教育。落实教育部《中小学健康教育指导纲要》(教体艺〔2008〕12 号),开齐开好健康教育课程,向学生讲授保护视力的意义和方法,提高其主动保护视力的意识和能力,积极利用学校闭路电视、广播、宣传栏、家长会、家长学校等形式对学生和家长开展科学用眼护眼健康教育,通过学校和学生辐射教育家长。培训培养健康教育教师,开发和拓展健康教育课程资源。支持鼓励学生成立健康教育社团,开展视力健康同伴教育。

科学合理使用电子产品。指导学生科学规范使用电子产品,养成信息化环境下良好的学习和用眼卫生习惯。严禁学生将个人手机、平板电脑等电子产品带入课堂,带入学校的要进行统一保管。学校教育本着按需的原则合理使用电子产品,教学和布置作业不依赖电子产品,使用电子产品开展教学时长原则上不超过教学总时长的30%,原则上采用纸质作业。

定期开展视力监测。小学要接收医疗卫生机构转来的儿童青少年视力健康电子档案,确保一人一档,并随学籍变化实时转移。在卫生健康部门指导下,严格落实学生健康体检制度和每学期 2 次视力监测制度,对视力异常的学生进行提醒教育,为其开具个人运动处方和保健处方,及时告知家长带学生到眼科医疗机构检查。做好学生视力不良检出率、新发率等的报告和统计分析,配合医疗卫生机构开展视力筛查。学校和医疗卫生机构要及时把视力监测和筛查结果记入儿童青少年视力健康电子档案。

科学保育保教。严格落实3~6岁儿童学习与发展指南,重视生活和游戏对3~6岁儿童成长的价值,严禁"小学化"教学。要保证儿童每天2小时以上户外活动,寄宿制幼儿园不得少于3小时,其中体育活动时间不少于1小时,结合地区、季节、学龄阶段特点合理调整。为儿童提供营养均衡、有益于视力健康的膳食,促进视力保护。幼儿园教师开展保教工作时要注意控制使用电视、投影等设备的时间。

（三）学生

强化健康意识。每个学生都要强化"每个人是自身健康的第一责任人"意识,主动学习掌握科学用眼护眼等健康知识,并向家长宣传。积极关注自身视力状况,自我感觉视力发生明显变化时,及时告知家长和教师,尽早到眼科医疗机构检查和治疗。

养成健康习惯。遵守近视防控的各项要求,认真规范做眼保健操,保持正确读写姿势,积极参加体育锻炼和户外活动,每周参加中等强度体育活动3次以上,养成良好生活方式,不熬夜、少吃糖、不挑食,自觉减少电子产品使用。

（四）医疗卫生机构

建立视力档案。严格落实国家基本公共卫生服务中关于0~6岁儿童眼保健和视力检查工作要求,做到早监测、早发现、早预警、早干预,自2019年起,0~6岁儿童每年眼保健和视力检查覆盖率达90%以上。在检查的基础上,依托现有资源建立、及时更新儿童青少年视力健康电子档案,并随儿童青少年入学实时转移。在学校配合下,认真开展中小学生视力筛查,将眼部健康数据（包括屈光度、眼轴长度、屈光介质参数等）及时更新到视力健康电子档案中,筛查出视力异常或可疑眼病的,要提供个性化、针对性强的防控方案。

规范诊断治疗。县级及以上综合医院普遍开展眼科医疗服务,认真落实《近视防治指南》等诊疗规范,不断提高眼健康服务能力。根据儿童青少年视觉症状,进行科学验光及相关检查,明确诊断,按照诊疗规范进行矫治。叮嘱儿童青少年近视患者遵从医嘱进行随诊,以便及时调整采用适宜的干预和治疗措施。对于儿童青少年高度近视或病理性近视患者,应充分告知疾病的危害,提醒其采取预防措施避免并发症的发生或降低危害。制定跟踪干预措施,检查和矫治情况及时记入儿童青少年视力健康电子档案。积极开展近视防治相关研究,加强防治近视科研成果与技术的应用。充分发挥中医药在儿童青少年近视防治中的作用,制定实施中西医一体化综合治疗方案,推广应用中医药特色技术和方法。

加强健康教育。针对人们缺乏近视防治知识、对近视危害健康严重性认识不足的问题,发挥健康管理、公共卫生、眼科、视光学、疾病防控、中医药相关领域专家的指导作用,主动进学校、进社区、进家庭,积极宣传推广预防儿童青少年近视的视力健康科普知识。加强营养健康宣传教育,因地制宜开展营养健康指导和服务。

（五）部门职责

教育部门:严格落实《学校卫生工作条例》《中小学健康教育指导纲要》相关要求。比照成立省中小学和高校健康教育指导委员会,指导地方各级教育部门和学校科学开展儿童青少年近视防控和视力健康管理等学校卫生与健康教育工作,推进儿童青少年近视综合防控试点工作,强化示范引领。2020年前,全省基本消除56人以上"大班额"。

深化学校体育、健康教育教学改革,落实《省人民政府办公厅关于强化学校体育促进学生身心健康全面发展的实施意见》(黔府办函〔2017〕97号),到2020年,全省各类学校体育场地、器材设施、体育教师配备等办学条件总体达到国家标准,大力推动足球、篮球、排球等集体项目,积极推进少数民族传统体育和户外体育运动项目,广泛开展田径、游泳、乒乓球、羽毛球、武术等项目,逐步形成"一校一品""一校多品",做到人人有项目、班班有特色、校校有品牌。监督学校上好体育与健康课程、保证每天1小时体育锻炼时间质量。幼儿园要遵循幼儿年龄特点和身心发展规律,运用游戏等方式发展走、跑、跳、攀爬等基本活动能力。中小学校要健全"每天一小时"体育锻炼制度,寄宿制学校要坚持早操制度,全面开展大课间体育活动,根据学生体质差异、身体发育规律,科学合理为学生安排双休日、节假日"体育家庭作业",家长要督促学生自觉完成"体育家庭作业"。高等学校要加强体育课程管理,建立更加有效的约束和激励机制,学生每周至少参加三次课外体育锻炼。职业院校在校生顶岗实习期间要注意安排体育锻炼时间,鼓励学生积极参加校外全民健身运动。鼓励各地、学校定期开展阳光体育系列活动和"走下网络、走出宿舍、走向操场"主题群众性课外体育锻炼活动,形成覆盖校内外的学生课外体育锻炼体系。定期督查学校落实科学使用电子产品的情况,确保学生不将个人手机、平板电脑等电子产品带入课堂。

加强校医和保健教师的培训工作,每年定期开展近视防治知识与技能专项培训,及时更新专业知识,不断提高校医和保健教师的业务水平。充分发挥校医、保健教师、中小学卫生保健所等人员和机构在儿童青少年近视防控工作的作用。扎实开展好全省学生体质与健康调研工作,及时准确地对学生近视防控工作进行科学研判和分析。加强医学高校、院系建设,加强人才培养,积极开展儿童青少年视力健康管理相关研究。加强医学院校眼视光学(医疗)相关专业师生对中小学的指导。监督学校改善照明环境。加强督导检查,会同有关部门定期对学校教室采光照明、课桌椅配备、电子产品等达标情况开展全覆盖专项检查。

开展全省儿童青少年近视防控特色学校评审创建。对于儿童青少年近视防控工作开展得好的学校,由省教育厅授牌表彰,发挥示范带动作用。

卫生部门:监督县级及以上综合医院普遍开展眼科医疗服务,在有条件的社区设立防控站点。培养优秀视力健康专业人才,加强基层眼科医师、眼保健医生、儿童保健医生培训,提高视力筛查、常见眼病诊治和急诊处置能力。加强视光师培养,确保每个县(市、区)均有合格的视光专业人员提供规范服务,并根据儿童青少年近视情况,选择科学合理的矫正方法。加强全省儿童青少年视力健康及其相关危险因素监测网络、数据收集与信息化建设。严格落实《中小学生健康体检管理办法》及国家有关强制标准。会同相关部门按照采光和照明国家有关标准要求,对学校、托幼机构以"双随机"(随机抽取卫生监督人员,随机抽取学校、托幼机构)方式进行抽检、记录并公布。

体育部门:增加适合儿童青少年户外活动和体育锻炼的场地设施,持续推动各类公共体育设施向儿童青少年开放。积极组织各类夏令营、训练营和体育赛事等活动,广泛开展青少年阳光体育活动,积极引导支持社会力量开展各类儿童青少年体育活动,动员各级社会体育指导员为广大儿童青少年参与体育锻炼提供指导。

财政部门:合理安排投入,积极支持相关部门开展儿童青少年近视综合防控工作。

人力资源和社会保障部门:会同教育、卫生部门,按照国家规定完善我省中小学和高校校医、保健教师和健康教育教师职称评审政策,并在评审中给予适当倾斜。

市场监督管理部门:严格监管验光配镜行业,不断加强眼视光产品监管和计量监管,整顿配镜行业秩序,加大对眼镜和眼镜片的生产、流通和销售等执法检查力度,规范眼镜片市场,杜绝不合格眼镜片流入市场。加强广告监管,依法查处虚假违法近视防控产品广告。

广播电视部门:充分发挥网络、新媒体等作用,利用公益广告等形式,多层次、多角度宣传推广近视防治知识。

三、保障措施

(一)切实提高站位,高度重视防控工作。习近平总书记两次作出重要指示批示,强调儿童青少年近视防控是关系国家和民族未来的大问题。各级政府要牢记嘱托,提高站位,充分认识到这项工作已经上升到国家战略的层面和高度,督促各部门积极行动起来,引导全社会关注重视儿童青少年近视防控。

(二)逐级签订责任书,确保责任落实。各市(州)人民政府负责本地区儿童青少年近视防控措施的落实,主要负责同志要亲自抓。省政府授权省教育厅、省卫生健康委与市(州)政府签订全面加强儿童青少年近视防控工作责任书,市(州)人民政府与县级人民政府要签订责任书。将儿童青少年近视防控工作、总体近视率和体质健康状况纳入政府绩效考核。严禁片面以学生考试成绩和学校升学率考核教育行政部门和学校。

(三)落实考核制度,每年公布工作进展。按国家评议考核办法,建立防近工作评议考核制度,每年进行考核。在核实各地 2018 年近视率基础上,自 2019 年起对各市(州)政府进行评议考核,结果向社会公布,对儿童青少年体质健康水平连续三年下降的地方政府和学校依法依规予以问责。

云南省教育厅等八部门关于印发

《云南省综合防控儿童青少年近视实施方案》的通知

云教规〔2019〕1 号

各州、市人民政府：

　　为贯彻落实习近平总书记关于学生近视问题的重要指示批示精神，按照教育部等八部委制定的《综合防控儿童青少年近视实施方案》要求，省教育厅等八部门联合制定了《云南省综合防控儿童青少年近视实施方案》，经省人民政府同意，现印发给你们，请结合实际认真贯彻执行。

2019 年 1 月 17 日

云南省综合防控儿童青少年近视实施方案

　　为贯彻落实《教育部等八部门关于印发〈综合防控儿童青少年近视实施方案〉的通知》（教体艺〔2018〕3 号）精神，切实开展综合防控儿童青少年近视工作，结合云南省实际，现提出以下实施方案。

　　一、目标

　　到 2023 年，力争实现全省儿童青少年总体近视率在 2018 年的基础上每年降低 0.5 个百分点以上，近视高发州市每年降低 1.0 个百分点以上。

　　到 2030 年，实现全省儿童青少年新发近视率明显下降，儿童青少年视力健康整体水平显著提升，6 岁儿童近视率控制在 3% 左右，小学生近视率下降到 38% 以下，初中生近视率下降到 60% 以下，高中阶段学生近视率下降到 70% 以下，国家学生体质健康标准达标优秀率达 25% 以上。

　　二、责任分工

　　（一）家庭

　　家长应当了解科学用眼护眼知识，以身作则，带动和帮助孩子养成良好用眼习惯,尽可能提供良好的居家视觉环境。0~6岁是孩子视觉发育的关键期,家长应当尤其重视孩子早期视力保护与健康,及时预防和控制近视的发生和发展。

1. 增加户外活动和锻炼。让孩子到户外阳光下度过更多时间,能够有效预防和控制近视。要营造良好的家庭体育运动氛围,积极引导孩子进行户外活动或体育锻炼,使其在家时每天接触户外自然光的时间达60分钟以上,已患近视的孩子应进一步增加户外活动时间,延缓近视发展。鼓励支持孩子参加各种形式的体育活动,督促孩子认真完成周末、寒暑假体育作业,使其掌握1~2项体育运动技能,引导孩子养成终身锻炼习惯。

2. 控制电子产品使用。家长陪伴孩子时尽量减少使用电子产品。有意识地控制孩子特别是学龄前儿童使用电子产品,非学习目的的电子产品使用单次不宜超过15分钟,每天累计不宜超过1小时,使用电子产品学习30~40分钟后,应休息远眺放松10分钟,年龄越小,连续使用电子产品的时间应越短。

3. 减轻课外学习负担。配合学校切实减轻孩子负担,不盲目攀比参加课外培训、跟风报班,应根据孩子兴趣爱好合理选择,避免学校减负、家庭增负。

4. 避免不良用眼行为。引导孩子不在走路时、吃饭时、卧床时、晃动的车厢内、光线暗弱或阳光直射下看书或使用电子产品。监督并随时纠正孩子不良读写姿势,应保持"一尺、一拳、一寸",即眼睛与书本距离应约为一尺、胸前与课桌距离应约为一拳、握笔的手指与笔尖距离应约为一寸,读写连续用眼时间不宜超过40分钟。

5. 保障睡眠和营养。保障孩子睡眠时间,确保小学生每天睡眠10个小时、初中生9个小时、高中阶段学生8个小时。让孩子多吃鱼类、水果、绿色蔬菜等有益于视力健康的营养膳食。

6. 做到早发现早干预。改变"重治轻防"观念,经常关注家庭室内照明状况,注重培养孩子良好的用眼卫生习惯。掌握孩子的眼睛发育和视力健康状况,随时关注孩子视力异常迹象,当孩子出现需要坐到课堂前排才能看清黑板、看电视时凑近屏幕、抱怨头痛或眼睛疲劳、经常揉眼睛等迹象时,应及时带其到眼科医疗机构检查。遵从医嘱进行科学的干预和近视矫治,尽量在眼科医疗机构验光,避免不正确的矫治方法导致近视程度加重。

(二)学校

1. 减轻学生过重学业负担。严格依据国家课程方案和课程标准组织安排教学活动,严格按照"零起点"正常教学,注重提高课堂教学效益,不得随意增减课时、改变难度、调整进度。强化年级组和学科组对作业数量、时间和内容的统筹管理。小学一、二年级不留书面家庭作业,三至六年级书面家庭作业完成时间不得超过60分钟,初中不得超过90分钟,高中阶段学校要合理安排作业时间。寄宿制学校要缩短学生晚上学习时间。科学布置作业,提高作业设计质量,促进学生完成好基础性作业,强化实践性作业,减少机械、重复训练,不得使学生作业演变为家长作业。

2. 规范考试招生行为。全面推进义务教育学校免试就近入学全覆盖。坚决控制义务教育阶段校内统一考试次数,小学一、二年级每学期不得超过 1 次,其他年级每学期不得超过 2 次。严禁以任何形式、方式公布学生考试成绩和排名;严禁以各类竞赛获奖证书、学科竞赛成绩或考级证明等作为招生入学依据;严禁以各种名义组织考试选拔学生。

3. 改善视觉环境。改善教学设施和条件,鼓励采购符合标准的可调节课桌椅和坐姿矫正器,为学生提供符合用眼卫生要求的学习环境,严格按照普通中小学校、中等职业学校建设标准,落实教室、宿舍、图书馆(阅览室)等采光和照明要求,使用利于视力健康的照明设备,确保采光和照明符合规范要求。加快消除"大班额"现象。中小学校教室的采光和照明,要严格执行国家标准,到 2020 年,学校教室照明卫生标准达标率达 100%。根据学生座位视角、教室采光照明状况和学生视力变化情况,每月调整学生座位。学校应按照《学校课桌椅功能尺寸及技术要求》(GB/T 3796—2014)采购并配备使用课桌椅,每学期对学生课桌椅高度进行个性化调整至少一次,使其适应学生生长发育变化。到 2023 年,全省中小学课桌椅配备卫生标准达标率达 100%。

4. 坚持眼保健操等护眼措施。中小学校要严格组织全体学生按规范动作每天上、下午各做 1 次眼保健操,做眼保健操前要提醒学生保持手部清洁卫生。教师要教会学生正确掌握执笔姿势,提醒学生遵守"一尺、一拳、一寸"要求。当发现学生出现看不清黑板、经常揉眼睛等迹象时,要及时了解其视力情况,并告知家长。

5. 强化户外体育锻炼。强化体育课和课外锻炼,确保中小学生每天在校 1 小时以上体育活动时间。严格落实国家体育与健康课程标准,确保小学一、二年级每周 4 课时,三至六年级和初中每周 3 课时,高中每周 2 课时。中小学校每天安排 30 分钟大课间体育活动。按照动静结合、视近与视远交替的原则,有序组织和督促学生在课间时到室外活动或远眺,防止学生持续疲劳用眼。全面实施周末、寒暑假学生体育家庭作业制度,督促检查学生完成情况。

6. 加强学校卫生与健康教育。学校应按照《学校卫生工作条例》《云南省义务教育学校基本办学标准》,按照学生人数 600∶1 的比例多渠道配备专职卫生技术人员或专兼职保健教师。至 2020 年,确保每个学校至少配备 1 名校医或保健教师。各级教育行政部门要通过健康教育骨干教师培训、健康教育课评选、送课送培到基层等多形式、多途径培养健康教育教师。保证每校至少有 1 名能够胜任卫生管理与健康教育工作的骨干人员。积极开发和拓展健康教育课程资源,依托健康教育课程,向学生讲授保护视力的意义和方法,提高其主动保护视力的意识和能力。积极利用学校闭路电视、广播、宣传栏、新媒体、家长会、家长学校等形式,对学生和家长开展科学用眼护眼健康教育,通过学校和学生辐射家长。支持鼓励学生成立健康教育社团,开展视力健康同伴教育。

7. 科学合理使用电子产品。指导学生科学规范使用电子产品,养成信息化环境下良好的学习和用眼卫生习惯。严禁学生将个人手机、平板电脑等电子产品带入课堂,带入学校的要进行统一保管。学校教育本着按需的原则合理使用电子产品,教学和布置作业不依赖电子产品,使用电子产品开展教学时长原则上不超过教学总时长的 30%,原则上采用纸质作业。

8. 定期开展视力监测。小学要接收医疗卫生机构转来的儿童青少年视力健康电子档案,确保一人一档,并随学籍变化实时转移。严格落实每年一次的学生健康体检制度,配合各级卫生健康行政部门确定的视力监测医疗卫生机构每学期组织开展 2 次视力监测。学校要建立视力异常学生联系卡,由校医或保健教师对视力初筛异常和已近视学生的诊断、矫治和配镜情况,进行跟踪、了解和记录。对视力异常的学生进行提醒教育,为其开具个人运动处方和保健处方,及时告知家长带学生到眼科医疗机构检查,医疗卫生机构要将视力监测和筛查结果及时反馈学校,做好学生视力不良检出率、新发率等的报告和统计分析。学校和医疗卫生机构要及时把视力监测和筛查结果记入儿童青少年视力健康电子档案。

9. 加强视力健康管理。建立校领导、班主任、校医(保健教师)、学生视力保护委员和志愿者等代表为一体的视力健康管理队伍,明确和细化职责。将近视防控知识融入课堂教学、校园文化和学生日常行为规范。加强医务室(卫生室、校医院、保健室等)力量,按标准配备校医和必要的药械设备及相关检测检查设备。每个学校至少配备 1 名视力健康管理员,负责开展学生视力健康管理工作。

10. 倡导科学保育保教。严格落实 3~6 岁儿童学习与发展指南,重视生活和游戏对 3~6 岁儿童成长的价值,严禁"小学化"教学。要保证儿童每天 2 小时以上户外活动,寄宿制幼儿园不得少于 3 小时,其中体育活动时间不少于 1 小时,结合地区、季节、学龄阶段特点合理调整。为儿童提供营养均衡、有益于视力健康的膳食,促进视力保护。幼儿园教师开展保教工作时要主动控制使用电视、投影等设备的时间,每天使用电子设备开展教学的时间累积不超过 1 小时。

(三)医疗卫生机构

1. 建立视力档案。严格落实国家基本公共卫生服务中关于 0~6 岁儿童眼保健和视力检查工作要求,做到早监测、早发现、早预警、早干预,自 2019 年起,0~6 岁儿童每年眼保健和视力检查覆盖率达到 90% 以上。在检查的基础上,依托现有资源建立、及时更新儿童青少年视力健康电子档案。在学校配合下,认真开展中小学生视力筛查,将眼部健康数据(包括屈光度、眼轴长度、屈光介质参数等)及时更新到视力健康电子档案中,筛查出视力异常或可疑眼病的,要提供个性化、针对性强的防控方案。

2. 规范诊断治疗。各级医疗卫生机构应结合实际,加大投入,完善设施设备,加强医护人员队伍建设,不断充实和加强眼科医疗服务能力和水平。县级及以上综合医院普遍开展眼科医疗服务,认真落实《近视防治指南》等诊疗规范,不断提高眼健康服务能力。根据儿童青少年视觉症状,进行科学验光及相关检查,明确诊断,按照诊疗规范进行规范矫治。叮嘱儿童青少年近视患者遵从医嘱进行随诊,以便及时调整采用适宜的干预和治疗措施。对于儿童青少年高度近视或病理性近视患者,应充分告知疾病的危害,提醒其采取预防措施避免并发症的发生或降低危害。制定跟踪干预措施,检查和矫治情况及时记入儿童青少年视力健康电子档案。积极开展近视防治相关研究,加强防治近视科研成果与技术的应用。充分发挥中医药在儿童青少年近视防治中的作用,制定实施中西医一体化综合治疗方案,推广应用中医药特色技术和方法。

3. 加强健康教育。儿童青少年近视是公共卫生问题,必须从健康教育入手,以公共卫生服务为抓手,发动儿童青少年和家长开展自主健康行动。针对人们缺乏近视防治知识、对近视危害健康严重性认识不足的问题,发挥健康管理、公共卫生、眼科、视光学、疾病防控、中医药相关领域专家的指导作用,主动进学校、进社区、进家庭,积极宣传推广预防儿童青少年近视的健康科普知识。加强营养健康宣传教育,因地制宜开展营养健康指导和服务。

(四)学生

1. 强化健康意识。每个学生都要强化“每个人是自身健康的第一责任人”意识,主动学习掌握科学用眼护眼等健康知识,并向家长宣传。积极关注自身视力状况,自我感觉视力发生明显变化时,及时告知家长和教师,尽早到眼科医疗机构检查和治疗。

2. 养成健康习惯。遵守近视防控的各项要求,认真规范做眼保健操,保持正确读写姿势,积极参加体育锻炼和户外活动,每天保证 1 小时体育锻炼时间,每周参加中等强度体育活动 3 次以上,养成良好生活方式,不熬夜、少吃糖、不挑食,减少电子产品使用。

(五)有关部门

1. 省教育厅。成立全省中小学和高校健康教育指导委员会,指导地方教育行政部门和学校科学开展儿童青少年近视防控和视力健康管理等学校卫生与健康教育工作。强化示范引领作用,自 2019 年起,每年新增 2 ~ 3 个州市开展儿童青少年近视综合防控试点工作,全省中小学每年各选树 100 所近视综合防控示范学校。进一步健全学校体育卫生发展制度和体系,不断完善学校体育场地设施,加快体育与健康师资队伍建设,聚焦“教”(教会健康知识和运动技能)、“练”(经常性课余训练和常规性体育作业)、“赛”(广泛开展班级、年级和跨校体育竞赛活动)、“养”(养成健康行为和健康生活方式),深化学校体育、健康教育教学改革,积极推进校园体育项目建设。各州市设立中小学卫生保健机构,按照标准和要求配备人员和设备。高校特别是医学院校、高等师范院校要积极探索开设眼视光、健康管理、健康教育相关专业,培养近视防治、视力健康管理专门人才和健康教育教师,积极开展儿童青少年视力健康管理相关研究。会同有关部门开展全省学校校医等专职卫生技术人员配备情况专项督导检查,着力解决专职卫生技术人员数量及设备配备不足问题。会同有关部门坚决治理规范校外培训机构,每年对校外培训机构教室采光照明、课桌椅配备、电子产品等达标情况开展全覆盖专项检查,将达标情况纳入培训机构的资质年检内容。

2. 省卫生健康委。建立并完善由省、州市、县级医疗卫生机构组成的近视防治三级网络,培养优秀视力健康专业人才,在有条件的社区设立近视防控站点。加强基层眼科医师、眼保健医生、儿童保健医生培训,提高视力筛查、常见眼病诊治和急诊处置能力。加强视光师培养,确保每个县、市、区均有合格的视光专业人员提供规范服务,并根据儿童青少年近视情况,选择科学合理的矫正方法。全面加强全省儿童青少年视力健康及其相关危险因素监测网络、数据收集与信息化建设。会同省教育厅组建全省儿童青少年近视防治和视力健康专家队伍,充分发挥卫生健康、教育、体育等部门和群团组织、社会组织作用,科学指导儿童青少年近视防治和视力健康管理工作。及时贯彻落实国家新修订的《中小学生健康体检管理办法》,会同有关部门及时执行国家新颁布的有关强制性标准,严格规范儿童青少年的教材、教辅、考试试卷、作业本、报刊及其他印刷品、出版物等的字体、纸张,以及学习用灯具等。会同有关部门按照采光和照明国家有关标准,对学校、托幼机构和校外培训机构教室(教学场所)以"双随机"(随机抽取卫生监督人员及相关卫生技术人员,随机抽取学校、托幼机构和校外培训机构)方式进行抽检、记录并公布。

3. 省体育局。增加适合儿童青少年户外活动和体育锻炼的场地设施,持续推动各类公共体育设施向儿童青少年开放。积极引导支持社会力量开展各类儿童青少年体育活动,有针对性地开展各类冬夏令营、训练营和体育赛事等,吸引儿童青少年广泛参加体育运动,动员各级社会体育指导员为广大儿童青少年参与体育锻炼提供指导。

4. 省财政厅。合理安排投入,积极支持开展儿童青少年近视综合防控工作。

5. 省人力资源社会保障厅。按照人力资源社会保障部、教育部、国家卫生健康委的统一安排部署,会同省教育厅、卫生健康委完善我省中小学和高校校医、保健教师和健康教育教师职称评审政策。

6. 省市场监督管理局。严格监管验光配镜行业,不断加强眼视光产品监管和计量监管,整顿配镜行业秩序,加大对眼镜和眼镜片的生产、流通和销售等执法检查力度,规范眼镜片市场,杜绝不合格眼镜片流入市场。加强广告监管,依法查处虚假违法近视防控产品广告。

7. 省委宣传部:出版物必须符合有关近视防控的技术标准。

8. 省广播电视局:充分发挥广播电视、报刊、网络、新媒体等作用,利用公益广告等形式,多层次、多角度宣传推广近视防治知识。

三、保障机制

省人民政府授权省教育厅、省卫生健康委与各州市人民政府签订全面加强儿童青少年近视防控工作责任书,并进行考核。各州市人民政府将儿童青少年近视防控工作、总体近视率和体质健康状况纳入对县级人民政府和相关部门的考核。

各州市人民政府负责本地区儿童青少年近视防控措施的落实,主要负责同志要亲自抓。将儿童青少年近视防控工作、总体近视率和体质健康状况纳入政府绩效考核指标,严禁各级人民政府片面以学生考试成绩和学校升学率考核教育行政部门和学校。将视力健康纳入素质教育,将儿童青少年身心健康、课业负担等纳入国家义务教育质量监测评估体系,对儿童青少年体质健康水平连续三年下降的地方政府和学校依法依规予以问责。

建立全省儿童青少年近视防控工作评议考核制度,评议考核办法依据教育部、国家卫生健康委员会、体育总局出台的有关办法执行,在省卫生健康委、教育厅核实各地 2018 年儿童青少年近视率的基础上,从 2019 年起,每年开展各州市人民政府儿童青少年近视防控工作评议考核,结果向社会公布。

防控儿童青少年近视是一项系统工程,各相关部门要高度重视、各司其职关心、支持、参与儿童青少年视力保护,在全社会营造政府主导、部门配合、专家指导、学校教育、家庭关注的良好氛围,让每个孩子都有一双明亮的眼睛和光明的未来。

陕西省积极推进儿童青少年近视综合防控工作

陕西省坚决贯彻落实习近平总书记重要指示精神,以降低儿童青少年近视率为目标,以"三抓、三提升、四项措施、四个推动"为抓手,着力构建目标明确、机制健全、氛围浓厚、重点突出的近视防控体系,切实保障儿童青少年健康成长。

强化"三抓效能",压实近视防控目标责任。凝心聚力抓部署,坚持把近视防控工作作为一项重大政治任务来抓,省委、省政府主要领导和分管领导通过全省大会、省政府常务会、深入学校调研等方式,强力部署推进。省教育厅联合多部门召开推进会、现场会、培训会,开展"牢记嘱托,担当实干,创新推动儿童青少年近视防控工作"主题系列活动,凝聚共识,推进落实。健全机制抓分工,完善相关部门参加的近视防控工作联席会议机制,印发重点任务分工方案,明确各部门责任,形成上下联动、齐抓共管的良好局面。组织市、县分级签订《近视综合防控工作责任书》,明确目标任务,夯实主体责任。加强督导抓落实,将儿童青少年视力健康、身心健康、课业负担等纳入义务教育质量监测评估体系。制定《陕西省综合防控儿童青少年近视工作评议考核办法》,对市(区)人民政府和省级成员单位进行评议考核,层层传导压力,促进工作落实。

突出"三个提升",补齐近视防控短板弱项。大力提升视光环境,认真落实《国家学校体育卫生条件试行基本标准》,2019年和2020年,全省累计投入资金88.87亿元,用于改善办学条件,保障教室、宿舍、图书馆的采光照明、桌椅配备等符合国家标准,加强医务室、卫生室、保健室建设。着力提升减负效能。印发《陕西省中小学减负实施方案》,严格规范控制书面作业总量、指导学生加强实践锻炼、组织学生参加文体活动、保证学生睡眠时间、控制电子产品使用等。全力提升学生体质,在国家课程标准基础上,为每个学段增加体育课时,保证每天校内1小时体育活动时间;大力开展以"走下网络、走出教室、走向操场"为主题的群众性课外体育锻炼活动,丰富中小学"一校一品""一校多品"等体育教学模式,引导学生"文明其精神,野蛮其体魄"。

落实"四项措施",强化近视防控示范引领。推进近视防控试点,确立2个市、16个县(区)、190所学校为近视防控试验区和试点县、试点校,探索可复制、可推广的近视防控新模式。推进中考体育改革,修订《陕西省初中学业水平体育与健康考试工作方案》,将体育分值从50分提高到60分。推动体育特色学校建设,全省累计创建全国青少年校园足球改革试验区2个、试点县(区)5个,创建全国足球、篮球、排球等特色学校1521所。制定专家团工作制度,建立由临床一线眼科等领域专家组成的科研队伍,开展综合防控儿童青少年近视科研攻关,建立33名防近专家组成的专家团,确定120名防近工作联络员。印发专门文件,明确学校专、兼职卫生专业技术人员或保健老师配备要求,完善卫生系列、教师系列职称评审政策。

抓好"四个推动",营造近视防控良好氛围。坚持示范宣讲推动,按照预防为主、关口前移的思路,把宣传教育作为近视防控的重点任务,抓紧抓好。组织30名专家集中备课,设计制作宣讲PPT,规范宣讲内容,分赴各地进行宣讲。坚持重点时段推动,充分利用3月、9月近视防控宣传月和"全国爱眼日"等时段和节点,采取专家宣讲、主题班会、电台广播等多种方式,分层次对老师、学生、家长等开展视力健康宣讲活动。坚持网络平台推动,创建陕西省综合防控儿童青少年近视工作网,打造工作交流平台。坚持营造氛围推动,评选近视防控大使,通过海选、初赛、复赛、总决赛等环节,发动近百万人参与,营造共同呵护儿童青少年视力健康的良好社会氛围。

来源:陕西省教育厅

2021年7月9日

陕西省教育厅等三部门关于进一步加强校园视力检测与近视防控相关服务保障工作的通知

各设区市教育局、卫生健康委、市场监督管理局,杨凌示范区教育局、卫生健康局、市场监督管理局,韩城市教育局、卫生健康局、市场监督管理局,神木市、府谷县教育和体育局、卫生健康局、市场监督管理局,厅属中职学校、直属有关单位:

近日,教育部办公厅、国家卫生健康委办公厅、市场监管总局办公厅印发《关于进一步规范校园视力检测与近视防控相关服务工作的通知》(下文简称《通知》)(教体艺厅函〔2022〕4号),《通知》针对不具备资质机构入校开展视力检测或检查、违规违法提供无资质近视防控产品和服务等干扰儿童青少年近视防控工作、损害学生视力健康、侵害学生利益行为,要求各地各校严禁无资质机构入校开展视力检测、严厉打击虚假违法营销宣传行为、严控近视防控产品和服务质量、严格视力监测数据安全管理、严格视力检测与相关服务督导检查。为严格贯彻落实《通知》精神,现就我省进一步加强校园视力检测与近视防控相关服务工作通知如下:

一、提高认识,坚决抓好贯彻落实

各部门各校要充分认识规范校园视力检测与近视防控相关服务工作的重要性、必要性、及时性,进一步提高站位,采取实地查看、调查了解、座谈交流等方式,完整理解、准确把握、全面贯彻《通知》要求,认真分析查找视力检测、宣传、近视防控产品和服务质量、监测数据管理等工作存在的薄弱环节,详细制定工作计划,明确责任分工,明确整改时限,精心部署安排,立即行动,不留死角,抓好贯彻落实。

二、加强协作,切实形成工作合力

各地要积极行动,及时协调,组织教育、卫生健康、市场监管部门和学校,按照职能分工,各司其责,通力协作,形成合力,对照《通知》要求,对本地区视力检测机构、近视防控产品和服务质量、监测数据管理等集中开展全面整治活动,坚决堵塞视力检测和近视防控相关服务工作漏洞。

三、强化引导,全面提高防控意识

各部门、各校要结合第4个近视防控宣传月活动,把近视防控产品甄别、近视防控相关服务标准、数据采集安全管理和个人信息保护作为重要内容,广泛开展宣传,着力提升各级各类人员科学系统防控能力。

四、注重实效,科学构建长效机制

各部门各校要着眼实效,针对《通知》内容,自上而下,逐项做好清理整治,发现一起,查处一起,绝不姑息。同时做好督导检查,对于弄虚作假、没有实效的,要限期整改,视情追究责任。各部门要以此次工作为契机,进一步加强沟通协调,有效构建近视防控工作长效机制,确保近视防控工作落实落细落地。

联系人:曹美娟 施阳

电话:029 - 85227271

陕西省教育厅办公室

陕西省卫生健康委员会办公室

陕西省市场监督管理局办公室

2022 年 3 月 4 日

《甘肃省综合防控儿童青少年近视实施方案》公布

为切实加强我省儿童青少年近视防控工作,根据《教育部等八部门关于印发〈综合防控儿童青少年近视实施方案〉的通知》(教体艺〔2018〕3 号)要求,结合我省实际,省教育厅、省卫生健康委、省体育局、省财政厅、省人力资源和社会保障厅、省市场监督管理局、省文化和旅游厅、省广播电视局联合制定了《甘肃省综合防控儿童青少年近视实施方案》。

一、目标

2018 年我省儿童青少年总体近视率为 61.43% ,远高于 53.6% 的全国儿童青少年总体近视率。到 2023 年,力争实现全省儿童青少年总体近视率在 2018 年的基础上每年降低 1 个百分点以上。

到 2030 年,实现全省儿童青少年新发近视率明显下降,视力健康整体水平显著提升,6 岁儿童近视率控制在 3% 左右,小学生近视率下降到 38% 以下,初中生近视率下降到 60% 以下,高中阶段学生近视率下降到 70% 以下,国家学生体质健康标准达标优秀率达 25% 以上。

二、各相关方面的行动

(一)家庭

家庭对孩子的成长至关重要。家长应当了解科学用眼护眼知识,以身作则,带动和帮助孩子养成良好用眼习惯,尽可能提供良好的居家视觉环境。0～6岁是孩子视觉发育的关键期,家长应当尤其重视孩子早期视力保护与健康,及时预防和控制近视的发生与发展。

增加户外活动和锻炼。让孩子到户外阳光下度过更多时间,能够有效预防和控制近视。要营造良好的家庭体育运动氛围,积极引导孩子进行户外活动或体育锻炼,使其在家时每天接触户外自然光的时间达60分钟以上。已患近视的孩子应进一步增加户外活动时间,延缓近视发展。鼓励支持孩子参加各种形式的体育活动,督促孩子认真完成寒暑假体育作业,使其掌握1～2项体育运动技能,引导孩子养成终身锻炼习惯。

控制电子产品使用。家长陪伴孩子时应尽量减少使用电子产品,尤其在寒暑假期间更要提醒孩子减少电子产品使用时间。有意识地控制孩子特别是学龄前儿童使用电子产品,非学习目的的电子产品使用单次不宜超过15分钟,每天累计不宜超过1小时。使用电子产品学习30～40分钟后,应休息远眺放松10分钟以上,年龄越小,连续使用电子产品的时间应越短。

减轻课外学习负担。配合学校切实减轻孩子负担,不要盲目参加课外培训、跟风报班,应根据孩子兴趣爱好合理选择,避免学校减负、家庭增负,额外增加孩子眼睛负担。

避免不良用眼行为。引导孩子不在走路时、吃饭时、卧床时、晃动的车厢内、光线暗弱或阳光直射等情况下看书或使用电子产品,避免长时间目不转睛地用眼。监督并随时纠正孩子不良读写姿势,应保持"一尺、一拳、一寸",即眼睛与书本距离应约为一尺、胸前与课桌距离应约为一拳、握笔的手指与笔尖距离应约为一寸,读写连续用眼时间不宜超过40分钟。

保障睡眠和营养。保障孩子睡眠时间,确保小学生每天至少睡眠10个小时、初中生9个小时、高中阶段学生8个小时。督促孩子每天坚持午休。让孩子多吃鱼类、水果、绿色蔬菜等有益于视力健康的营养膳食。

做到早发现早干预。改变"重治轻防"观念,经常关注家庭室内照明状况,注重培养孩子的良好用眼卫生习惯。掌握孩子的眼睛发育和视力健康状况,随时关注孩子视力异常迹象,了解到孩子出现需要坐到教室前排才能看清黑板、看电视时凑近屏幕、抱怨头痛或眼睛疲劳、经常揉眼睛等迹象时,及时带其到眼科医疗机构检查。遵从医嘱进行科学的干预和近视矫治,尽量在眼科医疗机构验光,避免不正确的矫治方法导致近视程度加重。

(二)学校

减轻学生学业负担。严格依据国家课程方案和课程标准组织安排教学活动,严格按照"零起点"正常教学,进一步落实减负提质相关要求,注重提高课堂教学效益,不得随意增减课时、改变难度、调整进度。强化年级组和学科组对作业数量、时间和内容的统筹管理。小学一、二年级不布置书面家庭作业,三至六年级书面家庭作业完成时间不得超过 60 分钟,初中不得超过 90 分钟,高中阶段也要合理安排作业时间。寄宿制学校要缩短学生晚上学习时间。科学布置作业,提高作业设计质量,促进学生完成好基础性作业,强化实践性作业,减少机械、重复训练,不得使学生作业演变为家长作业。

加强考试管理。全面推进义务教育学校免试就近入学全覆盖。坚决控制义务教育阶段校内统一考试次数,小学一、二年级每学期不得超过 1 次,其他年级每学期不得超过 2 次。严禁以任何形式、方式公布学生考试成绩和排名;严禁以各类竞赛获奖证书、学科竞赛成绩或考级证明等作为招生入学依据;严禁以各种名义组织考试选拔学生。

改善视觉环境。改善教学设施和条件,鼓励采购符合标准的可调节课桌椅和坐姿矫正器,为学生提供符合用眼卫生要求的学习环境,严格按照《中小学校教室采光和照明卫生标准》(GB 7793—2010)、《中小学校普通教室照明设计安装卫生要求》(GB/T 36876—2018),落实教室、宿舍、图书馆(阅览室)等采光和照明要求,使用利于视力健康的照明设备。根据学生座位视角、教室采光照明状况和学生视力变化情况,每月调整学生座位,每学期对学生课桌椅高度进行个性化调整,使其适应学生生长发育变化。

坚持眼保健操等护眼措施。中小学校要严格组织全体学生每天上、下午各做 1 次眼保健操,班主任教师要加强引导和监督,认真执行眼保健操流程,做眼保健操之前提醒学生注意保持手部清洁卫生。教师要教会学生正确掌握执笔姿势,督促学生读写时坐姿端正,监督并随时纠正学生不良读写姿势,提醒学生遵守"一尺、一拳、一寸"要求。教师发现学生出现看不清黑板、经常揉眼睛等迹象时,要了解其视力情况并及时与家长沟通。

强化户外体育锻炼。强化体育课和课外锻炼,确保中小学生在校时每天 1 小时以上体育活动时间。严格落实国家体育与健康课程标准,确保小学一、二年级每周 4 课时,三至六年级和初中每周 3 课时,高中阶段每周 2 课时的基本课时要求。中小学校每天安排 30 分钟大课间阳光体育活动。按照动静结合、视近与视远交替的原则,有序组织和督促学生在课间时到室外活动或远眺,防止学生持续疲劳用眼。全面实施寒暑假学生体育家庭作业制度,督促检查学生完成情况。

加强学校卫生与健康教育。各中小学要按照《中小学健康教育指导纲要》要求,积极发挥健康教育课的主渠道作用,落实健康教育课程中视力保护、近视防控等知识内容教学,向学生讲授保护视力的意义和方法,提高其主动保护视力的意识和能力。积极利用学校闭路电视、广播、宣传栏、新媒体、家长会、家长学校等形式对学生和家长开展科学用眼护眼健康教育,通过学校和学生提醒家长重视孩子视力健康。通过健康教育骨干教师培训、健康教育课评选、送课送培到基层等多形式、多途径培训培养健康教育教师,开发和拓展健康教育课程资源。支持鼓励学生成立健康教育社团,开展视力健康同伴教育。

科学合理使用电子产品。指导学生科学规范使用电子产品,养成信息化环境下良好的学习和用眼卫生习惯。严禁学生将个人手机、平板电脑等电子产品带入课堂,带入学校的要进行统一保管。学校教育本着按需的原则合理使用电子产品,教学和布置作业不依赖电子产品,使用电子产品开展教学时长原则上不超过教学总时长的30%,原则上采用纸质作业,不得通过手机 App 等电子产品完成作业。

定期开展视力监测。小学要在儿童入学时查验并接收有资质的医疗卫生机构转来的学前教育儿童视力健康电子档案,未按规定进行视力检查的要督促监护人带儿童到有资质的医疗卫生机构进行检查并完善儿童视力健康电子档案,确保一人一档,并随学籍、年级变化实时转移、更新。在卫生健康部门的指导下,严格落实每年一次的学生健康体检制度和每学期 2 次视力监测制度。建立视力异常学生档案,由校医或保健教师对视力初筛异常和已近视学生的诊断、矫治和配镜情况进行跟踪、了解、记录,并为其开具个人运动处方和保健处方。做好学生视力不良检出率、新发率等的报告和统计分析,配合医疗卫生机构开展视力筛查。学校和医疗卫生机构要及时把视力筛查、监测、诊断、治疗结果记入儿童青少年视力健康电子档案。

加强视力健康管理。建立校领导、班主任、校医(保健教师)、家长代表、学生视力保护委员和志愿者等学生代表为一体的视力健康管理队伍,明确和细化职责。将近视防控知识融入课堂教学、校园文化和学生日常行为规范。加强医务室(卫生室、校医院、保健室等)建设,按标准配备医务人员及必要的药械设备及相关监测检查设备。严禁学校联系没有资质的组织机构或人员开展学生视力筛查。

倡导科学保育保教。严格落实 3~6 岁儿童学习与发展指南,重视生活和游戏对3~6 岁儿童成长的价值,严禁"小学化"教学。要保证儿童每天 2 小时以上户外活动,寄宿制幼儿园不得少于 3 小时,其中体育活动时间不少于 1 小时,结合地区、季节、学龄阶段特点合理调整。为儿童提供营养均衡、有益于视力健康的膳食,促进视力保护。幼儿园教师开展保教工作时要主动控制使用电视、投影等设备的时间。

(三)医疗卫生机构

建立视力档案。承担基本公共卫生服务的医疗卫生机构要按照国家相关规范要求,为辖区内 0~6 岁儿童提供眼保健和视力检查服务,建立视力档案。自 2019 年起,0~6 岁儿童每年眼保健和视力检查覆盖率达 90% 以上。在学校配合下,认真开展中小学生视力监测、筛查,将眼部健康数据(包括屈光度、眼轴长度、屈光介质参数等)及时更新到视力健康电子档案中,筛查出视力异常或可疑眼病的,要提供个性化、针对性强的防控方案。在检查的基础上,结合居民电子健康档案、健康甘肃—甘肃省智慧医疗服务平台等现有资源建立并更新儿童青少年视力健康电子档案,配合学校及教育行政部门,及时共享有关信息。

规范诊断治疗。县级及以上综合医院普遍开展近视防治医疗服务，认真落实《近视防治指南》等诊疗规范，根据儿童青少年视觉症状，进行科学验光及相关检查，明确诊断，按照诊疗规范进行矫治。叮嘱儿童青少年近视患者应遵从医嘱进行随诊，以便及时调整采用适宜的干预和治疗措施。对于儿童青少年高度近视或病理性近视患者，应充分告知疾病的危害，提醒其采取预防措施避免并发症的发生或降低危害。制定跟踪干预措施，检查和矫治情况及时记入儿童青少年视力健康电子档案。积极开展近视防治相关研究，加强防治近视科研成果与技术的应用。充分发挥中医药在儿童青少年近视防治中的作用，制定实施中西医一体化综合治疗方案，推广应用中医药特色技术和方法。

提高诊疗水平。各级医疗机构应结合实际，强化学科建设，配备必需人员和设备，不断提升眼科服务能力。省卫生健康委组建近视防治医疗指导组，对各级医疗机构加强业务指导，充分发挥医联体的协同作用，提升区域内眼科疾病诊疗水平和眼健康服务能力。

加强健康教育。儿童青少年近视是公共卫生问题，必须从健康教育入手，以公共卫生服务为抓手，发动儿童青少年和家长开展自主健康行动。针对人们缺乏近视防治知识、对近视危害健康严重性认识不足的问题，发挥健康管理、公共卫生、眼科、视光学、疾病防控、中医药相关领域专家的指导作用，主动进学校、进社区、进家庭，积极宣传推广预防儿童青少年近视的视力健康科普知识。加强营养健康宣传教育，因地制宜开展营养健康指导和服务。视力监测机构开展视力监测时，应对学校师生开展至少1次视力防控健康教育宣讲活动；对视力异常的学生进行提醒教育，及时告知家长带学生到眼科医疗机构检查。

（四）学生

强化健康意识。每个学生都要强化"每个人是自身健康的第一责任人"意识，主动学习掌握科学用眼护眼等健康知识，并向家长宣传。积极关注自身视力状况，自我感觉视力发生明显变化时，及时告知家长和教师，尽早到眼科医疗机构检查和治疗。

养成健康习惯。遵守近视防控的各项要求，认真规范做眼保健操，保持正确读写姿势，积极参加体育锻炼和户外活动，节假日每天坚持2小时以上户外活动时间，每周参加中等强度体育活动3次以上，养成良好的生活方式，不熬夜、少吃糖、不挑食，自觉减少电子产品使用。

（五）有关部门

省教育厅：成立全省中小学和高校健康教育指导委员会和甘肃省儿童青少年健康指导中心，指导市（州）、县（区、市）教育行政部门和学校科学开展儿童青少年近视防控和视力健康管理等学校卫生与健康教育工作。

强化示范引领作用，分阶段推进儿童青少年近视综合防控试点区县和试点学校工作,从 2019 年起,联合相关部门每年评选 2～3 个示范区县和 30 所"阳光校园"示范学校。进一步健全学校体育卫生发展制度和体系,不断完善学校体育场地设施,加快体育与健康师资队伍建设,聚焦"教"(教会健康知识和运动技能)"练"(经常性课余训练和常规性体育作业)"赛"(广泛开展班级、年级和跨校体育竞赛活动)"养"(养成健康行为和健康生活方式),深化学校体育、健康教育教学改革,积极推进校园体育项目建设。

根据《教育部 卫生部 财政部关于印发〈国家学校体育卫生条件试行基本标准〉的通知》(教体艺〔2008〕5 号)和《甘肃省教育厅 甘肃省卫生计生委关于进一步加强中小学卫生室建设及卫生专业人员配备工作的通知》(甘教体〔2017〕33 号)要求,推动市(州)教育行政部门加强现有中小学卫生保健机构建设,按照标准和要求强化人员和设备配备。

鼓励高校特别是医学院校、高等师范院校开设眼视光、健康管理、健康教育相关专业,培养近视防治、视力健康管理专门人才和健康教育教师,积极开展儿童青少年视力健康管理相关研究。会同有关部门开展全省学校校医等专职卫生技术人员配备情况专项督导检查,着力解决专职卫生技术人员数量及相关设备配备不足问题。

会同有关部门坚决治理规范校外培训机构,每年对校外培训机构教室采光照明、课桌椅配备、电子产品等达标情况开展全覆盖专项检查。

省卫生健康委员会:建立并完善由省、市、县级综合医院及社区卫生服务中心(乡镇卫生院)组成的近视防控网络,鼓励有条件的社区卫生服务中心或乡镇卫生院设立近视防控点。加强基层眼科医师、眼保健医生、儿童保健医生培训,提高视力监测、筛查、常见眼病诊治和急诊处置能力。加强视光师培养,确保每个县(市、区)均有合格的视光专业人员提供规范服务,并根据儿童青少年近视情况,选择科学合理的矫正方法。

全面加强全省儿童青少年视力健康及其相关危险因素监测网络、数据收集与信息化建设。会同教育部门组建全省儿童青少年近视防治和视力健康专家队伍,充分发挥卫生健康、教育、体育等部门和群团组织、社会组织作用,科学指导儿童青少年近视防治和视力健康管理工作。会同相关部门按照采光和照明国家有关标准要求,对学校、托幼机构和校外培训机构教室(教学场所)以"双随机"(随机抽取卫生监督人员,随机抽取学校、托幼机构和校外培训机构)方式进行抽检、记录并公布。

省体育局:增加适合儿童青少年户外活动和体育锻炼的场地设施,持续推动各类公共体育设施向儿童青少年开放。积极引导支持社会力量开展各类儿童青少年体育活动,有针对性地开展各类冬夏令营、训练营和体育赛事等,吸引儿童青少年广泛参加体育运动,动员各级社会体育指导员为广大儿童青少年参与体育锻炼提供指导。

省财政厅:合理安排投入预算,积极支持相关部门开展儿童青少年近视综合防控工作。

省人力资源和社会保障厅：会同省教育厅、省卫生健康委员会认真落实教育部、卫生健康委员会等八部门关于中小学和高校校医、保健教师职称评审的相关政策。

省市场监督管理局：不断加强眼视光产品监管和计量监管，加大对眼镜和眼镜片的生产、流通和销售等执法检查力度，规范眼镜片市场，防范不合格眼镜片流入市场。

省文化和旅游厅：加强网络游戏的审查监管，严格落实上网服务实名制，探索建立网络游戏限时管理措施，限制未成年人的游戏时间，预防未成年人沉迷网络。充分发挥广播电视、报刊、网络、新媒体等作用，利用公益广告等形式，多层次、多角度宣传推广近视防治知识。

省广播电视局：充分发挥广播电视、网络视听及相关新媒体等作用，利用公益广告等形式，多层次、多角度宣传推广近视防治知识。

防控儿童青少年近视是一项系统工程，各相关部门都要关心、支持、参与儿童青少年视力保护，在全社会营造政府主导、部门配合、专家指导、学校教育、家庭关注的良好氛围，让每个孩子都有一双明亮的眼睛和光明的未来。

三、实行考核评价

根据国家教育部、国家卫生健康委与甘肃省人民政府签订《全面加强儿童青少年近视综合防控工作责任书》确定的目标要求，从2019年起，我省综合防控儿童青少年近视工作目标为总体近视率每年下降1%以上。按照国家评议考核办法，建立甘肃省儿童青少年近视防控工作评议考核制度，强化考核、评价、奖惩和宣传，以引导、激励5大行动主体推进实施方案落实。从2019年起，每年开展对各市（州）人民政府儿童青少年近视防控工作评议考核。由省教育厅和省卫生健康委委托甘肃省儿童青少年健康指导中心发布全省综合防控儿童青少年近视蓝皮书。

针对家长，强化宣传，开展认识提高行动。由省教育厅联合省卫生健康委建立甘肃省儿童青少年健康指导中心，制作慕课视频宣教片，利用家长会和家长开放日等机会，每学期集中进行宣传，并通过网络推送给家长观看，多频次传播近视防控及卫生健康知识，以提高家长的防控意识和自觉性。

针对学校，强化奖惩，开展健康教育提升行动。将视力健康知识纳入素质教育内容，将儿童青少年身心健康、课业负担等纳入义务教育质量监测评估体系，对儿童青少年体质健康水平连续三年下降的学校依法依规予以问责。围绕防控目标，市县以学校为单位，学校以班级为单位，对学校的十项职责任务落实情况每年进行量化考核。把近视防控目标完成情况作为学校年度考核及评定省市县级各类教育卫生先进、优秀、示范学校的重要指标之一，对连续3年没有完成近视防控目标任务的各级各类先进、优秀、示范学校实行摘牌，并进行通报。每年对近视防控及卫生健康教育效果明显的中小学校由教育和卫生健康部门联合评定为健康校园。

针对老师，开展考评激励行动。明确将维护学生眼睛及身心健康作为教师基本职责，列入所有教师年度考核重要内容及评优树模的重要指标。学校将防控目标任务分解到各班级,紧盯每年近视率下降1%以上的目标,对学生视力变化情况进行动态统计、分析,按照防控目标完成情况,对班主任及各任课教师进行年度绩效考核评价,并作为评优树模和职称晋升的基础条件之一。严禁市县政府片面以学生考试成绩和学校升学率考核教育行政部门和学校,严禁学校片面以学生考试成绩和升学率考评教师工作。

针对医疗卫生机构,从开展0~6岁儿童眼保健工作、建立视力档案、规范诊断治疗、加强健康教育方面,由所属的卫生健康行政部门对工作绩效进行考核。

针对学生,强化评价,开展光明卫士行动。对基础教育阶段学校自我视力防控好,且思想品德好,智育科目学习成绩靠前的学生由学校和教育、卫生健康行政部门进行表彰奖励。

针对各有关部门,开展责任考核行动。按照各自职责任务,从政策的研制印发、推动执行、督促检查方面进行考核。各市(州)有关部门联合负责本地儿童青少年近视防控措施的落实,主要负责同志要亲自抓近视防控工作。省政府授权省教育厅、省卫生健康委员会与各市(州)人民政府签订全面加强儿童青少年近视防控工作责任书,市(州)人民政府与县级人民政府签订责任书。将儿童青少年近视防控工作、总体近视率和体质健康状况纳入政府绩效考核。对儿童青少年体质健康水平连续三年下降的区县政府依法依规予以问责。

来源:甘肃省教育厅
2019 年 6 月 4 日

宁夏回族自治区教育厅等八部门关于印发《宁夏回族自治区综合防控儿童青少年近视实施方案》的通知

宁教体卫〔2019〕63 号

各市、县(区)人民政府,宁东社会事务管理局:

为贯彻落实习近平总书记关于学生近视问题的重要指示批示精神,按照教育部等八部委印发的《综合防控儿童青少年近视实施方案》(教体艺〔2018〕3 号)要求,自治区教育厅同自治区卫生健康委等八部门联合制定了《宁夏回族自治区综合防控儿童青少年近视实施方案》，经自治区人民政府同意，现印发给你们，请遵照执行。

自治区教育厅　　自治区卫生健康委
自治区体育局　　自治区财政厅
自治区人力资源和社会保障厅　　自治区市场监管厅
自治区新闻出版局　　自治区广播电视局
2018 年 3 月 3 日

宁夏回族自治区综合防控儿童青少年近视实施方案

儿童青少年是祖国的未来和民族的希望。近年来，由于中小学生课内外负担加重，手机、电脑等带电子屏幕产品（以下简称电子产品）的普及，用眼过度、用眼不卫生、缺乏体育锻炼和户外活动等因素，我国儿童青少年近视率居高不下、不断攀升，近视低龄化、重度化日益严重，已成为一个关系国家和民族未来的大问题。防控儿童青少年近视工作是一项系统工程，需要政府、社会、医疗卫生机构、学术、家庭、学生等各方面共同努力，需要全社会各部门行动起来，共同呵护好孩子的眼睛。为综合防控儿童青少年近视，保障儿童青少年健康成长，经自治区人民政府同意，现提出以下实施方案。

一、工作目标

近期目标：到 2023 年，力争实现全区儿童青少年总体近视率在 2018 年的基础上每年降低 0.5 个百分点以上，近视高发的市（县、区）每年降低 1.0 个百分点以上。

远期目标：到 2030 年，实现全区儿童青少年新发近视率明显下降，儿童青少年视力健康整体水平显著提升，6 岁儿童近视率控制在 3% 左右，小学生近视率下降到 38% 以下，初中生近视率下降到 60% 以下，高中阶段学生近视率下降到 70% 以下，国家学生体质健康标准达标优秀率达 25% 以上。

二、责任分工

按照预防为主、综合防控，立体协同和常抓不懈的工作原则，共同营造政府主导、部门配合、专家指导、家校共管、学生自主和各方面参与的良好氛围。

（一）学校

1. 建立健全校内学生视力健康管理组织。建立以校领导、班主任、校医（保健教师）、家长代表、学生视力保护委员和学生志愿者等为一体的学校学生视力健康管理领导小组，明确和细化职责分工，加强组织领导，协调相关行动。

2. 切实减轻学生学业负担。严格依据国家课程方案和课程标准组织安排教学活动,严格按照"零起点"正常教学,注重提高课堂教学效益,不得随意增减课时、改变难度、调整进度。强化年级组和学科组对作业数量、时间和内容的统筹管理与审查备案。小学一、二年级不布置书面家庭作业,三至六年级书面家庭作业完成时间不得超过 60 分钟,初中不得超过 90 分钟,高中阶段也要因材施教合理安排作业时间。寄宿制学校要缩短学生晚上学习时间。科学布置作业,提高作业设计质量,促进学生完成好基础性作业,强化实践性作业,减少机械、重复训练,不得使学生作业演变为家长作业。

3. 加强考试管理。全面推进义务教育学校免试就近入学全覆盖。坚决控制义务教育阶段区域联考统测及校内考试次数,小学一、二年级每学期不得超过 1 次,其他年级每学期不得超过 2 次。严禁以任何形式、方式公布学生考试成绩和排名;严禁以各类竞赛获奖证书、学科竞赛成绩或考级证明等作为招生入学依据;严禁以各种名义组织考试选拔学生。

4. 改善视觉环境。改善教学设施和条件,鼓励采购符合标准的可调节课桌椅和坐姿矫正器,中小学新购大屏幕显示设备具备健康护眼、防蓝光功能等,为学生提供符合用眼卫生要求的学习环境,严格按照普通中小学校、中等职业学校建设标准,落实教室、宿舍、图书馆(阅览室)等采光和照明要求,使用利于视力健康的照明设备,力争 2020 年年底前实现全区学校教室照明卫生标准达标率 100%;到 2023 年全区中小学课桌椅配备卫生标准达标率 100%;加快消除"大班额"现象,根据学生座位视角、教室采光照明状况和学生视力变化情况,每月调整学生座位,每学期对学生课桌椅高度进行个性化调整,使其适应学生生长发育变化。

5. 坚持护眼措施常态化。中小学校要严格组织全体学生每天上、下午各做 1 次眼保健操,认真执行眼保健操流程,当节任课教师为所在班级眼保健操作监督员,必须在岗监督和指导学生做好眼保健操。加强教师眼保健操的培训,要教会学生正确掌握执笔姿势,督促学生读写时坐姿端正,监督并随时纠正学生不良读写姿势,提醒学生遵守"一尺、一拳、一寸"要求。教师发现学生出现看不清黑板、经常揉眼睛等迹象时,要了解其视力情况。教师在书写板书时要清晰、大小适当,制作多媒体课件要合理选择背景、颜色字体、字号,全方位缓解学生视力疲劳。

6. 强化户外体育锻炼。强化体育课和课外锻炼,确保中小学生在校时每天 1 小时以上体育活动时间。严格落实国家体育与健康课程标准,确保小学一、二年级每周 4 课时,三至六年级和初中每周 3 课时,高中阶段每周 2 课时。中小学校每天安排 30～40 分钟大课间体育活动。按照动静结合、视近与视远交替的原则,有序组织和督促学生在课间时到室外活动或远眺,防止学生持续疲劳用眼。鼓励学校每天布置适量的体育家庭作业;全面实施寒暑假学生体育家庭作业制度,确保假期学生每天 2 小时发上户外体育活动,督促检查学生完成情况。

7. 加强学校卫生与健康教育。依托健康教育相关课程,向学生讲授保护视力的意义和方法,提高其主动保护视力的意识和能力。积极利用学校闭路电视、广播、宣传栏、家长会、家长学校等形式对家长每学期开展科学用眼护眼专题健康教育,通过学校和学生辐射教育家长。培训健康教育教师,开发和拓展健康教育课程资源。支持鼓励学生成立健康教育社团,开展视力健康同伴教育。

8. 科学合理使用电子产品。指导学生科学规范使用电子产品,养成信息化环境下良好的学习和用眼卫生习惯。严禁学生将非教学用手机、平板电脑等电子产品私自带入教学区及课堂,个别确须带入,学校要制定人性化的相关管理办法进行统一保管。学校教育本着按需的原则合理使用电子产品,教学和布置作业不依赖电子产品,使用电子产品开展教学时长原则上不超过教学总时长的30%,原则上采用纸质作业。

9. 定期开展视力监测。新生入园入学,要将医疗卫生机构对儿童青少年视力健康纸质档案作为入学条件之一,确保一人一档,并随学籍变化实时转移。在卫生健康部门指导下,严格落实学生健康体检制度和每学期2次视力监测制度,对视力异常的学生进行提醒教育,为其开具个人运动处方和保健处方,及时告知家长带学生到眼科医疗机构检查。做好学生视力不良检出率、新发率等的报告和统计分析,配合医疗卫生机构开展视力筛查。学校和医疗卫生机构要及时把视力监测和筛查结果记入儿童青少年视力健康档案。每年6月6日"全国爱眼日",学校要开展形式多样的防近视宣传活动。

10. 加强视力健康管理。将近视防控知识融入课堂教学、校园文化和学生日常行为规范,中小学要安排健康教育课,近视防控专题教育每学期不少于4个课时。加强医务室(卫生室、校医院、保健室等)力量,按标准配备校医和必要的药械设备及相关监测检查设备。每个学校至少配备1名视力健康员,负责开展学生视力健康管理工作。

11. 加强营养教育和科学配餐。倡导科学饮食,有条件的学区或学校定期开展膳食营养知识教育,研究适合当地饮食和学生身心特点的食谱,建立有利于视力保护合理的学生膳食结构和供餐模式。

12. 倡导科学保育保教。严格落实3~6岁儿童学习与发展指南,重视生活和游戏对3~6岁儿童成长的价值,严禁"小学化"教学。要保证儿童每天2小时以上户外活动,寄宿制幼儿园不得少于3小时,其中体育活动时间不少于1小时,结合地区、季节、学龄阶段特点合理调整。为儿童提供营养均衡、有益于视力健康的膳食,促进视力保护。幼儿园教师开展保教工作时要主动控制使用电视、投影等设备的时间,每天使用电子设备开展教学的时间累积不超过1小时。

13. 建立健全考核机制。将学生近视防控工作作为学校、教职人员管理和相关考核评价工作的重要内容。

（二）家庭

家长应当了解科学用眼护眼知识，以身作则，带动和帮助孩子养成良好用眼习惯，尽可能提供良好的居家视觉环境。0～6岁是孩子视觉发育的关键期，家长应当尤其重视孩子早期视力保护与健康，及时预防和控制近视的发生与发展。

1. 增加户外活动和锻炼。让孩子到户外阳光下度过更多时间，能够有效预防和控制近视。要营造良好的家庭体育运动氛围，积极引导孩子进行户外活动或体育锻炼，使其在家时每天接触户外自然光的时间达60分钟以上。已患近视的孩子应进一步增加户外活动时间，延缓近视发展。鼓励支持孩子参加各种形式的体育活动，培养孩子掌握1～2项体育运动技能，引导孩子养成终身锻炼习惯。

2. 控制电子产品使用。家长陪伴孩子时应尽量减少使用电子产品。有意识地控制孩子特别是学龄前儿童使用电子产品，非学习目的的电子产品使用单次不宜超过15分钟，每天累计不宜超过1小时，使用电子产品学习30～40分钟后，应休息远眺放松10分钟，年龄越小，连续使用电子产品的时间应越短。

3. 减轻课外学习负担。配合学校切实减轻孩子负担，不要盲目参加课外培训、跟风报班，应根据孩子兴趣爱好合理选择，避免学校减负、家庭增负。

4. 避免不良用眼行为。引导孩子不在走路时、吃饭时、卧床时、晃动的车厢内、光线暗弱或阳光直射等情况下看书或使用电子产品。监督并随时纠正孩子不良读写姿势，应保持"一尺、一拳、一寸"，即眼睛与书本距离应约为一尺、胸前与课桌距离应约为一拳、握笔的手指与笔尖距离应约为一寸，读写连续用眼时间不宜超过40分钟。

5. 保障睡眠和营养。保障孩子睡眠时间，确保小学生每天睡眠10个小时、初中生9个小时、高中阶段学生8个小时。让孩子多吃鱼类、水果、绿色蔬菜等有益于视力健康的营养膳食。

6. 做到早发现早干预。改变"重治轻防"观念，经常关注家庭室内照明状况，注重培养孩子的良好用眼卫生习惯。掌握孩子的眼睛发育和视力健康状况，随时关注孩子视力异常迹象，了解到孩子出现需要坐到教室前排才能看清黑板、看电视时凑近屏幕、抱怨头痛或眼睛疲劳、经常揉眼睛等迹象时，及时带其到眼科医疗机构检查。遵从医嘱进行科学的干预和近视矫治，尽量在眼科医疗机构验光，避免不正确的矫治方法导致近视程度加重。

（三）医疗卫生机构

1. 建立视力档案。严格落实国家基本公共卫生服务中关于0～6岁儿童眼保健和视力检查工作要求，做到早监测、早发现、早预警、早干预，自2019年起，0～6岁儿童每年眼保健和视力检查覆盖率达90%以上。在检查的基础上，依托现有资源建立、及时更新儿童青少年视力健康电子档案，并随儿童青少年入学实时转移。在学校配合下，认真开展中小学生视力筛查，将眼部健康数据（包括屈光度、眼轴长度、屈光介质参数等）及时更新到视力健康电子档案中,筛查出视力异常或可疑眼病的,要提供个性化、针对性强的防控方案。

2. 规范诊断治疗。县级及以上综合医院普遍开展眼科医疗服务,认真落实《近视防治指南》等诊疗规范,不断提高眼健康服务能力。根据儿童青少年视觉症状,进行科学验光及相关检查,明确诊断,按照诊疗规范进行矫治。叮嘱儿童青少年近视患者应遵从医嘱进行随诊,以便及时调整采用适宜的干预和治疗措施。对于儿童青少年高度近视或病理性近视患者,应充分告知疾病的危害,提醒其采取预防措施避免并发症的发生或降低危害。制定跟踪干预措施,检查和矫治情况及时记入儿童青少年视力健康电子档案。积极开展近视防治相关研究,加强防治近视科研成果与技术的应用。充分发挥中医药在儿童青少年近视防治中的作用,制定实施中西医一体化综合治疗方案,推广应用中医药特色技术和方法。

3. 加强健康教育。儿童青少年近视是公共卫生问题,必须从健康教育入手,以公共卫生服务为抓手,发动儿童青少年和家长自主健康行动。针对人们缺乏近视防治知识、对近视危害健康严重性认识不足的问题,发挥健康管理、公共卫生、眼科、视光学、疾病防控、中医药相关领域专家的指导作用,主动进学校、进社区、进家庭,积极宣传推广预防儿童青少年近视的视力健康科普知识。加强营养健康宣传教育,因地制宜开展营养健康指导和服务。

（四）学生

1. 强化健康意识。每个学生都要强化"每个人是自身健康的第一责任人"意识,主动学习掌握科学用眼护眼等健康知识,并向家长宣传。积极关注自身视力状况,自我感觉视力发生明显变化时,及时告知家长和教师,尽早到眼科医疗机构检查和治疗。

2. 养成健康习惯。遵守近视防控的各项要求,认真规范做眼保健操,保持正确读写姿势,积极参加体育锻炼和户外活动,每周参加中等强度体育活动3次以上,养成良好生活方式,不熬夜、少吃糖、不挑食,自觉减少电子产品使用。

（五）有关部门

1. 自治区教育厅:把综合防控儿童近视工作纳入工作规划,严格落实《学校卫生工作条例》《中小学健康教育健康指导纲要》等相关要求,成立自治区中小学和高校近视防控健康教育指导委员会,指导市、县（区）教育行政部门和学校科学开展儿童青少年近视防控和视力健康管理等学校卫生与健康教育工作。建立对各市、县（区）教育局主要负责同志和各级各类学校负责人问责机制,开展儿童青少年近视综合防控试点工作,强化示范引领。健全学校体育卫生发展制度和体系,不断完善学校体育场地设施,加快体育与健康师资队伍建设,聚焦"教"（教会健康知识和运动技能）、"练"（经常性课余训练和常规性体育作业）、"赛"（广泛开展班级、年级和跨校体育竞赛活动)、"养"(养成健康行为和健康生活方式),深化学校体育、健康教育教学改革,积极推进校园体育项目建设。监督学校开足开齐上好体育与健康课程,保证中小学生每天校内 1 小时体育锻炼的时间和质量。加强现有中小学卫生保健所和校医室(卫生保健室)建设,按照标准和要求强化人员和设备配备。鼓励高校特别是医学院校、高等师范院校开设眼视光、健康管理、健康教育相关专业,培养近视防治、视力健康管理专门人才和健康教育教师,积极开展儿童青少年视力健康管理相关研究。会同有关部门开展全区学校校医等专职卫生技术人员配备情况专项督导检查,着力解决专职卫生技术人员数量及相关设备配备不足问题。协助有关部门坚决治理规范校外培训机构,每年对校外培训机构教室采光照明、课桌椅配备、电子产品等达标情况开展全覆盖专项检查。

2. 自治区卫生健康委:建立并完善区、市、县级医疗机构近视防治三级网络,培养优秀视力健康专业人才,在有条件的社区设立防控站点。加强基层眼科医师、眼保健医生、儿童保健医生培训,提高视力筛查、常见眼病诊治和急诊处置能力。加强视光师培养,确保每个市、县(区)均有合格的视光专业人员提供规范服务,并根据儿童青少年近视情况,选择科学合理的矫正方法。全面加强全区儿童青少年视力健康及其相关危险因素监测网络、数据收集与信息化建设。会同教育行政部门组建儿童青少年近视防治和视力健康专家队伍,每年协调指导开展近视防控师资培训,充分发挥卫生健康、教育、体育等部门和群团组织、社会组织作用,科学指导儿童青少年近视防治和视力健康管理工作。会同有关部门出台相关强制性标准,严格规范儿童青少年的教材、教辅、考试试卷、作业本、报刊及其他印刷品、出版物等的字体、纸张,以及学习用灯具等,使之有利于保护视力。对学校、托幼机构和校外培训机构教室(教学场所)以"双随机"(随机抽取卫生监督人员,随机抽取学校、托幼机构和校外培训机构)方式进行抽检、记录并公布。

3. 自治区体育局:增加适合儿童青少年户外活动和体育锻炼的场地设施,会同教育部门持续推动各类公共体育设施向儿童青少年开放。积极引导支持社会力量开展各类儿童青少年体育活动,有针对性地开展各类冬夏令营、训练营和体育赛事等,吸引儿童青少年广泛参加体育运动,动员各级社会体育指导员为广大儿童青少年参与体育锻炼提供指导。

4. 自治区财政厅:合理安排投入,积极支持相关部门开展儿童青少年近视综合防控工作,保障全区儿童青少年视力防控工作顺利开展。

5. 自治区人力资源和社会保障厅:按照人力资源社会保障部、国家卫生健康委的统一安排部署,会同教育厅、卫生健康委建立和完善中小学和高校校医、保健教师和健康教育教师职称评审政策。

6. 自治区市场监督管理厅:严格监管验光配镜行业,不断加强眼视光产品监管和计量监管,整顿配镜行业秩序,加大对眼镜和眼镜片的生产、流通和销售等执法检查力度,规范眼镜片市场,杜绝不合格眼镜片流入市场。加强广告监管,依法查出虚假违法近视防控产品广告。

7. 自治区新闻出版局:实施网络游戏总量调控,控制新增网络游戏上网运营数量,制定和完善符合我区区情的适龄提示制度,采取措施限制未成年人使用网络游戏时间。

8. 自治区广播电视局:指导督促各级广电部门利用广播电视、网络、新媒体,以公益广告、少儿栏目等形式,多层次、多角度宣传推广近视防治知识。组织开展儿童青少年近视防控公益广告大奖赛,形成浓厚的舆论氛围。

各相关部门都要关心、支持、参与儿童青少年视力保护,联合开展学生近视综合防控试点工作,规范防控规程,总结学生近视综合防控经验和做法,提高防控水平效果。

三、考核评价

1. 实行主要领导负责制。各市、县(区)人民政府负责本地区儿童青少年近视防控措施的落实,主要负责同志要亲自抓。自治区人民政府授权自治区教育厅、自治区卫生健康委员会与各地级以上市人民政府签订全面加强儿童青少年近视防控工作责任书,各级人民政府逐级签订责任书。将儿童青少年近视防控工作,总体近视率和体质健康状况纳入政府绩效考核。

2. 实行考核评价公示制度。按国家评议考核办法,建立区级防控近视工作评议考核制度,每年对各市进行考核。自治区卫生健康委员会、自治区教育厅在核实各地2018 年儿童青少年近视状况的基础上,每年对各市、县(区)人民政府儿童青少年近视防控工作评议考核,结果向社会公布。

3. 实行督办问责制度。对未实现年度学生防近视工作目标的市、县(区)人民政府和学校进行通报;对儿童青少年体质健康水平连续三年下降的地方政府将依法依规予以问责。

新疆兵团制定综合防控儿童青少年近视行动方案

据新疆生产建设兵团教育局的消息称:新疆兵团教育局、卫生健康委员会等七部门新近联合印发《兵团综合防控儿童青少年近视行动方案》(以下简称《行动方案》),提出到2023 年,力争实现新疆兵团儿童青少年总体近视率在2018 年的基础上每年降低0.5 个百分点以上,近视高发师市每年降低1 个百分点以上。

该《行动方案》提出,建立"部门合作、家校协同、社会参与、综合防控"的长效防控机制,到2030 年,实现新疆兵团儿童青少年新发近视率明显下降、视力健康整体水平显著提升,6 岁儿童近视率控制在 3% 左右,小学生近视率下降到 35% 以下,初中生近视率下降到 59% 以下,高中阶段学生近视率下降到 69% 以下,学生体质健康标准达标优秀率达 25% 以上。

《行动方案》从家庭、学校、学生、医疗卫生机构和有关部门等方面明确了要采取的防控措施,要求市场监管部门联合卫生健康(计生)等部门加大近视防治行业监管力度,各级各类学校配备近视防控基础设施和设备,依托现有资源建立并及时更新儿童青少年视力健康电子档案,强化户外体育锻炼;倡导家庭和学校控制电子产品使用,并强调儿童青少年近视防控工作由各师市主要负责同志亲自抓。

《行动方案》明确具体行动措施,提出学校要加强健康管理与考核,切实减轻学生学业负担,加强考试管理,改善视觉环境,坚持眼保健操等护眼措施,强化户外体育锻炼,加强学校卫生与健康教育,科学合理使用电子产品,定期开展视力检测,倡导科学保育保教。家庭要避免不良用眼行为,增加户外活动和锻炼,控制电子产品使用,保障睡眠和营养,做到早发现早干预。学生要强化健康意识,养成健康习惯。医疗卫生机构要建立视力档案,规范诊断治疗,加强健康教育。

根据《行动方案》,自 2019 年起,新疆兵团将儿童青少年近视防控工作、总体近视率和体质健康状况纳入对师市的年度绩效考核,结果向社会公布。

来源:中国新闻网官方账号

2019 年 6 月 4 日

青海省综合防控儿童青少年近视实施方案

青教体〔2019〕35 号

儿童青少年近视问题已经成为我国面临的重要社会问题,低龄化、重度化日益严重。为切实加强新时代儿童青少年近视防控工作,全面贯彻落实习近平总书记重要指示批示精神和党中央、国务院、省委省政府决策部署,根据国家教育部、卫生健康委等八部门印发的《综合防控儿童青少年近视实施方案》要求,结合我省实际,制定如下方案。

一、指导思想和目标任务

(一)指导思想

以习近平新时代中国特色社会主义思想为指导,全面贯彻党的教育方针,牢固树立健康第一的教育理念,以提高儿童青少年眼健康水平为中心,以改善学校卫生环境和教学卫生条件为基础,以提升近视防治服务能力为支撑,以全面加强学校卫生与健康教育工作为保障,通过政府、学校、家庭、医疗卫生机构、学生等各方面的共同努力,遏制青少年视力急剧下降的势头,全面做好儿童青少年近视综合防控工作,努力提高全省儿童青少年健康水平。

(二)目标任务

根据国务院授权教育部、国家卫生健康委同省政府签订的防控近视责任书要求,我省防控儿童青少年近视工作阶段目标任务是:到 2023 年,力争实现全省儿童青少年总体近视率每年下降 0.5 个百分点以上;到 2030 年,实现全省儿童青少年新发近视率明显下降,儿童青少年视力健康整体水平显著提升,6 岁儿童近视率控制在 3%左右,小学生近视率下降到 33% 以下,初中生近视率下降到 56% 以下,高中阶段学生近视率下降到 70% 以下,国家学生体质健康标准达标优秀率达 25% 以上。

二、明确职责,建立健全防控体系

防控儿童青少年近视是一项系统工程,各相关部门都要关心、支持、参与儿童青少年视力保护,建立健全防控体系,明确职责,全面推动儿童青少年近视防控工作。省教育厅:成立省级儿童青少年近视防控中心,组建专家团队,指导各地和学校科学开展儿童青少年近视防控和视力健康管理等工作,设计推广青少年眼健康视力监测App 平台。每年在全省遴选 30 所省级儿童青少年近视防控示范校,在政策支持、专家指导、课题研究、师资培训等方面给予重点支持,强化示范引领。进一步健全学校体育卫生发展制度和体系,不断完善学校体育场地设施,加快体育与健康师资队伍建设,聚焦"教"(教会健康知识和运动技能)、"练"(经常性课余训练和常规性体育作业)、"赛"(广泛开展班级、年级和跨校体育竞赛活动)、"养"(养成健康行为和健康生活方式),积极推进校园体育、美育项目建设,深化学校体育、美育、健康教育教学改革,开展丰富多彩的体育、美育活动,提升组织赛事活动能力,提高学生和家长的关注度与参与度。通过开展中小学生体质监测和体育项目达标,促进儿童青少年近视防控。推动各地教育行政部门改善学校教学设施和条件,会同相关部门着力解决专职卫生技术人员数量及相关设备配备不足问题。鼓励青海大学、青海卫生职业技术学院等高等院校开设眼视光、健康管理、健康教育相关专业,培养近视防治、视力健康管理专门人才和健康教育教师,积极开展儿童青少年视力健康管理相关研究。会同有关部门加强校外培训机构规范管理,对校外培训机构教室采光照明、课桌椅配备、电子产品等达标情况进行督导检查。

省卫生健康委:进一步规范近视诊疗工作,培养优秀视力健康专业人才,鼓励有条件的街道社区卫生服务中心或乡镇卫生院设立近视防控站点。加强基层眼科医师、眼保健医生、儿童保健医生培训,提高视力监测、筛查、常见眼病诊治和急诊处置能力。加强视光师培养,确保每个市(州)、县(区)均有合格的视光专业人员提供规范服务,并根据儿童青少年近视情况,选择科学合理的矫正方法。全面加强全省儿童青少年视力健康及其相关危险因素监测网络、数据收集与信息化建设。按照采光和照明国家有关标准要求,对学校、托幼机构和校外培训机构教室(教学场所)以"双随机"(随机抽取卫生监督人员,随机抽取学校、托幼机构和校外培训机构)方式进行监督、抽检、记录并公布。加强疾控中心学校卫生专业机构和人员能力建设,将学校卫生作为公共卫生服务体系建设的重点,在机构设置、人员配备、政策支持、资金投入等方面提供保障,加强专业培训和培养,提升专业能力。加大近视防控基础和应用研究,提升基层儿童青少年近视防控能力。教育行政部门或学校向卫生健康部门申请进行预防性卫生监督,卫生健康部门对校舍的选址、设计进行监督指导并参与竣工验收,核查建设项目符合相关卫生要求等情况。依据国家相关标准,配合开展对儿童青少年的教材、教辅、考试试卷、作业本、报刊及其他印刷品、出版物等的字体、纸质,以及学习用灯具等卫生监督,使之有利于保护视力。清理不规范、无资质挂牌为儿童青少年近视防控中心的机构,严禁无眼科医疗资质的机构或个人以借宣传近视防治知识或进行视力筛查为名进校园推销防近产品或配镜。

省体育局:增加适合儿童青少年户外活动和体育锻炼的场地设施,持续推动各类公共体育设施向儿童青少年开放。积极引导支持社会力量开展各类儿童青少年体育活动,吸引儿童青少年广泛参加体育运动,动员各级社会体育指导员为广大儿童青少年参与体育锻炼提供指导。

省财政厅:合理安排资金,积极支持相关部门开展儿童青少年近视综合防控工作,着力改善学校卫生条件。

省人力资源和社会保障厅:按照有关规定,会同省教育厅、省卫生健康委完善中小学和高校校医、健康教育教师职称评审政策。

省市场监管局:严格监管验光配镜行业,不断加强眼视光产品监管和计量监管,整顿配镜行业秩序,加大对眼镜和眼镜片的生产、流通和销售等执法检查力度,规范眼镜片市场,杜绝不合格眼镜片流入市场。加强广告监管,依法查处虚假违法近视防控产品广告。

省委宣传部:落实国家新闻出版署网络游戏总量调控要求,加强对网络游戏出版的审查监管,要求游戏企业开发网络游戏严格控制网络游戏的实名认证与年龄的限制,控制未成年人使用时间,引导儿童青少年科学适度使用游戏出版物,着力营造清朗有序的网络文化空间和产业发展环境。

省广播电视局:协调督导广播电视、网络、新媒体等作用,利用公益广告等形式,多层次、多角度宣传推广近视防治知识。配合相关部门在省级媒体协调播出近视防控公益宣传片,引导社会各界共同关注并参与儿童青少年近视防控工作。

三、多方联动,建立健全协同工作机制

(一)落实家庭教育责任

家长对儿童青少年近视防控起着非常重要的作用,家长要以身作则,尽可能提供良好的居家视觉环境,带动、督促孩子养成良好用眼习惯。

1. 增加户外活动和锻炼。家长带头示范,积极引导孩子增加户外活动或体育锻炼,使其在家时每天接触户外自然光的时间达 60 分钟以上。已患近视的孩子进一步增加户外活动时间,延缓近视发展。鼓励支持孩子参加各种形式的体育活动,使其掌握 1 ~ 2 项体育运动技能,引导孩子养成终身锻炼习惯。

2. 控制使用电子产品。家长陪伴孩子时应尽量减少使用电子产品。严格控制孩子特别是学龄前儿童使用电子产品,非学习目的的电子产品使用单次不宜超过 15 分钟,每天累计不宜超过 1 小时,使用电子产品学习 30 ~ 40 分钟后,应休息远眺放松 10 分钟,年龄越小,连续使用电子产品的时间应越短。避免孩子长期沉迷网络游戏和观看影视视频。

3. 减轻课外学习负担。家长不要随意增加学生的课业负担,不要盲目参加课外培训、跟风报班,应根据孩子兴趣爱好合理选择。

4. 避免不良用眼行为。引导教育孩子不在走路时、吃饭时、卧床时、晃动的车厢内、光线暗弱或阳光直射等情况下看书或使用电子产品。监督并随时纠正孩子不良的读写姿势,读写连续用眼时间不宜超过 40 分钟。

5. 保障睡眠和营养。确保小学生每天睡眠 10 个小时、初中生 9 个小时、高中阶段学生 8 个小时。让孩子多吃鱼类、水果、绿色蔬菜等有益于视力健康的营养膳食。

6. 早发现早干预。坚持预防为主,经常关注家庭室内照明状况,注重培养孩子的良好用眼卫生习惯。掌握孩子的眼睛发育和视力健康状况,随时关注孩子视力异常迹象,了解到孩子出现需要坐到教室前排才能看清黑板、看电视时凑近屏幕、抱怨头痛或眼睛疲劳、经常揉眼睛等迹象时,及时带孩子到正规眼科医疗机构进行医学验光,根据医学验光处方,进行有效的矫正,避免不正确的矫治方法导致近视程度加重。

(二)规范学校教育管理

学校是儿童青少年近视防控的重点,要建立学校儿童青少年近视防控目标责任制,校长是第一责任人,管理部门是落实责任人,班主任是具体责任人,要明确责任主体,建立防控机制,落实防控任务。

1. 减轻学生过重的学业负担。学校要认真贯彻落实教育部等九部门印发的《中小学生减负措施》,严格依据国家课程方案和课程标准组织安排教学活动,按照"零起点"正常教学,注重提高课堂教学效益,不得随意增减课时、改变难度、调整进度。严格控制学生在校学习时间,强化年级组和学科组对作业数量、时间和内容的统筹管理。完成好基础性作业,强化实践性作业,减少机械、重复训练,提高作业设计质量。

小学一、二年级不布置书面家庭作业,三至六年级书面家庭作业完成时间不得超过60分钟,初中不得超过90分钟,高中阶段也要合理安排作业时间。寄宿制学校要缩短学生晚上学习时间。

2. 加强考试管理。义务教育学校实行免试就近入学。坚决控制义务教育阶段校内统一考试次数,小学一、二年级每学期不得超过1次,其他年级每学期不得超过2次。严禁以任何形式、方式公布学生考试成绩和排名;严禁以各类竞赛获奖证书、学科竞赛成绩或考级证明等作为招生入学依据;严禁以各种名义组织考试选拔学生。除计算机等必须使用电子产品考试的科目外,其他科目的考试原则上须采用纸质试卷,不得依赖电子产品进行考试。

3. 改善视觉环境。积极争取项目资金,改善教学设施和条件,按照相关标准和学生身高配备符合标准的可调节课桌椅和坐姿矫正器,为学生提供符合用眼卫生要求的学习环境。严格按照青海省教育厅改善中小学校教室采光和照明条件技术规范,落实教室、宿舍、图书馆(阅览室)等采光和照明要求,使用利于视力健康的照明设备,到2023年,实现学校教室照明卫生标准100%达标。根据学生座位视角,教室采光照明状况和学生视力变化情况,每月调整学生座位。统筹推进学校建设项目,加快消除"大班额"现象。进一步加强校园环境建设,增加校园绿色覆盖率,到2020年,全省学校绿化达标率达到90%以上。

4. 坚持眼保健操等护眼措施。学校教室内要配备眼保健操挂图,中小学要严格组织全体学生每天上、下午各做1次眼保健操,认真执行眼保健操流程,做眼保健操之前提醒学生注意保持手部清洁卫生。教师要督促学生读写时坐姿端正并正确掌握执笔姿势,保持"一尺、一拳、一寸"要求。即眼睛与书本距离应约为一尺、胸前与课桌距离应约为一拳、握笔的手指与笔尖距离应约为一寸。教师发现学生出现看不清黑板、经常揉眼睛等迹象时,要了解其视力情况,及时向家长反馈。

5. 强化户外体育锻炼。每年开展系列阳光体育活动,强化体育课和课外锻炼,让学生"走下网络、走出宿舍、走向操场",确保中小学生在校时每天1小时以上体育活动时间。严格落实国家体育与健康课程标准,确保小学一、二年级每周4课时,三至六年级和初中每周3课时,高中阶段每周2课时。中小学校每天安排30分钟大课间体育活动。按照动静结合、视近与视远交替的原则,有序组织和督促学生在课间时到室外活动或远眺,防止学生持续疲劳用眼。把防近视工作和阳光体育运动相结合,经常性地开展乒乓球、羽毛球、放风筝、打沙包等有益于学生视力健康的体育活动项目。结合地域特色,开展民族舞蹈、民族健身操,切实丰富大课间活动的载体和形式。全面实施寒暑假学生体育家庭作业制度,督促检查学生完成情况。

6. 加强学校卫生与健康教育。开齐开好健康教育课程,向学生讲授保护视力的意义和方法,提高其主动保护视力的意识和能力。利用学校LED屏、广播、宣传栏、新媒体、家长会、致家长的一封信、近视防控知识竞赛、专题讲座、视力健康同伴教育等形式对学生和家长开展科学用眼护眼健康教育。每个学校每个班级成立由家长组成的近视防控志愿团,让家长的监督职能落地。通过学校和学生辐射教育家长,提高家长对近视危害的认识,做到家校协作无盲点,防控过程无空白,形成学校、家庭共同关注学生视力的局面。通过健康教育骨干教师培训、健康教育课评选等多形式、多途径培养健康教育教师,开发和拓展健康教育课程资源,支持鼓励学生成立健康教育社团。

7. 科学合理使用电子产品。指导学生科学规范使用电子产品,严禁学生将个人手机、平板电脑等电子产品带入课堂,带入学校的要进行统一保管。学校教育本着按需的原则合理使用电子产品,教学不依赖电子产品,使用电子产品开展教学时长原则上不超过教学总时长的30%,原则上采用纸质作业,不得使用手机 App 等电子产品完成作业。在学业基础较弱的地区,部分学科教学中推导演算步骤原则上不提倡大规模、长时间使用电子白板。

8. 定期开展视力监测。小学要接收医疗卫生机构转来的儿童青少年视力健康电子档案,确保一人一档,并随学籍变化实时转移、更新。在卫生健康部门的指导下,严格落实学生健康体检制度,每学年组织开展 2 次视力监测。建立视力异常学生档案,由校医或保健教师对视力初筛异常和已患近视学生的诊断、矫治和配镜情况进行跟踪、了解、记录。配合医疗卫生机构开展视力筛查,做好学生视力不良检出率、新发率等的报告和统计分析。学校和医疗卫生机构要及时把视力筛查、监测、诊断、治疗结果记入儿童青少年视力健康电子档案,同时将学生视力不良情况及时反馈给家长。

9. 加强视力健康管理。按照教育部《中小学学生近视眼防控工作岗位职责》要求,建立校领导、班主任、校医(保健教师)、家长代表、学生视力保护委员和志愿者等学生代表为一体的视力健康管理队伍,明确和细化职责。将近视防控知识融入课堂教学、校园文化和学生日常行为规范。加强医务室(卫生室、校医院、保健室等)建设,按标准配备校医、必要的药械设备及相关监测检查设备。严禁学校联系没有资质的组织机构和人员开展学生视力筛查。教育行政部门根据每年视力检测数据,开展优秀学校、家长满意度评比,并将检查评比结果作为学校管理考核重要内容。

10. 倡导科学保育保教。严格落实《3～6 岁儿童学习与发展指南》,遵循幼儿年龄特点和身心发展规律,防止和纠正幼儿园保教工作"小学化"倾向。要保证儿童每天 2 小时以上户外活动,寄宿制幼儿园不得少于 3 小时,其中体育活动时间不少于 1 小时,结合地区、季节、学龄阶段特点合理调整。为儿童提供营养均衡、有益于视力健康的膳食,促进视力保护。幼儿园教师开展保教工作时要主动控制使用电视、投影等电子设备的时间。充分发挥幼儿园家长委员会作用,推动家长共同培育幼儿良好用眼卫生和行为习惯,提高幼儿自我保护能力。

(三)发挥学生的主观能动性

学生要强化"每个人是自身健康的第一责任人"意识,主动学习掌握科学用眼护眼等健康知识,并向家长宣传。积极关注自身视力状况,自我感觉视力发生明显变化时,及时告知家长和教师,尽早到眼科医疗机构检查和治疗。遵守近视防控的各项要求,认真规范做眼保健操,保持正确读写姿势,积极参加体育锻炼和户外活动,每天保证 2 小时以上的户外活动时间,每周参加中等强度体育活动 3 次以上,养成良好生活方式,不熬夜、少吃糖、不挑食,自觉减少电子产品使用。

（四）发挥医疗卫生机构专业优势

1. 建立视力档案。严格落实 0～6 岁儿童眼保健和视力检查工作要求,0～6 岁儿童每年眼保健和视力检查覆盖率达 90% 以上。认真开展中小学生视力监测、筛查,依托现有资源,建立并更新儿童青少年视力健康电子档案。配合学校及教育行政部门,及时共享有关信息,随儿童青少年入学实时转移。筛查出视力异常或可疑眼病的,要提供个性化、针对性强的防控方案。

2. 规范诊断治疗。县级及以上综合医院眼科、眼科专科医院普遍开展近视防治医疗服务,认真落实《近视防治指南》等诊疗规范,不断提高眼健康能力。根据儿童青少年视觉症状,进行科学验光及相关检查,明确诊断,按照诊疗规范进行矫治。对于儿童青少年高度近视或病理性近视患者,应充分告知疾病的危害,提醒其采取预防措施避免并发症的发生或降低危害。制定跟踪干预措施,检查和矫治情况及时记入儿童青少年视力健康电子档案。积极开展近视防治相关研究,加强防治近视科研成果与技术的应用。充分发挥中医药在儿童青少年近视防治中的作用,制定实施中西医一体化综合治疗方案,推广应用中医药特色技术和方法。

3. 提高诊疗水平。各级医疗机构眼科、眼科专科医院应结合实际,加大投入,完善设施设备,配齐医护人员,并建立科学的培训及考核制度,不断加强眼科医疗服务能力建设,尤其是小儿眼科的诊断和服务能力,并定期开展眼科医生培训,提升区域内眼科疾病诊疗水平和眼健康服务能力。

4. 加强健康教育。依托基本公共卫生服务,开展儿童青少年和家长自主健康行动。将近视防控宣教的节点前移至孕期保健服务和儿童早期发展综合干预过程,使婴幼儿父母掌握眼健康和近视防控知识,并采取有效措施进行科学防控。发挥健康管理、公共卫生、眼科、视光学、疾病防控、中医药相关领域专家的指导作用,充分利用有资质有能力的眼科专科医院主动进学校、进社区、进家庭,积极宣传推广预防儿童青少年近视的视力健康科普知识。加强营养健康宣传教育,因地制宜开展营养健康指导和服务。

四、强化宣传,监督考核,完善防控工作机制

1. 加强组织领导。省教育厅、省卫生健康委、省财政厅等相关部门成立全省学生近视等常见病综合防控工作领导小组,组建专家团队,每年定期召开联席会议,加强对儿童青少年近视防控工作的指导、监督和考核。各市（州）、县（区）要成立儿童青少年近视防控工作领导小组或协调机构,把近视防控工作作为推进儿童青少年素质教育、促进其身心健康的重要内容。结合本地实际,细化落实措施,强化组织推进。各中小学校(幼儿园)要成立以校(园)长为第一责任人的近视防控工作机构,落实责任分工,将近视防控工作作为学校卫生健康教育工作的重中之重。

2. 采取措施抓落实。省人民政府授权省教育厅、省卫生健康委与各市(州)政府签订全面加强儿童青少年近视防控工作责任书。各级人民政府负责抓好本地区儿童青少年近视防控措施落实,主要负责人亲自抓。严禁各级人民政府片面地以学生考试成绩、学校升学率考核教育行政部门和学校。

3. 实行考核、督办问责制度。将视力健康纳入素质教育,将儿童青少年身心健康、课业负担等纳入义务教育质量监测评估体系。严格执行国家儿童青少年近视防控工作评议考核办法,从2020年起,每年开展各市(州)人民政府儿童青少年近视防控工作评议考核,结果向社会公布。强化过程性、常规性督导检查,确保各项措施落到实处,对儿童青少年体质健康水平连续三年下降的地方政府和学校依法依规予以问责。

4. 广泛开展宣传引导。加强舆论引导,通过媒体和教育、卫生的新媒体平台,向社会公布我省儿童青少年近视防控的工作进展。注重新闻宣传,主动宣传各地在近视防控中的典型经验、有效路径、重点突破和显著成效。结合全国爱眼日、世界视力日等健康教育主题活动,普及近视防治知识,加强法律法规政策解读,营造保护儿童青少年视力健康的良好社会氛围。

中共青海省委宣传部　青海省教育厅

青海省卫生健康委员会　青海省体育局

青海省财政厅　青海省人力资源和社会保障厅

青海省市场监督管理局　青海省广播电视局

2019 年 9 月 25 日

黑龙江省大力推进儿童青少年近视防控工作

黑龙江省坚持"预防为主、防治结合、试点先行、全员参与"原则,加大"政府支持、医教结合、专家指导"工作力度,切实加强儿童青少年近视防控工作。

抓责任落实。成立"防近"工作领导小组,把"防近"工作纳入学校考评重要内容。依托32所医疗机构,建立全省青少年近视防控基地,义务开展视力筛查、宣传教育等,加强学校"防近"技术指导和有效干预。各校明确学校教务处、总务处、卫生保健室等部门职责要求,分别明确校长、保健教师、班主任、任课教师、学生家长和学生的任务要求。哈尔滨市虹桥第一小学制定学生近视防治工作岗位职责,将是否重视培养学生正确的读写姿势,是否注意保护学生视力作为好课评比的重要考量因素,将是否每周调整学生座位,认真组织眼保健操等纳入班主任绩效考核;学校保健教师对学生进行读写姿势、眼保健操正确姿势的一对一教学,确保全校各班级眼保健操准确率达95%以上。

抓工作落实。在全省确立300所学生视力监测点校,把"防近"工作与学生体检结合起来,建立信息化平台和视力档案,及时掌握全省学生视力状况,有针对性开展"防近"工作。选派哈尔滨医科大学附属第四医院、黑龙江中医药大学附属第一医院有资质的专业验光师进入学校,根据学生视力检查情况制定专项"防近"举措。积极支持相关部门开展儿童青少年近视防控综合工作,建立各级近视防控中心、视力健康保健站,落实保护视力的相关强制性标准,依法查处虚假违法近视防控产品广告。落实国家实施网络游戏总量调控要求,限制未成年人网络游戏使用时间。佳木斯市东风区与佳木斯大学合作共建近视防控科普示范基地,打造近视防控实践试点,建立青少年学生屈光大数据档案,开展眼健康教育、预防与治疗工作。小学低年级重点教会正确的读写姿势、培养良好的用眼卫生行为习惯,小学高年级和中学生抓减轻课业负担,减少作业量。针对轻度、中度、重度近视学生,分别采取不同的方法进行矫治。

抓睡眠和体育锻炼。2018年2月,印发关于推后全省中小学生早晨到校时间的通知,规定全省小学生、初中生早晨到校时间不得早于8:00,高中生早晨到校时间不得早于7:30。同时,全面加强学校体育工作,开好体育课,组织好每天一小时课外锻炼活动,严格保证学生课外活动时间,让学生动起来、练起来、赛起来,增强体质健康。深化学校体育和健康教育教学改革,加强体育与健康师资队伍和中小学生保健场所等建设,推动公共体育设施向儿童青少年开放。每年定期举办眼保健操、读写姿势比赛,促进学生养成良好的用眼和卫生习惯。哈尔滨市花园小学在积极参加眼保健操、读写姿势比赛基础上,独创手指操,指导所有学生全部掌握。

抓家校联动宣传。积极通过课堂教育、"爱眼日"、主题班会、致家长一封信等形式,向学生和家长宣传爱眼和"防近"知识。近5年共发放"防近"宣传材料150万份,宣传手册100万册,发放《国际对数近视表》宣传板1万多套,努力形成学校、家庭共同关注学生视力的局面。哈尔滨市南岗区部分中小学邀请在医院工作的学生家长走进学校,为学生做"爱眼宣传"专题讲座,讲解正确的读写姿势、用眼方法、近视防治等,得到学生和家长好评。

来源:黑龙江省教育厅

2018年9月30日

黑龙江省举办 2022 年"全国爱眼日"系列宣传活动

2022 年 6 月 6 日，是第 27 个"全国爱眼日"。黑龙江省卫生健康委、黑龙江省教育厅积极落实《关于开展 2022 年"全国爱眼日"活动的通知》要求，充分利用"全国爱眼日"契机，大力宣扬眼健康知识，强化人民群众眼保健意识，进一步促进全年龄段全生命周期眼健康，积极组织开展全国爱眼日系列宣传及义诊活动。

医生与学生面对面，近视防控进校园。按照《关于进一步规范校园视力检测与近视防控相关服务工作的通知》要求，黑龙江省卫生健康委、黑龙江省教育厅共同确立入校筛查"白名单"，评定 54 家具备入校（园）视力检测资质的医疗机构，开展全省的校园视力筛查任务。黑龙江省儿童青少年近视防治中心眼健康筛查队，走进学校、幼儿园开展视力筛查与科普宣教活动。活动现场，学生们在医护人员与学校老师的引导下井然有序地进行视力检查，并为每一名学生建立"一对一"的视力健康档案，医生现场给予专业的指导与建议，并及时反馈给学校及家长。此次活动旨在更好地帮助家长和学校了解孩子们的视力健康状况，做到"早筛查、早发现、早干预、早治疗"。

眼科专家深入开展近视防控和眼健康宣传教育。黑龙江省教育厅联合黑龙江省卫生健康委组建黑龙江省近视防控专家宣讲团，面向全省持续深入开展儿童青少年近视防控宣传教育活动，在黑龙江省广播电视台极光新闻客户端开通全省中小学、幼儿园"爱眼宣传周"暨第 27 个"全国爱眼日"家长课堂专栏，积极组织国家和我省近视防控宣讲团专家，针对家长关心的近视防控有效手段、运动和眼健康、膳食营养与眼健康等问题开展系列讲座授课活动。

黑龙江省儿童青少年近视防治中心专家在黑龙江省眼健康科普馆，通过直观、形象的沉浸式科普方式，为学生讲解了爱眼护眼、防控近视等科普知识，充分调动学生的参与积极性，让每个孩子都能将爱眼护眼知识"入心入脑"。通过此次科普讲解活动，旨在呼吁更多的儿童青少年走进眼健康科普馆，积极了解近视防控知识，培养良好的眼健康保护意识。

黑龙江省眼科医院副院长张治平教授参加由人民日报社策划的"爱眼日"系列直播，围绕如何将近视防控关口前移、防控方法以及家长如何做好"近视防控守门员"等方面知识进行深入讲授。通过此次直播讲座重点强调要"家、校、社、医"联合起来,相互配合协调,组成一道坚实的防线,共同呵护儿童青少年眼健康,全方位做好近视防控工作,努力提高儿童青少年眼健康水平。

黑龙江省眼科医院副院长崔海滨教授做客极光新闻客户端,围绕眼底疾病相关知识及早期规范化筛查等内容开展宣教,并指出各类眼科疾病中,糖尿病视网膜病变及白内障占到全部致盲眼病患者的一半以上,是不可逆的,严重威胁人民群众的健康和生活质量。通过此次讲座,进一步呼吁在早期对糖尿病、高血压、心血管疾病、高龄等高危人群进行眼底筛查、争取做到"早发现、早治疗"的机会。

"有远见,不近视",争做护眼小标兵。5 月 28 日,在黑龙江省眼健康科普馆"小小讲解员志愿者"的带领下,孩子们参观了黑龙江省眼健康科普馆,小小讲解员用他们精彩的讲解,展示了少先队员精神和志愿者服务精神的精彩画面,通俗易懂的童声讲解,引来孩子们掌声阵阵,并纷纷表示在今后的学习生活中,会养成良好的用眼习惯,努力做好视力保护。此次活动,不仅拓展了孩子们的视野,更是为孩子们搭建了一个学习知识、展示自我的实践平台。

为完善近视防控长效工作机制,提高儿童青少年爱眼护眼意识,黑龙江省眼健康科普馆举办以"爱眼护眼,有你有我"为主题的"小小讲解员志愿者科普讲解风采评比活动"。此次活动有 300 余名学生参与,经严格筛选,共 20 名小小讲解员脱颖而出。此次活动,旨在增强学生自身爱眼护眼意识的同时,带动身边的学生养成良好的用眼行为习惯。活动后的小小讲解员纷纷表示:"很荣幸成为一名小小讲解员志愿者,我们要成为校园近视防控小标兵,让更多的同学了解近视防控的重要意义,吸引更多的同学加入志愿者行列。"自黑龙江省眼健康科普馆 2021 年 10 月 1 日开馆以来,已开展 1000 余场讲解,累计接待 2 万余名学生参观,收到非常好的社会效果。

组织专家团队,下基层开展老年人义诊活动。为强化眼病宣传教育,增强眼病防治意识,自 5 月 20 日开始,黑龙江省眼科医院开展"关注白内障,重现新'视'界"义诊活动。医院在门诊设立专家义诊室的基础上,为 90 余位老年人进行眼健康系统的检查,建立眼健康档案,组织了健康知识讲座,并参观了黑龙江省眼健康科普馆。同时,还深入偏远的红旗满族乡为 200 余位老年人开展义诊,并为 30 余名患有白内障贫困患者进行免费的手术治疗。此次义诊活动,实实在在地解决了他们的眼健康问题,也弘扬了尊老爱老的社会风尚。

在第 27 个"全国爱眼日"系列活动中,我省积极响应国家"关注普遍眼健康,共筑'睛'彩大健康"的号召,通过科普讲座、公益义诊等活动积极开展全年龄段全生命周期眼健康教育,宣传普及眼健康科学知识,树立"每个人是自己健康的第一责任人"意识,对提高我省人民群众眼健康水平起到了积极的促进作用。

来源:黑龙江省卫生健康委员会

2022 年 6 月 2 日

吉林省教育厅等八部门关于印发

《吉林省综合防控儿童青少年近视行动方案》的

通知

各市（州）人民政府，长白山开发区、长春新区，梅河口、公主岭市人民政府：

为贯彻落实习近平总书记关于学生近视问题的重要指示批示精神，按照教育部等八部门印发的《综合防控儿童青少年近视行动方案》（教体艺〔2018〕3号）要求，吉林省教育厅等八部门联合制定了《吉林省综合防控儿童青少年近视行动方案》，经吉林省人民政府同意，现印发给你们，请遵照执行。

吉林省教育厅　中共吉林省委宣传部
吉林省财政厅　吉林省人力资源和社会保障厅
吉林省卫生健康委员会　吉林省市场监督管理厅
吉林省广播电视局　吉林省体育局
2019年8月22日

吉林省综合防控儿童青少年近视行动方案

为贯彻落实习近平总书记关于儿童青少年近视问题的重要指示批示精神和《教育部等八部门关于印发〈综合防控儿童青少年近视实施方案〉的通知》（教体艺〔2018〕3号）要求，切实加强新时代儿童青少年近视防控工作，提高全省儿童青少年视力健康水平。经省政府同意，省教育厅等八部门联合就综合防控儿童青少年近视制定本行动方案。

一、工作目标

到2023年，力争实现全省儿童青少年总体近视率在2018年的基础上每年降低0.5个百分点以上。到2030年，实现全省儿童青少年新发近视率明显下降、视力健康整体水平显著提升,国家学生体质健康标准达标优秀率达到 25% 以上。

二、重点工作

（一）实施视力健康教育促进工程

1. 加强学校卫生与健康教育。依托健康教育相关课程,向学生讲授保护视力的意义和方法,通过课堂教学、专题讲座、校园广播、宣传栏、家长会等形式开展科学用眼护眼健康教育,提高其主动保护视力的意识和能力。

2. 开发和拓展健康宣教资源。发挥健康管理、公共卫生、疾病防控、中医药等相关领域专家的指导作用,主动进学校、进家庭、进社区宣传预防视力健康科普知识。鼓励中医药等医学院校、师范院校培养培训近视防治、视力健康管理人才和教师。利用健康教育巡讲、全国爱眼日等宣传活动时机,营造近视防治的良好环境和氛围。

3. 强化学生健康习惯和意识。要强化学生"每个人是自身健康的第一责任人"意识,学习掌握科学用眼护眼等健康知识,遵守近视防控的各项要求,关注自身视力变化状况,及时告知家长和教师,尽早到眼科医疗机构检查和治疗。鼓励孩子参加体育锻炼和户外活动,养成终身锻炼习惯。

（二）实施阳光体育运动促进工程

1. 强化户外体育锻炼。强化体育课和课外锻炼,创新大课间活动内容,确保中小学生在校时每天 1 小时以上体育活动时间。幼儿园要遵循幼儿身心发展规律,开展丰富多彩的体育活动,家长要支持学生参加社会体育活动。严格落实国家体育与健康课程标准,实施寒暑假学生体育家庭作业制度,督促检查学生完成情况。

2. 增加户外活动和体育锻炼场馆设施。按照学校建设标准,加大体育教学设备器材配置、场地设施建设力度。进一步完善制度,积极推动公共体育场馆设施为学校体育工作提供服务,向学生免费或优惠开放,不断提升供给能力和服务水平。

（三）实施减轻学生学业负担工程

1. 减轻课内外学业负担。严格依据国家课程方案和课程标准组织安排教学活动,不断提高课堂教学效益,不得随意增减课时、改变难度、调整进度,要科学布置作业。家庭要配合学校切实减轻孩子负担,不要盲目参加课外培训,避免学校减负、家庭增负。

2. 加强考试管理。坚决控制义务教育阶段校内统一考试次数,严禁公布学生考试成绩和排名;严禁以各类竞赛获奖证书、学科竞赛成绩或考级证明等作为招生入学依据和以各种名义组织考试选拔学生。

（四）实施改善视觉环境提升工程

改善视觉环境。按照国家标准,落实教室、宿舍、图书馆（阅览室）等采光和照明要求。加快消除"大班额"现象。鼓励采购符合标准的可调节课桌椅,根据座位视角、教室采光照明状况和学生视力变化情况,每月调整学生座位,每学期对学生课桌椅高度进行个性化调整,为学生提供符合用眼卫生要求的学习环境。家长应重视孩子视力保护,提供良好的居家视觉环境,预防控制近视的发生与发展。

(五)实施视力健康综合干预工程

1. 科学合理使用电子产品。指导学生科学规范使用电子产品,养成信息化环境下良好的学习和用眼卫生习惯。学校教育本着按需的原则合理使用电子产品,使用电子产品教学时长原则上不超过教学总时长的30%。家庭要控制孩子使用电子产品,年龄越小,连续使用电子产品的时间应越短。

2. 坚持眼保健操等护眼措施。要严格组织全体学生每天上、下午各做1次眼保健操,认真执行眼保健操流程,保持清洁卫生。

3. 建立完善视力档案。在卫生健康部门指导下,定期开展视力监测。严格落实0～6岁儿童眼保健视力检查、学生健康体检制度和每学期2次视力监测制度,开展视力筛查,建立视力健康电子档案,做好学生视力不良检出率、新发率等报告和统计分析,并随学籍变化实时转移。对视力异常的学生进行提醒教育,为其开具个人运动处方和保健处方,及时告知家长带学生到眼科医疗机构检查。

4. 加强视力健康管理。建立健全学校视力健康管理队伍,加强领导,明确职责。

5. 规范近视诊疗工作。培养优秀视力健康专业人才,县级及以上综合医院普遍开展眼科医疗服务,认真落实《近视防治指南》等诊疗规范,不断提高眼健康服务能力。根据儿童青少年视觉症状,进行科学验光及相关检查,明确诊断,按照诊疗规范进行矫治。对因近视就诊的儿童青少年,要充分告知近视危害,制定跟踪干预措施,进行近视防控相关知识的宣教工作,检查和矫治情况及时记入儿童青少年视力健康电子档案。积极开展近视防治相关研究,加强防治近视科研成果与技术的应用。充分发挥中医药在儿童青少年近视防治中的作用,制定实施中西医一体化综合治疗方案,推广应用中医药特色技术和方法。

6. 坚持科学保育保教。严格落实3～6岁儿童学习与发展指南,严禁"小学化"教学。要保证儿童户外活动时间,科学营养膳食,控制使用电视、投影等设备的时间。

(六)实施家校联动工程

1. 引导家长共同参与近视防控。利用家长会、新媒体等平台,向家长宣传保护视力、预防近视的知识和方法,积极引导家长共同做好近视防控。家长应以身作则帮助孩子养成良好用眼习惯,提供良好的居家视觉环境。营造良好的家庭体育运动氛围,引导孩子养成终身锻炼习惯,重视孩子早期视力保护与健康,及时预防和控制近视的发生与发展。

2. 避免不良用眼行为。家长要监督并随时纠正孩子不良读写姿势,读写连续用眼时间不宜超过40分钟。

3. 保障睡眠和营养。科学保障孩子睡眠时间和营养膳食,让孩子多吃有益于视力健康的营养食品。

4. 做到早发现早干预。家长要改变"重治轻防"观念,经常关注孩子的眼睛发育和视力健康状况,发现异常及时带其到眼科医疗机构检查。遵从医嘱进行科学的干预和近视矫治。

三、部门职责分工

（一）教育部门

严格落实《学校卫生工作条例》《中小学健康教育指导纲要》,成立省中小学和高校健康教育指导委员会,指导学校科学开展儿童青少年近视防控和视力健康管理等学校卫生与健康教育工作,建立省、市、县三级儿童青少年视力监测体系,推进儿童青少年近视综合防控试点工作,强化示范引领。深化学校体育、健康教育教学改革,加强现有中小学卫生保健机构建设,按照标准和要求强化人员和设备配备,充分发挥中小学卫生保健机构在儿童青少年近视眼防控工作中的作用。加强体育与健康师资队伍建设,定期开展师资培训,强化近视眼防治知识与技能专项培训,不断提高校医和保健教师的业务水平。做好学生健康体检和视力筛查协调管理工作。鼓励医学院校、高等师范院校开设相关专业,培养近视防治、视力管理专门人才和健康教育教师,积极开展儿童青少年视力健康管理相关研究。会同有关部门坚决治理规范校外培训机构,严格检查教室采光照明、课桌椅配备、电子产品等达标情况。

（二）卫健部门

培养优秀视力健康专业人才,在有条件的社区设立防控站点。加强基层眼科医师、眼保健医生、儿童保健医生培训,提高视力筛查、常见眼病诊治和急诊处置能力。加强视光师培养,确保每个县（市、区）均有合格的视光专业人员提供规范服务,并根据儿童青少年近视情况,选择科学合理的矫正方法。加强全省儿童青少年视力健康及其相关危险因素监测网络、数据收集与信息化建设。组建全省儿童青少年近视防治和视力健康专家队伍,加强儿童青少年近视防治和视力健康管理科学指导工作。严格落实《中小学生健康体检管理办法》及国家有关强制标准。会同相关部门按照采光和照明国家有关标准要求,对学校、托幼机构以"双随机"方式进行抽检、记录并公布。

（三）体育部门

增加适合儿童青少年户外活动和体育锻炼的场地设施,持续推动各类公共体育设施向儿童青少年开放。积极组织各类冬夏令营、训练营和体育赛事等活动,广泛开展青少年阳光体育活动和"百万青少年上冰雪"活动,积极引导支持社会力量开展各类儿童青少年体育活动,动员各级社会体育指导员为广大儿童青少年参与体育锻炼提供指导。

（四）财政部门

合理安排投入，积极支持相关部门开展儿童青少年近视综合防控工作。

（五）人社部门

会同省教育、卫健部门，按照国家规定完善我省中小学和高校校医、保健教师和健康教育教师职称评审政策。

（六）市场监管部门

严格监管验光配镜行业，不断加强眼视光产品监管和计量监管，整顿配镜行业秩序，加大对眼镜和眼镜片的生产、流通和销售等执法检查力度，规范眼镜片市场，杜绝不合格眼镜片流入市场。加强广告监管，依法查处虚假违法近视防控产品广告。

（七）省委宣传部和广播电视部门

充分发挥广播电视、报刊、网络、新媒体等作用，利用公益广告等形式，多层次、多角度宣传推广近视防治知识。落实国家网络游戏总量调控、控制新增网络游戏上网运营数量要求，探索符合实际的适龄提示制度，采取措施限制未成年人使用时间。

四、实行考核评价制度

（一）落实《综合防控儿童青少年近视行动方案》重点任务分工方案，确定市、县重点任务分工方案。实行主要领导负责制，将儿童青少年近视防控工作、总体近视率和体质健康状况纳入政府绩效考核。严禁市、县政府片面以学生考试成绩和学校升学率考核教育行政部门和学校。

（二）实行评价公示制度。按国家评议考核办法，建立防近工作评议考核制度，每年进行考核。在核实各地 2018 年近视率基础上，自 2019 年起对各市、县政府进行评议考核，结果向社会公布。

（三）实行督办问责制度。加强督导检查，对未实现年度学生防近工作目标或排在后位的市、县，由省政府授权省教育、省卫生部门进行通报、约谈，对儿童青少年体质健康水平连续三年下降的市、县政府和学校依法依规予以问责。

《综合防控儿童青少年近视行动方案》重点任务分工方案

重点工作	工作任务	责任单位	责任处室
一、阶段性目标	1. 到2023年,力争实现全省儿童青少年总体近视率在2018年的基础上每年降低0.5个百分点以上,近视高发省份每年降低1个百分点以上		
	2. 到2030年,实现全省儿童青少年新发近视率明显下降,儿童青少年视力健康整体水平显著提升,6岁儿童近视率控制在3%左右,小学生近视率下降到38%以下,初中生近视率下降到60%以下,高中阶段学生近视率下降到70%以下,国家学生体质健康标准达标优秀率达25%以上		
	3. 指导各地教育行政部门督促和确保各级各类学校严格依据国家课程方案和课程标准组织安排教学活动,严格按照"零起点"正常教学,小学一、二年级不布置书面家庭作业,三至六年级书面家庭作业完成时间不得超过60分钟,初中不得超过90分钟,高中阶段也要合理安排作业时间	教育厅	基础教育处、督导室
	4. 指导各地教育行政部门督促和确保全面推进义务教育学校免试就近入学全覆盖。坚决控制义务教育阶段校内统一考试次数,小学一、二年级每学期不得超过1次,其他年级每学期不得超过2次。严禁以任何形式、方式公布学生考试成绩和排名;严禁以各类竞赛获奖证书、学科竞赛成绩或考级证明等作为招生入学依据;严禁以各种名义组织考试选拔学生	教育厅	基础教育处、督导室、考试院
	5. 指导各地教育行政部门督促和确保改善教学设施和条件,鼓励采购符合标准的可调节课桌椅和坐姿矫正器,为学生提供符合用眼卫生要求的学习环境,严格按照普通中小学校、中等职业学校建设标准,落实教室、宿舍、图书馆(阅览室)等采光和照明要求,使用利于视力健康的照明设备。加快消除"大班额"现象。学校教室照明卫生标准达标率100%	教育厅	基础教育处、督导室、装备中心、后勤中心
	6. 指导各地教育行政部门督促和确保中小学校严格组织全体学生每天上、下午各做1次眼保健操	教育厅	基础教育处、体卫艺处

重点工作	工作任务	责任单位	责任处室
二、推动和督促学校强化儿童青少年近视防控	7. 指导各地教育行政部门督促和确保各级各类学校强化体育与健康课和课外锻炼,确保中小学生在校时每天1小时以上体育活动时间。严格落实国家体育与健康课程标准,确保小学一、二年级每周4课时,三至六年级和初中每周3课时,高中阶段每周2课时。中小学校每天安排30分钟大课间体育活动。有序组织和督促学生在课间时到室外活动或远眺,防止学生持续疲劳用眼。全面实施寒暑假学生体育家庭作业制度,督促检查学生完成情况	教育厅	体卫艺处、基础教育处、督导室
	8. 指导各地教育行政部门督促和确保各级各类学校依托健康教育相关课程,向学生讲授保护视力的意义和方法,提高其主动保护视力的意识和能力。培训培养健康教育教师,开发和拓展健康教育课程资源。支持鼓励学生成立健康教育社团,开展视力健康同伴教育	教育厅	基础教育处、体卫艺处、教师工作处、督导室
	9. 指导各地教育行政部门督促和确保各级各类学校引导学生科学规范使用电子产品,养成信息化环境下良好的学习和用眼卫生习惯。严禁学生将个人手机、平板电脑等电子产品带入课堂,带入学校的要进行统一保管。学校教育本着按需的原则合理使用电子产品,教学和布置作业不依赖电子产品,使用电子产品开展教学时长原则上不超过教学总时长的30%,原则上采用纸质作业	教育厅	基础教育处、德育办、体卫艺处、督导室、信息中心
	10. 指导各地教育行政部门督促和确保小学接收医疗卫生机构转来的儿童青少年视力健康电子档案,确保一人一档,并随学籍变化实时转移。严格落实学生健康体检制度和每学期2次视力监测制度,学校及时把视力监测结果记入儿童青少年视力健康电子档案	教育厅	基础教育处、体卫艺处、督导室
	11. 指导各地教育行政部门督促和确保各级各类学校建立校领导、班主任、校医(保健教师)、家长代表、学生视力保护委员和志愿者等学生代表为一体的视力健康管理队伍,明确和细化职责。将近视防控知识融入课堂教学、校园文化和学生日常行为规范。加强医务室(卫生室、校医院、保健室等)力量,按标准配备校医和必要的药械设备及相关监测检查设备	教育厅	基础教育处、体卫艺处、财务处、督导室、德育办、装备中心

重点工作	工作任务	责任单位	责任处室
二、推动和督促学校强化儿童青少年近视防控	12. 指导各地教育行政部门督促和确保幼儿园严格落实3～6岁儿童学习与发展指南,重视生活和游戏对3～6岁儿童成长的价值,严禁"小学化"教学。保证儿童每天2小时以上户外活动。为儿童提供营养均衡、有益于视力健康的膳食,促进视力保护。幼儿园教师开展保教工作时要主动控制使用电视、投影等设备的时间	教育厅	基础教育处、民办教育管理处、督导室、体卫艺处、财务处、后勤中心、装备中心
三、推动和督促医疗卫生机构强化儿童青少年近视防治	13. 指导各地卫生健康行政部门督促和确保医疗卫生机构严格落实国家基本公共卫生服务中关于0～6岁儿童眼保健和视力检查工作要求,自2019年起,0～6岁儿童每年眼保健和视力检查覆盖率达90%以上。依托现有资源建立,及时更新儿童青少年视力健康电子档案,并随儿童青少年入学实时转移。认真开展中小学生视力筛查,及时更新儿童青少年视力健康电子档案,筛查出视力异常或可疑眼病的,要提供个性化、针对性强的防控方案	卫生健康委	妇幼处、基层处、疾控处
	14. 指导各地卫生健康行政部门督促和确保县级及以上综合医院普遍开展眼科医疗服务,认真落实《近视防治指南》等诊疗规范,提高眼健康服务能力。制定跟踪干预措施,检查和矫治情况及时记入儿童青少年视力健康电子档案。积极开展近视防治相关研究,加强防治近视科研成果与技术的应用。充分发挥中医药在儿童青少年近视防治中的作用,制定实施中西医一体化综合治疗方案,推广应用中医药特色技术和方法	卫生健康委	医政处、科教处、中医局
	15. 发挥健康管理、公共卫生、眼科、视光学、疾病防控、中医药相关领域专家的指导作用,积极宣传推广预防儿童青少年近视的视力健康科普知识。加强营养健康宣传教育,因地制宜开展营养健康指导和服务	卫生健康委	宣传处

续表

重点工作	工作任务	责任单位	责任处室
四、八个联合发文部门重点任务和分工	16.成立全省中小学和高校健康教育指导委员会,指导教育行政部门和学校科学开展儿童青少年近视防控和视力健康管理等学校卫生与健康教育工作	教育厅	体卫艺处、基础教育处、高教处、职成处、宣传处、后勤中心
	17.强化示范引领,开展儿童青少年近视综合防控试点工作	教育厅	体卫艺处
	18.进一步健全学校体育卫生发展制度和体系,不断完善学校体育场地设施,加快体育与健康师资队伍建设,聚焦"教"(教会健康知识和运动技能)、"练"(经常性课余训练和常规性体育作业)、"赛"(广泛开展班级、年级和跨校体育竞赛活动)、"养"(养成健康行为和健康生活方式),深化学校体育、健康教育教学改革,积极推进校园体育项目建设	教育厅	体卫艺处、规划处、教师工作处、基础教育处、后勤中心、装备中心、宣传处
	19.加强现有中小学卫生保健机构建设,按照标准和要求强化人员和设备配备	教育厅	教师工作处、体卫艺处、基础教育处、财务处、后勤中心、装备中心
		人社厅	专技处
	20.鼓励高校特别是医学院校、师范院校开设眼视光、健康管理、健康教育相关专业,培养近视防治、视力健康管理专门人才和健康教育教师,积极开展儿童青少年视力健康管理相关研究	教育厅	高教处、职成处、科研处、教师工作处

重点工作	工作任务	责任单位	责任处室
四、八个联合发文部门重点任务和分工	21. 开展全省学校校医等专职卫生技术人员配备情况专项督导检查,着力解决专职卫生技术人员数量及相关设备配备不足问题	教育厅	督导室、教师工作处、人事处、规划处、体卫艺处、基础教育处、财务处、后勤中心、装备中心
		卫生健康委	医政处、妇幼处
		人社厅	专技处
	22. 坚决治理规范校外培训机构,每年对校外培训机构教室采光照明、课桌椅配备、电子产品等达标情况开展全覆盖专项检查	教育厅	民办教育管理处、装备中心、审计处
		卫生健康委	监督处
	23. 培养优秀视力健康专业人才,在有条件的社区设立防控站点。加强基层眼科医师、眼保健医生、儿童保健医生培训,提高视力筛查、常见眼病诊治和急诊处置能力。加强视光师培养,确保每个县(市、区)均有合格的视光专业人员提供规范服务,并根据儿童青少年近视情况,选择科学合理的矫正方法	卫生健康委	基层处、医政处、妇幼处
	24. 全面加强全省儿童青少年视力健康及其相关危险因素监测网络、数据收集与信息化建设	卫生健康委	疾控处
	25. 组建全省儿童青少年近视防治和视力健康专家队伍,科学指导儿童青少年近视防治和视力健康管理工作	卫生健康委	医政处、疾控处
		教育厅	体卫艺处

续表

重点工作	工作任务	责任单位	责任处室
四、八个联合发文部门重点任务和分工	26. 2019年年底前，按照国家出台相关强制性标准，严格规范儿童青少年的教材、教辅、考试试卷、作业本、报刊及其他印刷品、出版物等的字体、纸张，以及学习用灯具等，使之有利于保护视力	卫生健康委	监督处、疾控处
		教育厅	基础教育处、督导室、考试院
		市场监管厅	标准技术处
		省委宣传部	出版处、图书处、报刊处、印刷处
		广电局	
	27. 按照采光和照明国家有关标准要求，对学校、托幼机构和校外培训机构教室（教学场所）以"双随机"（随机抽取卫生监督人员，随机抽取学校、托幼机构和校外培训机构）方式进行抽检、记录并公布	卫生健康委	监督处
		教育厅	装备中心、基础教育处、民办教育管理处、审计处、督导室、后勤中心
	28. 课余时间依托校外青少年体育俱乐部、青少年校外实践基地、青少年户外体育活动营地等青少年校外体育活动场所，持续推动各类公共体育设施向儿童青少年开放	体育局	青少处
		教育厅	规划处、财务处、装备中心
	29. 积极引导支持社会力量开展各类儿童青少年体育活动，有针对性地开展各类冬夏令营、训练营和体育赛事等，吸引儿童青少年广泛参加体育运动，动员各级社会体育指导员为广大儿童青少年参与体育锻炼提供指导	体育局	青少处
		教育厅	体卫艺处
	30. 合理安排投入，积极支持相关部门开展儿童青少年近视综合防控工作	财政厅	教科文处、社会保障处
		教育厅	财务处
		卫生健康委	财务处

重点工作	工作任务	责任单位	责任处室
四、八个联合发文部门重点任务和分工	31.完善中小学和高校校医、保健教师和健康教育教师职称评审政策	人社厅	专技处
		教育厅	教师工作处、人事处
		卫生健康委	医政处、妇幼处牵头
	32.严格监管验光配镜行业,不断加强眼视光产品监管和计量监管,整顿配镜行业秩序,加大对眼镜和眼镜片的生产、流通和销售等执法检查力度,规范眼镜片市场,杜绝不合格眼镜片流入市场	市场监管厅	产品质量安全监督管理处、执法稽查局、计量处
	33.加强广告监管,依法查处虚假违法近视防控产品广告	市场监管厅	广告处
	34.实施网络游戏总量调控,控制新增网络游戏上网运营数量,探索符合国情的适龄提示制度,采取措施限制未成年人使用时间	省委宣传部	
		广电局	
	35.发挥广播电视、报刊、网络、新媒体等作用,利用公益广告等形式,多层次、多角度宣传推广近视防治知识	省委宣传部	新闻处、宣传处、报刊处
		广电局	传媒机构管理处
		教育厅	办公室、宣传处、体卫艺处
		卫生健康委	宣传处
	36.代表省政府与各市(州)签订全面加强儿童青少年近视防控工作责任书	教育厅	办公室、体卫艺处
		卫生健康委	疾控处
	37.加强督导检查,对未实现年度学生防近工作目标或排在后位的市、县,由省政府授权省教育、省卫生部门进行通报、约谈	教育厅	
	38.对儿童青少年体质健康水平连续三年下降的学校依法依规予以问责	教育厅	

重点工作	工作任务	责任单位	责任处室
四、八个联合发文部门重点任务和分工	39.将视力健康纳入素质教育,将儿童青少年身心健康、课业负担等纳入国家义务教育质量监测评估体系	教育厅	督导室、基础教育处、体卫艺处
五、签订责任书和加强考核	40.建立全省儿童青少年近视防控工作评议考核制度,制定评议考核办法	教育厅	法规处、体卫艺处
		卫生健康委	疾控处
		体育局	青少处
	41.核实各市州(区、市)2018年儿童青少年近视率	卫生健康委	疾控处
		教育厅	体卫艺处
	42.从2019年起,每年开展各市州(区、市)人民政府儿童青少年近视防控工作评议考核,结果向社会公布	省委宣传部	宣传处、新闻处、图书处、报刊处、印刷处、出版处
		教育厅	体卫艺处
		教育厅	办公室、宣传处、体卫艺处
		财政厅	教科文处、社会保障处
		人社厅	专技处
		卫生健康委	疾控处
		市场监管厅	产品质量安全监督管理处、执法稽查局、计量处、标准技术处、广告处
		体育局	青少处
		广播电视局	宣传处、传媒机构管理处

辽宁省完成"学生健康 蓝盾护航"学生近视防控卫生监督检查专项整治工作

为贯彻落实习近平总书记关于学生近视问题的重要指示批示精神,认真执行《综合防控儿童青少年近视实施方案》,实现降低总体近视率的目标,按照省卫生健康委《关于印发 2019 年辽宁省卫生监督蓝盾系列专项整治行动方案的通知》(辽卫办发〔2019〕100 号)文件要求,全省各市积极组织开展专项行动。

为保障专项行动的开展,全省各市制定方案,并明确工作任务。为切实做好专项整治行动工作,达到降低学生近视率的最终目标,全省各市卫生健康委积极与教育部门沟通,其中大连市、丹东市、锦州市、辽阳市、沈阳市、阜新市、铁岭市、营口市与教委联合下发文件,明确了"蓝盾一号专项行动"工作对象及工作量、工作内容、工作依据、执行机构和完成时限。

为保障专项行动的开展,全省各市精心组织,认真开展培训工作。蓝盾一号专项工作是由各市监督机构具体承担,所以全省各级监督机构积极开展培训工作,对基层监督员组织开展业务培训会议,认真讲解文件,落实工作,并明确完成时间;全省各级监督机构积极对辖区内的学校开展近视防控培训工作,积极落实专项检查内容及要求,让学校学会自查自纠,并让学校清楚其自身是近视防控的主体责任人。通过培训,提高了监督队伍的执法水平,保障了"蓝盾一号专项行动"工作的顺利开展;通过培训,提高了学校自身的卫生工作水平,并对"蓝盾一号专项行动"的顺利开展起到了事半功倍的效果。为保障专项行动的顺利开展,全省各市积极营造氛围,利用各大主流媒体,广泛宣传。为贯彻落实习近平总书记"全社会都要行动起来,共同呵护好孩子的眼睛,让他们拥有一个光明的未来"重要指示精神,全省各级卫生监督机构积极在各大媒体开展"蓝盾一号专项行动"、近视眼防控宣传教育活动。积极利用报纸、电台、电视台、卫生监督中心网站、宣传栏、朋友圈等各种宣传阵地,开展形式多样的宣传活动。

通过各市积极开展专项行动工作,全省各市卫生健康监督机构积极组织与辖区内各类中小学校签订《近视防控工作卫生监督目标责任书》,全省签订率达到 100%。全省各市卫生健康监督机构积极组织辖区各类中小学校自主学习学校卫生相关法律、法规、标准和要求,全省各类中小学校均按照《2019 年辽宁省学生近视防控卫生监督检查表》内容开展了自查,并将自查情况报至辖区卫生健康监督机构,自查率达到100%。

学生近视防控工作不能一蹴而就,是个长期复杂的工作,希望全省各市中小学校以此次专项行动为契机,夯实自身基础,积极为学生视力健康而努力奋斗。

来源:国家卫生健康委卫生健康监督中心办公室

2019 年 12 月 2 日

下 篇

专家学者近视防控建议篇

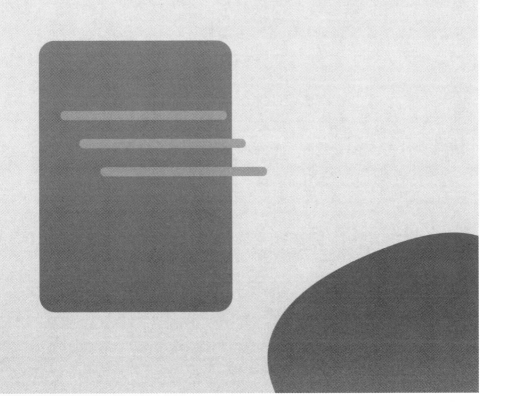

中华中医药学会儿童青少年近视防控行动
"十个一"工程启动

2019 年 6 月 6 日，在第 24 个"全国爱眼日"来临之际，2019 年"全国爱眼日"主题科普公益活动暨中华中医药学会儿童青少年近视防控行动"十个一"工程启动仪式在北京第五十五中学举办。全国政协常委、中国工程院院士、中国中医科学院院长黄璐琦，中华中医药学会副会长兼秘书长王国辰，中国中医科学院眼科医院院长高云，中国中医科学院眼科医院副院长、中华中医药学会眼科分会主任委员、协同创新共同体执行主席亢泽峰，北京第五十五中学党委书记王慧波等出席了启动仪式。

中华中医药学会儿童青少年近视防控行动"十个一"工程拟面向全国各省市开展儿童青少年视觉健康服务，即制定一系列中医药防控近视指南/共识，建立一个覆盖全国的防控近视网络，组建一支专业技术力量雄厚的专家团队，推广一套防控近视科普书籍，参与一次国家层面的近视筛查工作，开展一项中医药防治近视的协同攻关研究，推广一套中医适宜技术，开设一个中医药防控近视科普讲堂，形成一个中医药防控近视科普倡议书、优化一套眼保健操。

黄璐琦指出，习近平总书记一直高度重视青少年视力健康，2018 年，他曾作出重要指示：我国学生近视呈现高发、低龄化趋势，严重影响孩子们的身心健康，这是一个关系国家和民族未来的大问题，必须高度重视，不能任其发展。近年来，中国中医科学院深入贯彻落实习近平总书记关于发展中医药的系列重要指示精神，尤其是对我院建院 60 周年的贺信精神，坚持"创新、协调、开放、共享、绿色"五大发展理念，面向国家需求，聚焦重大战略，发挥"国家队"的示范和引领作用。目前，中国中医科学院正在着力开展"全国中医药防控近视体系"的建设工作，已经系统梳理了中医药防控近视的优势，撰写了建立中医药防控近视体系专题报告，参与举办了国民视觉健康论坛，推动了近视防控指南正式立项与启动。希望通过中华中医药学会儿童青少年近视防控行动"十个一"工程，进一步提高中医药行业为我国近视防控体系建设的贡献度。

黄璐琦强调，"巧笑倩兮，美目盼兮"，眼睛是心灵的窗户，自古以来，人们都关注眼睛的健康。中医早在隋朝《诸病源候论》就有关于近视的记载，其后以补心益气养血、安神定志、滋补肝肾，并通过针灸、耳穴压豆、推拿按摩、梅花针、中药等中医方法发挥治疗预防的作用。现代研究表明，中医药疗法可以改善儿童青少年的调节功能、延缓近视的发生时间及近视度数的进展、在防治高度近视及高度近视并发症具有独特优势。

王国辰在讲话中指出，近视已成为全球性重大公共卫生问题，我国近视率已高居世界第一，且总体呈现出低龄化、进展快、患病率高、并发症严重的趋势。今后，要大力做好三项工作：一是充分发挥中医药的优势，从实践中来，到实践中去，着力解决青少年近视防控问题；二是要通过中医药防控近视，提升中医药的国际影响力，增强民族自信心；三是大力普及中医药防控近视的方法，持之以恒，做到功在当代，利在千秋。

高云介绍了眼科医院对于应对青少年近视所做的工作。

亢泽峰介绍中华中医药学会儿童青少年近视防控行动"十个一"工程方案及主要实施计划。

会上，举行了中华中医药学会儿童青少年近视防控行动"十个一"工程启动仪式。与会领导进行了《综合防控儿童青少年近视实施方案教职工和家长读本》和中小学生幼儿园分年龄阶段的爱眼科普系列丛书捐赠仪式。

启动仪式后，亢泽峰、中国中医科学院眼科医院科教处处长张丽霞主任医师等举行了视觉健康知识讲座，并现场答疑互动交流。

本次活动以"共同呵护好孩子的眼睛，让他们拥有一个光明的未来"为主题，由中华中医药学会、中国中医科学院眼科医院主办，中华中医药学会眼科协同创新共同体、北京市东城区教育委员会、中国网＋众创空间融媒体节目制作中心、《中国中医眼科》杂志编辑部联合北京第五十五中学共同承办。

来源：中华中医药学会网站
2019 年 6 月 10 日

亢泽峰：这些中医技术可防控儿童近视

日前，中华中医药学会眼科分会主任委员、协同创新共同体执行主席、中国中医科学院眼科医院副院长亢泽峰教授在首届儿童视力中医保健高峰论坛发表主旨演讲，从中医适宜技术对儿童青少年防控近视做出指导与评价。

亢泽峰说，儿童近视可从假性近视、低度近视、中度近视、高度近视以及儿童的遗传因素、环境因素等方面进行综合因素分析。从不同的近视阶段，对照中医的理论，分为心阳不足、气虚神馁、神光拘敛、竭视劳倦，到了重度近视，则耗伤津血目失所养，这都是我国名老中医多年实践经验的总结。根据人体生理生长特点，中医适宜技术对青少年儿童近视防控与治疗明显优于现有防治手段。

揿针疗法

针灸是我国的国粹，已经走向了世界。通过针灸调节全身脏腑经络的功能，可防控近视的发生发展。针灸虽然操作简单，安全性较高，但如果是对儿童采用针刺的方法，其依从性差，推广起来有一定难度。

亢泽峰建议采用揿针疗法，也叫埋针法、皮内针法，就是《黄帝内经》中提到的在"静而久留"的情况下发明的一种针法。它延长了刺激的效应，操作非常简单，3～5天更换，根据年龄的大小设计不同的长短，使用范围广，无痛、安全、依从性好。因此，揿针疗法是目前在儿童范围内可推广的方法，这方面已经有大量的研究报告。

要按照八字方针做眼保健操

眼保健操，是20世纪60年代由教育部和卫生部共同强制推广的一种眼保健方法，对近视的防控发挥了不可替代的作用，但现在有许多人对眼保健操不认同。对此，亢泽峰指出：近视防控是一个综合的手段，并不能用单一的手段防控它，它跟遗传有关系，和学习环境有关系，和儿童的饮食习惯、活动的时间、失眠、运动都有直接的关系。

目前学生的课业负担重，每天近距离地用眼，单纯的一个方法难以抵抗长时间近距离造成的视觉负荷。

亢泽峰带领团队曾到北京几所著名的小学和初中调研，看了3000多人的眼保健操后，认为目前眼保健操普遍存在着监管不严、学生们顾不上做的状态。

综合各种原因，亢泽峰提出来眼保健操八字方针——"准确、足时、足量、持久"，一是取穴一定要准确，二是按摩要有足够力量，三是得有酸胀感，同时按摩时间要足够，每天坚持做2～3次。

亢泽峰调研时问过初中生，问他们眼保健操有没有作用，学生们回答说非常有作用。为什么说有作用呢？当他们看书疲劳的时候按摩一下，看黑板就能看清楚。实际上这个过程是日积月累的，只要规范做，就能起到一个延缓近视发生发展的作用。

正确的拿笔姿势

如果拿笔姿势不正确，不但会造成近视，还会造成脊柱弯曲等一系列的疾病。因此亢泽峰就强调"三个一"，一拳一尺一寸，这是必须要做的，同时要做眼保健操。

亢泽峰指出：近视的防控是一个综合的防控，近视防控的主战场是在学校和家长那里，对象是学生，医生是做科普，研发产品，找到有效的方法来进行推广。

耳穴法

耳者宗脉之所聚也。经过系统的评价,亢泽峰认为耳穴是对儿童假性近视到真性近视的防控过程中值得推广的中医适宜技术。耳穴压耳的疗效优于单纯的非睫状体的散瞳疗效,这是有研究证据的,如果配合其他的推拿、熏蒸和中药联合的技术,可以调整眼部周围的血液运行,改善缺氧,调节血液运行,起到防控近视发生发展的作用。

饮食疗法

近视的防控和人的运动饮食有相当关系,所以从小把防控近视的理念融入食疗中可能会好一点。比如,枸杞子有养肝明目的作用,中药有很多这样食药同源的药,因此中医在治疗近视的过程中可根据孩子的体质和饮食习惯提供食疗的方法。

来源:第一健康报道网
2020 年 11 月 19 日

2021 首届近视防控主题研讨会在京举行

2021 年 6 月 3 日,在第 26 个"全国爱眼日"来临之际,"呵护明亮双眼,共筑光明未来"2021 首届近视防控主题研讨会在京举行。国家中医药管理局原局长王国强和部分全国政协委员、医药专家、企业代表等与会研讨。

没有眼健康,就没有大健康

据国家卫生健康委 2020 年发布的《中国眼健康白皮书》披露:2018 年全国儿童青少年总体近视率为 53.6% ,这意味着,我国儿童青少年每两人中就有一人近视。儿童青少年是祖国的未来,民族的希望。近些年来,手机、电脑等视屏类电子产品普及,受用眼过度、用眼不卫生、缺乏体育锻炼和户外活动等因素影响,近视率不断攀升,近视低龄化、重度化日益严重,已成为一个关系国家和民族未来的重大问题。

2015 年发表的《国民视觉健康报告》显示:2012 年,由于各种视觉残障、视觉缺陷导致的社会经济成本高达 5600 亿元,占我国 GDP 的 1.1% 。流行病学调查显示,近视的致残、致盲率已位居所有疾病首位。全国政协委员、国际眼科学院院士、首都医科大学眼科学院院长王宁利对此深表忧心,他强调:"近视防控已经进入国民健康行动计划中,也是健康中国 2030 的重要内容,眼健康已经成为大健康的重要组成部分。所以,近视防控已成为国家战略、全民行动,到了刻不容缓的阶段。"

研究表明,在 18 岁之前把近视控制在 600 度以内,能有效降低 74% 的白内障、67% 的青光眼、99% 的黄斑病变和 98% 的视网膜脱离。中国中医科学院眼科医院副院长、主任医师,中华中医药学会眼科分会主任委员亢泽峰对此深有感触,"病理性近视可能导致视网膜的变性、萎缩、脱离,白内障、青光眼以及黄斑出血等并发症。可以说,近视已成为我国重大公共卫生问题,严重影响国民的健康素质。"

"20 年前一个偶然的机会,我了解到当时我国儿童青少年的视力低下问题很严重,感到非常惊讶。20 年来,近视低龄化、重度化却日益严重。"全国政协委员、北京光彩明天眼科医院院长冯丹藜也表示,儿童是未来,眼睛是窗户,孩子眼睛的健康关系到每一个家庭的幸福,也关系到国家与民族的发展。

近视防控难,与我国教育制度相关

谈及近视防控的痛点和难点,与会专家一致认为,这与我国的教育制度有关。

"中国的教育还是以分数为最重要的衡量指标。为了能够多考 10 分、8 分,孩子们往往是以 100 度、200 度、300 度的近视为代价的。"王宁利遗憾地表示,面对激烈的社会竞争,父母常以追求名校、追求高薪职业为目标,子女的眼健康被忽视了。

"为什么近视眼发病这么快? 长时间、近距离用眼是最根本的因素。"安徽省侨联副主席、安徽省近视预防治疗研究会副会长陶悦群直言,现在的考试以知识为主,学生要花时间天天看、天天记。据他了解,小学一、二年级学生做作业有的要做到晚上 9 点多,初中的要做到晚上 11 点,"这么长时间近距离用眼怎么可能不近视?"

如何破解这一难题,专家们有自己的看法

王宁利表示,教育不是都坐在课桌上,在户外活动中也应穿插教育,而且这种教育更加重要,我们在教育方面存在着重大的需要改革的空间,一定要注重素质化的教育,要真正落实德智体全面发展。

陶悦群表示,我们很多教育方法是培养熟练工人的方法,因为熟练工人要不停地练,熟能生巧,做得就好。但最后很多创新研究不是靠练的,而是靠想和分析的,因此要改革考试的内容、方式及评分办法,从根本上改革考试制度。

关口前移至学龄前期,是近视防控重中之重

近视防控关口前移至幼儿园及学龄前期,是与会专家们的共识。

王宁利举例说,如果儿童在 6 岁时仍有 150～200 度的远视储备,其在小学阶段发生近视的概率不到 1%;如果到小学一年级的时候远视储备没了,发生近视的概率是 85%。这告诉我们,幼儿园是近视发展的源泉,学龄前儿童的远视储备管控是近视防控的重中之重。

首都医科大学附属北京儿童医院眼科副主任施维进一步表示,0～6 岁是儿童视觉发育的关键期,但对 0～3 岁的低龄婴幼儿视力筛查往往被忽略。比如,有的 3 岁孩子已经近视四五百度,大家可能以为这是中度近视,其实正常 3 岁的孩子应该有

200度左右的远视储备,如果没有这个储备,又近视四五百度,就已经是高度近视的标准。所以,0~3岁的视力筛查不该被忽视,这也是近视防控关口前移的重要方面。

北京市政协委员、北京中医药大学教授程凯也强调,近视防控的关键在于关口前移。"比如,小学可从一年级开始,每年引入关键性的客观指标。原来查视力是主观评测,现在要加入屈光值评测,发挥医疗的作用,就能判断99%的视力问题。"

全员参与,保护儿童青少年视力健康

如何防控好儿童青少年近视?专家们一致表示,需要全社会行动起来,共同呵护好孩子们的眼睛。

王国强表示,实施儿童青少年近视防控光明行动工作方案(2021—2025年),是一项庞大的系统工程,要坚持系统观念,运用系统思维,统筹协调政府、部门、社会、家庭、学校、医疗机构等各方面协同行动,合作共赢。要因地制宜出实招、办实事,确保工作方案和目标任务落实落地。要努力营造出近视防控的良好社会氛围。要坚持中西医并重、中西医结合,充分发挥中医药在眼健康和近视防控方面的特色优势。要坚持预防为主,防治结合,要克服重治轻防的倾向。

王宁利强调,近视防控的重点就是幼儿园、学龄前管控远视储备,中小学管控近视眼的进展速度,大学管控高度近视眼的并发症。希望近视防控能够有中国的产品和方案。

亢泽峰表示,近视防控体现了中医学"治未病"的思想,应发挥中医药的优势和特色,形成覆盖儿童青少年的全周期近视防控一体化模式。

施维提醒,录入孩子们的视觉发育档案时,也应录入家长信息,因为近视有一定遗传因素。比如父母近视都在600度以上的孩子,就应列为重点防控人群。同时,管控孩子们对电子产品的使用,政策层面要有一些强制措施。

陶悦群认为,应深度改革考试制度;建立社区化的眼视光诊所体系,同时取消设立社区化诊所的政策限制。

十二届全国政协委员、解放军总医院国家老年疾病临床医学研究中心主任、中国老年医学学会会长范利表示,要在大量的数据和循证医学证据基础上研究出医学治疗近视的一些方法,再推广应用。尤其要把工作重点放在低龄儿童这个群体上。

全国政协委员、北京冬奥组委体育部副部长王艳霞建议,要让健康的生活习惯支撑起孩子们的光明未来,在全社会倡导重视身体健康的理念,提供便利的体育健身场地设施,组织丰富多彩的体育赛事和健身活动,促使青少年养成健康的生活习惯。

全国政协委员、何氏眼科集团董事长何伟表示,应建立预防为主的公共卫生防御体系,不仅防御近视,而是要解决全生命周期的健康问题。何伟建议:用数字化技术赋能,筑牢近视防控网;教育赋能,提升基层儿童眼保健医生的能力;基因技术赋能,做到精准防控可追溯。

程凯认为,政府和学校要切实承担起改进工作的决定性作用和主体作用。为此建议,政府要转化职能,不再只是出台导向性决策而是应该亲自组织决策的落实;医疗机构和专家也需转换角色,从医学研究角度是为了治病,从公共卫生角度就是要防止病情进一步加重。

来源:消费时报网

2021 年 6 月 4 日

首部《中医药防控儿童青少年近视指南》发布

"近视防控难问题一直比较突出,近视低龄化、进展快、程度重等问题日益严重。中医药在近视防控及高度近视并发症治疗等方面一直发挥着不可替代的作用。"2021 年 6 月 5 日,"第二届中西医综合防控儿童青少年近视百望山论坛暨'6·6 爱眼日'主题活动"在北京举行,中国工程院院士、中国中医科学院院长黄璐琦教授表示,未来,中医药在近视防控中将大有可为。

会上,两部中华中医药学会团标《中医药防控儿童青少年近视指南》(社区校医版和家长学生版)首次发布,并启动中华中医药学会儿童青少年近视中西医综合防控实施方案(第二期)"十个一"工程。

中国中医科学院眼科医院副院长亢泽峰教授表示,中医在"治未病"思想指导下,采取积极有效的特色技术进行分级干预,如运用中药、针灸、按摩及适宜技术等多种手段,保护视功能,延缓近视发展,防止严重并发症的产生。但目前尚无中医理论指导下的近视防控指南,中医药防控方法"鱼龙混杂",导致社会资源浪费,基层医疗单位医生对近视的中医药防控无指南可寻。《中医药防控儿童青少年近视指南》的出台,可以确保近视防控工作科学化、规范化开展,充分发挥中医药在近视防治中的作用。

"目前防控近视的方法多样但良莠不齐。常见的有框架镜、角膜塑形镜与阿托品滴眼液等,但框架镜不能从根本上阻止近视进展;角膜塑形镜受年龄、度数和角膜感染等限制;阿托品在国内未上市,且存在瞳孔散大等不良反应。"参会专家指出,针灸、耳穴压豆、推拿按摩、梅花针、中药、眼保健操等中医疗法在近视防控中发挥着不可替代的作用。同时,要建立起政府—医院—学校—家庭四级防控体系,在健康科普宣教上下足功夫,逐步减少"小眼镜"高发现状。

"建立健全'政府主导、多方联动、全程防控、科学干预、中医参与、分级管理'的中医药近视防控体系是我们一直以来的倡议和目标。"黄璐琦教授表示,中医强调治疗近视的重点在于预防,提倡未病先防。中药及中医适宜技术在近视不同阶段的防、控、治方面疗效显著,在覆盖近视防控全周期过程中具有独特优势。

来源:健康时报
2021 年 6 月 6 日

中医药防控儿童青少年近视指南
(社区医生与校医版)

中华中医药学会眼科分会

近年来,我国儿童青少年近视率不断升高,近视低龄化、重度化日益严重。2017年,世界卫生组织报道,中国近视患者多达 6 亿人,几乎占到我国总人口数量的50%,其中小学生近视患病率接近 40%,高中生和大学生超过 70%,青少年近视患病率居世界前列,且近视患病率逐年增加。国家卫生健康委员会 2018 年统计数据显示,中国儿童青少年近视率已达到 53.6%,其中 6 岁儿童近视率 14.5%,这一系列数字反映出我国儿童青少年群体的视力问题不容忽视。我国儿童青少年近视呈现发病早、进展快、高度近视比例增加的趋势。因此,近视防控必须关口前移、及早干预,推迟近视发病年龄,减少单纯性近视向病理性近视的转变,降低病理性近视致盲的风险。

党中央、国务院高度重视儿童青少年近视问题,习近平总书记也连续做出重要指示批示精神,要求始终推进政府、学校、家庭、社会落实近视防控"四方责任",毫不松懈,务实真抓,务求实效。为贯彻落实习近平总书记重要指示批示精神,有针对性地将眼科专业知识转换成科普知识和技能加以传播,进一步推动全社会行动起来,切实加强新时代儿童青少年近视防控工作。本指南由中华中医药学会批准立项,经过广泛的调查研究,目前防控近视的方法有多种,各有优点但也存在弊端。中医药在近视防控领域具有不可替代的优势,在"治未病"思想指导下,采用中医药特色诊疗技术对近视不同阶段进行干预,如耳穴压豆、针刺、灸法、按摩、中药、食疗等,能够起到预防近视的发生、控制近视的发展、预防和治疗病理性近视引起的并发症等作用。本指南结合国内情况和临床实践,参考国家卫生健康委员会《近视防治指南》《儿童青少年近视防控适宜技术指南》以及《近视管理白皮书》相关的近视指南、共识及大量文献编制而成。

本指南旨在帮助社区医生和校医了解近视防控的基本知识、近视发生的生理知识和相关危险因素,提高学校、社会对青少年近视的重视及认知程度,以及在了解中医认识的基础上,掌握简便有效的中医预防保健措施,形成健康的学习、生活习惯,及早预防,从而降低近视的发生。

一、范围

本指南给出了近视的分类、危害、引起近视的因素、临床表现、检查方法、诊断要点、中医适宜技术、社区与校医预防手段及常用矫正措施。适用于18岁以下的儿童青少年近视防控,适合社区医师和校医使用。

注:本指南不能替代专业医师建议,在视力发生波动、有其他症状或合并其他临床事件等情况时,建议及时就医。

二、术语和定义

近视(myopia)指眼睛在调节放松状态下,来自5m以外的平行光线经眼球屈光系统后聚焦在视网膜之前的病理状态。

注:近视是远处物体经眼球折射后聚焦于视网膜前,而不是在视网膜上形成清晰的物像。近视的主要表现为持续看远处物体模糊不清,看近处物体正常。还可能有眼胀、眼痛、头痛等症状,更严重者会出现斜视、眼底改变、眼轴增长所致的眼突等。此外,在近视早期,常会出现眯眼、歪头或斜眼视物、揉眼和视疲劳等症状。

三、近视分类

1. 根据病理分类

近视可分为单纯性近视和病理性近视,具体如下。

(1)单纯性近视:大部分患者的眼底无病理变化,进展缓慢,用适当的镜片即可将视力矫正至正常,其他视功能指标多属正常。

(2)病理性近视:多指发育停止后近视仍在发展,并伴发眼底病理性变化的近视类型,亦称为进行性近视,大多数患者的度数在 $-6.00D$ 以上。常见眼底改变有近视弧形斑、漆裂纹、脉络膜新生血管、黄斑脉络膜萎缩、视网膜脱离、后巩膜葡萄肿等。

2. 根据近视的屈光度分类

近视可分为低、中、高度近视三个不同程度,具体如下。

(1)低度近视: $-3.00D \leqslant SE < -0.50D$ (近视度数大于50度,小于等于300度)。

(2)中度近视: $-6.00D \leqslant SE < -3.00D$ (近视度数大于300度,小于等于600度)。

(3)高度近视: $SE < -6.00D$ (近视600度以上)。

注:SE 等效球镜

3. 根据有无调节作用参与分类

近视可分为假性近视、真性近视和混合性近视,具体如下。

(1)假性近视:调节性近视,由睫状肌痉挛造成,睫状肌麻痹下,近视度数消失。

(2)真性近视:睫状肌麻痹下,近视屈光度未降低,或降低度数小于 0.50D。

(3)混合性近视:有调节因素,也有器质因素,使用睫状肌麻痹药物后,近视的屈光度降低,但不能全部消失。

四、近视的危害

1. 概述

近年来,我国儿童青少年近视率不断升高,近视正严重危害着我国儿童青少年眼部健康。目前我国儿童青少年近视总体发病形式严峻,近视普遍化、低龄化、重度化日益严重,已成为影响儿童青少年生长发育和国民健康的重大公共卫生问题之一。尤其病理性近视有致盲的风险。

2. 近视普遍化

2018 年统计数据显示,中国儿童青少年近视率已达到 53.6%。近视容易造成视力下降、眼睛干涩疲劳、注意力不集中、头晕等,影响儿童青少年正常学习和生活,也对大学专业选择、就业选择等带来诸多限制。

3. 高度近视低龄化

高度近视低龄化增加了单纯性近视儿童青少年向病理性近视转化的风险。18岁之前,若近视不能控制在 600 度以内,18 岁以后度数还将进一步增长。高度近视可以造成致盲性眼病,如视网膜脱离、黄斑出血、白内障等。因此,18 岁之前将屈光度数控制在 −6.00D 以内,眼轴长度控制在 26.5mm 以内,对有效防止单纯性近视向病理性近视转变具有重要意义。此外,高度近视和青光眼的发生有一定相关性,需对高度近视的儿童进行青光眼筛查。

4. 病理性近视有致盲的风险

病理性近视有致盲的风险是近视最主要的危害,也是儿童青少年近视防控的重要目的。病理性近视可引起眼部结构的变化,近视眼眼轴增长,可导致近视弧形斑、漆裂纹、脉络膜新生血管、黄斑脉络膜萎缩、视网膜脱离、后巩膜葡萄肿等,严重的可导致失明。

五、引起近视的危险因素

1. 概述

近视的发生与多种因素相关,包括遗传、身体发育等先天因素和生活方式、用眼不当等后天因素。

2. 近距离用眼过度

近距离用眼过度是引起近视的最主要原因,包括阅读、写作、弹钢琴、使用手机等电子产品。除了近距离用眼的总量,近距离用眼持续时间(>45min)、阅读距离近(<33cm)等也是近视的重要危险因素。

3. 户外运动减少

户外活动时间与近视的发病率和进展量呈负相关,是近视的一种保护因素。

4. 遗传

对于单纯的低中度近视者,基因与环境共同作用导致近视的进展。父母近视的青少年发生近视的风险明显增大,而且与父母近视的度数呈正相关,如果父母双方都有高度近视,孩子出现高度近视的概率在90%以上。如果父母一方有高度近视,另一方视力正常,孩子患有高度近视的概率在10%~15%。对于高度近视,尤其是病理性近视者,遗传因素的作用更为明显。

5. 用眼环境

读写应在采光良好、照明充足的环境中进行,以避免眩光和视疲劳等。不良的用眼环境,容易诱发近视。如躺着看书、在晃动的车厢里或走路时看书、在强光或弱光下看书等。

六、临床表现

近视的典型症状是远视力下降。主要表现包括:

(1)远视力下降,近视初期常有远视力波动。

(2)注视远处物体时不自觉地眯眼、歪头,部分近视未矫正者可出现视疲劳症状。

(3)近视度数较高者,除远视力差外,常伴有夜间视力差、飞蚊症、漂浮物和闪光感等症状,并可发生不同程度的眼底改变。

七、近视检查方法

1. 一般检查

(1)视力检查

视力检查是诊断近视的第一步,可以由社区医生或校医进行操作。视力检查应在中等光亮度下进行,检查室的光线以较暗为宜。测量时遮盖对侧眼,注意不要眯眼、不要压迫被遮盖眼。一般先查右眼后查左眼。检查时,让被检查者先看清最大一行视标,如能辨认,则自上而下,由大至小,逐级将较小视标指给被检查者看,直至查出能清楚辨认的最小一行视标,至少能辨认出1行中的3个视标记录为准确结果。被检查者读出每个视标的时间不得超过5s。如估计被检查者视力尚佳,则不必由最大一行视标查起,可酌情由较小字行开始。记录和表达视力时,应标注所采用的视力表类型。

学龄前儿童视力检查界值必须考虑年龄因素,4岁儿童裸眼视力一般可达4.8(0.6)以上,5岁及以上儿童裸眼视力一般可达4.9(0.8)以上,6岁及以上儿童视力可达5.0(1.0)。对裸眼视力低于同年龄正常儿童的视力下限要怀疑屈光不正(近视、远视、散光)甚至弱视。

(2)裂隙灯、眼底及验光检查

裂隙灯检查、眼底检查、睫状肌麻痹验光检查等需要在眼专科检查。其中,睫状肌麻痹验光即通常所说的散瞳验光,是国际公认的诊断近视的金标准。建议 12 岁以下,尤其是初次验光,或有远视、斜弱视和较大散光的儿童一定要进行睫状肌麻痹验光,确诊近视需要配镜的儿童需要定期复查验光。

2. 特殊检查

角膜曲率检查、眼轴长度检查、双眼视功能检查、调节与聚散功能检查、眼压与视野检查、A/B 超检查、光学相干断层扫描检查、荧光素眼底血管造影检查等特殊检查也需要在眼专科进行。

八、诊断要点

(1)通过客观验光和主觉验光明确诊断为近视、确定近视度数并分类。所有儿童初次验光均应在睫状肌麻痹下进行,12 岁以下儿童首选 1% 阿托品眼用凝胶或 1% 盐酸环喷托酯滴眼液散瞳验光。

(2)近视力正常,裸眼远视力低于 1.0。学龄前儿童正常视力参考值为:4 岁儿童单眼裸眼视力一般可达 4.8(0.6)以上,5 岁及以上儿童单眼裸眼视力一般可达 4.9(0.8)以上,6 岁及以上儿童视力可达 5.0(1.0)。

(3)综合考虑视觉症状、屈光度、屈光成分等以及双眼视功能、近视性质、近视进展速度以及近视并发症等进行诊断。

九、近视的中医认识与适宜技术

1. 病因

中医认为,近视的发病机制与眼球局部生长发育异常、脏腑功能的偏盛偏衰、用眼方法和用眼环境不当等因素相关。主要病因为劳瞻竭视、久视伤血,或先天禀赋不足,或饮食不当、脾胃虚弱、后天发育不良等单一或多个因素。

低龄儿童近视,尤其是中高度儿童近视,多因先天禀赋不足,肝肾两虚,神光衰弱,光华不能远及而仅能视近;大龄儿童或青少年逐渐出现近视或近视度数逐渐增加多因饮食、生活习惯以及过度用眼等后天影响因素。其中,过度用眼为久视,久视伤血,血伤气损,气血不足,目失濡养,以致目中神光不能发越于外。

2. 病机

儿童青少年近视的不同阶段其病机特点主要有四个方面。

(1)心阳不足,气虚神馁,神光拘敛,现代研究认为该病机与早期假性近视向真性近视的转变有关。

(2)竭视劳倦,耗伤津血,目失所养,现代研究认为该病机与中度近视向高度近视转变有关。

(3)精血亏虚,目络瘀滞,现代研究认为该病机与高度近视向病理性近视眼底病变转变有关。

(4)痰瘀互结,毒损目络,现代研究认为该病机与病理性近视黄斑病变眼底新生血管有关。

3. 中医适宜技术

（1）概述

中医基于"治未病"思想，在近视防、控、治方面疗效确切，优势明显。穴位按摩、耳穴压丸、膏方食疗、体质调理等方法可通过滋补肝肾、补益气血，调节脏腑功能发挥预防近视的效果，且简便易操作。

（2）眼保健操

眼保健操是在中医理论指导下的眼周围穴位按摩，规范的眼保健操对缓解视疲劳、缓解眼睛调节障碍确有疗效。主要手法包括按揉攒竹穴、按压睛明穴、按揉四白穴、按揉太阳穴、刮上眼眶，此外，还可结合头部、耳部穴位，如按揉风池穴、揉捏耳垂等。做眼保健操要做到八字方针——"准确、足时、足量、持久"，即取穴准确，力度、感觉足量，时间足够，每日 2 次。

（3）揿针

揿针是中国传统针刺的延伸，将中医腧穴理论和皮部理论相结合，针感更强，效应时间更久，对近视防控具有较好的临床治疗效果，且操作简便，依从性好。

（4）耳穴压丸

耳穴压丸对儿童青少年假性近视向低度近视进展、低度近视向中高度近视进展临床确有疗效。且简便易行，安全无痛，经济实惠。耳穴压丸可在专业人员的指导下或对照模型选用耳穴压豆及按摩。常用穴位为眼、目 1、目 2、心、肝、脾、肾、神门等耳部穴位。操作时，注意局部手、耳消毒，以王不留行籽贴于选穴处，使用食指、拇指对其进行按压，每次 0.5 ~ 1min，以出现酸胀热痛为度，1 周更换 1 次，双耳交替。

注：若有皮肤过敏者，请及时终止治疗，去除耳豆。

（5）穴位按摩

穴位按摩操作便捷，较为常用，常用穴位有睛明、四白、太阳、鱼腰、丝竹空、阳白、攒竹、承泣、球后、瞳子髎、印堂等眼周穴位，以及风池、合谷、足三里、太冲、肝俞、肾俞、中脘等全身穴位。手法操作时，部位要准、用力要稳、力量要持久，直达肌理，以产生酸胀感为度。每次 3 ~ 5 个穴位，每次按摩 3 ~ 5min，以眼周穴位为主。循经取穴需在医生指导下进行。

（6）食疗

药食两用中药在眼科保健和疾病的治疗方面应用由来已久，中医认为儿童青少年近视主要由先天禀赋不足或久视伤血、肝肾不足等原因导致。临床眼科经方与验方中，多数包含药食同源中药。药食同源中药，既是食物，又是中药，具有治疗作用。因此，在中医整体观念及辨证论治理论指导下，可以指导儿童通过食疗进行调节。在日常膳食合理搭配的基础上，可以在专业中医师指导下，选用一些药食同源的中药进行合理搭配，起到健脾补肾、补精明目之功效，且远期疗效明显。

（7）其他中医疗法

针刺（包括常规针刺、揿针、梅花针、眼针）、刮痧、中药等通过辨证论治能起到疏通经络、调节全身经络和脏腑的功能，从而改善眼的屈光调节和防控近视的发生发展。建议到正规医院由眼科或针灸科专业人员指导和操作。

十、社区与校医预防儿童青少年近视的手段

1. 开展定期视力筛查

筛查基本内容包括裸眼视力、非睫状肌麻痹状态下屈光检查等。在此基础上，根据条件，宜尽量全面检查各种屈光参数和相关的生物学参数，包括睫状肌麻痹下屈光度、眼轴等。

筛查结果应及时反馈，并提出针对性预防指导建议。对需要转诊、复查的学生，积极督促学生去眼科专科就诊、复查和治疗。

2. 建立儿童青少年眼健康档案

定期视力检查，每年至少 2 次，过程中依据《儿童青少年近视普查工作流程专家共识（2019）》相关内容建立个人眼健康档案。

将儿童青少年中医体质辨识纳入眼健康档案中。

3. 分类管理与预警

在前两项工作基础上，根据儿童青少年眼科疾病和近视遗传史，眼轴、角膜曲率、屈光检测，以及中医体质、生活、用眼习惯等，进行近视风险分析预测与分级管理。

对于存在风险的儿童青少年制定针对性干预措施，及时通知家长，同时对本人和家长进行相关指导和培训。

对视力异常的儿童青少年，开展科学预警和干预，跟踪其平时的用眼习惯，提供专业建议、指导眼保健方法，引导其到正规的医疗机构检查治疗等。

4. 加强健康宣教

（1）健康宣教内容

①基础知识指导。近视防控的重要性，以及眼部结构、视力发育特点、危险因素、假性近视等。

②读写姿势指导。读书写字坚持"三个一"，即握笔的指尖离笔尖约一寸（3.3cm）、胸部离桌子约一拳（6～7cm），书本离眼约一尺（33cm），保持读写坐姿端正，不在行走、坐车或躺卧时阅读。不在走路、吃饭、卧床、晃动的车厢内、光线暗弱或阳光直射等情况下看书、写字、使用电子产品。

③用眼行为指导。连续近距离用眼时间尽量控制在 30～40min，中间休息远眺10～15min；严格控制使用电子产品的时间，根据年龄段不同，每次连续使用不应超过15～30min。

④视觉环境指导。读写应在采光良好、照明充足的环境中进行。

⑤起居饮食，生活习惯指导。提供膳食安排营养建议，合理搭配，均衡饮食，少吃

甜食和油炸食品,多吃富含维生素 A 食品;规律作息,保证充足睡眠。

⑥户外运动指导。鼓励和倡导学生参加户外活动,保证每天日间户外活动累计时间不少于2h。

⑦实施与宣教效果监督。通过问卷、访谈,以及不定期实地检查,进行所在范围内的儿童青少年近视预防实施与宣教效果监督。

(2)健康宣教途径方式

健康宣教围绕视力防控、眼保健可采取多种方式,包括:

①线上或线下的专题知识讲座、咨询、座谈等会议形式。

②标语、宣传册、墙报、专栏、家长信等文字形式。

③广播、视频、幻灯、音像等多媒体形式。

④户外知识竞赛、表演等趣味活动等。

5. 专业技术服务与指导

(1)针对近视易患的重点阶段、重点人群,提供针对性防控措施。

(2)提供预防方法的技术指导。

(3)针对高危或已出现视力减退人群,提供就医提醒与指导。

十一、近视常用矫正措施

1. 单纯性近视矫正

以框架眼镜最为普遍。近视儿童需要每半年内至少复查 1 次,及时调整眼镜度数。

2. 病理性近视矫正

病理性近视除了矫正近视的措施外,还应定期至医疗机构检查眼底,及时发现病理性近视相关并发症并根据情况做出相应处理。

来源:《中国中医眼科》杂志
2021 年 31 卷第 7 期

中医药防控儿童青少年近视指南
(学生与家长版)

中华中医药学会眼科分会

近年来,我国儿童青少年近视率不断升高,近视低龄化、重度化日益严重。2017年,WHO 一项研究报告指出,中国近视患者多达 6 亿人,几乎占到我国总人口数量的

50%，其中小学生近视患病率接近40%，高中生和大学生超过70%，青少年近视患病率居世界前列，且逐年增加。国家卫生健康委员会2018年统计数据显示，中国儿童青少年近视率已达到53.6%，其中6岁儿童近视率14.5%，这一系列数字，反映出我国儿童青少年群体的视力问题不容忽视。

党中央、国务院高度重视儿童青少年近视问题，习近平总书记也连续做出重要指示批示，要求始终推进政府、学校、家庭、社会落实近视防控"四方责任"，毫不松懈，务实真抓，务求实效。为贯彻落实习近平总书记重要指示批示精神，有针对性地将眼科专业知识转换成科普知识和技能加以传播，进一步推动全社会行动起来，切实加强儿童青少年近视防控工作，编写本指南。本指南由中华中医药学会批准立项，经过广泛的调查研究，目前防控近视的方法有多种，各有优点但也存在弊端。中医药在近视防控领域具有不可替代的优势。在"治未病"思想指导下，采用中医药特色诊疗技术对近视不同阶段进行干预，如耳穴压丸、针刺、灸法、按摩、中药、食疗等，能够起到预防近视的发生、控制近视的发展、预防和治疗病理性近视引起的并发症等作用。本指南结合国内情况和临床实践，参考国家卫生健康委员会《近视防治指南》《儿童青少年近视防控适宜技术指南》，以及《近视管理白皮书》等相关的近视指南、共识及大量文献编制而成。

本指南旨在为儿童、青少年和家长提供近视健康教育相关知识，以提高对儿童、青少年近视的重视及认知程度，了解近视发生的相关危险因素，及早预防，形成健康的学习、生活习惯，掌握简便有效的中医预防保健措施，从而降低近视的发生。

一、范围

本指南给出了中医对近视的认识、近视的危害、防控要点、防控手段及防控误区等。本指南适用于18岁以下儿童青少年近视防控。适合儿童青少年及其家长或监护人使用。

注：本指南不能替代专业医师建议，在视力发生波动、有其他症状或合并其他临床事件等情况时，建议及时就医。

二、近视术语和定义

眼睛在调节放松状态下，来自5m以外的平行光线经眼球屈光系统后聚焦在视网膜之前的病理状态。

注：近视是远处物体经眼球折射后聚焦于视网膜前，而不是在视网膜上形成清晰的物像。近视的主要表现为持续看远处物体模糊不清，看近处物体正常。还可能有眼胀、眼痛、头痛等症状，更严重者会出现斜视、眼底改变、眼轴增长所致的眼突等。此外，在近视早期，常会出现眯眼、歪头或斜眼视物，揉眼和视疲劳等症状。

1. 假性近视（Pseudomyopia）

假性近视，又称调节性近视，眼球调节功能的异常，只要及时纠正不良的用眼习惯,再配合适当的治疗方法,一般可恢复视力。

注:假性近视与近视(真性近视)不同。假性近视若治疗不及时,则有可能发展成真性近视。因此,假性近视要早期、积极进行干预。

2. 远视储备量(hyperopia reserve)

婴儿时期的远视状态,是生理性远视。

注:随着生长发育,眼球逐渐增大,眼屈光度数逐渐由远视趋向于正视。远视储备量参考值为:3 岁以前,可有 300 度远视储备量;4～5 岁,可有 150～200 度的远视储备量;6～7 岁,可有 100～150 度的远视储备量。

三、近视防控的基本知识

1. 眼球的生长发育

正常成年人眼轴(眼球前后径)平均为 24mm,出生婴儿眼轴平均为 17mm,眼球较小,视力处于远视状态,随着年龄增长,眼球逐渐发育,远视度数逐渐缩小,渐趋向于正视。0～3 岁是眼球的快速发育期,3 岁以后是缓慢增长期。15～16 岁时,眼球基本发育到成年人大小,之后增长甚微。

2. 儿童视力正常范围

学龄前儿童正常视力参考值为:4 岁儿童单眼裸眼视力一般为 4.8(0.6)以上,5 岁及以上儿童单眼裸眼视力一般为 4.9(0.8)以上。

3. 近视易感人群

近视受遗传、环境、饮食营养、体质以及行为心理等多因素综合影响,因此,父母为高度近视者,其子女发生近视的可能性更大。另外,用眼过度、过食甜食以及中医气虚、阴虚、阳虚等偏颇体质均有不同程度增加近视的风险。

4. 近视分类

根据近视的屈光度(度数),近视可分为低、中、高三个不同程度:

低度近视:$-3.00D \leqslant SE < -0.50D$(近视度数大于 50 度,小于等于 300 度)。

中度近视:$-6.00D \leqslant SE < -3.00D$(近视度数大于 300 度,小于等于 600 度)。

高度近视:$SE < -6.00D$(近视 600 度以上)。

注:SE 等效球镜

5. 中医对近视的认识

中医认为近视属于"能近怯远症"。病因为先天禀赋不足以及后天发育不良。遗传因素以及早产儿、低重儿都属于先天禀赋不足;饮食、生活习惯以及过度用眼等属于导致近视发生的后天影响因素。病机认为久视伤血,血伤气损,气血不能濡养,导致近视发生、发展。根据人体生理生长特点,中医适宜技术对儿童青少年近视防、控、治疗效显著,优势明显。

四、近视的危害

1. 概述

近年来,我国儿童青少年近视率不断升高,近视正严重危害着我国儿童青少年眼部健康。目前我国儿童青少年近视总体发病形式严峻,近视普遍化、低龄化、重度化日益严重,已成为影响儿童青少年生长发育和国民健康的重大公共卫生问题之一。尤其病理性近视有致盲的风险。

2. 近视普遍化

2018 年统计数据显示,中国儿童青少年近视率已达到53.6%。近视容易造成视力下降、眼睛干涩疲劳、注意力不集中、头晕等,影响儿童青少年正常学习和生活,也对大学专业选择、就业选择等带来诸多限制。

3. 高度近视低龄化

高度近视低龄化增加了单纯性近视向病理性近视转化的风险。因此,18 岁之前将屈光度数控制在 -6.00D 以内,眼轴长度控制在 26.5mm 以内,对有效防止单纯性近视向病理性近视转变具有重要意义。此外,高度近视和青光眼的发生有一定相关性,需对高度近视的儿童青少年进行青光眼筛查。

4. 病理性近视有致盲的风险

病理性近视有致盲的风险是近视最主要的危害,也是进行儿童青少年近视防控的重要目的。病理性近视可引起眼部结构的变化,近视眼眼轴增长,可导致近视弧形斑、漆裂纹、脉络膜新生血管、黄斑脉络膜萎缩、视网膜脱离、后巩膜葡萄肿等,严重的可导致失明。

五、近视的预防

近视的发病年龄越小,近视进展率越高,发展到威胁视力的近视程度的可能性越大,因此应尽早积极进行干预控制。0~6 岁是孩子视觉发育的关键期,6 岁左右儿童近视的发病率急剧增加,家长应当重视孩子的早期视力保护,尤其有遗传背景的儿童近视预防更应提前重视。4 岁儿童视力检查已纳入国家基本公共卫生服务规范(第三版),推荐每年至少 2 次进行视力检查及屈光度测量,若发现裸眼视力或矫正视力低于该年龄段儿童的正常值,建议到医院进行相关检查。

六、近视防控要点

1. 概述

近视的防控要点:避免不良用眼习惯、控制电子产品使用、增加户外活动、保障睡眠和营养等。

2. 学龄前——积极视力筛查、保护远视储备量

判断孩子视力是否正常时,要考虑年龄因素,不能用成年人的视力标准衡量 7 岁以下儿童视力。学龄前儿童,应当关注远视储备量,3 岁左右开始,每 6 个月定期检

查视力,有条件者检查眼轴和屈光度。增加户外运动每天不少于2h,减少甜食摄入,缩短近距离用眼时间。要积极预防,避免过早过多接触电子产品,尽量降低其较早出现近视的可能性。

3. 学龄期——积极采取预防措施

在学龄期阶段,环境因素的作用较遗传因素更为显著。良好的用眼习惯、充足的户外活动、规律作息及合理膳食尤其重要。此外,可以咨询专业医生,采取安全、有效的中、西医预防手段。

4. 早治疗——儿童屈光不正要积极矫正

发生近视,要及时到正规医院眼科就诊,采取科学、专业的方法配镜、纠正或治疗。

七、中医适宜技术防控手段

1. 穴位按摩

穴位按摩简便易行,可随时随地进行。常用穴位有睛明、四白、太阳、鱼腰、丝竹空、阳白、攒竹、承泣、球后、瞳子髎、印堂等眼周穴位,以及风池、合谷、足三里、太冲、肝俞、肾俞、中脘等全身穴位。手法操作时,部位要准、用力要稳、力量要持久,直达肌理,以产生酸胀感为度。每次3~5个穴位,每次按摩3~5min,以眼周穴位为主。循经取穴需在医生指导下进行。

眼保健操是在中医理论指导下的眼周围穴位按摩。主要手法包括按揉攒竹穴、按压睛明穴、按揉四白穴、按揉太阳穴、刮上眼眶。此外,还可结合头部、耳部穴位,如按揉风池穴、揉捏耳垂等。眼保健操要做到八字方针——"准确、足时、足量、持久",具体就是取穴准确,按摩一定要够力量,以感到有酸胀感为度,但不可用力太过,损伤皮肤,同时按摩的时间要足够,每个穴位四个八拍,每天坚持做2~3次。

2. 耳穴疗法

耳者宗脉之所聚也。耳穴疗法可以调整眼部周围的血液运行,改善缺氧,上调血液的运行,起到防控近视发生、发展的过程。耳穴疗法的操作需要在专业人员的指导下或对照模型选用耳穴压豆。常用穴位为眼、目1、目2、心、肝、脾、肾、神门等耳部穴位。操作时,注意局部手、耳消毒,以王不留行籽贴于选穴处,使用食指、拇指对其进行按压,每次0.5~1min,以出现酸胀热痛为度,1周更换1次,双耳交替。

注:若有皮肤过敏者,应及时终止治疗,去除耳豆。

3. 中医食疗

中医认为儿童青少年近视主要由先天禀赋不足或久视伤血、肝肾不足等原因导致。临床眼科经方与验方中,多数包含药食同源中药。药食同源中药,既是食物,又是中药,具有治疗作用。因此,在中医整体观念及辨证论治理论指导下,可以指导儿童通过食疗进行调节。在日常膳食合理搭配的基础上,可以在专业中医师指导下,选用一些药食同源的中药进行合理搭配。

4. 其他中医疗法

针刺(包括常规针刺、揿针、梅花针、眼针)、刮痧、服用中药以及综合方法的体质调理等中医疗法对于近视的预防也有较好的效果,但此类方法需要在正规医疗机构进行,同时要结合孩子的接受能力和依从性。

八、日常防控手段

1. 概述

保护视力,预防近视,树立爱眼、护眼意识,养成良好的用眼卫生习惯。

2. 良好的视觉环境

(1) 读书写字视觉环境要求 光线充足,光源(窗户光线及台灯灯光)位于左前方。避免在过亮、过暗的光线下读写(如太阳直射光线下、傍晚光线不足时)。

(2) 看电视的视觉环境要求 人与电视机保持 3m 以上距离(或不小于屏幕对角线 4 倍);电视屏幕高度与视线平行或稍低一些;电视机要放在背光的地方;电视的光亮度要合适,不能过亮或过暗。

(3) 操作电脑视觉环境要求 电脑屏幕最好背向或侧向窗户,避免出现反光现象;电脑操作台应低于一般课桌的高度,座椅最好高低可调,电脑屏幕中心应与胸部在同一水平线上;电脑操作间的光线不应太弱或太强($12m^2$ 的房间安装一盏 40W 日光灯即可达到所需的照度)。

3. 正确的姿势

(1)读写姿势 身体坐正,保持"三个一",即眼睛与书本距离约一尺,胸前与桌子距离约一拳,握笔的手指与笔尖距离约一寸。书写时笔杆与纸面的角度在 40 ~ 50 度,不使用铅芯过细的笔。

(2) 观看屏幕姿势 建议 0 ~ 3 岁幼儿禁用手机、电脑等视屏类电子产品,3 ~ 6 岁幼儿也应尽量避免接触和使用。观看电脑屏幕时,肩部保持放松,上背部扩展,上臂与前臂成 90 度,腕放松。电脑屏幕与眼睛之间距离应不低于 50cm,视线应略低于平视线 10 ~ 20 度。观看手机屏幕时,手机屏幕与眼睛之间距离应不低于 33cm。

4. 用眼卫生习惯

连续近距离用眼时间尽量控制在 40min 以内,中间休息要注意放松眼睛,应到户外活动或凭窗远眺或闭目养神 10 ~ 15min。

严格控制使用电子产品的时间。电子产品对青少年视力产生非常直接的影响,使用时间与近视检出率成正比。年龄越小,使用电子产品的时间应越短。学龄前儿童使用电子产品,单次不宜超过 15min,每天累计不宜超过 1h;小学生单次不宜超过 20min,每天累计不超过 2h;初中生不宜超过 3h;高中生不宜超过 4h。看屏幕 20 ~ 30min 后,要抬头眺望 6m 外远处至少 20s 以上,使眼睛得到休息。避免在走路、吃饭、卧床、晃动的车厢内、光线暗弱或阳光直射下看书或电子产品。注意手部卫生。避免用手揉眼睛。做眼保健操前,按照七步洗手法清洁双手,洗手时间不少于 30s。

5. 规律作息,合理膳食

充足睡眠,尽量保证小学生每天睡眠 10 h,初中学生 9 h,高中阶段学生 8 h。避免作息时间不规律。均衡饮食,不挑食、不偏食,保证营养全面。多吃蔬菜瓜果,常吃富含维生素 A 食品。

6. 充足的户外活动

进行日间户外活动,充分接触阳光,可以有效地保护视力,达到预防近视、减缓近视发展的目的。每天户外活动时间中小学生宜不少于 2 h,学前儿童宜每天 3 h 以上,其中体育锻炼时间不宜少于 1 h。

九、常见误区

1. 误区一:度数低,拒绝戴眼镜

"戴上眼镜,就摘不下来了,所以近视度数不高,就不要戴眼镜。"这是对近视镜的误解! 正规医院散瞳检查确定为真性近视后,是不可逆的,如不及时矫正,不但视力不会恢复,反而加速近视的进展。

2. 误区二:近视眼镜越戴度数越高

正确、科学地佩戴眼镜并不会越戴度数越高。儿童眼镜,尤其是第一副眼镜,一定要在专业眼科验配。青少年时期近视度数增加的最主要原因是用眼负担过重和不良用眼习惯。另外,在身高快速发育期,近视度数也增长较快。

3. 误区三:近视眼镜,度数配浅一些

长期配戴近视矫正不足的眼镜,会导致调节和集合之间的关系发生紊乱,即人为增加了近视度数。因此,对于配镜度数,应根据孩子视功能,听从专业医师的建议,合理配镜。视物模糊时要及时复查。要根据孩子调节、集合等双眼视功能,在专业医生指导下决定戴镜方式。

4. 误区四:频繁摘戴

频繁摘戴眼镜,看近物时不戴眼镜,看远物时才戴,这种做法是不科学的。长此以往,眼球的调节功能和灵敏度会下降而加速近视。

5. 误区五:盲信各种"治疗"

到目前为止,没有任何一种方法能够逆转近视,现有手段,只能延缓近视的进展。

不止长时间使用电视、手机、电脑会导致近视,所有近距离、得不到放松的用眼活动,例如看书、玩玩具、画画以及演奏乐器时看乐谱等,都属于近距离用眼,都可以引起近视的发生。

十、其他需要注意的问题

如果儿童青少年出现经常眯眼、歪头视物、频繁揉眼睛,以及看远处物体不清楚,要离近看时,应及时咨询专业人士。

儿童青少年处在眼发育阶段,此时睫状肌调节力较强,若要准确判断其是否近视,还需要进行散瞳验光、眼轴检查等专业检测。

确诊假性近视或近视,应在正规医疗机构接受正规治疗。

关注科学信息,警惕虚假宣传。

利益冲突:本指南由中华中医药学会资助,无潜在利益冲突。为防止在指南研制过程中出现其他利益冲突,凡参与指南制定工作的所有成员,在正式参与指南制定相关工作前均签署利益冲突声明。申明无所有与本部指南主题相关的任何商业的、专业的或其他方面的利益,和所有可能被本指南成果影响的利益。

来源:《中国中医眼科》杂志

2021 年 31 卷第 6 期

相聚百望山,共话"6·6爱眼日"——"第二届中西医综合防控儿童青少年近视百望山论坛暨'6·6爱眼日'主题活动"在京举办

2021 年 6 月 5 日,主题为"心明眼亮,光明未来"的"第二届中西医综合防控儿童青少年近视百望山论坛暨'6·6爱眼日'主题活动"在北京举行。来自国家卫生健康委、国家中医药管理局、中华中医药学会及全国中医眼科学界、中西医眼科临床界150 余位行业领导专家学者出席活动。

本次活动由中华中医药学会、中国中医科学院、中国中医科学院眼科医院共同主办;中华中医药学会眼科分会、中华中医药学会中医眼科协同创新共同体承办;中国关心下一代健康体育基金会与第一健康报道作为公益支持和媒体支持参与协办。

国家卫生健康委疾控局环境健康处处长李筱翠、国家中医药管理局医政司副司长赵文华、中华中医药学会副秘书长孙永章、中国关心下一代工作委员会副秘书长郝毅、北京市卫生健康委疾控中心学校卫生所所长郭欣、中国中医科学院眼科医院党委书记高云等领导和嘉宾与来自全国知名眼科专家亢泽峰教授、瞿佳教授、毕宏生教授、段俊国教授、曾骏文教授、王育良教授、张丽霞教授、蔡建奇教授、刘康苗博士等共聚一堂,研讨中西综合防控近视解决方案。

中华中医药学会眼科分会主任委员、眼科协同创新共同体执行主席、中国中医科学院眼科医院副院长亢泽峰教授作为本次大会主席出席大会并做主旨报告。

中国科学技术协会副主席、中国工程院院士、中国中医科学院院长黄璐琦以视频

方式向大会致辞。大会还特别邀请了北京远洋景山学校、中国农大附中的校领导、老师及同学们以及部分同学家长参加。

新冠肺炎疫情发生至今,受疫情严重影响,导致大多数人们的户外锻炼不足,加上众多学生网课时间偏多,电子产品使用不规范,特别是近视的低龄化、进展快、程度重等问题日益严重,我国已成为首位近视大国,近视人群近7亿人。

首次发布的《中医药防控儿童青少年近视指南》提出,我国儿童青少年近视总体呈发病早、进展快、患病率高、并发症严重的趋势,严重影响国民健康素质,同时也影响我国特种职业选拔和国防安全,给社会经济造成巨大负担,防控形势严峻。

2018年流调显示全国中小学生近视率为53.6%,2019年为50.2%,较2018年下降了3.4个百分点。受疫情期间居家隔离、线上课堂等影响,半年来学生近视率增加了11.7%,其中小学生近视率增加了15.2%,初中生增加了8.2%,高中生增加了3.8%。2020年全国儿童青少年总体近视率较2019年有所上升。

黄璐琦院士给大会发来视频致辞。他说,中医强调治疗近视的重点在于预防,提倡"未病先防、欲病救萌、天人合一、握机于先",这与健康中国战略中"预防为主、防治结合、中西医并重"的原则高度一致。中药及中医适宜技术在近视不同阶段的防、控、治方面疗效显著,在覆盖近视防控全周期过程中具有独特优势。

黄璐琦表示,目前儿童青少年近视防控工作,总体近视率和体质健康状况已纳入政府绩效考核指标,建立健全"政府主导、多方联动、全程防控、科学干预、中医参与、分级管理"的中医药近视防控体系是我们一直以来的倡议和目标。

此次百望山论坛围绕国家卫生健康委和教育部确定的2021年爱眼日的主题——"关注普遍的眼健康",要重点关注"一老一小"两个群体这一思路展开组织。

国家中医药管理局医政司副司长赵文华发言表示,要把中医药适宜技术的开展与推广应用于近视防控,让"简、便、验、廉"的中医药方法普惠大众。

国家卫生健康委疾控局环境健康处处长李筱翠在大会发言,她说,近视防控已经上升为国家战略,青少年视力下降趋势不容乐观。2019年国家卫生健康委做了一件具有历史意义的工作,就是发布了2018年全国儿童青少年近视调查数据,这是70年来第一次。有了这个数据,一方面可以系统掌握我国儿童青少年近视状况的底数,另一方面是评价防控工作效果,同时也是进行深入科学研究的重要参考。

中华中医药学会副秘书长孙永章发言,他提出要提升对中医药防控的深入认识,从防、控、治三方面开展近视防控工作。

北京中医管理局局长屠志涛发表视频讲话,他对论坛大会在全国爱眼日之际的召开表示祝贺,希望论坛暨爱眼日活动能够达成广泛社会共识,让人们重视眼健康,开展眼普查。

中国中医科学院眼科医院党委书记高云发言表示,中医眼科学是中医学的重要组成部分,在中医理论指导下,中医眼科事业取得了长足的进步,针灸、耳穴压豆、推拿按摩、梅花针、中药、眼保健操等中医疗法在近视防控中发挥着不可替代的作用。

中国关心下一代工作委员会副秘书长郝毅表示,在精准干预领域,要重视校园近视群体防控。当前,家长主动预防近视的意识和能力还不强,因此需要强化学校主动作为。

为确保近视治疗的安全性和有效性,充分发挥出中医药在近视防治中的作用,会上首次发布了中华中医药学会团标《中医药防控儿童青少年近视指南》(社区校医版和家长学生版,下称指南),并启动中华中医药学会儿童青少年近视中西医综合防控实施方案(第二期)"十个一"工程。

关于《中医药防控儿童青少年近视指南》立项背景,中华中医药学会眼科分会主委、协同创新共同体执行主席、中国中医科学院眼科医院副院长亢泽峰教授指出:目前,近视已成为全球重大公共卫生问题,世界卫生组织预测到2050年全球近视者将高达47.58亿,占全球总人口的49.8%。我国儿童青少年近视患病率居世界前列,且逐年增加,形势不容乐观。近视不仅影响患者的视觉健康,也会影响患者的心理状态,严重者可致盲。甚至这种严峻的态势已经逐渐影响到我国特种职业选拔和国防安全等领域。

亢泽峰说,中医药对近视有千余年的认识,多年来在临床近视防控领域具有不可替代的优势。中医在"治未病"思想指导下,采取积极有效的特色技术进行分级干预,如运用中药、针灸、按摩及适宜技术等多种治疗手段,能够保护视功能,延缓近视发展,防止严重并发症的产生。这也是本指南得以开展的先决条件。但目前尚无中医理论指导下的近视防控指南,中医药防控方法"鱼龙混杂",导致社会资源浪费,基层医疗单位医生对近视的中医药防控无指南可循,因此,制定《中医药防控儿童青少年近视指南》可以确保近视防控工作的科学化、规范化开展,充分发挥出中医药在近视防治中的作用。

大会上针对"一老"的眼健康问题,发布了《和血明目片治疗wAMD临床应用专家共识》。本专家共识是在中华中医药学会的支持下,由亢泽峰教授牵头申请立项,经中华中医药学会组织专家评审、公示,最终发布。本共识对和血明目片用于wAMD的证候特点、剂量、疗程及不良反应,禁忌证等安全性问题进行了阐释,有助于提高广大临床医生对和血明目片治疗wAMD的认识,更好地指导临床规范、合理使用和血明目片。

亢泽峰教授说,团队成员与专家们克服了疫情影响下的种种困难,严格按照指南及共识制定的规章与流程,最后经专家组与方法学团队的共同努力成功制定两项"指南"与一项"共识"。

参加"6·6爱眼日"主题活动的眼科专家均表示,虽然目前防控近视的方法多样,但良莠不齐。如西医近视防控方法有框架镜、角膜塑形镜与阿托品滴眼液等。框架镜是矫治近视常用措施,但不能从根本上阻止近视进展;角膜塑形镜受年龄、度数和角膜感染等限制;阿托品在国内未上市,且存在瞳孔散大等不良反应。

与会专家学者还就近年来中西医防治儿童青少年近视的热点、难点展开学术交流。他们均表示,中医药具有原创优势,解决儿童青少年近视问题要在中医理论指导下,在健康科普宣教上下足功夫,逐步减少"小眼镜"高发现状。

建立政府—医院—学校—家庭四级防控体系是本次论坛活动的一大亮点。来自中国教育学会家庭教育专业委员会、石景山区景山学校的教育工作者与中医眼科专家、企业界代表共同为"中华中医药学会眼科协同创新共同体近视防控科普宣讲进校园活动"启幕。

来源:第一健康报道

2021 年 6 月 8 日

张红伟发明的用中医药治疗近视专利荣获大奖

2016 年 4 月 17 日,第 44 届日内瓦国际发明展在日内瓦市莱芒湖西岸的日内瓦会展中心(Palexpo)成功落下帷幕,中国发明家张红伟先生发明的用中医药治疗近视的科研方案荣获发明展银奖。

每年定期举办一届的日内瓦国际发明展创办于 1973 年,展览由瑞士联邦政府、日内瓦州政府、日内瓦市政府、世界知识产权组织共同举办,也是全球举办历史最长、规模最大的发明展之一。

消除近视是全球公认的难题,目前除了激光矫正,还没有其他有效的治疗方法。得奖发明人张红伟先生介绍,他研制的草本护眼膏含雪菊、雪莲花、罗布麻、决明子等中药的有效成分,可有效促进角膜晶状体的新陈代谢,可迅速缓解因用眼过度而导致的视疲劳和视力下降。

据介绍,张红伟先生的这项发明已于 2008 年获得中国国家知识产权局颁发的国家发明技术专利,有近视患者在展会现场试用这一中药制剂后表示眼疲劳症状有所缓解。中国发明不但以量取胜,其发明创意、技术含量也令人印象深刻。

来源:欧亚时报

2016 年 5 月 30 日

全国视力康复保健机构标准课题组在京成立

2018 年 6 月 2 日,由北京维视力中医药技术有限公司(简称维视力)牵头发起的全国视力康复保健机构团体标准课题组,得到全国卫生产业企业管理协会标准与认证专业委员会批复,课题组正式在北京成立。

近年来,儿童青少年视力患者的增多使得视力康复保健逐渐成为一种"流行"的视力恢复项目,很多家长希望通过视力康复保健,让子女的近视、弱视、散光等视力问题得到解决或缓解。但由于我国目前尚未出台针对视力康复保健行业相应的规定和标准,很多视力康复保健机构的管理和服务质量良莠不齐,暗藏很多安全隐患。

为落实"健康中国 2030"规划纲要,促进视力康复保健机构规范管理和健康可持续发展,维视力联合中卫安(北京)认证中心发起视力康复保健机构标准课题组,共同开展全国视力康复保健机构团体标准的研究和制定等工作,进一步推动全国视力康复保健机构标准的建立和推广应用。

来源:凤凰网
2018 年 6 月 4 日

防止儿童假性近视变真性近视
才能从根本上降低学生近视率

教育部资料显示,2018 年我国儿童青少年总体近视率达到 53.6%,其中,小学、初中、高中阶段学生、大学阶段学生近视率分别为 36.0%、71.6%、81.0%、90.0%。青少年总体近视率这一数据在 2019 年降至 50.2%,但在比例上,仍维持着每 2 个青少年中即有 1 人近视的现状。2020 年,受疫情期间居家隔离、线上课堂等影响,全国儿童青少年总体近视率较 2019 年再度小幅上升。

高度近视作为疾病状态,其发生和危害不可逆转,轻则影响正常生活,重则引起近视性黄斑病变、视力障碍、白内障、青光眼、视网膜脱落等,高度近视也是视力致盲的第一病因。

如何才能把我国儿童青少年的近视率给降下来？

国家教育部、卫生健康委等八部委的近视防控方案任务非常明确，近视率在2018年的基础上每年降低0.5个百分点以上，近视高发省份每年降低1个百分点以上。并强调，各省级人民政府主要负责同志要亲自抓近视防控工作。建立全国儿童青少年近视防控工作评议考核制度，不达标将被问责。

国家现在投入巨资改善教室灯光环境、更换桌椅、给儿童学生减负、少布置作业、积极参加体育锻炼、多做户外活动、做眼保健操、注意休息，改善饮食等。这些对预防近视有一定的效果，但是，并不可能杜绝学生不使用电子产品，是因为什么呢？因为现在是"屏幕"时代，每个家庭都有电视机、电脑、手机，现在生活、学习都离不开手机，现在是5G时代，一切都要人工智能化，人人离不开屏幕，长期使用手机就会产生视疲劳，长期视疲劳就会视力下降，这样的近视是假性近视，假性近视是可以恢复的。现在是由哪一个机构用什么方法来恢复假性近视？

现在，卫生、教育职能部门、医院、疾控中心、行业协会等都在做近视防控工作，他们会进学校对儿童学生进行视力筛查，统计学生近视率多少。筛查视力只是前端，筛查视力后怎么办？后端谁来做？用什么方法、技术、药品能把近视率给降下来？

佩戴眼镜、做准分子激光手术、戴角膜塑形镜、学生做眼保健操等，这些能不能把近视率给降下来？答案是降不下来。

总之，要想完成国家下达的近视防控任务，每年降低0.5个百分点，就必须康复儿童假性近视，应加大眼疾病医药创新研发力度，特别是中医药，中医药是中华民族的瑰宝，是5000年文明的结晶，深入发掘中医药宝库中的精华，充分发挥中医药的独特标本兼治优势，中西医结合，医养结合，预防大于治疗，防患于未然。

为此，提出近视防控"3、4、2、1、"工程，具体建议如下：

预防：把30%的时间用于预防，对家长、儿童青少年进行眼健康科普知识宣传，改善灯光环境，限制使用电子产品时间，给儿童学生双减，加强体育锻炼，做眼保健操，注意休息，改善饮食等。同时儿童从3岁开始，每半年检查一次远视储备是多少，若发现远视储备低于正常范围，说明儿童已透支用眼，要限制他的用眼时间。

康复：把40%的时间用于康复假性近视。儿童从4岁开始，每一季度或每半年筛查一次视力，发现视力低于正常视力，如10岁小孩，他的裸视力应该是1.0～1.5，若视力低于1.0，马上去给他恢复视力，一直让他处于正常视力范围内，不给他由假性近视变成真性近视的机会，这个环节最重要。

控制：把20%的时间用于控制。控制延缓眼轴拉长、度数增长、视力下降，如这个小孩中度近视400度，控制近视度数不能由中度近视上升至600度的高度近视，控制延缓眼轴拉长、度数增长可用哺光仪、角膜塑形镜等。

治疗：最后是把10%的精力用于治疗高度近视上，对于600度以上高度近视须引起重视，单纯性高度近视成年后病情稳定，病理性近视会进行性加重，同时易伴有视网膜、眼底病变,严重者致盲。

并发症:高度近视发生飞蚊症、视网膜脱离等,高度近视患者的眼内血液循环障碍及组织变性发生风险较高,更容易导致白内障、青光眼等并发症。高度近视要去专科医院治疗,不治疗会影响他的生活。

为了实现国家近视防控战略,建议综合三甲医院除有眼科、视光中心外,要设立视力康复科,各级医院、社区门诊、乡(镇)、村卫生院(所),以及视力养护中心都要参与近视防控,特别是假性近视康复的工作,这样全社会都行动起来参与儿童青少年近视防控,一定会实现国家八部委制定的近视防控目际。

来源:财讯界
2022 年 3 月 7 日

中华中医药学会《儿童青少年近视防控中医适宜技术临床实践指南》等 2 项团体标准发布公告

为推进中医药标准化建设,制定满足市场和创新需求的团体标准,加快中医药标准化发展进程,中华中医药学会标准化办公室组织了团体标准发布审查,专家对《儿童青少年近视防控中医适宜技术临床实践指南》和《病理性近视眼底病变黄斑出血中医诊疗指南》的科学性、实用性进行论证,经过专家审查同意上述团体标准发布,且公示期间无异议。经中华中医药学会秘书长办公会审议,现予以公告。

中华中医药学会团体标准发布目录		
项目名称	负责人	承担单位
儿童青少年近视防控中医适宜技术临床实践指南	亢泽峰	中国中医科学院眼科医院
病理性近视眼底病变黄斑出血中医诊疗指南	亢泽峰	中国中医科学院眼科医院

1.《儿童青少年近视防控中医适宜技术临床实践指南》简介

近视是临床常见眼病之一,现代医学认为近视是眼在调节放松状态下,平行光线经眼球屈光系统后聚焦在视网膜之前。中医学称之为"目不能远视""能近怯远症"，以远距视物模糊、近距视物清晰、常移近所视目标，且眯眼视物为主要临床表现。随度数不断升高，会出现一系列并发症，甚者致盲，如青光眼、白内障、黄斑病变等，严重影响国民健康素质。目前，近视已成为全球性的公共卫生问题。流行病学调查显示，2018年全球近视患病率约30%，预计到2050年将上升至49.8%，世界将有47.58亿近视患者。据国家卫生健康委员会2020年统计数据显示，中国儿童青少年总体近视率为52.7%，其中6岁儿童近视率为14.3%，小学生为35.6%，初中生为71.1%，高中阶段学生高达80.5%。我国儿童青少年近视呈现发病早、进展快、高度近视比例增加的趋势。因此，关口前移、及早干预是近视防控工作的重中之重，不仅能减少单纯性近视向病理性近视的转变，而且可以降低病理性近视致盲的风险。中医药在近视防控领域具有不可替代的优势，在"治未病"思想指导下，采用中医药特色诊疗技术对近视不同阶段进行干预，如耳穴压丸、眼保健操、揿针、灸法、针刺、梅花针、穴位按摩、刮痧、食疗等，能够起到预防近视的发生、控制近视的发展、预防和治疗病理性近视引起的并发症等作用。目前虽然已有《中医适宜技术耳穴压丸防控儿童青少年近视操作指南》(试点试用)、T/CACM 1357—2021和T/CACM 1358—2021等指南，但尚无相关规范指导中医适宜技术防控儿童青少年近视的临床应用。为了提高临床对中医适宜技术防控儿童青少年近视的认知和处置水平，由中华中医药学会眼科分会牵头，组织中西医眼科专家、方法学专家，根据临床经验总结中医适宜技术的特点和优势，系统整理目前最佳循证医学证据与临床应用情况，编制了本文件。本文件采用国际公认的证据分级推荐标准(grading of recommendations assessment development and evaluation，GRADE)对证据体进行分级(高级—A级，中级—B级，低级—C级，极低级—D级)。专家共识意见的形成采用名义组法，主要考虑证据质量、疗效、安全性、经济性、患者可接受性等方面因素，可通过证据回答的临床问题形成"推荐意见"，不可通过证据回答的临床问题则形成"共识建议"。本文件为临床使用中医适宜技术提供参考，从而提高临床疗效，减少使用风险，但仍需通过大量的高质量研究提供循证支持，并在未来根据实际应用中新的临床问题的出现及循证证据的更新予以修订。

中华中医药学会

中华中医药学会团体标准

发 布 公 告

China Association of Chinese Medicine

Announcement for Standards

2022年 第022号

No.022 2022

中华中医药学会批准《儿童青少年近视防控中医适宜技术临床实践指南》（T/CACM 1397—2022）发布，现予公告。

The T/CACM standard（T/CACM 1397—2022）for Guidelines for clinical practice on prevention and control of myopia with appropriate techniques of traditional Chinese medicine to children and adolescents was approved by the China Association of Chinese Medicine, and now it is effective.

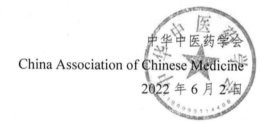

China Association of Chinese Medicine

2022 年 6 月 2 日

2.《病理性近视眼底病变黄斑出血中医诊疗指南》简介

病理性近视是以眼轴进行性增长为特征并伴有眼底退行性改变的眼病。随着病情的进展，病理性近视常常引起玻璃体变性、后巩膜葡萄肿、黄斑部漆样裂纹、黄斑出血等多种并发症。病理性近视在亚洲人群的发病率为 1%～3%,亚洲地区 0.2%～1.5%的人群因病理性近视出现视力受损甚至失明。我国近视发病率有逐年增高、发病年龄提前的趋势,病理性近视已成为引起视力损害的主要原因之一。

黄斑出血是病理性近视的常见并发症,严重影响患者视功能和生活质量。由于当前病理性近视黄斑出血的机制尚不明确,因此针对病理性近视黄斑出血尚无有效的治愈措施。目前认为病理性近视黄斑出血可分为两个类型:漆裂纹样黄斑出血(单纯型黄斑出血)和新生血管型黄斑出血(choroidal neovascularization,CNV 型黄斑出血)。对于后者,抗血管内皮生长因子(vascular endothelial growth factor,VEGF)药物疗法已经取代传统的光动力疗法,成为当前的一线治疗方法。而对于漆裂纹样黄斑出血,抗 VEGF 治疗仍存在争议。同时,抗 VEGF 治疗价格昂贵,对反复发作需多次治疗的患者来说,经济负担较重,也给社会造成较大经济负担。

中医对该病的认识不同于一般意义上的“能近怯远”,认为该病责之于肝、脾、肾三脏,由于阴精气血不足,虚火伤络或气血失于统摄,致血溢络外。各医家在辨证论治的基础上根据发病时间进行分期论治、根据临床症状局部与整体论治,均发挥了不错的疗效。但中医药治疗病理性近视黄斑出血至今尚未形成标准化的诊疗方案,影响了其有效性的发挥,妨碍了中医药有效治疗方法的推广与应用。中国中医科学院眼科医院亢泽峰教授团队通过整合和吸纳中医药治疗病理性近视黄斑出血的研究成果和成功经验,借鉴流行病学的研究方法,采用 GRADE 证据分级标准,在确保最佳证据的基础上,充分考虑患者偏好和价值观、利弊平衡和资源利用,形成具有循证医学证据的临床实践指南。

此外,本文件的专家指导组、起草工作组和外审组专家均不存在与本文件相关的任何商业、专业或其他方面的利益关系,也不存在可能对本文件成果影响的利益。

中 华 中 医 药 学 会

中华中医药学会团体标准

发 布 公 告

China Association of Chinese Medicine
Announcement for Standards

2022 年 第 023 号

No.023 2022

中华中医药学会批准《病理性近视眼底病变黄斑出血中医诊疗指南》（T/CACM 1398—2022）发布，现予公告。

The T/CACM standard（T/CACM 1398—2022） for Guideline for the diagnosis and treatment Chinese Medicine on macular hemorrhage in pathological myopic fundus lesions was approved by the China Association of Chinese Medicine, and now it is effective.

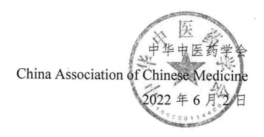

China Association of Chinese Medicine

2022 年 6 月 2 日

来源:中华中医药学会标准化办公室

2022 年 6 月 2 日

附录

《综合防控儿童青少年近视实施方案》 印发三周年大事记

（2018 年 8 月—2021 年 8 月）

2018 年

8 月 28 日,中共中央总书记、国家主席、中央军委主席习近平作出重要指示,强调我国学生近视呈现高发、低龄化趋势,严重影响孩子们的身心健康,这是一个关系国家和民族未来的大问题,必须高度重视,不能任其发展。要结合深化教育改革,拿出有效的综合防治方案,并督促各地区、各有关部门抓好落实。全社会都要行动起来,共同呵护好孩子的眼睛,让他们拥有一个光明的未来。此前,在 6 月 6 日第 23 个"全国爱眼日",中共中央政治局委员、国务院副总理孙春兰来到北京市史家胡同小学,参加"科学防控近视、关爱孩子眼健康"主题活动,调研考察青少年近视防控工作,提出全社会都来关心、支持、参与青少年视力保护的殷切希望。

8 月 30 日,教育部、国家卫生健康委等八部门联合印发《综合防控儿童青少年近视实施方案》,明确了家庭、学校、医疗卫生机构、学生、政府相关部门应采取的防控措施,明确 8 个部门防控近视的职责和任务,印发贯彻落实《综合防控儿童青少年近视实施方案》部门分工方案和教育部司局分工方案。

9 月 7 日,教育部、国家卫生健康委等八部门联合召开贯彻落实《综合防控儿童青少年近视实施方案》专题座谈会,教育部原党组书记、部长陈宝生,国家卫生健康委副主任王贺胜出席座谈会并讲话,教育部党组成员、副部长田学军主持座谈会。陈宝生要求,要以习近平新时代中国特色社会主义思想为指引,坚决贯彻落实习近平总书记关于学生近视问题的重要指示批示精神,抓紧推进综合防控儿童青少年近视重点任务,给党中央、国务院和广大人民群众交上一份满意的答卷。

9 月 10 日,体育总局按照《综合防控儿童青少年近视实施方案》精神,组织体育、卫生等多领域专家开展体育锻炼防控近视专题研讨体育干预工作重点和措施建议。

10 月 25 日,国家卫生健康委会同教育部、财政部组织开展了 2018 年全国儿童青少年近视调查工作,调查结果作为 2019 年度考核各省人民政府近视防控工作的重要依据。本次调查是我国近年来覆盖范围最广、学段分层最全、调查人数最多的一次学生近视调查,基本摸清了我国各年龄段学生近视发生状况,为准确把握近视防控形势、针对性开展综合防控工作奠定了重要基础。

10 月 29 日,教育部在湖北省武汉市举办全国儿童青少年近视防控进展情况新闻发布会,组织采访团进行实地采访,总结推广各地在减轻学业负担、强化体育锻炼和户外活动、改善视觉环境、控制电子产品使用等方面取得的经验与成效,通过媒体广泛宣传,形成全社会防控近视的共识和行动。此前,在 6 月 6 日第 23 个"全国爱眼日"到来之际,教育部联合国家卫生健康委在湖北省武汉市开展全国青少年学生视力健康管理暨 2018 年学校卫生与健康教育工作集中调研,交流近视防控工作经验,部署近视防控工作重点任务。

11 月 7 日,教育部办公厅印发《关于做好 2018 年全国儿童青少年近视防控试点县(市、区)和改革试验区遴选工作的通知》,决定从 2018 年起遴选和建设一批全国儿童青少年近视防控试点县(市、区)和全国儿童青少年近视防控改革试验区,加强和改进新时代儿童青少年近视防控工作,推动地方教育部门、学校和广大师生切实树立健康第一的教育理念。

11 月 20 日,体育总局制定 2019 年度儿童青少年科学健身普及工作方案,部署 2019 年度近视防控干预工作,明确提出按照《综合防控儿童青少年近视实施方案》确定的目标任务,2019 年重点打造"青少年近视防控健康包"。

11 月 22 日,国家卫生健康委召开专题会议,研究部署儿童青少年近视防控工作。王贺胜副主任强调,儿童青少年是祖国的未来和希望,近视问题关系儿童青少年身心健康,各级卫生健康部门要认真学习贯彻落实习近平总书记重要指示精神,提高政治站位,强化"四个意识",把儿童青少年近视防控作为一项重点工作,积极推进落实《综合防控儿童青少年近视实施方案》,打好近视防控攻坚战。

12 月 7 日,国家卫生健康委召开全国学校卫生工作会议,国家卫生健康委副主任李斌出席会议并讲话,教育部体卫艺司负责同志参加会议。李斌强调,各地要认真学习习近平总书记关于儿童青少年健康特别是近视防控工作的重要指示精神,从健康中国建设全局和国家民族未来的高度,重视儿童青少年近视防控工作,抓好《综合防控儿童青少年近视实施方案》落实,加强部门配合,加大监督考核力度,层层压实责任,确保各项工作有序推进。

12 月 14 日,国家市场监管总局印发《贯彻落实〈综合防控儿童青少年近视实施方案〉行动方案》,立足市场监管职能提出落实举措,切实抓好验光配镜行业的监管和整顿工作,防止给儿童青少年近视造成二次伤害。

12 月中旬,国家卫生健康委办公厅印发《重点任务委内分工方案》《儿童青少年近视防控宣传方案》,明确委内各相关司局的职责分工和宣传任务,强化责任落实,确保儿童青少年近视防控各项措施落实落地。

12 月,教育部等部门组成 10 个工作组赴各省(区、市)开展 2018 年儿童青少年近视率核定现场抽查,督促各地按时完成近视率核定,进一步推进儿童青少年近视防控工作。

2019 年

1 月 23 日、5 月 22 日,国家卫生健康委联合教育部分别在北京市史家胡同小学、北京市第五幼儿园举办全国"儿童青少年预防近视"健康教育进校园主题宣传,邀请学生、家长及教师参加,开办科普课堂,引导小朋友养成良好用眼习惯,发挥公众人物影响力,呼吁全社会关注儿童青少年预防近视工作。

2 月 20 日,教育部办公厅印发《关于公布 2018 年全国儿童青少年近视防控试点县(市、区)和改革试验区遴选结果名单的通知》,命名北京市东城区等 84 个地区为全国儿童青少年近视防控试点县(市、区)、天津市北辰区等 29 个地区为全国儿童青少年近视防控改革试验区。

2 月 26 日,教育部办公厅印发《关于遴选全国儿童青少年近视防控专家宣讲团成员的通知》,拟组建全国儿童青少年近视防控专家宣讲团,面向全国持续深入开展儿童青少年近视防控宣传教育工作。

3 月 13 日,国家卫生健康委办公厅印发《关于做好 0～6 岁儿童眼保健和视力检查有关工作的通知》,就落实 0～6 岁儿童眼保健和视力检查工作、建立完善视力健康电子档案提出要求,建立数据报送制度,推动加强培训和监督考核。

3 月 20 日,国家卫生健康委疾控局发布《儿童青少年近视防控健康教育核心信息》公众版、儿童青少年版、教师和家长版及医疗卫生人员版,多角度开展近视防控知识宣教,引导全社会做好近视防控。

3 月 21 日,教育部印发《关于公布 2018 年度普通高等学校本科专业备案和审批结果的通知》,批准南开大学等 4 所高校增设眼视光医学专业,南京师范大学中北学院增设眼视光学专业,批准内蒙古医科大学等 26 所高校增设健康服务与管理专业。

3 月 25 日,教育部和国家卫生健康委联合印发《关于开展 2019 年托幼机构、校外培训机构、学校采光照明"双随机"抽检工作的通知》,规范儿童青少年近视矫正、切实加强监管,开展 2019 年托幼机构、校外培训机构、学校采光照明"双随机"抽检,维护儿童青少年健康权益。

3 月 26 日,国家卫生健康委、市场监管总局等六部门印发《关于进一步规范儿童青少年近视矫正工作切实加强监管的通知》,进一步规范儿童青少年近视矫正工作,加强市场监管,维护儿童青少年健康权益。

3 月 29 日,国家卫生健康委办公厅印发《2019 年全国学生常见病和健康影响因素监测与干预方案》,组织在全国所有地市开展学生近视及健康影响因素监测,动态掌握全国学生近视变化情况,全面评估学生用眼环境和用眼习惯,为进一步提出有效干预措施提供依据。

3月,国家中医药管理局设立"近视防治中西医一体化综合预防和诊疗"专项研究,委托中国中医科学院眼科医院、山东中医药大学附属眼科医院制定近视防控中西医一体化综合预防和诊疗方案。

4月3日,教育部、国家卫生健康委联合召开全国综合防控儿童青少年近视视频会议,进一步强化新时代综合防控儿童青少年近视工作。教育部原党组书记、部长陈宝生和国家卫生健康委党组书记、主任马晓伟出席会议并讲话,强调要认真学习领会习近平总书记重要指示精神,扎实贯彻落实《综合防控儿童青少年近视实施方案》,推动综合防控儿童青少年近视取得实效。

4月15日,国家卫生健康委召开全国0~6岁儿童眼保健和视力检查工作会,进一步部署推进有关工作。

4月24日,国家卫生健康委、教育部、体育总局共同印发《关于开展2019年"全国爱眼日"活动的通知》,围绕"共同呵护好孩子的眼健康,让他们拥有一个光明的未来"主题开展宣传教育活动。

4月29日,国家卫生健康委召开2018年儿童青少年近视调查结果和近视防控工作发布会,公布我国儿童青少年近视率为53.6%,其中6岁儿童为14.5%,小学生为36%,初中生为71.6%,高中阶段学生为81%。

4月29日,体育总局组织制定完成《各级各类体校学生视力调查问卷》。5月21日,组织开展各级各类体校青少年运动员视力健康状况调查工作,通过问卷调查、实地测试等方式对76所体校在校青少年运动员的视力健康状况进行全面调查。

4月,市场监管总局通过"双随机、一公开"的方式,在全国范围内部署开展以学校周边的眼镜制配场所为重点的计量专项监督检查。各地共检查眼镜制配场所41800家,检查计量器具总台数140570台(件),共计整改6478家,查处826家,处理投诉举报192件,其中涉及儿童青少年的投诉举报34件,培育计量诚信示范单位6907家。

5月6日,体育总局印发《2019年全国青少年科学健身指导普及方案》,以近视防控为重点启动2019年青少年科学健身指导普及工作。

5月31日,教育部印发《关于建立全国综合防控儿童青少年近视工作联席会议机制的函》,会同中央宣传部、卫生健康委、体育总局、财政部、人力资源社会保障部、市场监管总局、广电总局、中医药局等八部门,建立全国综合防控儿童青少年近视工作联席会议机制,领导全国综合防控儿童青少年近视工作,研究决定全国综合防控儿童青少年近视工作的宏观指导、统筹协调、综合管理等事项。

6月6日,中共中央政治局委员、国务院副总理孙春兰同志出席了第24个"全国爱眼日"科普宣传活动,强调全社会要共同努力,让每个孩子都有明亮的眼睛、健康成长。活动由国家卫生健康委、教育部、体育总局联合主办,主题为"共同呵护好孩子的眼睛,让他们拥有一个光明的未来"。在北京市少年宫向广大儿童青少年发出了爱眼倡议,展示了面向全国征集的原创爱眼优秀作品,发布了《儿童青少年近视防治科普 100 问》,举行了爱眼护眼科普展和眼科义诊。

6 月 6 日,中华中医药学会启动儿童青少年近视防控行动"十个一"工程(制定一系列中医药防控近视指南/共识、建立一个覆盖全国的防控近视网络、组建一支专业技术力量雄厚的专家团队、推广一套防控近视科普书籍、参与一次国家层面的近视筛查工作、开展一项中医药防治近视的协同攻关研究、推广一套中医适宜技术、开设一个中医药防控近视科普讲堂、形成一个中医药防控近视科普倡议书、优化一套眼保健操),面向全国各省市开展儿童青少年视觉健康服务。

6 月 26 日,即日起,国家卫生健康委疾控局在《学生健康报》开展"学生健康来了"专栏,每周刊登一版专刊,报道全国近视防控先进做法和经验,科普宣传近视防控知识技能,共同探讨近视防控机制和多方综合防控措施。

6 月 27 日,教育部办公厅印发《关于公布全国综合防控儿童青少年近视专家宣讲团组成人员名单的通知》,遴选 85 名专家组成近视防控专家宣讲团,将组织宣讲与赴地方调研督导相结合,进一步完善机制建设,上下联动推进。

6 月 28—29 日,国家卫生健康委在山东省济南市举办全国首届儿童青少年近视防控高峰论坛,国家卫生健康委副主任李斌出席论坛并讲话,山东省副省长刘强、世界卫生组织驻华代表等出席论坛。论坛围绕"全民行动防近视,共筑健康中国梦"主题,充分交流了儿童青少年近视防控进展与经验。论坛上,鞠萍、邓亚萍、陈一冰、刘婧被聘为儿童青少年近视防控宣传大使。各省卫生健康委相关负责同志,疾控中心、健康教育中心、医疗机构及教育系统有关人员,国内外近视防控专家等 500 余人参加论坛。

6—12 月,体育总局组织专家团在北京、江苏、安徽、湖南、广东 5 省市广泛组织"科学健身大讲堂"活动,围绕近视防控,深入中小学校通过多层面、互动式、专题式的方式普及相关科学知识;在部分学校开展体育锻炼防控近视工作,完成了对 2000 多名学生的视力水平筛查;组织编创《爱眼操》和以户外体育游戏为主要形式的近视防控干预方法。

7 月 18 日,教育部原党组书记、部长陈宝生参加"健康中国行动(2019—2030年)"启动仪式,与国务院领导和相关部门主要负责同志共同启动"健康中国行动"。教育部副部长钟登华代表教育部发出《重视近视防控 守护儿童青少年健康》倡议。

7 月 25 日,教育部原党组书记、部长陈宝生参加全国推进健康中国行动电视电话会议并作专题发言,将持续推进近视防控作为实施中小学健康促进行动的重要内容。

8 月 10 日,国务院印发《体育强国建设纲要》,明确提出促进重点人群体育活动开展,制定实施青少年群体的体质健康干预计划,全面实施青少年体育活动促进计划,为在体育领域长期开展儿童青少年近视防控和干预工作提供了重要政策支撑。

8月,市场监管总局、标准委发布《眼镜架 测量系统和术语》等 4 项推荐性国家标准,严格规定了眼镜架的测量系统、未割边眼镜镜片技术要求、眼镜架镍析出量的技术要求、眼镜架和太阳镜产品标识与电子层级目录。

9 月 3 日前,经国务院授权,教育部、国家卫生健康委与各省(区、市)人民政府和新疆生产建设兵团完成签订《全面加强儿童青少年近视综合防控工作责任书》,明确职责任务,压实主体责任。

9 月 20 日,教育部在北京举办全国综合防控儿童青少年近视专家宣讲团集体备课,85 名宣讲团专家参加备课,研究讨论下一阶段宣讲团工作,修订宣讲团宣讲大纲和课件。

9 月 27 日,全国综合防控儿童青少年近视工作联席会议机制第一次会议召开,联席会议召集人,教育部原党组书记、部长陈宝生,国家卫生健康委副主任于学军出席会议并讲话。会议总结成员单位和各省(区、市)人民政府一年来综合防控儿童青少年近视工作进展,审议并原则通过《全国综合防控儿童青少年近视工作评议考核办法》,研究部署下阶段工作。

10 月 14 日,国家卫生健康委办公厅组织制定并印发《儿童青少年近视防控适宜技术指南》,适宜技术包括筛查视力不良与近视、建立视力健康档案、培养健康用眼行为、建设视觉友好环境、增加日间户外活动、规范视力健康监测与评估以及科学诊疗与矫治等七方面核心内容,以科学指导全国省、市、县各级儿童青少年近视防控人员开展相关工作。

10 月 16 日,国家卫生健康委邀请近视防控专家在其官方网站"在线访谈"栏目对《儿童青少年近视防控关键适宜技术》进行解读,同时开展儿童青少年防控近视科普宣传。

10 月 16 日前,在教育部牵头指导下,各省(区、市)均出台省级综合防控儿童青少年近视实施方案。

10 月 17 日,国家卫生健康委联合共青团中央等部门在全国启动了儿童青少年"我爱眼 我绘眼"绘画作品征集大赛,引导儿童青少年从自身做起预防近视,并进一步提高家庭和社会对儿童青少年近视防控工作的重视程度。

12 月 27 日,国家卫生健康委在中山大学中山眼科中心举办"中国好医生、中国好护士"儿童青少年预防近视健康科普现场交流活动,打造"儿童青少年预防近视"专业科普队伍。

12 月,市场监管总局、标准委发布推荐性国家标准《眼镜架 通用要求和试验方法》,规范了眼镜架镍析出、外观质量、尺寸偏差、高温尺寸稳定性、包覆层性能、机械稳定性、阻燃性、耐光辐照性等技术要求。

2019 年,教育部设立"新中国 70 年学校卫生与健康教育"专项研究,围绕近视防控等重点任务,加强新时代学校卫生与健康教育工作。在教育部人文社会科学研究项目中设立"中国儿童青少年久坐行为特征及其与近视的关系研究"等 40 余项课题,深化青少年视力健康研究。

2019 年,在国家卫生健康委倡导下,多名眼科专家自愿组建 13 支儿童青少年预防近视科普小分队,北京同仁医院、复旦大学附属眼耳鼻喉科医院、中山大学中山眼科中心成立"儿童青少年预防近视志愿服务总队",带动大批眼科医生成立科普小分队,开展儿童青少年近视防控科普工作。

2019—2021 年,市场监管总局连续三年将眼镜类产品及其零部件纳入《全国重点工业产品质量安全监管目录》,部署全国市场监管系统加强重点监管。

2019—2021 年,市场监管总局连续三年开展消费品质量安全"进社区、进校园、进乡镇"消费者教育活动,部署各地市场监管部门向学校普及眼镜、学生灯具等消费品质量安全知识,提升消费者质量安全意识。

2020 年

1 月 17 日,国家卫生健康委发布《中小学生屈光不正筛查规范》,规定了中小学生屈光不正筛查的基本要求、筛查方法、转诊建议及筛查后的要求,指导规范化开展儿童青少年近视屈光不正筛查工作。

1 月 30 日,体育总局印发《关于大力推广居家科学健身方法的通知》,针对疫情防控期间儿童青少年健身需求和居家带来的近视率上升等体质健康问题,广泛发动开展青少年居家健身和亲子运动,组织研制并推出近视防控操、青少年居家健身系列方法、线上培训等。全年面向儿童青少年和家庭共组织 52 项线上体育赛事活动,提供超过 2.66 万场线上比赛及活动,累计参与达 1.11 亿人次。3 月,国家体育总局组织专家针对学生视力健康问题,编创了"课间视力操"和"睡前视力操",制作图册、挂图和视频教程等通过多渠道推广。

2—3 月,教育部发布中小学生和家长疫情防控期间居家学习生活建议,印发《关于加强"三个课堂"应用的指导意见》《关于疫情防控期间以信息化支持教育教学工作的通知》,要求各校科学有序实施线上教学,为学生提供符合用眼卫生要求的学习环境和设施,指导家长督促儿童青少年科学规范使用电子产品,严控在线时长。

3 月 24 日,体育总局印发《关于开展青少年"健康包"征集工作的通知》,面向社会启动征集"健康包"内容,组成卫生、体育、教育等多领域专家委员会,审核征集到的全国 92 家单位报送的 131 件(其中近视防控专题 14 件)青少年科学健身方法和体质健康指导内容,将符合科学性要求的方法(内容)分批制作推广。

4 月 1 日,国家卫生健康委疾控局发布《儿童青少年新冠肺炎疫情期间近视预防指引》,指导新冠肺炎疫情期间做好儿童青少年近视预防。4 月 25 日,根据常态化疫情防控形势和复学复课情况,及时对指引进行更新调整,发布《儿童青少年新冠肺炎疫情期间近视预防指引(更新版)》。及时进行技术成果转化,发布《传染病疫情居家隔离期间儿童青少年近视防控指南》（WS/T 773—2020）。

4月22日，国家卫生健康委印发《关于做好2020年"全国爱眼日"宣传工作的通知》（宣传主题为"视觉2020，关注普遍的眼健康"），要求各地要大力宣传眼健康的重要性，以及全年龄段人群、全生命周期眼健康工作成效和进展；大力宣传儿童青少年近视、老年白内障、糖尿病视网膜病变、青光眼等眼病防治知识，增强群众爱眼护眼意识。

4月，体育总局印发《关于开展2020年线上亲子体育活动的通知》，在全国启动线上亲子体育活动，在新冠肺炎疫情防控常态化背景下，为家庭特别是儿童青少年提供体育健身服务，增加儿童青少年户外运动时间，改善儿童青少年近视状况。4月到11月，全国共有794.2万名儿童青少年及家长、242万个家庭参与活动，线上平台网络点击量达到2.69亿次。

4月，体育总局组织专家编写并出版《儿童居家科学健身方法指导》《青少年居家科学健身方法指导》《儿童青少年运动健康促进科普问答》《儿童青少年科学健身指南》图书，指导儿童青少年科学预防视力下降。

5月10日，国务院联防联控机制召开"科学用眼预防近视"主题新闻发布会，国家卫生健康委疾控局负责同志和近视防控专家参加，并对疫情期间如何帮助孩子保护视力、预防近视回答媒体提问。

5月21日，教育部印发《关于做好教育系统2020年"全国爱眼日"宣传教育工作的通知》，要求各省级教育部门面向儿童青少年和家长宣传普及眼健康科学知识，增强学校、学生和家长重视眼健康的意识，持续推进综合防控儿童青少年近视工作。

5月21日，科技部等四部门联合印发《关于认定第四批国家临床医学研究中心的通知》，布局建设了2家国家儿童健康与疾病临床医学研究中心和2家国家眼耳鼻喉疾病临床医学研究中心，支持开展儿童青少年近视防治等疾病多中心临床研究。

5月，教育部牵头完善全国综合防控儿童青少年近视工作联席会议机制，邀请科技部、医保局、共青团中央、全国妇联、民政部、中科院等6个部门加入，成员单位由9个增至15个。向联席会议机制成员单位征集14个供联席会议机制研究的选题。

5月，市场监管总局在全国范围内开展眼镜制配场所计量专项监督检查，并对2019年专项监督检查中发现问题的整改情况开展"回头看"，核查是否整改到位。各地共检查眼镜制配场所40894家，检查计量器具121638台（件），共计整改3747家，查处452家，处理投诉举报161件，其中涉及儿童青少年投诉举报29件，培育计量诚信示范单位5961家。

6月1日，国家卫生健康委公布儿童青少年近视防控"我爱眼、我绘眼"绘画作品征集大赛获奖名单。经活动组委会专家认真评审，从各类征集作品中，共评选出一等奖30名，二等奖60名，三等奖90名，优秀奖150名，优秀组织奖50名。

6月3日，国家卫生健康委办公厅印发《2020年儿童青少年近视防控工作要点》,整年分解委内相关司局近视防控重点工作任务以及完成期限,指导各地精准、科学、有序开展近视防控工作,推动近视防控各项措施落实落细落地。

6月4日,教育部应对新冠肺炎疫情工作领导小组办公室委托有关专家提出《常态化防控新冠肺炎疫情前提下学校文明卫生、绿色健康生活方式倡导》,引导儿童青少年掌握爱眼护眼常识,学会识别不良用眼环境,主动选择有益眼健康的环境。

6月5日,第25个"全国爱眼日",国家卫生健康委在北京同仁医院举行以"关注眼健康"为主题的新闻发布会,介绍我国眼健康工作进展,以及在近视防控、白内障复明等方面取得的成效。

6月6日,体育总局、健康中国行动推进委员会、共青团中央共同启动"全国青少年近视防控操线上大赛",暑假期间参与的儿童青少年每日打卡习练近视防控操,全国18个省(市)、1.76万所中小学的74.6万名儿童青少年参与。7月25日,组织卫生领域专家和体育明星,在央视频、央视少儿等平台开展在线直播,指导近视防控操习练和近视预防。

6月15日,教育部召开新冠肺炎疫情防控与儿童青少年视力专题调研视频会议,部署在9个省份开展儿童青少年用眼和近视防控调研,科学把握疫情对儿童青少年视力健康的影响。

6月,体育总局印发《关于在新冠肺炎疫情常态化防控下引导青少年参加体育锻炼促进青少年视力健康的通知》,推动各地在符合常态化疫情防控相关要求的前提下,组织开展青少年体育赛事活动,引导青少年积极参加各种形式的体育锻炼,防控青少年视力下降。

6—7月,国家卫生健康委集中组织19个省份开展了新冠肺炎疫情对儿童青少年视力影响调查工作,深入分析疫情期间儿童青少年用眼现状,评估疫情期间近视现状和影响情况,指导疫情常态化形势下及下一步儿童青少年近视防控工作。

7月28日,国家卫生健康委办公厅印发《2020年全国学生常见病和健康影响因素监测与干预方案》,组织在全国所有地市开展学生近视等常见病监测工作,掌握全国学生近视和健康影响因素变化情况,并采取针对性干预措施,保障和促进儿童青少年健康。

8月5日,教育部、国家卫生健康委和国家体育总局联合印发《全国综合防控儿童青少年近视工作评议考核办法(试行)》,面向各省(区、市)人民政府和新疆生产建设兵团开展2019年度儿童青少年近视工作评议考核,推动各地切实落实综合防控儿童青少年近视相关政策要求。

8月31日,教育部召开"积极谋划对策 主动应对疫情对儿童青少年近视防控影响"专题视频研讨会,7位全国综合防控儿童青少年近视专家宣讲团负责人参加视频会议,研究应对疫情对近视防控影响的相关对策。

8月31日,经中央深改委会议审议通过,经国务院同意,体育总局、教育部印发

《关于深化体教融合促进青少年健康发展的意见》，强调树立健康第一的教育理念，多措并举，以增加锻炼改善青少年近视、肥胖等问题，促进青少年身心健康发展。

9月15日，教育部印发《关于开展近视防控宣传教育月活动的通知》，明确今后每年将以春季学期的3月和秋季学期的9月作为近视防控宣传教育月，部署各地和学校在2020年9—10月开展以"克服疫情不利影响，持续推进近视防控"为主题的近视防控宣传教育月活动。

9月18日，国家卫生健康委办公厅印发《关于开展儿童青少近视防控适宜技术试点工作的通知》，组织在全国开展儿童青少年近视防控适宜技术试点工作，加大儿童青少年近视防控适宜技术应用推广，典型示范，先行先试。试点工作以区、县为单位，由各省（区、市）自愿推荐，组织专家遴选确定试点名单。

9月18日、9月23日，国家卫生健康委以委官方网站"在线访谈"栏目为平台，特邀请相关专家针对儿童青少年近视问题，科学普及近视防控相关知识、培养孩子养成良好用眼习惯，以指导学校、公众、家庭、儿童青少年做好近视防控，进一步推动全社会行动起来，共同呵护好孩子的眼睛。

9月25日，全国综合防控儿童青少年近视工作联席会议机制第二次会议在北京召开，联席会议召集人、教育部原党组书记、部长陈宝生出席会议并讲话。会议总结评估《综合防控儿童青少年近视实施方案》印发两年来的进展与成效，研究应对新冠肺炎疫情对近视防控影响，部署下一步工作。

9月30日，国家卫生健康委联合共青团中央等部门启动2020年全国儿童青少年"我爱眼 我话眼"征文大赛，面向全国小学和初中学生征集近视防控、爱眼护眼主题文章，普及科学用眼常识、倡导健康生活理念，营造全社会关注眼健康的良好氛围。

9月，市场监管总局举办2020年"服务认证体验周"活动，选取验光配镜服务作为体验项目，提升消费者现场感受，宣传验光配镜服务认证实际效果。通过积极推动验光配镜服务认证，从店容店貌、服务礼仪、验光、配镜以及售后等方面提出验光配镜的服务和管理要求，助力解决验光配镜存在标准不统一、服务技术参差不齐等问题。

10月14日，教育部办公厅印发《关于组织安排综合防控儿童青少年近视专题研讨班的通知》，决定2020年组织安排九期综合防控儿童青少年近视专题研讨班，研讨加强和改进新时代儿童青少年近视防控工作、学校卫生与健康教育工作。

10月16日，全国综合防控儿童青少年近视专家宣讲团举行第二次集体备课，总结宣讲团成立一年多来的工作进展与成效，研究应对新冠肺炎疫情对近视防控工作的影响，部署下一阶段宣讲工作安排，进一步完善宣讲大纲。

10月20日，教育部综合防控儿童青少年近视专题研讨班（第一期）在国家教育行政学院顺利开班，100名来自全国各省份地市级教育局负责人进行为期一周的专题学习研讨。12月8日，教育部综合防控儿童青少年近视专题研讨班（第二期）在国家教育行政学院顺利开班，100多名全国各地中小学校长、部分地区教育部门和卫生保健机构负责人等进行为期一周的专题学习研讨。此后陆续举办了第三至第九期综合防控儿童青少年近视专题研讨班,820 余名省、市、县三级教育部门负责人和中小学校长和幼儿园园长、校医参加培训。

10 月 27 日,国家卫生健康委组织发布《儿童青少年防控近视系列手册》,包括幼儿园篇、小学生篇、初中生篇和高中生篇,有针对性地将眼科专业知识转换成科普知识和技能加以传播,指导从事儿童青少年健康工作的人员做好近视防控。

11 月 4 日,教育部办公厅印发《关于做好 2020 年全国儿童青少年近视防控试点县(市、区)和改革试验区遴选工作的通知》,在 2019 年认定一批试点县(市、区)和改革试验区的基础上,继续遴选和建设一批全国儿童青少年近视防控试点县(市、区)和改革试验区,进一步推动地方党委和政府加强新时代儿童青少年近视防控工作。

11 月 9 日,教育部印发《关于开展新冠肺炎疫情对儿童青少年视力影响第二次调研的通知》,进一步把握新冠肺炎疫情防控常态化下儿童青少年视力健康变化情况。

11 月 24 日,国家卫生健康委办公厅公布全国 183 个区县为首批儿童青少年近视防控适宜技术试点区县(2020—2021 年度),并确定 11 家专业对口机构分区分片对试点区县开展现场专业技术指导和效果评估。

12 月 8 日,国家卫生健康委召开近视防控适宜技术试点启动培训会,启动部署全国试点工作,组织各省(区、市)卫生健康委与专业机构做好对接,签订对口支援协议,充分扩大试点效果和应用推广。12 月 18 日,邀请相关专家在委官方网站“在线访谈”平台,深入解读适宜技术指南的核心技术、试点工作的技术路线、试点工作的重点措施,持续做好试点宣传,扩大影响。

12 月,教育部指导全国综合防控儿童青少年近视专家宣讲团研制了针对儿童青少年、学校教师、医疗卫生机构、政府部门等 4 类不同对象的 2020 版近视防控宣讲课件,进一步指导各级各类近视防控宣讲组织规范宣讲内容,提高近视防控宣讲工作针对性,推动各地和学校加强校内校外儿童青少年近视防控宣传教育,提高近视防控知识普及率和知晓率。

12 月,国家卫生健康委宣传司指导复旦大学附属眼耳鼻喉科医院举办首届“中国好医生中国好护士”月度人物儿童青少年预防近视科普论坛暨第十届“关爱近视微笑论坛”,倡导更多眼科医务工作者致力近视防控,呵护光明未来。

12 月,市场监管总局、标准委发布《太阳镜和太阳镜片 第 1 部分:通用要求》系列标准,规定了太阳镜产品的球镜度、散光度和棱镜度等光学特性,耐光辐照、阻燃性、包覆层性能、镍析出等物理机械和安全性能等。

2020 年,教育系统“奋进之笔”项目实施以来,教育部指导甘肃、山西、江苏、浙江、天津、北京、上海等 7 省(市)深入贯彻习近平总书记关于学生近视问题的重要指示精神,高度重视儿童青少年近视防控工作,将“实现地方儿童青少年近视率下降目标"作为"奋进之笔"厅长(主任)挂号项目,把降低儿童青少年近视率作为教育综合改革的重点任务,稳步推进综合防控儿童青少年近视工作取得积极进展。

2020年,国家卫生健康委联合中宣部、科技部和中国科协举办新时代健康科普作品征集大赛,将儿童青少年近视防控主题科普作品通过群众喜闻乐见的形式广泛传播。

2020—2021年上半年,全国市场监管部门共查处眼镜和眼镜片类产品质量违法案件650件,涉案货值106.02万元,罚没金额171.61万元。

据国家卫生健康委核定,2019年全国儿童青少年总体近视率为50.2%,比2018年的53.6%下降了3.4个百分点,完成了《综合防控儿童青少年近视实施方案》要求的全国儿童青少年总体近视率每年下降0.5个百分点的防控目标。

2021 年

1月1日,中国科学院批准"明眸春雨"项目立项并实施。项目的主要任务是继续深入开展儿童青少年近视防控方面的科学研究、推广已取得的相关科技成果等2项工作。

1月15日,教育部办公厅印发《关于加强中小学生手机管理的通知》,提出原则上不得将个人手机带入校园,确有将手机带入校园需求的,经提出申请并在进校后将手机交由学校统一保管,禁止带入课堂。

1月21日,国家卫生健康委疾控局发布《寒假期间儿童青少年预防近视健康科普20问解》,指导公众、家庭和儿童青少年寒假期间做好近视防控。

3月3日,教育部办公厅印发《关于开展2021年春季学期近视防控宣传教育月活动的通知》,部署在2021年3月开展春季学期主题为"共同呵护好孩子的眼睛,让他们拥有一个光明的未来"的近视防控宣传教育月活动。

3月3日,国家卫生健康委办公厅印发《2021年儿童青少年近视防控工作要点》,推进委内相关司局和国家中医药管理局相关司局按照分工贯彻落实儿童青少年近视防控工作。

3月9日,国家卫生健康委成立国家儿童青少年视力健康管理专家咨询委员会,首届专家咨询委员会由来自近视防治、公共卫生、婴幼儿健康、中医中药和宣传教育等领域专家组成,设立主任委员1名、副主任委员5名,委员36名,任期3年,为儿童青少年视力健康管理工作提供咨询和专业指导,探索、发现和推荐视力健康适宜技术和典型经验,开展近视防控科普宣传等。

3月16日,国家卫生健康委公布全国儿童青少年近视防控"我爱眼、我话眼"征文大赛获奖名单,经活动组委会组织专家认真评审,从征集作品中评选出一等奖30名,二等奖60名,三等奖90名,优秀奖150名,优秀组织奖60名。号召全国儿童青少年"保护视力,从我做起",号召全社会行动起来,共同呵护好孩子们的眼睛。

3月19日,国家卫生健康委疾控局印发《关于请报送2021年儿童青少年近视防控适宜技术试点推进工作计划的通知》,推动各省和试点专业对口机构充分做好对接,共同研究2021年试点工作措施和台账,明确时间表和计划产出,有序推进试点工作。

3月19日,体育总局青少年体育工作领导小组召开会议,研究进一步加强儿童青少年健康促进工作,决定组建国家体育总局儿童青少年健康促进中心和专家委员会,重点推动解决青少年近视、肥胖、脊柱侧弯等问题,不断加强儿童青少年健康促进工作统筹力度。

3月23日,国家卫生健康委办公厅印发《2021年全国学生常见病和健康影响因素监测与干预方案》,组织在全国所有地市开展学生近视等常见病监测工作,争取实现区、县监测全覆盖,同时指导各地开展六大专项干预行动。

3月31日,全国综合防控儿童青少年近视工作联席会议机制第三次会议在教育部召开。联席会议召集人、教育部原党组书记、部长陈宝生和联席会议副召集人、国家卫生健康委党组成员、副主任李斌出席会议并讲话,联席会议副召集人、教育部党组成员、副部长钟登华主持会议。会议审议通过《儿童青少年近视防控光明行动工作方案(2021—2025年)》和《2021年全国综合防控儿童青少年近视重点工作计划》,部署2021年及下一阶段工作。

3月,国家卫生健康委牵头制定了《儿童青少年学习用品近视防控卫生要求》,规定与近视防控相关的教科书、教辅材料、学习用杂志、课业簿册、考试试卷、学习用报纸、学龄前儿童学习读物、普通教室照明灯具、读写作业台灯和教学多媒体等儿童青少年学习用品的卫生要求,该标准将在2022年正式实施。

3月,教育部、国家卫生健康委、体育总局、市场监管总局等部门开展2019年度全国综合防控儿童青少年近视评议考核工作,考核内容包括11个评议考核项目、34个具体评议考核要点,全面考核各省份2019年度儿童青少年近视防控工作整体推进情况。

4月2日,教育部在四川省成都市召开全国综合防控儿童青少年近视暨学校卫生与健康教育工作现场会,教育部党组成员、副部长钟登华出席会议并讲话。会议交流地方典型经验做法,逐级精准落实近视防控相关政策要求。

4月21日,2021年全国青少年体育工作会议作出构建青少年健康促进体系的部署,要求采取体育方式缓解青少年健康的近视、肥胖的问题,减少发生率,促进青少年健康素质的全面提高。

4月23日,市场监管总局指导成立全国首个视觉健康近视防控认证联盟,综合运用计量、标准、检测、认证等质量基础设施,从预防和控制角度研究视力健康近视防控问题的系统性解决方案。联盟将成为我国视觉健康近视防控领域综合性认证制度建设与实施的重要平台。

4月27日，国家卫生健康委召开近视防控专题调度会，副主任李斌参加会议并讲话，委内相关司局、视力健康专家咨询委员会和试点对口指导单位专家代表参会，会议研究部署落实措施以来各司局各单位儿童青少年近视防控工作推进情况，并对下一步重点工作提出要求。

4月28日，全国综合防控儿童青少年近视专家宣讲团举行第三次集体备课，研讨下阶段宣讲素材，交流各地近视防控宣讲工作有益经验，调研近视防控"温州模式"。宣讲团专家认真研讨了"0～6岁学前教育阶段、7～12岁小学阶段、13～18岁中学阶段3个学段近视防控指引"，围绕宣讲模式创新、科普发展趋势等主题作了专题发言。

4月29日，国家卫生健康委办公厅印发关于《儿童青少年预防近视健康教育工作方案》，明确儿童青少年预防近视健康教育工作要求和重点工作内容。

4月30日，教育部等十五部门联合印发《儿童青少年近视防控光明行动工作方案（2021—2025年）》，明确了到2025年每年儿童青少年近视防控的目标，明确了引导学生自觉爱眼护眼、减轻学生学业负担、强化户外活动和体育锻炼、科学规范使用电子产品、落实视力健康监测、改善学生视觉环境、提升专业指导和矫正质量、加强视力健康教育等八个专项行动主要任务。

4月30日，中共国家卫生健康委员会党组印发《国家卫生健康委"我为群众办实事"实践活动实事清单》，将规范开展0～6岁儿童眼保健和视力检查，推进筛查、复查、诊断和干预工作的衔接纳入实事清单，进一步加大工作推进力度。

5月1日，中国科学院批准的"明眸春雨"项目组确定了3所中小学校、1所幼儿园、7个研究生培养单位共计11个单位95个教室（学习室）首批试点使用减少近视发生的新型灯具。新型灯具进入学校使用一段时间后，学生和老师们对该灯具的使用效果反映非常好。804份有效问卷调查显示：85.4%的学生认为在新光源下学习比在旧光源下学习时更舒适；72.9%的学生认为新光源更不容易疲劳；89.1%的学生认为新光源下的教室光线均匀度更好；73.4%的学生更喜欢新光源。

5月7日，教育部办公厅印发了《关于公布2020年全国儿童青少年近视防控试点县（市、区）和改革试验区遴选结果名单的通知》，认定并命名北京市西城区等58个地区为2020年全国儿童青少年近视防控试点县（市、区），天津市河北区等16个地区为2020年全国儿童青少年近视防控改革试验区，浙江省温州市为2020年全国儿童青少年视力健康管理先行示范区。至此，共公布全国儿童青少年近视防控试点县（市、区）142个、全国儿童青少年近视防控改革试验区45个、全国儿童青少年视力健康管理先行示范区1个、全国儿童青少年视力健康管理示范区1个。

5月11日，教育部召开新闻通气会，介绍《儿童青少年近视防控光明行动工作方案（2021—2025年）》、2021年全国综合防控儿童青少年近视重点工作、《学前、小学、中学等不同学段近视防控指引》有关情况。

5月13日,体育总局印发《关于开展2021年全国青少年科学健身指导普及工作的通知》,以"普及健身知识,促进体质健康"为主题,围绕"近视防控""科学减脂""体姿改善"等主题,广泛开展丰富多样的青少年科学健身指导普及活动,切实提升青少年科学健身素养和体质健康水平。

5月15日,由教育部主办的2021年"师生健康 中国健康"主题健康教育活动暨儿童青少年近视防控光明行动(2021—2025年)全国启动仪式在北京大学五四体育中心举行。

5月18日,教育部、国家卫生健康委联合印发《关于开展2021年托幼机构、校外培训机构、学校采光照明"双随机"抽检工作的通知》,进一步规范儿童青少年视觉健康环境,切实加强监管,维护儿童青少年健康权益。

5月19日,市场监管总局办公厅印发儿童老年用品"护苗助老"关爱行动方案,部署各地市场监管部门开展儿童青少年眼镜制配计量监督检查专项活动,严厉打击眼镜制配环节使用不合格计量器具行为,确保眼镜制配环节计量准确。

5月20日,教育部联合国家卫生健康委印发《关于开展2021年"全国爱眼日"活动的通知》,要求各地教育、卫生健康部门广泛开展科普宣传活动,重点关注儿童青少年和老年人两个群体,全方位科普眼病防控知识,提高眼健康知晓度。

5月21日,教育部印发《关于做好教育系统2021年"全国爱眼日"宣传教育工作的通知》,要求各省级教育部门面向儿童青少年和家长宣传普及眼健康科学知识,深化宣传教育,掌握不同学段儿童青少年近视防控要点,增强学校、学生和家长重视眼健康的意识,持续推进综合防控儿童青少年近视工作。

5月26日,教育部办公厅印发《学前、小学、中学等不同学段近视防控指引》,深化宣传教育,进一步明确不同学段儿童青少年近视防控要点,着力提高儿童青少年用眼行为改进率和近视防控知识知晓率。

5月28日,国家卫生健康委办公厅印发《关于开展"启明行动——眼健康,从娃娃做起"主题宣传活动的通知》和《0~6岁儿童眼保健核心知识问答》,组织开展儿童眼健康"启明行动"主题宣传活动,推动全国广泛开展社会宣传和健康教育,加强儿童眼健康咨询指导,推动0~6岁儿童眼保健和视力检查落实,倡导和推动家庭及全社会重视0~6岁儿童眼健康问题,科学防治儿童眼病和视力不良,给孩子一个更加光明的未来。

5月,市场监管总局、标准委发布《眼科光学 模板》等4项推荐性国家标准,规定了眼镜架和太阳镜的技术信息、眼科光学仪器和模板。

6月1日,国家卫生健康委组织发布《国家儿童青少年视力健康管理专家咨询委专家共识:同心同力·促进儿童青少年眼健康》,倡议全民加强爱眼意识,增进儿童青少年眼健康素养,推进近视综合防控,为全生命周期视力健康奠定良好基础。

6月1日,市场监管总局办公厅印发《关于开展2021年儿童和学生用品安全守护行动的通知》,部署各地市场监管部门开展以护眼类灯具为重点的学生用品质量监督专项检查,保护学生视力健康。

6月2日,教育部向家长、校长、老师、学生和社会各界发出《全国儿童青少年近视防控光明行动倡议书》,呼吁全社会都关注孩子眼健康,杜绝"电子保姆",坚持"一增一减",积极推广科普,社会合力攻坚。

6月6日,第26个"全国爱眼日",在国家卫生健康委、教育部的指导下,北京同仁医院(全国防盲技术指导组办公室)举办了以"关注普遍的眼健康"为主题的主场活动。呼吁大家要关注全年龄段全生命周期眼健康的重要意义,重点关注儿童青少年和老年人两个群体,全方位科普近视、白内障、眼底病等眼病防治(控)知识,提高眼健康知晓度。

6月6日,体育总局在"爱眼日"启动青少年脊柱与视力健康专项推广活动,帮助青少年养成科学的读、写、站、坐、睡姿等科学行为规范,促进视力健康。

6月7日,教育部印发《关于做好中小学生定期视力监测主要信息报送工作的通知》,要求从2021年秋季学期开始,全国中小学校每年需开展两次视力监测并上报,要求各地教育部门按标准配备校医,配备视力监测检查设备,保障开展中小学生和幼儿视力监测工作。

6月15日,体育总局联合教育部等5部委印发《"奔跑吧·少年"儿童青少年主题健身活动方案》,以"奔跑吧·少年"为主题开展惠及全体儿童青少年,贯穿家庭、学校、社区、社会各方面的经常性主题活动,促进儿童青少年参与户外体育锻炼,缓解视力下降问题。

6月18日,国家卫生健康委办公厅印发《0~6岁儿童眼保健及视力检查服务规范(试行)》,聚焦新生儿期、婴儿期、幼儿期和学龄前期,明确要求不同时期开展不同检查,筛查儿童常见眼病和视力不良,完善服务链条,促进基层提升能力,有力推进儿童近视预防关口前移。

6月29日,市场监管总局(认监委)印发《关于组织开展"眼镜镜片光学性能测试"盲样考核的通知》,以眼镜镜片质量关键检测参数"镜片顶焦度和透射比"作为考核项目,对24家国家级资质认定检验检测机构进行考核,旨在提升相关检验检测机构技术能力,强化青少年儿童眼镜产品质量检测技术保障。

6月,国家卫生健康委将儿童青少年预防近视做成66个1分钟以内的动漫,每个动漫讲清楚一个问题,方便观看和传播,受到家长欢迎。

6月,国家卫生健康委组织13支"中国好医生、中国好护士"月度人物儿童青少年预防近视科普小分队共同发起倡议,制作发布40张针对3~6岁儿童的预防近视海报,并在各自省份开展科普活动,回应群众关心的预防近视问题。

7月13日,国家卫生健康委召开新闻发布会,公布2020年我国儿童青少年总体近视率为52.7%,其中6岁儿童为14.3%,小学生为35.6%,初中生为71.1%,高中阶段学生为80.5%。2020年总体近视率较2019年的50.2%上升了2.5个百分点，但与2018年的53.6%相比，仍下降了0.9个百分点，基本达到《综合防控儿童青少年近视实施方案》要求的全国儿童青少年总体近视率每年下降0.5个百分点的防控目标。

7月16日，全国综合防控儿童青少年近视专家宣讲团在海口举行研讨活动，总结专家宣讲团成立以来工作进展和成效，研讨综合防控儿童青少年近视"中国模式"。全国综合防控儿童青少年近视专家宣讲团成立两年多来，研制了4类宣讲大纲和配套课件，举行了3次集体备课会议，开展线上线下宣讲3600余场，人均宣讲次数42场，制作各类媒体素材450余个，出版近视防控相关专著、科普书籍22册，制作动漫素材200余集，助推社会形成近视防控氛围。

7月17日，全国大学生近视防控宣讲团联盟正式成立。首批联盟学校包括北京大学、复旦大学、同济大学等综合类院校14所，中国医科大学、山东中医药大学等医学类院校23所，浙江工贸职业技术学院、曲靖医学高等专科学校等高职高专院校13所。

7月18日，国务院印发《全民健身计划（2021—2025年）》，明确实施青少年体育活动促进计划，推进青少年体育"健康包"工程，开展针对青少年近视、肥胖等问题的体育干预，进一步夯实"十四五"期间体育领域综合防控儿童青少年近视工作的政策基础。

7月21日，教育部指导全国综合防控儿童青少年近视专家宣讲团发布2021年暑假中小学生和幼儿护眼要诀，倡导广大中小学生和幼儿假期科学合理安排好生活、学习，科学健康护眼。

7月22日，教育部、国家卫生健康委、国家体育总局、市场监管总局联合印发《关于开展2020年度全国综合防控儿童青少年近视工作评议考核的通知》，面向各省级人民政府部署开展2020年度全国综合防控儿童青少年近视工作评议考核。

8月10日，教育部、国家卫生健康委、国家体育总局、市场监管总局联合印发《关于反馈2019年度全国综合防控儿童青少年近视工作评议考核情况的函》，向各省级人民政府反馈2019年度全国综合防控儿童青少年近视工作评议考核情况。

8月16日，体育总局印发《关于开展"体教融合"青少年体质健康干预试点工作的通知》，确定在江苏、安徽、广东3省5所学校开展体育锻炼防控近视工作，召开线上会议，研讨部署新学年试点年级的近视防控干预工作。

8月17日，教育部印发《部际分工方案》，各部门合力开展儿童青少年近视防控光明行动，健全完善儿童青少年近视防控体系。

8月24日，教育部印发《关于遴选第二届全国儿童青少年近视防控宣讲团成员的通知》，组建专家、教育部门负责人、校长（园长）、家长等四类全国儿童青少年近视防控宣讲团，不断扩大宣讲范围，提高宣讲成效。

8月24日，教育部印发《关于开展第3个近视防控宣传教育月活动的通知》，部署在2021年9月开展秋季学期主题为"共同呵护好孩子的眼睛，让他们拥有一个光明的未来"的近视防控宣传教育月活动。

8月30日，国家卫生健康委妇幼司印发《关于做好2021年县级儿童保健人员培训项目的通知》，要求重点加强基层儿童眼保健人员培训，提高县级儿童眼保健服务能力。

8月30日，在《综合防控儿童青少年近视实施方案》印发三周年之际，教育部发表《守护一寸秋波 呵护光明未来》文章。

8月，体育总局在央视网、抖音等平台开展"近视防控"云科普和"专家直播间"，受众2500余万人次。

2021年，国家卫生健康委继续联合中宣部、科技部、中国科协举办新时代健康科普作品征集大赛，将儿童青少年近视防控作为重要主题，共征集到该主题科普作品986部。